実用 細胞診 トレーニング

これでわかる細胞の見方！

清水道生 埼玉医科大学国際医療センター病理診断科教授【編集】

Practical Cytopathology:
Interpreting Cytologic Findings

秀潤社

本書を推薦する

　日本臨床細胞学会で私が所属している埼玉県支部では，清水道生教授（埼玉医科大学国際医療センター　病理診断科）を中心として，きわめて pragmatic な細胞診セミナーが，厳選された，吟味された症例について連続的に実施されてきた．実務的には日本におけるトップランクの細胞検査士である是松元子，國實久秋，大塚重則らの諸氏により運営され，多数の参加者の熱心な実りある討論はそのままで終わらせておくわけにはゆかないとの発想もあって，本書の刊行に繋がったと確信している．

　細胞検査士（cytotechnologist, CT）の制度は，私が日本臨床病理学会（現・日本臨床検査医学会）の中に40年前に作ったもので，昨年の細胞学会の折には創立40周年記念行事が開催された．アメリカでもCTの制度は臨床病理学会（American Society of Clinical Pathology, ASCP）の中で発足している（この経緯は日本臨床病理学会創立50周年記念誌に石井幹事により記録されている）．アメリカの南カリフォルニア大学病理学講座の中には ASCP CT 養成講座が開設され，私はそのごく初期のころに講義に参画した．日本からは広島の安松弘光教授（山陽女子短期大学）がはじめてこの講座を卒業し，資格試験に合格，CT（ASCP）になり，帰国後私のところで最初に開催された日本の臨床病理学会，臨床細胞学会3週間コースの研修会に参加し，CT（JSCP），CT（IAC）になった．その後，私のところから技師を留学生として送り込んだが，教えることは何もないといって日本に送り返されてきた．私が，学会が authorize した CT 養成3週間コースを始めるにあたって，大変厳しい philosophy のもとに発足した甲斐があって，米国のコースに匹敵する内容，レベルであると確信した．

　細胞診では，とくにその診断，判定，スライド・セミナー，スライド・カンファレンスの結論については，細胞，背景などの綿密な画像解析に基づく，納得のゆく academy-science oriented な説明が要求される．本書を通覧すると，この philosophy が各所に光を放っており，各レベルの細胞診従事者にとり必読に値すると確信する．細胞画像のカラー写真はきわめて綺麗で微粒子で十分な解析に資する．写真の配置も機械的なものではなく，みやすいよう工夫が凝らされている．読者が勉強中にみずから書き込みできるよう，また著者らが将来の再版のための参考記事の記入等にも役立つよう，そこかしこに効果的な余白が準備されている．

　本書をすべての細胞病理研究施設，関係者，そして細胞診従事者に自信を持って推薦する．

2008 年 8 月

田中　昇（BML 顧問　病理・細胞診センター名誉所長）

執筆者一覧(五十音順)

上田 善彦	獨協医科大学越谷病院 病理部
扇田 智彦	埼玉医科大学総合医療センター 病理部
大澤 久美子	埼玉医科大学総合医療センター 病理部
大塚 重則	株式会社 ピーシーエルジャパン 病理・細胞診センター
大野 喜作	株式会社 富士バイオメディックス 組織細胞診断センター
河合 俊明	防衛医科大学校 臨床検査医学講座
川嶋 活彦	戸田中央臨床検査研究所 病理検査科
河村 憲一	埼玉社会保険病院 病理部
國實 久秋	獨協医科大学越谷病院 病理部
是松 元子	埼玉社会保険病院 病理部
桜井 孝規	埼玉医科大学国際医療センター 病理診断科
佐藤 英章	済生会川口総合病院 病理科
清水 健	埼玉社会保険病院 病理部
清水 道生	埼玉医科大学国際医療センター 病理診断科
清水 禎彦	埼玉医科大学国際医療センター 病理診断科
鈴木 君義	株式会社 正和ラボラトリー
鈴木 雅子	石心会狭山病院 病理科
田丸 淳一	埼玉医科大学総合医療センター 病理部
長谷川 彰治	株式会社 富士バイオメディックス 組織細胞診断センター
伴 慎一	済生会川口総合病院 病理科
廣瀬 隆則	埼玉医科大学 病理学教室
舟橋 光政	埼玉県立循環器・呼吸器病センター 検査技術部
村田 晋一	埼玉医科大学国際医療センター 病理診断科
安田 政実	埼玉医科大学国際医療センター 病理診断科

本書作成にあたって,写真を提供していただいた方のお名前を以下に列記し,深甚なる謝意を捧げたい(個人情報保護の観点から,症例の特定を避けるため,写真ごとの症例提供者名は記入していません).
加藤 良平(山梨大学医学部附属病院 病理部),小山 敏雄(山梨県立中央病院 病理部),斎藤 忠(成田赤十字病院),坂田 一美(川口市立医療センター 検査科),佐藤 一穂(大宮医師会サイトロジーセンター),鈴木 忠男(川口市立医療センター 検査科),直井 美穂(防衛医科大学校病院 検査部),長谷川 和彦(京都桂病院 検査科),弓納持 勉(山梨大学医学部附属病院 病理部).〔敬称略・五十音順〕

はじめに

　日本臨床細胞学会埼玉県支部では，これまで15回以上にわたり，日常の細胞診業務に役立つ実践的な内容を中心に細胞診ワークショップを開催してきました．それ以外にも25回以上に及ぶ学術集会，細胞診講習会など，かなり活発な活動を継続し，現在に至っています．したがって，細胞診に関しての資料は膨大なストックがあり，その一部は日本臨床細胞学会埼玉県支部会誌にも掲載されています．残念ながら，掲載されずに埋もれていく有用な情報も少なからず存在しています．そのような知識を細胞診に従事している方々に還元できるような機会を支部の仲間と模索しているなかで，本書の企画が持ちあがりました．しかしながら，細胞診の本はこれまでに多数出版されており，競合するものも多く，出版社に持ちかけてもなかなか企画としては取り上げてもらえないのが現状でした．そんな折，別件で話す機会のあった秀潤社から出版の快諾を得ることができ，本書を出版する運びとなりました．

　本書の企画にあたっては，通常の細胞診の本の出版ではなく，これまでの細胞診教本とは一線を画する内容であること，すなわち，読者にとって実践的な内容であるというのが本書の主眼としてあげられました．そのために企画段階でも何度も討論が繰り返されました．そして，最終的にこれまで出版された細胞診の教本にはみられない，細胞診に従事している人（細胞検査士，細胞診専門医，学生など）が読んで役立つ，実際の細胞診業務に則った内容の本を出版するという合意がなされました．ちょうど2006年10月に日本臨床細胞学会主催の第53回細胞検査士ワークショップを埼玉県支部が主催する機会があり，その時のメンバーが中心となって今回の企画を進めることになりました．内容としては，細胞診の基礎知識，臓器別の実践的な細胞診の見方，演習問題の3本立てとし，最近の知見を踏まえて，簡潔な文章で，記憶に残りやすい内容を心がけて執筆することになりました．

　このように，本書は従来よく出版されている細胞診の教科書とは大きく異なり，実践的な立場からどのように細胞診業務・診断を進めていくべきかという点を詳細に記述したきわめてユニークな教本で，鑑別診断を重視した立場で書かれているため日常業務にすぐに役立つ内容となっています．したがって，細胞診業務に携わる細胞検査士のみならず，臨床医，病理医，細胞診専門医にとってもきわめて有用な本であると考えられます．また，演習問題も200問以上掲載されており，この問題を解きながら解説を読み進めることによって，細胞検査士資格認定試験や細胞診専門医試験などの勉強にも必ず役立つ内容となっています．さらに，細胞検査士の養成を目指す学校，医療短大や4年制大学の学生，さらに医学生にとっても勉強しやすいようにビジュアルに記載されています．

　本書の出版にあたり，埼玉県支部はもとより，これまでお世話になった多数の細胞検査士，病理医，臨床医の方々，さらに本書の編集に直接携わってくださった秀潤社の川口晃太朗さんに心から感謝致します．これら多くの方々の協力があったからこそ，本書を出版することができたと考えています．本書が多くの細胞検査士，検査技師などのコ・メディカルの方々，病理医，臨床医，さらには学生に愛読されることを願ってやみません．

2008年8月

清水　道生

CONTENTS

本書を推薦する　　　　　　　　　　　　　　　　　　　　　　　　　　　　　　田中 昇 ………3
はじめに　　　　　　　　　　　　　　　　　　　　　　　　　　　　　　　　清水 道生 ………5

第1章　知っておくべき細胞診の基礎知識　　　　　　　　　　　　　　清水 道生 ………9

1　細胞診の歴史 ……………………………………………………………………………… 10
2　細胞診の種類 ……………………………………………………………………………… 10
3　染色法による細胞像の違い ……………………………………………………………… 11
4　スクリーニング …………………………………………………………………………… 12
5　細胞像を観察していく上でのチェックポイント ……………………………………… 12
6　良性異型細胞 ……………………………………………………………………………… 20
7　悪性細胞の判定基準 ……………………………………………………………………… 20
8　組織型および分化度 ……………………………………………………………………… 21

第2章　実践的な細胞診の見方 ……………………………………………………… 23

1　婦人科 ……………………………………………………………………………………… 24
　▶① 子宮頸部　　　　　　　　　　　　　　　大塚 重則・鈴木 雅子・安田 政実 ……… 24
　　　1　基本事項 …………………………………………………………………………… 24
　　　2　スクリーニング・診断の進め方：弱拡大でのポイント ……………………… 24
　　　3　鑑別診断の進め方：中拡大・強拡大での鑑別 ………………………………… 26
　▶② 子宮内膜　　　　　　　　　　　　　　　大野 喜作・大塚 重則・桜井 孝規 ……… 38
　　　1　基本事項 …………………………………………………………………………… 38
　　　2　スクリーニング・鑑別診断の進め方 …………………………………………… 38
　▶③ 卵巣　　　　　　　　　　　　　　　　　　　　　　鈴木 君義・安田 政実 ……… 52
　　　1　基本事項 …………………………………………………………………………… 52
　　　2　スクリーニング・鑑別診断の進め方：弱拡大 ………………………………… 52
　　　3　スクリーニング・鑑別診断の進め方：強拡大 ………………………………… 55

2　呼吸器　　　　　　　　　　　　　　　　　舟橋 光政・河村 憲一・清水 禎彦 ……… 60
　　1　呼吸器細胞診の特徴と特殊性 ………………………………………………………… 60
　　2　呼吸器細胞診の採取法とその細胞像の差異 ………………………………………… 60
　　3　非細胞性物質 …………………………………………………………………………… 60
　　4　感染症 …………………………………………………………………………………… 61
　　5　良性腫瘍 ………………………………………………………………………………… 63
　　6　肺癌の組織型別の細胞像 ……………………………………………………………… 64

3　乳腺　　　　　　　　　　　　　　　　　　　　　　　　是松 元子・清水 健 ……… 76
　　1　基本事項 ………………………………………………………………………………… 76

	2	スクリーニング・鑑別診断の進め方	77
	3	標本作製	84
	4	ピットフォール	85

4　甲状腺　　　　　　　　　　　　　　　　　　　　　　　清水 道生・長谷川 彰治 …… 86
 1　基本事項　…… 86
 2　スクリーニング・鑑別診断の進め方：弱拡大　…… 86
 3　スクリーニング・鑑別診断の進め方：強拡大　…… 90

5　泌尿器　　　　　　　　　　　　　　　　　　　是松 元子・村田 晋一・上田 善彦 …… 94
 1　基本事項　…… 94
 2　検体採取法の種類と標本作製　…… 94
 3　尿路上皮病変の診断の進め方　…… 95
 4　その他の悪性病変　…… 101

6　体腔液　…… 104
 ▶① 体腔液　　　　　　　　　　　　　　　　　　　　　　國實 久秋・河合 俊明 …… 104
  1　基本事項　…… 104
  2　スクリーニング・鑑別診断の進め方：弱拡大　…… 104
  3　スクリーニング・鑑別診断の進め方：強拡大　…… 105
  4　体腔液の細胞診で主に使用される免疫組織化学　…… 111
  5　術中細胞診　…… 113
 ▶② 脳脊髄液　　　　　　　　　　　　　　　　　　　　　　　　　　　佐藤 英章 …… 116
  1　基本事項　…… 116
  2　スクリーニング・鑑別診断の進め方　…… 116

7　その他　…… 120
 ▶① 唾液腺　　　　　　　　　　　　　　　　　　　　　　　　　　　　桜井 孝規 …… 120
  1　基本事項　…… 120
  2　スクリーニング・鑑別診断の進め方：弱拡大　…… 120
  3　スクリーニング・鑑別診断の進め方：強拡大　…… 122
 ▶② 肝・胆・膵　　　　　　　　　　　　　　　　　　　　　　川嶋 活彦・伴 慎一 …… 128
  1　肝細胞診：基本事項　…… 128
  2　肝細胞診：スクリーニング・診断の進め方　…… 128
  3　肝細胞診：鑑別診断の進め方　…… 130
  4　胆・膵細胞診：基本事項　…… 132
  5　胆・膵細胞診：スクリーニング・診断の進め方　…… 133
  6　胆・膵細胞診：鑑別診断の進め方　…… 134
 ▶③ リンパ節　　　　　　　　　　　　　　　　　　　扇田 智彦・大澤 久美子・田丸 淳一 …… 138
  1　基本事項　…… 138
  2　スクリーニング・鑑別診断の進め方：弱拡大　…… 139
  3　スクリーニング・鑑別診断の進め方：強拡大　…… 142

　　　　4　リンパ球系疾患の細胞診断における注意点および意義について ………………… 146
　▶④ 脳腫瘍　　　　　　　　　　　　　　　　　　　　　　　　　國實 久秋・廣瀬 隆則 …… 148
　　　　1　脳腫瘍の細胞診の見方 ………………………………………………………………… 148
　　　　2　脳腫瘍の分類 …………………………………………………………………………… 148
　　　　3　脳腫瘍の悪性度 ………………………………………………………………………… 148
　　　　4　代表的脳腫瘍の細胞所見 ……………………………………………………………… 149
　▶⑤ 骨軟部　　　　　　　　　　　　　　　　　　　　　　　　　村田 晋一・廣瀬 隆則 …… 156
　　　　1　基本事項 ………………………………………………………………………………… 156
　　　　2　所見の取り方および診断の進め方 …………………………………………………… 156

第3章　演習問題 ……………………………………………………………………………… 163
　　　1　問題篇 ……………………………………………………………………………………… 164
　　　2　解答篇 ……………………………………………………………………………………… 233

●コラム
放射線治療に伴う細胞の変化について　　　　　　　　　　　　　　　　　　清水 道生 ……… 22
ベセスダシステム The Bethesda System について　　　　　　　　　　大塚 重則・清水 道生 …… 37
良性腺系異型細胞と腺癌細胞の鑑別点　　　　　　　　　　　　　　　　　　清水 禎彦 ……… 75
変性空胞が目立つ組織球と印環細胞癌との鑑別　　　　　　　　　　　　　　清水 道生 …… 119
胸・腹水における反応性中皮細胞：腺癌細胞との鑑別　　　　　　　　　　　清水 道生 …… 119
Lymphoglandular bodies について　　　　　　　　　　　　　　　　　　　　清水 禎彦 …… 147

●診断クルー
子宮内膜：foam cells　　　　　　　　　　　　　　　　　　　　　　　　　　清水 禎彦 ……… 51
卵巣："balloon-animal"-like appearance　　　　　　　　　　　　　　　　　清水 禎彦 ……… 59
体腔液：collagenous ball　　　　　　　　　　　　　　　　　　　　　　　　清水 禎彦 …… 115
唾液腺：mucous balls　　　　　　　　　　　　　　　　　　　　　　　　　　清水 禎彦 …… 127
脳：minigemistocytes　　　　　　　　　　　　　　　　　　　　　　　　　　清水 禎彦 …… 155
骨軟部：physaliferous（physaliphorous）cell　　　　　　　　　　　　　　　清水 禎彦 …… 161

索引 ……………………………………………………………………………………………………… 266

第1章

知っておくべき細胞診の基礎知識

1 知っておくべき細胞診の基礎知識

1 知っておくべき細胞診の基礎知識

1 細胞診の歴史

❖細胞診の歴史

- □ 細胞診は，1928年にPapanicolaouによって剥離細胞診としてスタートし，1943年にパパニコロウ染色が確立された．
  - ▶ その後，彼の行った腟細胞診は，PAP test (Papanicolaou test) と呼ばれるようになり，子宮癌による死亡数の減少に大きな貢献を果たすことになる[1]．
- □ 日本では1962年に日本臨床細胞学会が設立し，1968年に細胞診専門医の認定が開始となり，翌1969年には細胞検査士の認定が開始された．1970年代には穿刺吸引細胞診が普及し，1980年代に入り，免疫組織化学染色が出現し，細胞診にも応用されるようになっていった．
  - ☀ 1987年には一般紙であるWall Street Journalに，PAP testによる診断では誤陰性率が高いことが取り上げられ，それ以後医療訴訟なども起こり，社会問題へと発展した．子宮頸部・腟細胞診の報告様式であるベセスダシステム (The Bethesda System, TBS) はこのような背景の中から生まれた[2]．
- □ 1990年代以降はFISH (fluorescence in situ hybridization) などの分子細胞学的アプローチ，テレサイトロジー，さらに細胞診自動スクリーニング装置の導入などが行われるようになり現在に至っている．

2 細胞診の種類

❖採取方法による細胞診の分類

- □ 採取方法により，剥離細胞診 exfoliative cytology と穿刺吸引細胞診 fine needle aspiration (FNA) 〔aspiration biopsy cytology (ABC)〕とに大別される．
- □ 剥離細胞診
  - 身体の管腔臓器から人為的に，あるいは自然に細胞が剥脱したものを採取し，その細胞診断を行う[3]．
  - 代表的なものは，子宮頸部，喀痰，尿，体腔液（胸水，腹水，髄液），胆汁などの細胞診である．
  - 病変の有無のスクリーニングに用いられ，初期ないしは早期癌の発見に有用である[3]．
  - 人為的に細胞を剥脱させる方法は擦過法と呼ばれ，綿棒 swab，ヘラ spatula，エンドサイト endocyte，ブラシ brush などの擦過器具を用いて検索部位の表層を広く擦過し，細胞を採取する．
  - ⚠ 胸水，腹水，髄液の検体採取は針穿刺によって行われるが，細胞診断法としては剥離細胞診の範疇に入る．
- □ 穿刺吸引細胞診
  - 穿刺吸引器具を用いて病巣を直接針穿刺し，採取された細胞の診断を行う[3]．
  - 主として甲状腺，乳腺，唾液腺，肝臓，リンパ節，軟部組織，肺などの臓器で行われる．
  - 腫瘤などの異常所見が存在することが前提条件であり，質的診断が主目的である[3]．

❖採取方法による細胞像の違い

- □ 剥離細胞
  - 組織から自然に剥脱した細胞で，代表的なものには自然尿，喀痰，胸水，腹水などでみられる細胞がある．

アイコン：🔴 知っトク知識，⚠️ 要注意！，▪ 一口メモ

- 通常，癌細胞は，正常細胞に比較すると組織から剥離，脱落しやすく，このため細胞診において悪性細胞が同定される可能性が高くなる．
  - ⚠️ 自然に剥脱した剥離細胞の場合は，変性所見（細胞腫大，核の濃縮，クロマチンの凝集，核小体の明瞭化のほか，細胞の小型化，核内あるいは細胞質内空胞など）が加わるので，この点を念頭に置いて細胞像を捉える必要がある．

- □ **新鮮細胞**
  - 穿刺吸引，擦過，捺印，圧挫などにより得られた細胞で，上記の剥離細胞に比べると変性所見は少ない．
  - 間質成分を伴い，集塊状に出現する場合は，組織構築をそのまま反映していることが多く，病理組織学の総合的な知識を加味した見方が必要である．
    - 🔴 擦過法は剥離細胞診に含まれるものの，人為的に細胞を剥脱させるために，剥がれ落ちてくる細胞としては，いわゆる自然に剥脱した剥離細胞ではなく，新鮮細胞が得られることになる[3]．このような観点に基づき，細胞診を自然剥離細胞診（分泌物，喀痰，尿，体腔液など）と，人工剥離細胞診（穿刺吸引，擦過，捺印，圧挫，洗浄など）に分ける立場もある．

3 染色法による細胞像の違い

❖ **2つの染色法**
- □ 代表的な細胞診の染色法には，パパニコロウ染色 Papanicolaou stain とギムザ染色 Giemsa stain がある．

❖ **パパニコロウ染色**
- □ 細胞診においてもっとも広く使用されている染色法．
- □ 95％エタノールで湿固定した細胞をヘマトキシリン，OG-6，EA-50 の各種色素を用いて染色する[3]．
- □ パパニコロウ染色では扁平上皮細胞の分化や角化の観察が容易であり，細胞の大きさや核所見も HE 染色 hematoxylin eosin stain に類似しており，核クロマチン，核縁，核小体も明瞭で，個々の細胞の観察も容易である[4]．また，重積した細胞の観察にも適している．
  - ⚠️ 固定前に細胞が乾燥すると核および細胞質の染色性が低下し，観察が困難となるため注意が必要である．

❖ **ギムザ染色**
- □ 塗抹時に乾燥しやすい穿刺吸引，液状，擦過検体などで用いられる[3]．
- □ 血液塗抹標本の染色としてよく知られているが，造血器腫瘍，とくにリンパ節検体では必須の染色法である．
  - 🔴 最近では，上皮の鑑別や微生物の観察などにも有用であることが知られるようになり，すべての検体に対して実施する施設も増えつつある．
- □ 塗抹後，ドライヤーの冷風などで急速に乾燥してメタノールで固定し，ギムザ稀釈液で染色する．
- □ 間質の基質が異染性を示すことから，粘液様基質，基底膜成分，軟骨基質などの同定に有用である[4]．
- □ ギムザ染色では核クロマチンの染色性はよいものの，細胞質内顆粒の染色性はよくない．このためメタノールの代わりにメイ・グリュンワルド May-Grünwald 液を用いて固定するメイ・ギムザ染色 May-Giemsa stain が使用されることもある[3,4]．
  - ▪ メイ・ギムザ染色はメイ・グリュンワルドギムザ May-Grünwald Giemsa（MGG）染色あるいは報

知っておくべき細胞診の基礎知識

1 知っておくべき細胞診の基礎知識

告者の名前にちなんでパペンハイム Pappenheim 染色とも呼ばれる[3,4].

- ⚠ ギムザ染色あるいはメイ・ギムザ染色では，ガラス面からの細胞剥離は少ない．また，細胞の大きさはパパニコロウ染色に比べて大きく，約1.4倍となる．
- ☀ メイ・ギムザ染色は細胞質内顆粒の染色性に優れており，粘液などの分泌顆粒，リポフスチン顆粒，神経内分泌顆粒，胆汁色素，メラニンなどの観察が容易である[3,4].

4 スクリーニング

❖基本事項
- □ 細胞診におけるスクリーニングの主目的は悪性細胞の検出である．
- □ 精度管理のうえで，偽陰性，すなわち見落としを最小限に留めることがきわめて重要である．

❖スクリーニングの手順
- □ 実際のスクリーニングにあたっては，まず検体の種類（臓器，採取法，染色法），患者の年齢，性別，臨床所見（現病歴，既往歴，家族歴を含む）を確認し，何を目的として提出されたのかを把握する．
- □ 顕微鏡に載せる前に，ガラス標本を肉眼で観察し，塗抹されている範囲を確認する．ついで，ラベルが左側になるように顕微鏡に置き，弱拡大（対物レンズ10倍）から観察を始める．ラベル側もしくはラベルと反対側から縦方向もしくは横方向に，視野の1/3が重なるように移動させ，塗抹された全視野をくまなく観察する．
- □ 標本の適否（採取細胞量，塗抹，染色など）に関しては，不適切な場合には無理に診断はせずに，その旨を理由とともに報告書に明記する[5].
- □ 背景に注意しながら，異常細胞を認めればマーキング（点打ち操作）を行う．その際，すでにスクリーニングが終了した部位にインクで点打ちを行う．
  - ⚠ 点打ちの際に圧が加わり過ぎると，細胞が壊れることがあるので注意が必要である．
- □ 細胞診の判定は，これまでパパニコロウ分類やそれに基づいて作成された日母分類が用いられてきたため，正常から悪性までの大きく5段階に分類されていた．
  - ☀ 最近では米国を中心としてパパニコロウ分類は廃止の方向にあり，陰性 negative，疑陽性 suspicious，陽性 positiveの3段階の判定報告を行い，推定病変を記載する施設が主流となりつつある[6]．また，本邦では，乳腺や甲状腺など臓器によっては新しい報告様式が提唱されている．

5 細胞像を観察していく上でのチェックポイント

- □ ここでは標本が適正なものと判定された場合に，どのような手順で細胞像を観察していくかについて述べる．
- □ 表1にチェックすべき項目を順に示す．

1 背景 background

❖背景
- □ 背景がきれいか，汚いかを観察する．
- □ 壊死性背景
  - 一般に背景に壊死物質や壊死細胞が目立つ場合をいい，背景が汚いとも表現される．
  - ⚠ 急性炎症，梗塞，結核，脂肪壊死などの良性疾患でも壊死がみられることがあるので，注意が必要である．

アイコン：🔆知っトク知識，⚠要注意！，▪一口メモ

- ☐ 腫瘍性背景 tumor diathesis
  - 壊死性背景に加えて，炎症細胞，細胞破砕物（細胞断片），破壊された赤血球，フィブリンなどを認める場合をいう．悪性腫瘍でみられることが多い[3]．
- ☐ 炎症性背景 inflammatory background
  - 炎症細胞や細菌などが多数出現している場合をいう．
- ☐ 出血，粘液，アミロイドなど
  - 出血は悪性腫瘍のみならず，採取操作によっても生じることがある．婦人科標本であれば月経などの生理的な状態でも認められる．粘液は粘液癌，アミロイドは甲状腺であれば髄様癌などを念頭に置いて観察を進めていくことになる．

② 採取細胞量

❖ 採取細胞量
- ☐ 一般に癌細胞は剥離しやすく，悪性腫瘍では良性腫瘍に比べて，細胞の採取量が多くなる傾向がある．
  - ⚠ 悪性病変でも乳腺の硬癌のように採取量が少ない場合や，良性病変においても細胞量が多い場合があるので，あくまで目安と考えて，他の所見を加味して総合的に判定することが大切である．
  - 🔆 採取細胞量が少ない場合には無理な診断は避けて，再検を求めるべきである．
- ☐ 採取細胞量を観察する際に，細胞の結合性も同時に観察しておくとよい．
  - 一般的に，良性腫瘍は悪性腫瘍に比べ結合性がよく，上皮性腫瘍は非上皮性腫瘍に比べて結合性がよい．
  - 高分化癌は，低分化癌や未分化癌と比べ結合性がよい[7]．

③ 細胞の出現様式

❖ 孤立散在性と集塊状
- ☐ 細胞が出現する場合には，結合性がみられない孤立散在性の場合と，結合性を有して集合性に出現する集塊状の場合がある[3]．

❖ 細胞集塊と細胞配列
- ☐ 細胞集塊 cell cluster は，結合性をもった細胞の集まりを意味し，厳密には孤立散在性の出現様式は含まれない．したがって，孤立散在性も含めた，より広い意味での細胞の出現様式を表わす場合には細胞配列という言葉が使用される．
- ☐ 実際の鏡検にあたっては，まず出現細胞同士に結合性がみられるのかどうか，すなわち，孤立散在性か，集塊状かを判断する．そして，集塊状であれば，上皮などの細胞成分，

表1／細胞診におけるチェックポイント

1) 背景は？（炎症性，腫瘍性，粘液，アミロイド，細菌，真菌など）
2) 採取細胞量，細胞の結合性は？
3) 細胞の出現様式は？（細胞配列，細胞集塊は？）
4) 細胞形は？（円形，多辺形，紡錘形，線維状，オタマジャクシ型など）
5) 細胞の大きさは？（とくに核の大きさが重要）
6) 細胞質は？（重厚，泡沫状など）
7) 核所見は？（核形不整，核間距離，クロマチンパターンなど）
8) 核・細胞質比は？
9) 核小体は？

1 知っておくべき細胞診の基礎知識

間質などの内部構造を観察しつつ，平面的なのか，あるいは重積性なのかをみて，細胞の配列，外縁の形などに着目し，以下に記載したシート状，乳頭状といった細胞の出現様式へと診断を進めていくことになる．

❖ **細胞の出現様式で使用される主な用語**
□ 細胞の出現様式で使用される主な用語を表2に示し，その主な細胞像を図1に示す．以下ではこれらについて少し補足する．

❖ **インディアンファイル状**
□ インディアンファイル Indian file 状
  - Indian file とは歩行者などの1列縦隊を意味する言葉で，その語源は，native American が敵と戦うときに縦列に並ぶ様子からきている．
  - 病理用語としては，癌細胞が1列に並んで線維性間質に浸潤する所見をいう．
  - 細胞診においても，同様の所見を示す場合にインディアンファイル状という用語が使用され，肺の小細胞癌，乳腺の硬癌，浸潤性小葉癌などでみられる[3]．

❖ **柵状**
□ 柵状 palisading
  - 細胞が列をなし，一定の間隔で並んだ状態をいう[3]．
  - 核の柵状配列 nuclear palisading は神経鞘腫などで認められる．

❖ **シート状**
□ シート状 sheet-like
  - 結合性を示す細胞群にみられる1層の平面的な配列をいう[3]．

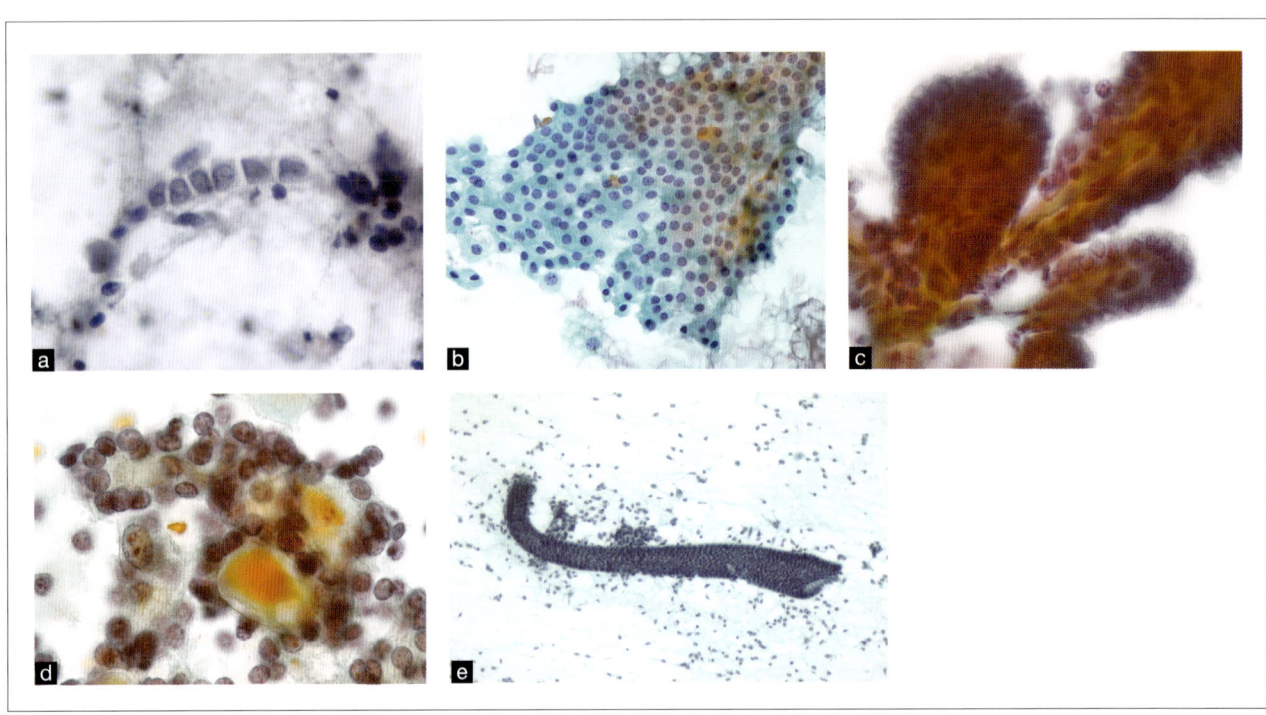

図1／主な細胞の出現様式
a) インディアンファイル状，b) シート状，c) 乳頭状，d) 濾胞状，e) 腺管状．

アイコン：☀知っトク知識，⚠要注意！，▮▶一口メモ

- ❖蜂巣（蜂窩）状
  - □ 蜂巣（蜂窩）状 honeycomb
    - シート状に配列し，細胞境界が明瞭な場合には，蜂の巣様にみえることから蜂巣（蜂窩）状と呼ばれる[3]．

- ❖乳頭状
  - □ 乳頭状 papillary
    - 病理学的用語としては，乳房乳輪の中心部の突出部である乳頭 papilla を思わせる，突起状の形態を意味する[3]．
    - 細胞診で用いる場合には，上皮細胞が基底膜や毛細血管などの間質成分を取り巻くように増殖し，細胞集塊の内側に線維血管性の間質成分を認める集塊を典型的な乳頭状と称する．
    - ⚠ 乳頭状構造を示す病変であっても，どの角度でみているかによって細胞診におけるみえ方は異なってくるので，注意が必要である．
    - ☀ 参考までにとうもろこしを乳頭状病変と考え，それをいくつかの面で切った断面像を図2に示したので参考にされたい．乳頭状に増殖する病変が，図2のaのような断面で塗抹された場合にはシート状を呈することになる．

- ❖濾胞状
  - □ 濾胞状 follicular
    - 上皮細胞が1層に並び，内腔にコロイドを入れた構造をさし，臓器としては甲状腺で使用されることが多い．

- ❖篩状
  - □ 篩状 cribriform
    - 蓮根の割面を想起させるように，重積性の大きな細胞集塊内に円形の中空構造が数個ないし多数認められる像をいい，乳腺の非浸潤性乳管癌などでみられる[3]．

- ❖まりも状
  - □ まりも状 marimo-like
    - 球状の集合体を作ることで知られる淡水性の緑藻の一種であるマリモ（毬藻）に類似した，辺縁が平滑な球形の充実性細胞集塊を意味する．
    - ▮▶ 本来は，マリモが阿寒湖にぷかぷかと浮遊している状態を，球状の細胞集塊が液状検体中に多数浮遊

表2／細胞出現様式のチェックポイント

1) 孤立散在性か？　集塊状か？
2) 集塊状であれば，平面的か？　立体的（重積性）か？
3) 細胞配列（細胞集塊）は？
   - 孤立散在性，インディアンファイル状，柵状
   - シート状，索状，蜂巣状
   - 乳頭状，濾胞状，腺管状，腺房状，篩状，まりも状
   - 八つ頭状，合胞状，ミラーボール状など

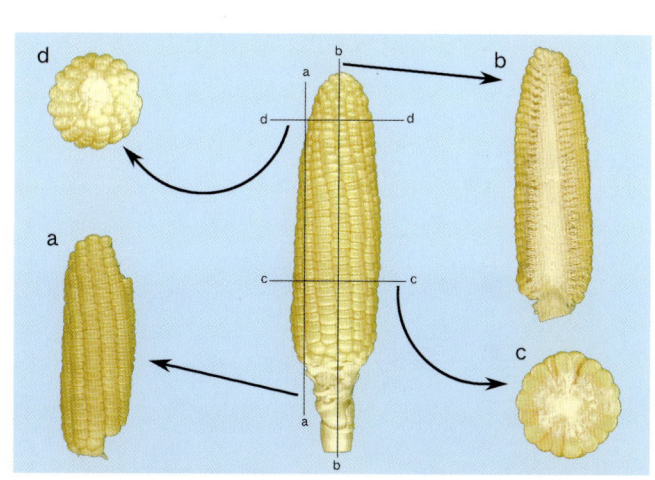

図2／乳頭状病変における断面像
とうもろこしを乳頭状病変と考え，いくつかの面で切った断面像を示す．乳頭状に増殖する細胞が，aのような断面で塗抹された場合にはシート状を呈することになる．

1 知っておくべき細胞診の基礎知識

している状態にたとえて命名されたものであるが，最近では球状の細胞集塊の形態の特徴として用いられることが多い[3]．
- 同義語としては，球状細胞集塊 cell ball formation がある[3]．
- 液状検体中に出現する腺癌細胞，とくに乳癌でみられることが多いが，肺癌，卵巣癌のほか，中皮細胞集塊や中皮腫においても認められることがある．

❖ミラーボール状
- □ ミラーボール状 mirror ball-like
  - ■ ダンスホールなどで天井から吊るし，回転しながら光を当てる飾り玉に，細胞集塊が類似した構造を示す場合に使用される．
  - 中空のボール状の表面に細胞境界が明瞭な1層の細胞が並んだ状態で，桑実状とも呼ばれる[3]．
  - 典型例としては，卵巣の明細胞腺癌が腹水中に出現する場合などがあげられる．

❖鋳型核
- □ 鋳型核 nuclear molding
  - 密な細胞増殖により，細胞核が，隣接する細胞の細胞質により圧排され，陥凹変形した状態で結合している像をいう（図3a）[8]．
  - 同義語には，相互圧排像 molding，対細胞 pair cell，相互封入像 cell mutual inclusion，カニバリズム cannibalism，木目込み細工様配列などがある[3]．
  - 癌症例に多く，細胞の出現様式の1つとして知っておくべき所見である．
  - ☀ 小さい細胞集塊内に鋳型核が目立つ場合も癌を疑う必要がある．
  - 重複鋳型核とは，1つの鋳型核をもう1つの細胞が抱合する所見をさし，癌を強く疑う所見である（図3b）[3,8]．
  - ☀ 腫瘍細胞の細胞質に好中球などの遊走細胞が侵入しているようにみえる場合は，エンペリポレーシス emperipolesis と呼ばれ，子宮内膜腺癌や甲状腺未分化癌などで認められることがある．

4 細胞形 cell shape

❖細胞形
- □ 細胞の分化度，機能を反映する．
- □ 細胞形を表わす用語：円形 round，卵円形 oval，多辺形 polygonal，紡錘形 spindle，延長形 elongated，形質細胞様 plasmacytoid などがある[3]．
- □ 扁平上皮癌では線維状 fiber-like，蛇型 snake-like，オタマジャクシ型 tadpole-shaped などの形態を示し，診断の一助となることがある．

5 細胞の大きさ cell size

❖細胞の大きさ
- □ 極端に大きい細胞や同種類の異型細胞で大小不同が目立つような場合には注意が必要である．

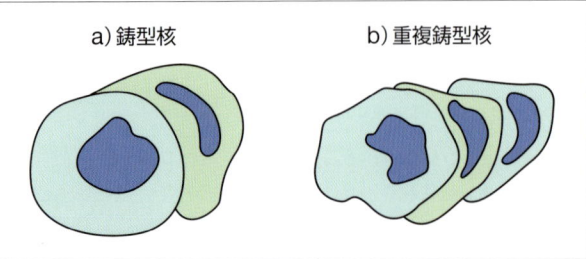

図3／鋳型核と重複鋳型核
鋳型核とは，細胞核が，隣接する細胞の細胞質により圧排され，陥凹変形した状態をいう．1つの鋳型核をもう1つの細胞が抱合するのが重複鋳型核で，癌を強く疑う所見である．

アイコン：💡知っトク知識，⚠要注意！，■一口メモ

> ⚠ 大型細胞が必ずしも悪性とは限らない．たとえば，多核巨細胞は，絨毛癌や骨肉腫などの悪性腫瘍のほか，肉芽腫性病変における組織球，ウイルス感染細胞，放射線治療後の細胞などでも認められる．
>
> 💡 対象となる細胞の大きさをみる場合には，赤血球（ギムザ染色で直径 7～8 μm）や好中球（ギムザ染色で 10～15 μm）の大きさを常に念頭に置いて比較する習慣を身につけておくと，実際の診断で役立つ．

□ 核の大きさ

- 細胞の活動状態によっても核の大きさは異なるが，通常，癌細胞の核は大きいことが多い．
- 一般的には，核の大きさが好中球の 2 倍以上あるいは 20 μm を超える場合や，核の大小不同が 2 倍以上の場合には悪性を考慮する必要がある[7]．

6 細胞質 cytoplasm

❖ 2 大原則

□ 細胞像を観察する際の 2 大原則

- 細胞質について述べる前に，①正常細胞は丸み roundness を有し，規則的 regularity かつ均一 uniformity である，②核は細胞の活動性 activity を示し，細胞質は細胞の機能的分化を反映するという細胞像を観察する際の 2 大原則を理解しておく必要がある[9]．
- 癌の判定もこの 2 大原則に則って行われ，核所見で細胞の悪性度 malignancy を，細胞質所見で細胞の分化 differentiation を評価することになる[9]．

□ 細胞質を表現する用語

- 細胞質が厚いあるいは重厚，泡沫状，顆粒状，淡明，空胞形成，異染性など．

□ 細胞質の染色性

- 角化細胞では非角化細胞と異なり，オレンジ G 好性を呈する．
- 癌細胞では染色性の強弱はその分化度と比例し，未分化なものでは淡染性である[10]．

❖ 細胞質内小腺腔

□ 細胞質内小腺腔 intracytoplasmic lumina (ICL)

- 腫瘍細胞の細胞質内にしばしば認められる境界明瞭な空胞状構造で，電顕的にはこの構造の内腔側に微絨毛が発達している[3, 11]．
- 腺癌を示唆する所見で，通常，正常細胞では認められない．とくに，乳腺の小葉癌や硬癌での出現頻度が高いが，他臓器由来の腺癌細胞でも認められる．

❖ 球状硝子体

□ 球状硝子体 hyaline globule

- 硝子滴 hyaline droplet，硝子様小体，ヒアリン体とも呼ばれ，細胞質の内外にみられる球状，無構造物質で，パパニコロウ染色ではライトグリーンあるいはオレンジ G に染色される[3]．
- 肝細胞癌や卵黄嚢腫瘍 yolk sac tumor のほか，腺癌などでも認められることがある．
- 💡 卵巣腫瘍で球状硝子体を認めた場合には，卵黄嚢腫瘍と明細胞腺癌をまず考慮すべきである．

❖ 色素顆粒

□ 色素顆粒

- とくに悪性黒色腫の診断においてメラニン色素の存在が重要である．
- 💡 乳房 Paget 病でも，表皮内に進展した腫瘍細胞の細胞質内にしばしばメラニン顆粒が観察され，Paget 病の診断の一助となることがある．

1 知っておくべき細胞診の基礎知識

7 核 nucleus

□ 核の大きさについては，細胞の大きさの項目参照．

❖核形
□ **核形 nuclear shape**
- 一般的に正常あるいは良性の細胞核は類円形で，悪性のものでは不整形，切れ込み，陥凹，分葉核などが認められる．
- ☀ 悪性腫瘍でみられる核形不整は，平面的な核形不整ではなく，フォーカスをずらして確認できる立体的な核形不整である．

❖核間距離
□ **核間距離**
- 細胞集塊を形成している細胞に関して使用され，隣り合う細胞の距離が均等かを観察する．
- 一般に，良性病変では核間距離は均等で，悪性例では不均等であることが多い．

❖クロマチン
□ **クロマチン chromatin**
- 主として DNA と塩基タンパクであるヒストンからなる複合体で，分裂間期の核では電子顕微鏡でヘテロクロマチン（異質クロマチン heterochromatin）とユークロマチン（真正クロマチン euchromatin）という 2 種のクロマチンが観察される[3]．
- ヘテロクロマチン
  - ☞ 濃縮して電子密度が高く，顆粒状ないしは塊状として存在し，同部では DNA や RNA 合成は不活発 inactive である．
- ユークロマチン
  - ☞ 電子密度が低く拡散し，線維状で，核内に明るい部分として存在し，同部では DNA や RNA 合成が活発 active である．
- ☀ 新鮮な腺癌細胞ではユークロマチンが豊富なため淡染性になる．

❖クロマチンパターン
□ **クロマチンパターン chromatin pattern**
- クロマチン量（過染，淡染など），クロマチン構造（顆粒状，濃縮状，破砕状，すりガラス状，ギムザ染色では網状など），さらにクロマチン分布（均等 uniform，不均等 irregular），クロマチン密度（密，疎）によって分類される[3, 12]．
- 実際には，まずクロマチンが細かい fine か，粗い coarse かで，**細顆粒状 fine granular**，**粗顆粒状 coarse granular** に大きく分類し，そのうえで図 4 のように分布や密度に着目し，クロマチン顆粒の大きさが不揃いか，大きな凝集クロマチンがみられないか，というように観察を進めていくのが実用的である[8, 13]．
- ☀ クロマチンの分布は，図 5 に示したように核を 4 等分し，4 分円にしてそれぞれの領域を比較すると，分布が**均等**か，**不均等**かの判定が容易である．クロマチンが核内の一部分に偏って分布する場合に不均等と判定する．

❖核縁
□ **核縁**
- 核の辺縁部に存在する核辺縁クロマチンが核膜に接して凝集した状態．
- 扁平上皮癌などの悪性細胞では核縁の不均等肥厚が認められる．

❖ごま塩状クロマチン
□ **coarse granular "salt and pepper" chromatin**
- 塩と胡椒（こしょう）を振りかけたようにみえる，粗顆粒状の特徴的なクロマチンパターンを意味し，ごま塩状クロマチンとも呼ばれる．
- カルチノイドや甲状腺髄様癌などの**内分泌細胞腫瘍**をまず考えるべきクロマチン所見

である[14].

❖核内細胞質封入体

□ 核内細胞質封入体 intranuclear cytoplasmic inclusion
- 細胞質の一部が核膜に囲まれた状態で，核内に認められる封入体様構造をいう．
  - サイトメガロウイルス感染細胞などでみられる真の核内封入体と区別する意味で，偽封入体 pseudoinclusion とも呼ばれる．
- 甲状腺の乳頭癌でよくみられることで知られているが，肺の腺癌や肝細胞癌などでも認められる．ただし，良性疾患でみられることがあることも知っておく必要がある．
  - 核内細胞質封入体の同定にあたっては，境界が明瞭で，その色調が細胞質に類似し，核の大きさの少なくとも10％以上の大きさで，外側縁に濃縮したクロマチンを認めるといった所見が重要である[15].

❖核分裂像

□ 核分裂像 mitosis
- 核分裂像は良性疾患でもときに目立つ場合がある．ただし，異常核分裂像 atypical mitosis を認めた場合は悪性が示唆される[13].

8 核・細胞質比 nucleus/cytoplasm ratio（N/C 比）

❖N/C 比

□ 核と細胞質との面積比を N/C 比といい，細胞診では良悪性の鑑別に有用な所見である[3].
□ 一般的に悪性細胞では N/C 比は増大する．
  - 裸核細胞に対しては，細胞質が失われているため N/C 比という用語は使用しない．

9 核小体 nucleolus

❖核小体

□ 核小体 nucleolus は核の内部に存在する細胞小器官で，リボゾーム RNA（rRNA）の合成の場である[3].
□ 蛋白合成や細胞増殖が盛んなときに大きくなる[13].
□ 核小体が複数個認められる場合，とくに3個以上で，大小不同がみられる場合には悪性を強く疑う．

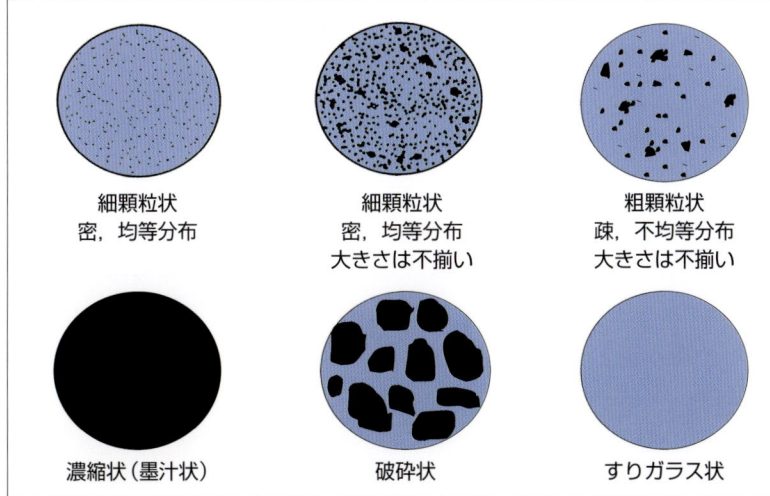

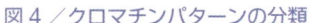
図4／クロマチンパターンの分類
まずクロマチンが細顆粒状 fine granular か粗顆粒状 coarse granular かに大きく分類し，そのうえで分布や大きさなども考慮し，図のように分類していく．

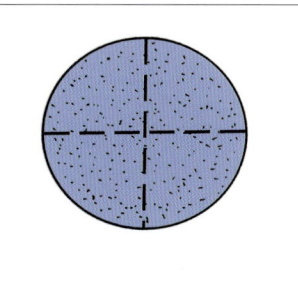
図5／クロマチン分布の見方
クロマチンの分布は核を4等分（4分円）にして，それぞれの領域を比較すると，分布が均等か，不均等かの判定が容易である．クロマチンが核内の一部分に偏って分布する場合に不均等と判定する．

1 知っておくべき細胞診の基礎知識

- 一般に，腺癌では扁平上皮癌に比べて核小体は大きく，顕著である．
- 核小体が目立つ腫瘍としては，悪性黒色腫，肝癌，絨毛癌，腎癌，肺の大細胞癌，乳癌，ホジキンリンパ腫などがある．

□ 大型核小体 macronucleolus
- 核小体が直径 3〜5 μm を超えるものをいい，代謝が非常に活発な細胞であることを示唆する所見である．低分化癌や肉腫で認められることが多い．
- ⚠ 修復細胞 tissue repair，放射線治療による細胞の変化 radiation effect，化学療法による細胞の変化 chemotherapy effect などの再生，過形成，変性を示す病変においても，大型の核小体を認めることがあるので注意が必要である[8]．

6 良性異型細胞

❖ 変性細胞と修復細胞

□ 良性異型細胞としては，変性細胞と修復細胞の認識が重要である．

□ 変性細胞
- 細胞の活動性の退行状態を意味し，低酸素状態，感染，治療，処理が不適切な検体などで認められる．
- 核は濃縮あるいは腫大し，核縁は不整を示し，症例によっては悪性細胞との鑑別が困難な場合がある[7]．
  - 変性の著明な検体としては，尿，脳脊髄液，胆汁などがあげられるが，胆汁中の細胞がもっとも縮小しやすいといわれている[8]．

□ 修復細胞
- 細胞の活動性が上昇している状態，すなわち再生状態にある細胞で，シート状細胞集塊として出現する．
- 核は腫大し，核小体も目立つが，核クロマチンは微細顆粒状で，その分布は均等である．また，ほとんどすべての細胞が同様の所見を示す点も鑑別のポイントといえる[7, 8]．

7 悪性細胞の判定基準

❖ 悪性細胞の特徴

□ 悪性細胞には以下に示すような特徴が認められる．表3に悪性細胞の判定基準を示す[7]．

表3／悪性細胞の判定基準

1) 背景：腫瘍性
2) 採取細胞量：多量
3) 細胞の出現様式：孤立散在性，重積性
4) 細胞形：奇怪な形
5) 細胞の大きさ：極端に大きな細胞
6) 細胞質：異常染色性・形状
7) 核所見：核形不整，核の増大・大小不同，クロマチンの増量・不均等分布，核縁の不規則肥厚，異常核分裂像など
8) N/C 比：増大
9) 核小体：増加，増大

- □ (1) 背景
    - 腫瘍性背景，すなわち壊死性背景で，出血性の場合もある．
- □ (2) 細胞の結合性・採取細胞量
    - 細胞の結合性は乏しく，採取細胞量は多くなる．
- □ (3) 細胞の出現様式
    - 孤立散在性あるいは重積性のことが多い．
    - 一般的には，扁平上皮癌では孤立散在性，腺癌では重積性に出現する傾向がある．
    - 細胞集塊が平面的であっても，核間距離が不揃いの場合は悪性を念頭に置きながら観察を進める．
- □ (4) 細胞形
    - 良性細胞ではみられないような奇怪な形の細胞では，悪性を考慮すべきである．
    - 線維状，蛇型，オタマジャクシ型などの形態を示す場合には，角化型扁平上皮癌が示唆される．
- □ (5) 細胞の大きさ
    - 極端に大きな細胞を認める場合には，悪性を考慮すべきである．
    - ⚠ 子宮頸部の上皮内癌，小細胞癌，印環細胞癌などでは，小型細胞であっても悪性であるため注意が必要である．
- □ (6) 細胞質
    - 通常，細胞質の所見は良悪性の鑑別にはなりにくいが，異常染色性や異常な形状には注意を払うべきである．
- □ (7) 核
    - 核所見は悪性細胞の判定基準としてもっとも重要．
    - 核形不整，核の増大や大小不同，クロマチンの増量・不均等分布，核縁の不規則肥厚，異常核分裂像などの所見に着目する．
- □ (8) N/C 比
    - 悪性細胞では，N/C 比は増大する．
- □ (9) 核小体
    - 悪性細胞の核小体は大型化，複数化する傾向がある．

8 組織型および分化度

❖ 組織型と分化度

- □ 悪性細胞と判定した場合には，その組織型が問題となってくる．
- □ 通常，分化度が低くなると細胞の結合性が低下し，核径は大きくなり，核小体の増加や大型核小体の出現傾向がみられるようになる．
- □ 扁平上皮癌，腺癌のいずれにしろ，低分化になるほど組織型の判定が困難になる．
    - ☀ 組織型の判定が困難な場合には，carcinoma あるいは低分化癌 poorly differentiated carcinoma と診断し，あえて組織型を断定しない立場をとるべきである．

1 知っておくべき細胞診の基礎知識

■ 文 献

1) Cibas ES, Ducatman BS: Cytology Diagnostic Principles and Clinical Correlation. W.B. Saunders Company, Philadelphia, p.1, 1996
2) 平井康夫：病理と臨床 20（増）：150, 2002
3) 日本臨床細胞学会編：細胞診用語解説集．医学書院，東京，1996
4) 越川 卓：臨床検査 44（増）：1183, 2000
5) 広川満良：臨床検査 44（増）：1199, 2000
6) 水口國雄ほか：病理と臨床 20（増）：7, 2002
7) 広川満良，鐵原拓雄：検査と技術 26: 218, 1998
8) 上井良夫：病理と臨床 7（増）：3, 1989
9) 真鍋俊明：外科病理診断学，病理組織診断のつけ方・考え方．金芳堂，京都，p.231, 1998
10) 日本臨床細胞学会教育委員会編：臨床細胞診断学教本．医学図書出版株式会社，東京，p.1, 1985
11) 土屋眞一：カラーアトラス，乳腺細胞診．医療科学社，東京，p.57, 2000
12) 田嶋基男ほか：臨床細胞学．名古屋大学出版会，愛知，p.131, 1993
13) DeMay RM: The Art & Science of Cytopathology. Exfoliative Cytology. ASCP Press, Chicago, p.39, 1996
14) DeMay RM: Practical Principled of Cytopathology. ASCP Press, Chicago, p.205, 1999
15) 広川満良ほか：日臨細胞誌 35: 49, 1996

COLUMN　放射線治療に伴う細胞の変化について

放射線治療に伴い，正常細胞，腫瘍細胞ともに細胞に変化を認めるが，一般に未分化な細胞ほど変化の程度は強く，腫瘍細胞ではその変化が顕著である．放射線の照射量や照射期間などによっても変化の程度は異なるが，一般的には以下のような急性および慢性変化が細胞の核や細胞質に認められる．

急性変化 acute effect
1. **核の変化**：核腫大，核破砕・核融解，多核化，核周囲 halo の形成，核小体の腫大
2. **細胞質の変化**：細胞質の異染性（two-tone staining，pink and blue，ラベンダーカラー），細胞質内空胞（蜂巣型，多空胞型，印環細胞型），細胞の風船化 ballooning，細胞質融解，奇怪細胞 bizarre cell の出現（bizarre cell は，亜鈴型，オタマジャクシ型，アメーバー状など，正常細胞でもみられるが，癌細胞で高頻度に出現する），貪食作用 phagocytosis
3. 核，細胞質ともに腫大するが，N/C 比は不変である

慢性変化 persistent effect
1. 細胞・核の腫大，細胞質の染色性の変化などの急性変化は認められるが，細胞質内空胞や多核細胞は減少し，**放射線修復細胞 radiation repair cell** がみられるようになる．
2. **放射線後異形成 radiation dysplasia** の出現：放射線治療後にみられる変化で，子宮頸癌で放射線治療を受けた患者の約 20% に認められる．通常，治療後 2～3 年以内に出現することが多く，大多数の症例ではそのまま存続するか進行すると考えられており，再発の可能性を十分考慮する必要がある．

非癌細胞と癌細胞の鑑別は，核所見，とくに核クロマチンや核小体などの性状を考慮して総合的に判断することになるが，その際もっとも重要な点は，癌細胞では照射後も N/C 比の大きな細胞が必ず認められるということである．化学療法による細胞変化に関しては，多剤併用療法が主体で，1 つの薬剤とそれに対応する細胞の変化が十分に把握されているわけではない．しかし，基本的には放射線治療でみられる変化と同様の所見を呈すると考えてよい．

第2章

実践的な細胞診の見方

2 実践的な細胞診の見方

1 婦人科 ▶①子宮頸部

1 基本事項

❖ 3つの基本事項

- □ 頸癌検診の普及で，扁平上皮の前癌病変や早期癌として発見される例が増加している[1]．
- □ HPV感染と扁平上皮癌との因果関係が解明されつつあり，海外ではワクチンが使用されている[2]．
  - HPV感染の細胞像を把握することにより，前癌病変を発見し，頸癌を未然に防ぐことが可能となる．
- □ 近年，頸部腺癌は増加傾向にあり，細胞診の役割が一層期待される．
  - 従来は全頸癌の5～10％程度の発生率であったが，近年は10～30％と増加傾向にある．早期の頸部腺癌は臨床的な発見が困難なことが多いため，細胞診での発見が今後の課題である[3]．

2 スクリーニング・診断の進め方：弱拡大でのポイント

1 標本の適否

❖ 標本の適否

- □ 本邦においてこれまで使用されてきた日母分類は，米国ベセスダシステム2001を基に作製された分類に改訂されることになる．新分類では検体適否の評価が必須である[4]．
- □ 検体の適否について
  - ①適正な細胞量が採取されているか，②細胞の塗抹・固定が適正になされているか，③多量の血液および炎症細胞で上皮細胞が隠れてしまっていないか，④扁平上皮細胞や頸部移行帯からの細胞（頸管円柱上皮細胞および扁平上皮化生細胞）が得られているか等を判断したうえで，判定・診断を行う．

2 炎症性背景

❖ 炎症性背景

- □ 標本全体にみられる炎症細胞の量的・質的異常の判断が必要になる．
- □ 通常の炎症では好中球優位の場合が多いが，リンパ球が多く出現し，濾胞胚中心由来の幼若な大型リンパ球や組織球が混在するときは慢性リンパ球性頸管炎が考えられる．
  - 慢性リンパ球性頸管炎は，大型リンパ球の割合が多くなったときに悪性リンパ腫と鑑別を要することがある．そのときは大型リンパ球の核異型の鑑別とともに，小～中型のリンパ球においても，核形不整や核小体の有無を確認することが大切である．
  - ⚠ 炎症細胞は，弱拡大でもある程度細胞の分類が可能であるが，円形・小型の悪性細胞（小細胞癌，小細胞性非角化型扁平上皮癌，低分化型腺癌，悪性リンパ腫，肉腫など）が混在したときには，弱拡大だけの観察では見落とすことがある．必ず背景の炎症細胞も数回は強拡大で観察すべきである（図1）．

3 壊死性背景

❖ 壊死性背景

- □ 癌では壊死性背景がみられ，変性破壊された赤血球や炎症細胞，濃縮核状の癌細胞，癌細胞の破片が出現し，腫瘍性背景とも呼ばれる．
  - 細胞異型の少ない癌，とくに高分化型腺癌などの診断には壊死性背景が重要な副所見となる．
  - 萎縮性腟炎では，主に炎症細胞とライトグリーン好性の変性タンパク質成分や良性傍基底細胞の破片が出現し，壊死性背景を想起させることもある．

アイコン：☀知っトク知識，⚠要注意！，■一口メモ

4 上皮細胞

❖ **弱拡大での見落とし**

- □ 弱拡大で見落とされやすい異型上皮細胞の出現パターンは，①孤立散在性の細胞，②（①に）加えて小型でN/C比の高い細胞である．
- □ 孤立散在性細胞は，良性異型細胞（扁平上皮・腺），扁平上皮異形成細胞，悪性細胞（扁平上皮癌・腺癌），いずれの細胞においても認められるが，悪性細胞ではその頻度が高い．また悪性細胞では壊死を伴うことが多い．
  - ⚠ きれいな背景に出現する孤立性の異形成細胞や癌細胞は丁寧なスクリーニングをしないと見落としやすい．弱拡大では"大型な核""濃染核""小型でN/C比の高い細胞"を拾い上げる意識でスクリーニングを行うことが重要である．

❖ **みつけやすい出現パターン**

- □ みつけやすい異型細胞の出現パターンは，集塊を形成する細胞である．
- □ 正常な集塊細胞は傍基底型扁平上皮細胞，扁平上皮化生細胞，修復細胞，頸管腺細胞，内膜腺・間質細胞などが該当する．
- □ 異常な上皮細胞集塊とは核密度の高い不規則重積を示す，いわゆる構造の乱れを認める集塊である．
- □ 扁平上皮細胞の異常な大型集塊は核密度が高く，集塊辺縁は不整形で，一定方向に流れをもつ配列がよくみられる．異形成や扁平上皮癌細胞などが該当する（図2左）．

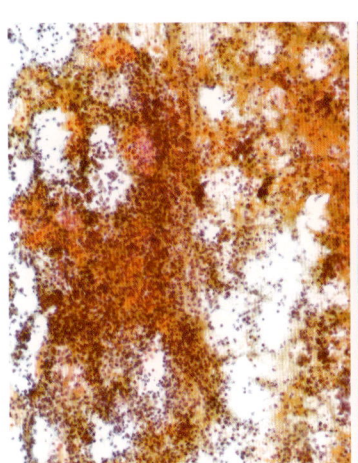 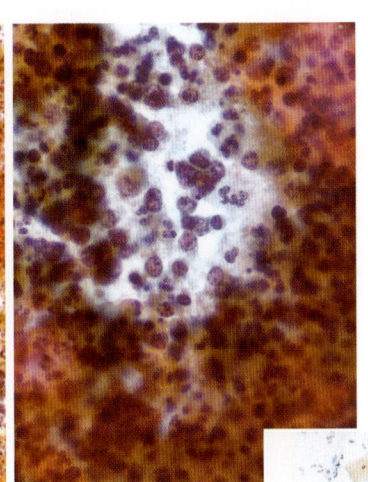

図1／炎症細胞に混在する小型悪性細胞
（低分化型内頸部型腺癌）

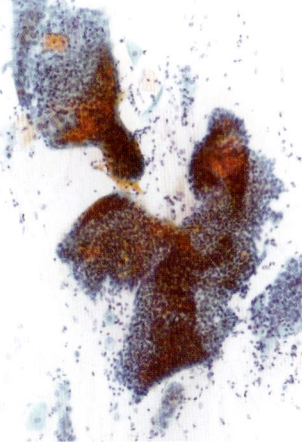

図2／左：非角化型扁平上皮癌（不規則重積を伴う不整形集塊），右：高分化型内頸部型腺癌（集塊辺縁に乳頭状突出を示す部分がみられ，柵状構造も認められる）

2 実践的な細胞診の見方

- □ 腺上皮細胞の異常な集塊は核密度が高く，集塊辺縁が円滑な丸みを帯びた"乳頭状構造"や，腺管が示唆される"腺腔構造"がみられる傾向にある．それらの構造を示す集塊の外層には"柵状構造"がみられることが多い（図2右）．
  - ☀ 不規則重積集塊の所見は上皮細胞の強い増殖が示唆され，弱拡大でもある程度判断できる構造異型である．
- □ 腺細胞は核の大小にかかわらず，核の重積が強い集塊は強拡大にして観察すべきである．
  - ☀ 高分化型腺癌は細胞が小型なものが多く，かつ核密度が異常に高い集塊が多い．
  - ⚠ ブラシやヘラなどの強制的な採取法では，良性病変であっても上皮細胞が大型な集塊で得られることが多いので overdiagnosis に注意しなければならない．集塊全体の核密度と集塊辺縁の細胞が観察しやすい部分で細胞の異型度を確認することが大切である．

3 鑑別診断の進め方：中拡大・強拡大での鑑別

1 扁平上皮内病変 squamous intraepithelial lesion (SIL)

❖ 軽度異形成

1）軽度異形成 mild dysplasia〔low-grade squamous intraepithelial lesion（LSIL）〕
- □ 核異型を伴う表層型・中層型主体（表層型＞中層型）の扁平上皮細胞が出現する．
- □ 細胞所見は，①核の大きさは正常中層型扁平上皮細胞の核の約3倍以上，②細顆粒状あるいは濃縮状クロマチンが増量し，分布が比較的均等である，③核形不整，多核を示す細胞もある，④通常，核小体はみられない．
- □ 軽度〜中等度異形成は，細胞像で HPV 感染が把握されやすい時期の病変でもある．
- □ 細胞所見は，①核周囲明庭 koilocytosis，②錯角化 parakeratosis（小型な表層型扁平上皮細胞），③核の濃染・変性した無構造なクロマチンを示す核 smudged nuclei，④多核化，などがある．
  - ☀ koilocytosis は核周囲明庭で，類似の像は炎症において出現することがある．しかし HPV 感染による koilocytosis は核周囲の空胞が明瞭である．この空胞はウイルス障害によるもので，その部分には細胞小器官およびウイルスは存在しない．通常，細胞診で LSIL と判断する koilocyte は核異型も伴う細胞をいう（図3左）[5]．

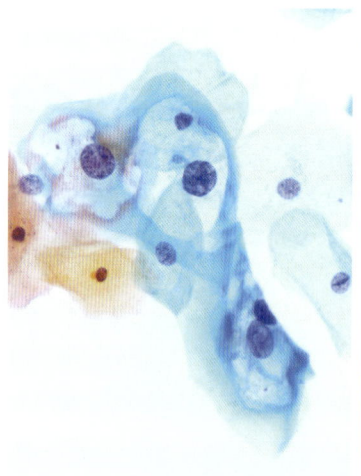 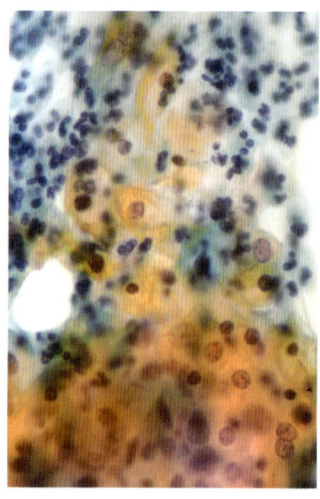

図3／左：koilocytosis（LSIL），右：parakeratosis（LSIL）

アイコン：💡知っトク知識，⚠要注意！，■▶一口メモ

- parakeratosis の細胞は炎症でも出現するが，異形成や扁平上皮癌でも出現することが多い．したがって parakeratotic cell がみられたときは異形成や扁平上皮癌を意識し，スクリーニングを行うことが大切である（図3右）．

❖中等度異形成

2) 中等度異形成 moderate dysplasia〔high-grade squamous intraepithelial lesion（HSIL）〕
- 核異型を伴う表層型・中層型扁平上皮細胞が主体（中層型＞表層型）で，傍基底型の異型細胞も少数混在する．
- 核所見は軽度異形成の細胞と同様であるが，細胞全体は中層型が主体のため小型になる（図4右）．
  - ブラシやヘラなど強制的な細胞採取法では，異形成細胞が集塊状に出現しやすくなり，高度異形成や上皮内癌との鑑別を要することがある．中等度異形成程度の集塊では，集塊辺縁の細胞質が広くなるなど，細胞の分化を把握することも鑑別の1つである．

❖中等度異形成細胞と鑑別を要する良性細胞

3) 中等度異形成細胞と鑑別を要する良性細胞
- 核腫大を伴う扁平上皮化生細胞 atypical squamous metaplastic cell は，中層型扁平上皮細胞と同等の大きさの扁平上皮化生細胞に何らかの反応性変化が加わり，核の腫大を伴うと中等度異形成の細胞に類似することがある（図4左）．
- 核腫大を伴う扁平上皮化生細胞と中等度異形成の相違点は，前者では，①核クロマチンが微細で均等に分布する，②核形不整の程度が少ない，③小型の核小体を有することがある（通常，異形成では核小体が目立たない）（図4左右）．

❖高度異形成および上皮内癌

4) 高度異形成 severe dysplasia および上皮内癌 carcinoma in situ（HSIL）
- 高度異形成および上皮内癌は傍基底型異型細胞が主体の像を示す．
- 高度異形成では，①核クロマチンは細顆粒状で均等に分布し，核濃染傾向を示す，②核形不整，核縁の切れ込みがみられる，③N/C 比は 60～70%程度，④細胞質の辺縁は明瞭なことが多い，⑤核小体は目立たない．
- 上皮内癌は，①核クロマチンは微細～粗顆粒状など種々のパターンがあり，クロマチンの不均等分布がみられる，②核は円形で"緊満感"を示すため立体的に捉えられる，③N/C 比は 80%以上のことが多い，④細胞質の辺縁は不明瞭なことが多い，⑤集塊で出

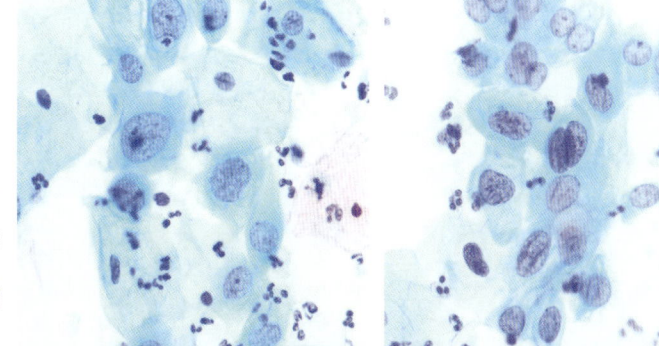

図4／左：核腫大を伴う扁平上皮化生細胞，右：中等度異形成
左の扁平上皮化生細胞は，右の中等度異形成細胞に比べ，大きさと N/C 比は同等だが，核クロマチンは微細で核形不整の程度も弱く，小型な核小体を有する細胞もみられる．なお，右の異形成細胞の上には淡いクロマチンを有する円形核の頸管腺細胞がともに出現している．

2 実践的な細胞診の見方

現した場合，核分裂像をみることがある．⑥通常，核小体は目立たないが出現することもある．

5）高度異形成・上皮内癌などにoverdiagnosisしやすい良性異型細胞

❖ overdiagnosis しやすい良性異型細胞

- □ 未熟型扁平上皮化生細胞 immature squamous metaplastic cell は，細胞が小型でN/C比が増加し，とくに散在性に出現したときに高度異形成や上皮内癌の細胞に類似することがある（図5左）[6〜8]．
- □ 未熟型扁平上皮化生細胞は高度異形成・上皮内癌の細胞に比べ，①核の立体感に乏しい，②核形不整の程度が少ない，③クロマチンが微細，④N/C比が低い傾向にある，⑤細胞質内に粘液空胞が存在することもある（図5左右）．
  > ⚠ 未熟型扁平上皮化生細胞は，高度異形成や上皮内癌にきわめて類似する細胞でもあるので慎重な判断が必要である．鑑別が困難なときは無理な分類を避け，細胞診での経過観察や病理組織診断に委ねるべきである．

- □ 予備細胞増生 reserve cell hyperplasia の細胞は集塊で出現することが多く，個々の細胞は小型でN/C比がきわめて高いため，小型の上皮内癌との鑑別を要することがある（図6左）[6〜8]．
- □ 予備細胞増生の細胞集塊は上皮内癌と比べ，①重積性が乏しい，②核クロマチンは微細で均等に分布し，小型の核小体を有することがある．頸管腺細胞や扁平上皮化生細胞の核に類似することがある，③核分裂像はきわめて稀である，④予備細胞は結合が良好であり，散在性細胞が出現する可能性はきわめて低い，⑤集塊に頸管腺細胞が付着することがある（図6左右）．
  > ⚠ ときに予備細胞の核が大型になり，核異型が強くなると良悪性の鑑別が困難となる．そのときは細胞診での経過観察や病理組織診断に委ねるべきである．

- □ 萎縮性変化 atrophic change に伴う細胞異型は，生理的要因（炎症など）により傍基底細胞の核が大型化したり，核の濃染を示すと異形成や扁平上皮癌（上皮内癌）などとの判断に迷うことがある（図7）[5]．

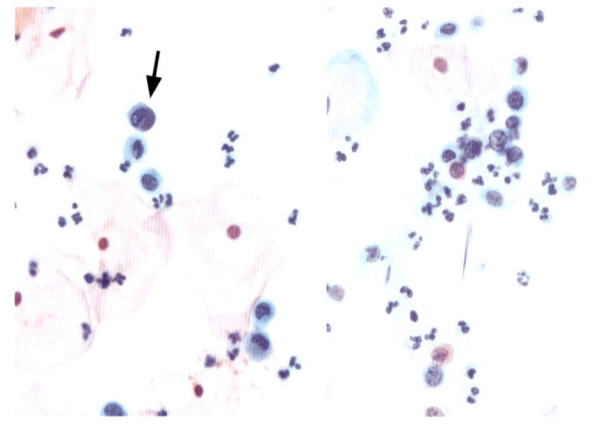

図5／左：未熟型扁平上皮化生細胞，右：高度異形成
左の未熟型扁平上皮化生細胞は，右の高度異形成細胞に比べ核の立体不整に乏しく，N/C比が低い傾向にある．また一番上（矢印）の細胞は細胞質に粘液を有する．

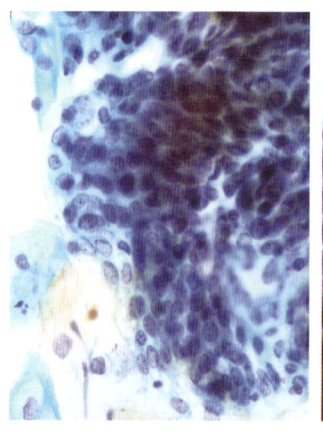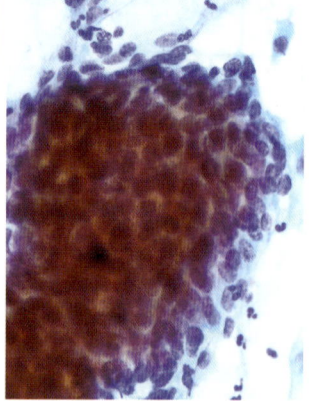

図6／左：予備細胞増生，右：上皮内癌
左の予備細胞集塊は，右の上皮内癌集塊と比べると集塊の重積性が乏しく，核はやや小型で微細なクロマチンが均等に分布し，小型の核小体を有する細胞もみられる．

アイコン：☀知っトク知識，⚠要注意！，▪一口メモ

□ 萎縮性変化に伴う異型傍基底細胞は異形成や扁平上皮癌の細胞に比べ，①重積の程度・核密度は低い，② N/C 比は低い，③核は濃染するが，クロマチンは均等に分布することが多い．また，変性が加わると濃縮状の無構造な核を呈することもある．
　⚠ 萎縮性の細胞異型では病変の推定が困難なことが多いので，初回検査では病変の断定を避け，エストロゲン負荷後に再検査することが大切である．

❖ 見落とされやすい高度異形成・上皮内癌細胞

6) 見落とされやすい高度異形成・上皮内癌細胞

□ 小型の高度異形成・上皮内癌細胞が孤立・散在性に出現したときには，組織球，大型リンパ球などと誤認されたり，見落とされやすい．
□ 高度異形成や上皮内癌の細胞では，小型であっても核は中心性で濃染し，狭い細胞質はライトグリーン好性で重厚な部分がうかがえる．
　⚠ 強拡大で慎重に観察すればむずかしい細胞像ではないが，スクリーニング時に見落とさないよう注意が必要である．したがって，小型細胞で構成される高度異形成・上皮内癌の存在を常に念頭に置いたスクリーニングが大切である．

❖ 腺系異型細胞と鑑別を要する上皮内癌細胞

7) 腺系異型細胞と鑑別を要する上皮内癌細胞

□ 細胞質が淡くレース状で，核クロマチンは淡く，小型の核小体を有する上皮内癌の細胞が集塊状で出現したときに，腺系異型細胞と鑑別を要することがある（図8）．
□ 腺系異型細胞と鑑別を要する上皮内癌細胞は腺系異型細胞に比べ，①核密度の高い不整形な合胞状集塊が多い，②核は丸く，クロマチンは淡くても不均等な分布を示し，核に立体感がある，③腺系異型細胞集塊でみられるような明らかな柵状構造や腺腔構造はみられない．
　☀ ブラシやヘラなどでの採取法では，上皮内癌細胞が正常頸管腺細胞に付着して出現することもあるので，個々の細胞をよく観察すべきである．

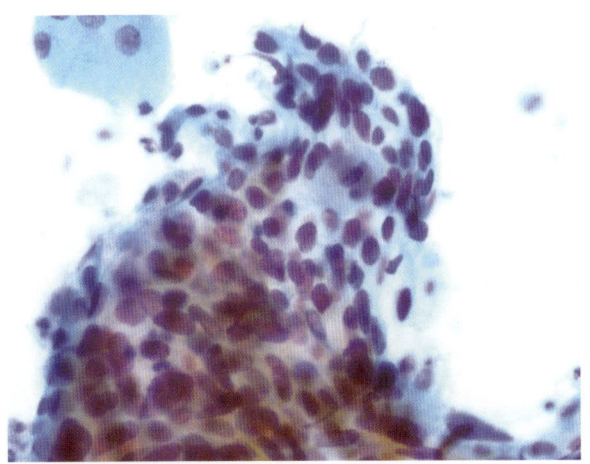

図7／萎縮性良性異型細胞
核は大きく濃染しているが，クロマチンは変性し，濃縮状を呈している．集塊辺縁の細胞は核が小型になり，細胞質が広くN/C 比は低い．

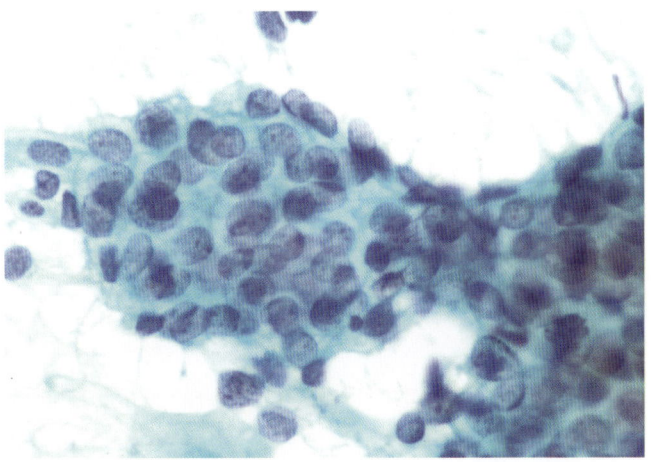

図8／腺系異型細胞との鑑別を要する上皮内癌細胞
細胞質は淡く，一部の核に小型な核小体を有し腺系異型細胞にもみえるが，集塊内での柵状・腺腔構造はみられない．核は丸く淡いクロマチンだが不均等分布しており，核所見は上皮内癌として矛盾しない．

2 実践的な細胞診の見方

2 浸潤性扁平上皮癌 invasive squamous cell carcinoma

□ 微小浸潤扁平上皮癌 microinvasive squamous cell carcinoma の細胞像は，基本的に上皮内癌の細胞に出現する傍基底型異型細胞の所見に加え，① parakeratotic cell，dyskeratotic cell（角化傍基底細胞），小型 fiber cell など，小型の異型角化細胞の出現，②傍基底型異型細胞における核の大小不同，濃縮核の混在，核小体などが顕著になることがあげられる[9]．

❖ 診断が容易なもの

1）細胞診で診断が容易な浸潤性扁平上皮癌

□ 大細胞性・小細胞性非角化型扁平上皮癌 non-keratinizing squamous cell carcinoma
- 子宮頸部浸潤癌の中でもっとも発生頻度が高い．
- 癌細胞は重積を示し，辺縁不整な大小の集塊や孤立・散在性に出現する．
- 大細胞性の癌細胞は大型で，比較的淡く，広い細胞質を有する．核は腫大し大小不同を示し，細～粗顆粒状クロマチンが不均等に分布する．大型の不整形核小体を有することが多い．
- 小細胞性の癌細胞は小型でN/C比が高いため小細胞癌との鑑別を要することもあるが，小細胞癌に比べると核に大小不同があり，クロマチンが粗い傾向にある．また一定方向へ流れる配列がみられることもある．
  - 非角化型の扁平上皮癌でも多少の角化型の癌細胞が混在することが多いので，角化を示さない癌細胞集塊で，腺癌か扁平上皮癌かの鑑別に迷ったときには角化型癌細胞の出現が参考になる．

□ 角化型扁平上皮癌 keratinizing squamous cell carcinoma
- 多彩な角化型異型細胞（fiber cell，tadpole cell，snake cell，ghost cell）が多く出現する．核は濃縮状のクロマチンを示すことが多い．
- 多くの場合，傍基底細胞型の癌細胞も出現するが，非角化型扁平上皮癌の細胞に比べ重厚な細胞質が特徴である．

□ 乳頭状扁平上皮癌 papillary squamous cell carcinoma
- 線維性血管間質を茎として癌細胞が外向性・乳頭状発育を示し，特殊型扁平上皮癌に分類されている．
- 癌細胞は小型でN/C比が大きく，核クロマチン増量を伴う傍基底型癌細胞が散在性あるいは集塊で出現する．
- 上皮内癌の細胞にも類似するが，小型な角化異型細胞（parakeratotic cell，dyskeratotic cell）なども出現するため多形性が目立ち，細胞診では容易に悪性と判断できる（細胞診では浸潤部からの細胞もとれやすいので，癌の所見を呈しやすい）[10]．
- さらに癌細胞が乳頭状集塊で出現すれば，組織型を特定することも可能である（図9）．
  - 生検組織標本においては乳頭状に増生している表層部分から採取されることが多いため，サンプルが小さい場合は浸潤が確認されにくく，上皮内癌や異形成と判断されてしまうことがある．したがって悪性度の評価は細胞診のほうが的確なこともある．

❖ 悪性と診断しにくいもの

2）細胞診で悪性と診断しにくい扁平上皮癌

□ 疣状癌 verrucous carcinoma
- きわめて高分化な扁平上皮癌であり，角化型の癌細胞が優位に出現する．
- 核は軽度に腫大し，小型濃縮状核の所見を示すが，癌と判断するには核異型に乏しいため，誤陰性に陥りやすい扁平上皮癌である（図10）．

- 🔆 異型扁平上皮細胞と認識する所見は，核よりもむしろ細胞質所見であり，オレンジG好性で輝度の高い細胞質が特徴である[10,11]．
- ▪▸ 乳頭状の外向性発育といった臨床情報を十分ふまえて判断すれば誤陰性を防ぐことができる．

③ 腺上皮異型病変

❖ 細胞異型の弱い頸部腺癌

1) 細胞異型の弱い頸部腺癌

□ 内頸部型腺癌 endocervical adenocarcinoma

- 内頸部型腺癌は細胞診で悪性と診断することはしばしば容易ではない．
- その理由は，①日常的なスクリーニングで扁平上皮癌に比べ遭遇する頻度が少ない，②細胞異型を伴う良性頸管腺細胞と腺癌細胞の鑑別がむずかしい，③扁平上皮内病変のように初期の異形成〜浸潤癌までの段階的な病変の細胞像が十分に解明されていない，などの点があげられる．
- ▪▸ ほとんどの内頸部腺癌は高分化ないしは中分化の像を示す．

□ 内頸部型腺癌を拾い上げるポイント

- 腺癌集塊の構造は正常頸管腺集塊に比べ，①不規則重積性，②柵状集塊において核の強い重なり（高い核密度），核位置の不規則性（上下まばらに核が存在）がみられる．
- 腺癌細胞の核は正常頸管腺細胞に比べ，①楕円形〜紡錘形の核が多い，②微細〜顆粒状クロマチンが増量（核が濃染），③核縁の肥厚，④核小体が目立ち，小型であっても数が多い．

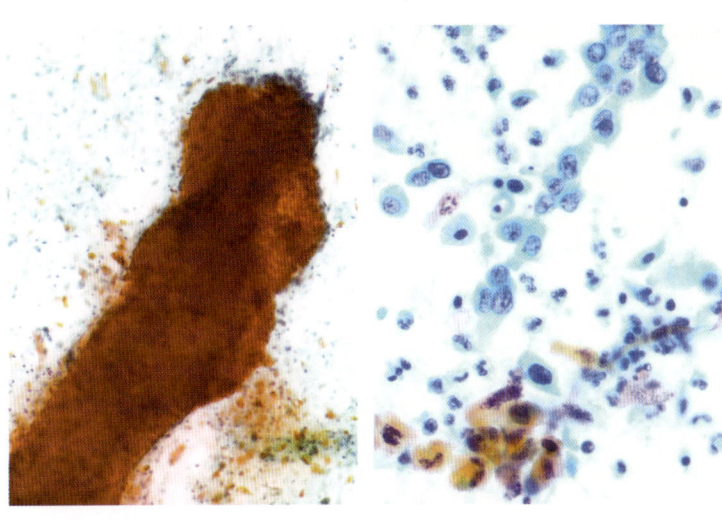

図9／乳頭状扁平上皮癌
左：乳頭状集塊，右：散在傾向を示す癌細胞．個々の細胞は傍基底細胞型の小型な癌細胞であり，角化型の小型癌細胞もみられるなど多彩である．

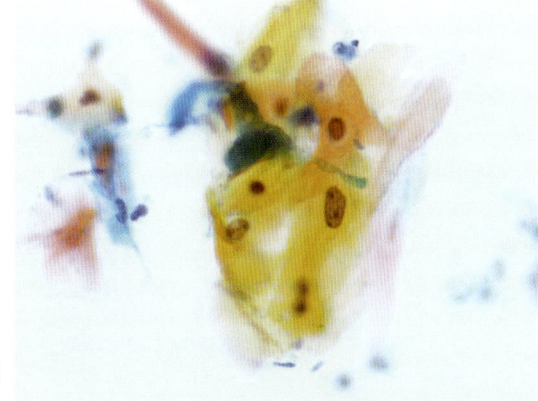

図10／疣状癌
癌細胞としては核異型が弱いが，細胞質の輝度は高い（異常角化）．

2 実践的な細胞診の見方

☐ **絨毛管状腺癌 villoglandular adenocarcinoma (VGA)**
- 線維性間質を芯とした乳頭状発育・構造を示す高分化型腺癌である．
- 個々の腺癌細胞は核異型が弱く，内頸部型腺癌と同様な細胞所見を示す．
- 異型の少ない内頸部型腺癌の細胞が線維性間質を芯とした乳頭状集塊で出現したときは，細胞診でも VGA を推測できる（図11）．
  - ▶ 組織学的診断基準では，VGA の周囲に内頸部型腺癌の浸潤が認められる場合には，高分化型腺癌と診断されるため，細胞診単独での診断はむずかしい[12]．

☐ **上皮内腺癌 adenocarcinoma in situ (AIS)**
- AIS の基本となる細胞像は，きれいな背景に細胞異型を伴う腺系細胞が小集塊状で出現することが多い（図12右）．
- AIS の細胞集塊と細胞質は，①核密度の高いシート状・柵状・腺房状構造を示す（不規則重積集塊），②細胞質に粘液を有する細胞もみられる．
- ☀ 集塊外層の細胞が長く伸びた状態は "羽毛状集塊" と表現される．
- AIS の核は，①小型で楕円形〜紡錘形核を有する，②微細なクロマチンが充満し，核の濃染，核縁は肥厚する，③通常，核小体はみられないか存在しても小型である．
  - ▶ 上皮内腺癌は内頸部型が多いが，腸型，類内膜型なども存在する．また早期の腺癌は異形成や扁平上皮内癌など扁平上皮異型病変をしばしば伴う．

☐ **AIS と鑑別を要する良性異型細胞**
- 腺癌と鑑別を要するものとしては，炎症，腺過形成，卵管上皮化生などに由来する良性異型頸管腺細胞があげられる（図12左）．

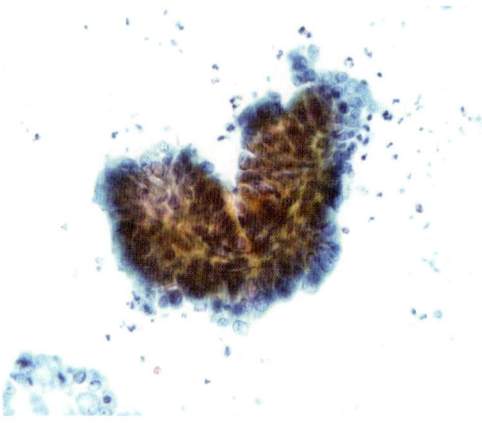

図11／絨毛管状腺癌
線維性間質を茎に小型の腺癌細胞が乳頭状に増殖している．

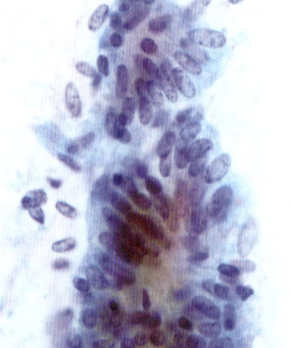 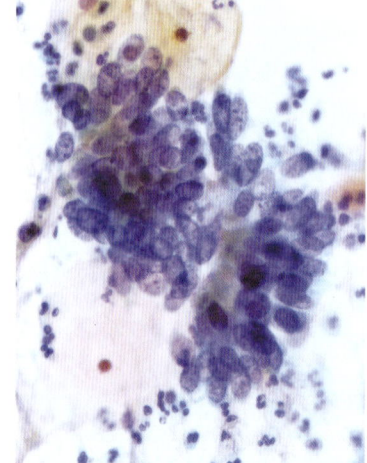

図12／左：良性異型頸管腺細胞，右：内頸部型上皮内腺癌
左の良性異型頸管腺細胞は腺過形成の病変から得られた細胞．右の上皮内腺癌と比べると核密度・不規則重積性の程度が低く，核は淡く微細クロマチンが均等に分布している．細胞結合も強い傾向がみられる．

- 良性異型頸管腺細胞は AIS に比べ，①核密度・不規則重積性が少ない，②細胞結合が強くホツレが少ない，③核の濃染の程度が弱く，核縁の肥厚に乏しい傾向がある（図12左右，表1）[13]．

□ 最小偏倚腺癌 minimal deviation adenocarcinoma (MDA)，いわゆる悪性腺腫
- MDA はきわめて高分化な内頸部型腺癌なので，細胞異型が乏しく，正常・良性頸管腺細胞に類似し，細胞診では誤陰性になりやすい．
- MDA の細胞像は，①粘液性背景，②大型シート状集塊で出現し，不規則重積性はない，③集塊辺縁は全周性に柵状配列を示す，④細胞質は高円柱状で粘液を含み，黄色調を示すものが多い，⑤核は緊満感があり，軽度の大小不同，核縁の肥厚，微細なクロマチンを呈する（図13右）．

□ 良性頸管腺細胞と MDA の鑑別点
- 良性頸管腺細胞に比べ MDA は，①細胞質に粘液を多量に有するにもかかわらず，核は円形を保ち圧排されていない，②核縁は肥厚し，微細なクロマチンが充満し，核に立体感がある．核小体が目立てばより悪性の可能性が高い（図13左右）[14]．
  - ☀ MDA は幽門腺化生が示唆される黄色調粘液が特徴とされているが，鑑別を要する良性病変に分葉状内頸部腺過形成 lobular endocervical glandular hyperplasia (LEGH)，内頸部腺筋腫 endocervical adenomyoma があり，それらの腺細胞においても黄色調粘液が認められる．また正常頸管腺細胞でも黄色調粘液がみられることもある．したがって黄色調粘液は必ずしも MDA に特異的な所見ではない[15]．

表1／良性異型腺細胞と上皮内腺癌（AIS）の鑑別

	良性異型腺細胞	AIS
核密度・重積	＋	＋＋
細胞結合	強い，ホツレが少ない	弱い，ホツレが多い
クロマチン	淡染	濃染

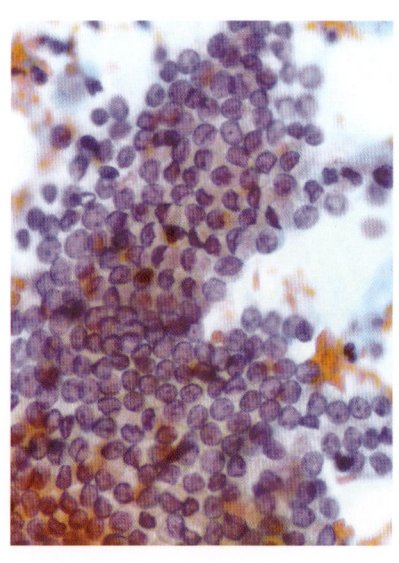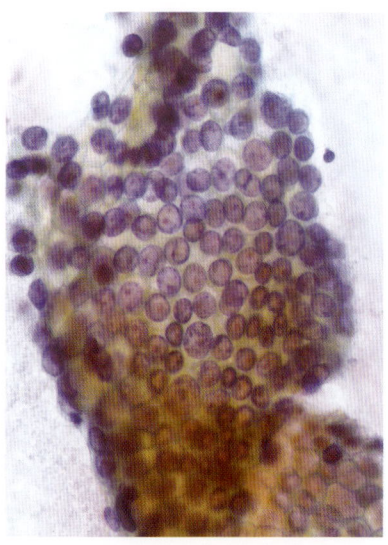

図13／左：正常頸管腺細胞，右：最小偏倚腺癌（MDA）
右の MDA は，左の良性頸管腺細胞と比べると核は大きく，核が粘液に押された圧排所見がなく，微細なクロマチンが充満し，核に立体感がみられる．

2 実践的な細胞診の見方

□ **類内膜腺癌 endometrioid adenocarcinoma**
- 子宮頸部から発生する類内膜腺癌は，細胞が小型で，異型が少ない傾向にある．
- 類内膜腺癌の細胞像は，①細胞質の丈は短く，立方状，②核は小型で，丸いものが多い，③核クロマチンは微細，核小体は小型なものが多い，④集塊は不規則重積性で，腺腔が密集するなどの構造異型が出現する（図14右）．

□ **類内膜腺癌と鑑別を要する良性体内膜細胞**
- 月経期〜増殖前期などの生理的要因，あるいは頸部に発生する内膜ポリープからしばしば良性の体内膜細胞が出現し，類内膜腺癌との鑑別を要することがある（図14左）．
- 良性体内膜細胞は類内膜腺癌と比べ，①内膜間質細胞を伴う頻度が高い，②腺細胞自体の不規則重積性は乏しい（図14左右，表2）．

❖**細胞異型が強い頸部腺癌**

2）細胞異型が強く，組織型の推定が可能な頸部腺癌

□ 臨床的に予後不良な明細胞腺癌，漿液性腺癌の細胞は異型が強く，かつ特徴的な構造を示すことが多いので，可能な限り細胞診においても組織型推定が求められる．

□ **明細胞腺癌 clear cell adenocarcinoma**
- 明細胞腺癌の細胞像は，①豊富で淡い細胞質を有する，②核は腫大し，微細クロマチンが増量し，核小体も目立つものが多い，③乳頭状集塊やhobnail状の細胞や硝子化間質を含む集塊が出現する（図15左）．
  - 組織像では乳頭状構造・管状構造の表層に癌細胞が裏打ちするように突出する像（hobnail状）が特徴的であり，細胞像では球状の集塊からところどころに癌細胞が突出した像が確認できればhobnail状と判断できる．

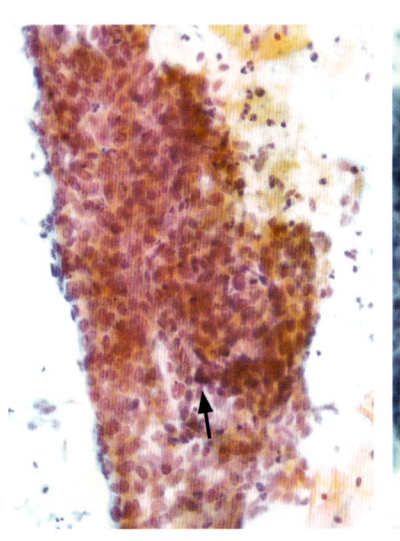 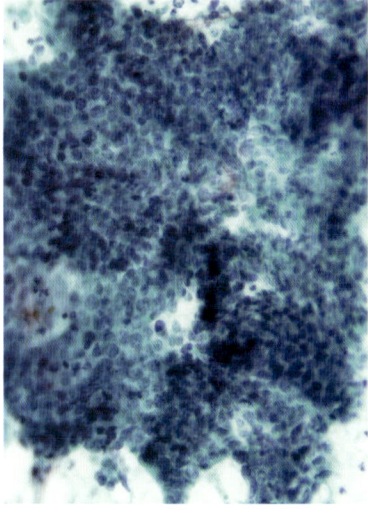

図14／左：内膜ポリープ例，右：類内膜腺癌
左の内膜ポリープ由来の内膜細胞は腺細胞と内膜間質細胞が混在している（矢印の部分は腺細胞と小型濃縮状核の内膜間質細胞が混在している部分）．右の類内膜腺癌は腺細胞だけで構成され，腺細胞自体の重積性が強く，構造異型もみられる．

表2／腟・頸部スメアに出現する良性内膜細胞と頸部類内膜腺癌の鑑別

	良性内膜細胞	類内膜腺癌
腺細胞の不規則重積	＋	＋＋〜＋＋＋
内膜間質細胞の存在	＋〜＋＋	−

アイコン：☀知っトク知識，⚠要注意！，▶一口メモ

□ **漿液性腺癌 serous adenocarcinoma**
- 漿液性腺癌は，卵巣の漿液性腺癌に類似する異型の強い腺癌細胞が乳頭状構造を示し増殖する．しばしば石灰化小体を伴うのもこの腺癌の特徴である．
- 漿液性腺癌の細胞像は，①集塊辺縁が丸味を帯びる乳頭状集塊が多く出現する，②細胞質は腺癌としては比較的厚い傾向にある，③核は腫大し，大小不同，核形不整，核の濃染，核小体も目立つものが多い，④石灰化小体を伴うこともある（図15右）．

4 見落としやすく，かつ誤陰性になりやすい小型癌細胞

❖**誤陰性になりやすい癌**

□ 出現する悪性細胞が少ない場合，小細胞癌 small cell carcinoma や低分化の内頸部型腺癌 poorly differentiated endocervical adenocarcinoma，いわゆる小細胞性の非角化型扁平上皮癌 non-keratinizing squamous cell carcinoma などは，悪性細胞であっても細胞が小型であるため見落としやすく，かつ誤判定になりやすい[16]．

□ これら癌細胞の共通点は，①細胞が小型，② N/C 比がきわめて高い，③核の濃染などがあげられる．

⚠ 腫瘍細胞はきわめて小型なため，弱拡大のイメージでは炎症細胞や月経時などの変性内膜間質細胞と鑑別を要することがある．

□ 変性内膜間質細胞との鑑別点は，①小細胞癌＝木目込み様配列，ロゼット様配列，②低分化型腺癌＝集塊内の小腺腔の存在，③小細胞性非角化型扁平上皮癌＝わずかな小型角化異型細胞の混在や，集塊における上皮的極性（流れるような配列）の存在など，それぞれの腫瘍のわずかな細胞の形状・構造を捉えることが，誤陰性を防ぐポイントとなることがある（図16，表3）[17]．

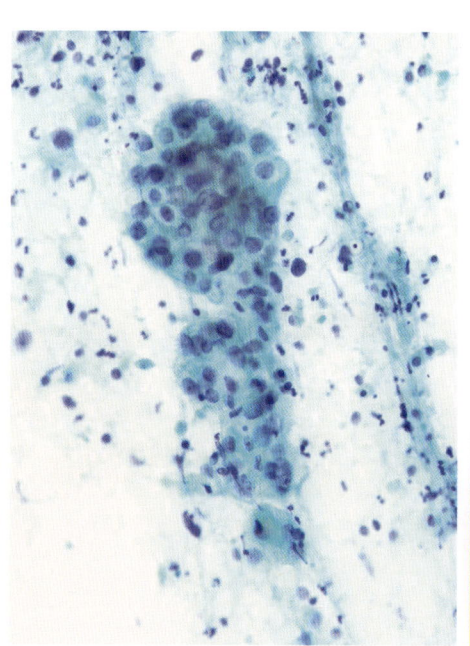

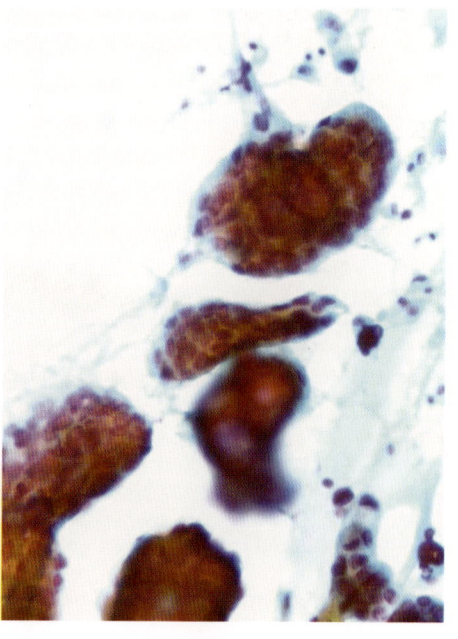

図15／左：明細胞腺癌，右：漿液性腺癌
左は明細胞腺癌の乳頭状集塊．細胞質が豊富で淡い．右は漿液性腺癌の乳頭状集塊．核異型が強く，集塊とともにしばしば石灰化小体がみられる．

婦人科　①子宮頸部

2 実践的な細胞診の見方

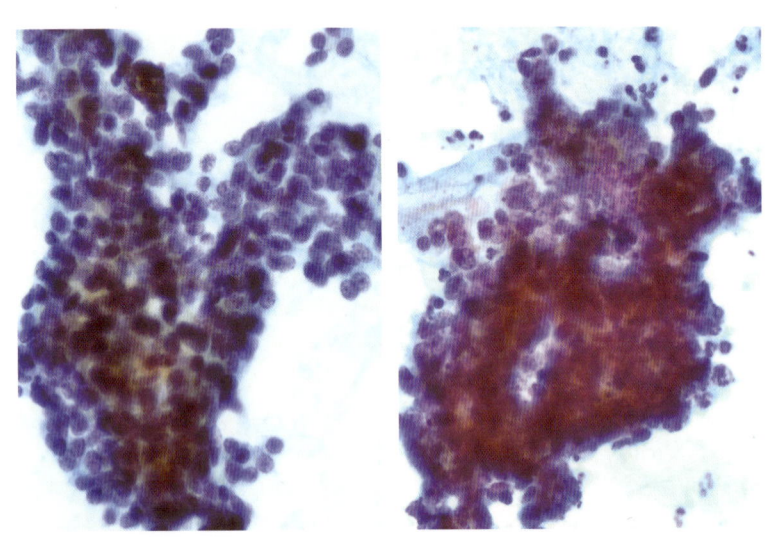

図16／左：内膜間質細胞，右：低分化内頸部型腺癌
左の内膜間質細胞は配列に規則性がなく，上皮の極性がみられない．右の低分化内頸部型腺癌は重積が強いが，集塊内に明瞭な小腺管が認められる．

表3／小型な癌細胞と変性内膜間質細胞の鑑別

	集塊の特徴	核クロマチン	核の大小不同
内膜間質細胞	不規則重積性	顆粒状	－
小細胞癌	木目込み様，ロゼット様	微細	－
低分化腺癌	小腺腔	顆粒状	－〜＋
低分化扁平上皮癌	流れをもつ配列	顆粒状	＋

■ 文 献

1) 柏村正道：子宮頸がん検診の意義（石倉 浩ほか編集），子宮腫瘍アトラス．文光堂，東京，p.52, 2007
2) 吉川裕之：(1) HPVと婦人科領域の腫瘍発生（石倉 浩ほか編集），子宮腫瘍アトラス．文光堂，東京，p.56, 2007
3) 手島伸一：子宮頸部の組織分類・病期・予後・疫学（石倉 浩ほか編集），子宮腫瘍アトラス，文光堂，東京，p.25, 2007
4) Solomon D, Nayar R: The Bethesda System for Reporting Cervical Cytology; Specimen Adequacy, 2nd ed.. Springer, New York, p.1, 2001
5) 三上芳喜：病理と臨床 26: 245, 2008
6) 鈴木雅子，後藤浩子，藤沢美穂：日臨細胞埼玉会誌 248: 29, 2006
7) Kurman RJ: Precancerous lesions in cervix. In Blaustein's pathology of the female genital tract. 5th ed.. Springer, New York, p.283, 2002
8) Kurman RJ, Noris HJ, Wilkinson E: Tumors of the Cervix, vagina, and vulva. AFIP third series, New York, pp.37-54, 73-76, 1990
9) 森谷卓也，則松良明：細胞診（石倉 浩ほか編集），子宮腫瘍アトラス．文光堂，東京，p.9, 2007
10) 加賀谷 晃，鈴木雅子，高濱素秀：日臨細胞埼玉会誌 18: 38, 2000
11) 本山悌一：病理と臨床 24（増）：224, 2006
12) 濱田智美，清川貴子：病理と臨床 26: 254, 2008
13) 阿部健一郎ほか：日臨細胞埼玉会誌 22: 62, 2004
14) 池畑浩一ほか：日臨細胞埼玉会誌 22: 65, 2004
15) 三上芳喜：日臨細胞会誌 45: 154, 2006
16) 高橋利成ほか：日臨細胞埼玉会誌 25: 61, 2007
17) 梶原 博，安田政実：病理と臨床 26: 263, 2008
18) 日本産婦人科学会，日本病理学会，日本医学放射線学会：子宮頸癌取扱い規約，改定 第2版．金原出版，東京，p.53, 1997
19) 森脇昭介：病理と臨床 13（増）：165, 1995

アイコン：☀知っトク知識，⚠要注意！，■一口メモ

COLUMN　ベセスダシステム The Bethesda System について

ベセスダシステム The Bethesda System（TBS）は記述式の報告様式で，最初に診断・判定に適する標本が作製されているかの判断を報告書に明記するようになっている．ベセスダシステムでは，扁平上皮内病変（squamous intraepithelial lesion，SIL）という用語を用いて，軽度異形成～上皮内癌の4つの病変を2段階に分類している．LSIL（low-grade squamous intraepithelial lesion）には軽度異形成・HPV感染が該当し，HSIL（high-grade squamous intraepithelial lesion）には中等度異形成・高度異形成・上皮内癌が含まれる．LSILとHSILの2段階表記ではあるが，推定される病変を記載しなくてはならない．表1にPapanicolaou分類とBethesda分類の比較を示したので参考にされたい．
ASC（異型扁平上皮細胞）は，ASC-US（atypical squamous cells of undetermined significance，意義不明な異型扁平上皮細胞）とASC-H（atypical squamous cells, cannot excluded HSIL, HSILを除外できない異型扁平上皮細胞）に分類される．ASCは全検体数の5%以下に維持する．ASC-HはASC全件数の10%以下であることが期待される．図1にASC-USの細胞像を示す．ASC-USの管理としては，6カ月後の再検査とHPV DNAテストの推奨があげられる．図2にASC-Hの細胞像を示す．ASC-Hの管理はHSILと同様でコルポスコピーと生検組織検査である．AGC（atypical glandular cells，異型腺細胞）は，由来細胞をできる限り内頸部か内膜に区別し，内頸部細胞に関しては特定不能な異型腺細胞（AGC-NOS）と腫瘍が疑われる場合は，AGC-favor neoplasticに分類される．図3に異型内頸部細胞と異型内膜細胞を示す．AGCの管理としては，コルポスコピーと生検組織検査（頸部，体内膜）の施行があげられる．

表1／Papanicolaou分類とBethesda分類の対比

Papanicolaou分類 日母分類	class Ⅰ．Ⅱ negative	class Ⅲa mild-moderate dysplasia	class Ⅲb severe dysplasia	class Ⅳ CIS AIS	class Ⅴ SCC (microinvasive, invasive) adenocarcinoma
Bethesda 2001	negative	LSIL mild dysplasia ASC-US	HSIL moderate - severe dysplasia CIS ASC-H		SCC (microinvasive, invasive)
		AGC (NOS), AGC (favor neoplastic)		AIS	adenocarcinoma

LSIL：low-grade squamous intraepithelial lesion，HSIL：high-grade squamous intraepithelial lesion，CIS：carcinoma *in situ*，SCC：squamous cell carcinoma，ASC-US：atypical squamous cells of undetermined significance，ASC-H：atypical squamous cells, cannot exclude HSIL，AGC (NOS)：atypical glandular cells, not otherwise specified，AGC (favor neoplastic)：atypical glandular cells, favor neoplastic，AIS：adenocarcinoma *in situ*

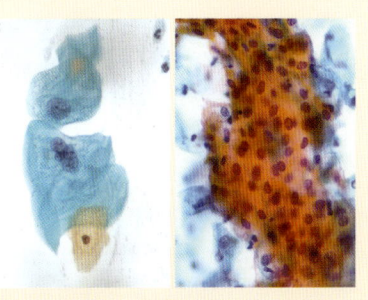

図1／ASC-USの細胞像
左：核の腫大，多核を示すが，LSILと判断するにはクロマチンが淡い．
右：錯角化細胞．

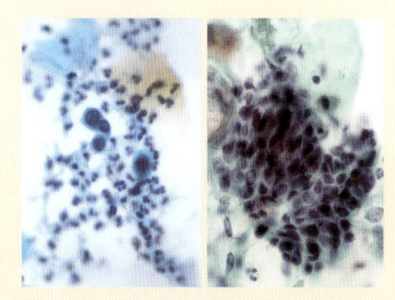

図2／ASC-Hの細胞像
左：未熟扁平上皮化生細胞．
右：予備細胞集塊．

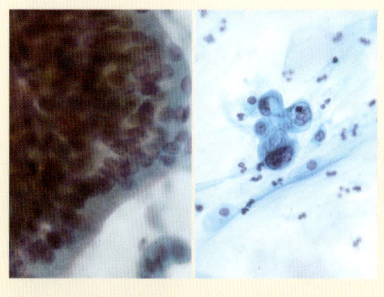

図3／AGC細胞像
左：異型内頸部細胞で，頸管炎由来の異型細胞である．重積はみられるが，腺癌とするには核異型が弱い．
右：異型内膜細胞で，アリアス-ステラ反応由来の異型腺細胞である．臨床情報が重要．

婦人科　①子宮頸部

2 実践的な細胞診の見方

1 婦人科 ▶②子宮内膜

1 基本事項

❖4つの基本事項

- □ 採取方法には擦過法と吸引法があるが，擦過法がより一般的である．
- □ 標本作製方法は直接塗抹法が標準的である．
  - ▶ 採取細胞を生理食塩水あるいは保存液に浮遊後，遠沈塗抹する方法などを実施している施設もある．
- □ 日常業務での内膜細胞診標本は，以下の手順で観察する．
  - ①臨床所見：主訴，既往歴，ホルモン剤使用の有無，月経の有無，最終月経または閉経年齢の確認．
  - ②弱拡大　：背景（好中球，組織球，壊死）⇒ 内膜細胞集塊の量 ⇒ 構造異型（集塊の形，内膜腺細胞の重積性，内膜間質成分の量）
  - ③強拡大　：細胞集塊（上皮細胞の配列，内膜間質細胞の有無，上皮細胞の結合性）⇒ 細胞異型（全体的な核の大きさ，核形不整，クロマチンの性状，細胞質の変化）
- □ 背景の異常，構造異型，細胞異型を観察して得られた所見に，臨床所見（不正性器出血，超音波所見，子宮鏡所見など）を加え総合的に診断する．
  - ☀ 臨床所見において，持続性不正出血と内膜の肥厚がみられるときは内膜増殖性病変の可能性があるので，それをふまえて細胞像を判断することも重要である．また施設によっては子宮鏡検査が実施されており，細胞診検査と併用することで体癌の正診率はより高くなる[1,2]．

2 スクリーニング・鑑別診断の進め方

- □ 正常（増殖期，分泌期，月経期，萎縮内膜など），良性像（endometrial glandular and stromal breakdown，intrauterine contraceptive device（IUD）装着に伴う反応像など）を把握する．

1 正常および良性の内膜細胞像

❖増殖期

1）増殖期
- □ 円〜楕円形，土管状の内膜腺細胞集塊がみられ，周囲には内膜間質細胞の付着を伴う．
- □ 核は円〜楕円形で核密度がやや高く，若干の重積を伴う．内膜腺細胞の集塊内には核分裂像を認めることが多い（図1）．

❖分泌期

2）分泌期
- □ 管状，シート状の内膜腺細胞集塊がみられ，重積の程度は低い．上皮細胞の核はほぼ円形で増殖期の核より大きい．細胞質は広く細胞境界が明瞭になる（図2）．
- □ 背景には疎な内膜間質細胞を伴う．増殖期に比べ内膜間質細胞の細胞質は広くなる．
  - ☀ 分泌初期の土管状の内膜上皮集塊では核下空胞がみられることもある．後期の像では迂曲した腺管を示唆する集塊が多くみられることもある．内膜間質細胞の細胞質が広くなり，集塊には血管を伴う頻度が高くなる．

❖萎縮内膜

3）萎縮内膜
- □ 大型円形〜楕円形や細長い形の内膜腺細胞の小型〜中型集塊がみられ，核は全体に小型

で円形のものが多く，核の重積性はみられない（図3）．
□ 基本的に内膜間質細胞の出現量は少ない．

❖ 月経期

4）月経期
□ 血液成分と炎症細胞が多くなる．
□ 上皮および間質が剥離され，血液中に内膜細胞が浮遊した状態になり，変性が加わる．
□ 内膜腺細胞は分泌期や増殖期様の細胞が混在することが多い．
□ 内膜腺細胞は小型の乳頭状集塊で出現することも多い．

図1／増殖期内膜腺細胞
核密度の高い管状集塊中に核分裂像（矢印）がみられる．

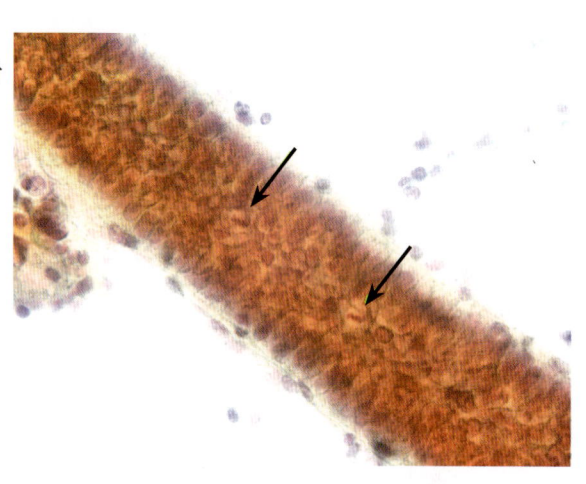

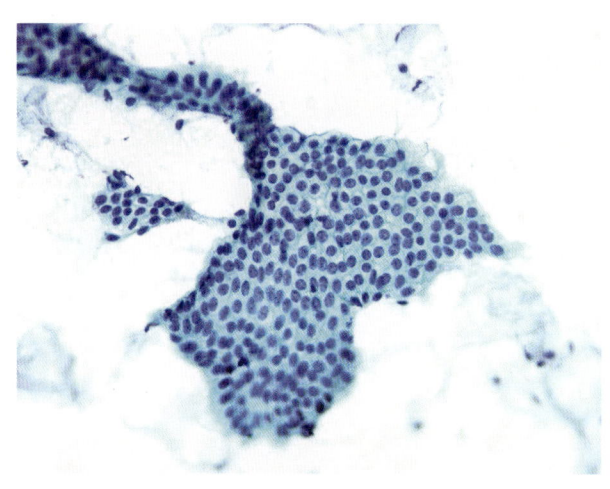

図2／分泌期内膜腺細胞
細胞質は広くなり，細胞境界が明瞭になる．

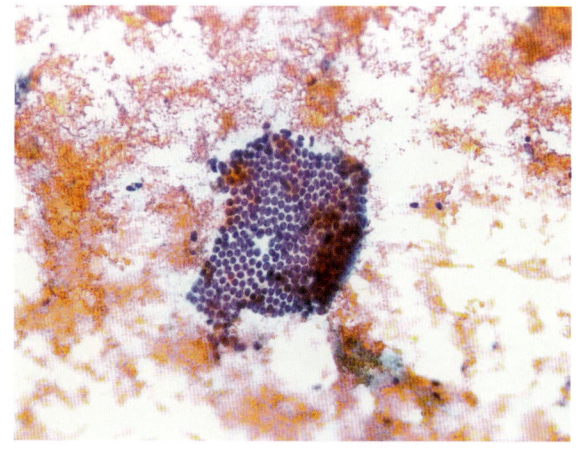

図3／萎縮内膜腺細胞
核は小型で，重積性は少ない．

2 実践的な細胞診の見方

- □ 内膜間質細胞は小型で，濃縮状クロマチンを呈し，散在性や集塊状で出現する．
  - ☀ 核が濃染し，変性の加わった内膜間質細胞が集塊状に出現したときには "凝集間質" と表現される．
- □ 内膜腺細胞と内膜間質細胞が混在した集塊が出現する．
  - ☀ 集塊中心に内膜間質細胞を含んだ集塊は "ドーナツ状内膜細胞" と呼ばれる．月経期，増殖前期に出現しやすい．
  - ⚠ 凝集間質や腺細胞と間質細胞が混在した集塊は不規則重積性が著しく，増殖症や腺癌などと誤認することがあるので，上皮と内膜間質の鑑別には注意を要する．

❖ **ホルモン異常による変化**

5) endometrial glandular and stromal breakdown

- □ 内膜増殖症に比べ内膜間質成分の割合が高く，裸核状で凝集状の内膜間質細胞が多くみられる．背景には好中球がやや多い．
- □ 細胞診では月経期と類似する像であるが，endometrial glandular and stromal breakdown の内膜腺細胞は増殖期様の像を呈することが月経期との鑑別点になる．
  - ⚠ 内膜腺細胞の集塊に核の大型化や化生性変化を伴い，乳頭状集塊で出現したときに増殖性病変と誤認されやすい．その鑑別点は，内膜腺細胞の重積の程度が低いことや凝集間質の存在など，標本全体の総合所見で判断すれば overdiagnosis は防げる（図4）[2]．

❖ **IUD 装着に伴う変化**

6) IUD 装着に伴う変化

- □ 炎症細胞，多核組織球，石灰化小体が認められる．内膜腺細胞の核は大型化することがあり，内膜間質細胞は上皮様細胞質を有する場合もある．
- □ 内膜腺細胞も反応性変化として，核の腫大や細胞質が厚くなる（扁平上皮様細胞）など異型を示すことがある．
  - ▶ IUD 装着者では，合併症として細菌感染，とくに actinomycosis を認めることがあり，注意が必要である．

2 非増殖性病変（陰性）と鑑別がむずかしい増殖性病変

❖ **単純型子宮内膜増殖症**

- □ 単純型子宮内膜増殖症 endometrial hyperplasia，simple は，組織学的に上皮と間質の増生を伴っている．細胞像では全体に内膜腺細胞が優位であるが構造異型は少ない．また豊富な内膜間質成分を伴うことが多い．

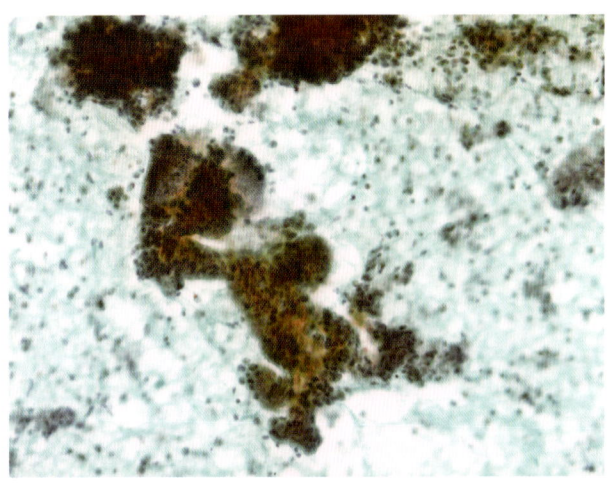

図4／endometrial glandular and stromal breakdown
凝集間質細胞の集塊とともに乳頭状集塊で内膜腺細胞がみられる．

□ 単純型子宮内膜増殖症の内膜腺の細胞像では，円形〜楕円形のシート状集塊や土管状で拡張した大型細胞集塊が多くみられるが，分岐は目立たない．
　☀ 内膜間質成分が豊富に出現し，上皮細胞の構造異型も少ないので細胞診での同定は困難であることが多い．

3 細胞診で疑陽性以上に判断すべき増殖性病変

□ 複雑型子宮内膜増殖症，複雑型子宮内膜異型増殖症，類内膜腺癌は，病変から細胞が正確に採取されていれば内膜腺細胞の異型が乏しくても，構造異型が出現することが多いので細胞診でも推定可能な病変である[3〜5]．
□ 正常内膜に比べ，増殖性病変の細胞像は内膜腺細胞成分の割合が高くなる．
□ 核密度が高い内膜腺細胞集塊を見出し，必ず強拡大にして背景，構造異型，細胞異型の異常所見を総合的に観察する．
　①背景の異常　：好中球，組織球，砂粒小体，壊死
　②構造異型　　：集塊の形，集塊の核密度，内膜間質細胞の量，結合性
　③細胞異型　　：細胞の大型化，核小体，核形不整，クロマチンの性状

❖内膜細胞集塊の見方

1) 複雑型子宮内膜増殖症，複雑型子宮内膜異型増殖症，類内膜腺癌における内膜細胞集塊の見方について

❖構造異型

□ 不整形（樹枝状）集塊ができる要因
　①細胞の結合性が低下し，細胞の採取塗抹時に集塊辺縁にホツレが生じる．
　②密集増生した腺管部分から細胞が採取されるため，集塊辺縁が腺管の切れ端に相当し，集塊辺縁が不整形になる．
□ 不整形集塊は，大きく腺密集集塊と乳頭状集塊に分けて観察していくのが実用的である．
□ 腺密集集塊を，管状腺管集塊と開口腺管集塊に分ける立場もある（図5）．前者では，内膜間質細胞と内膜腺細胞の関連性が明瞭であるのに対し，後者の開口腺管集塊では管腔

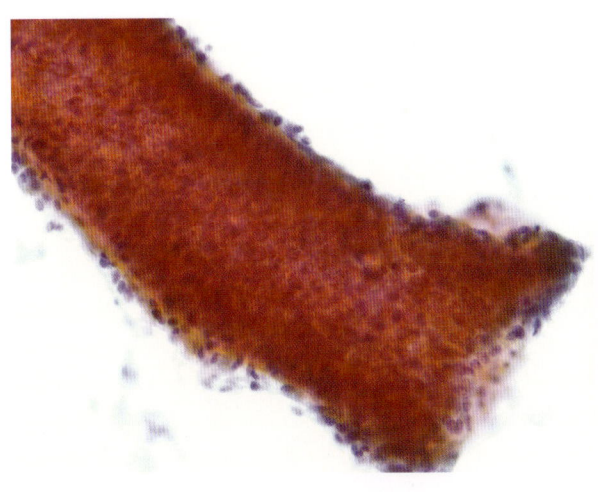

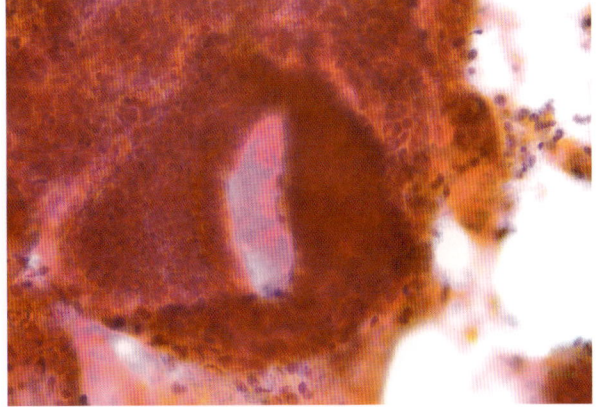

図5／管状腺管集塊（左）と開口腺管集塊（右）
増殖期内膜．

2 実践的な細胞診の見方

　　　構造が認められる．しかし，いずれの集塊も，腺密集集塊を異なる面で捉えた断面像であり，実際の症例では両者を明確に区別できないことも多い．
- □ 増殖期の腺管集塊は，細長い管状を呈し，周囲に多くの内膜間質細胞を認める場合や，平面的集塊で円形や楕円形の小型の開口腺管が均等に分散してみえる場合がある．
- □ 増殖性病変では，腺管集塊は太く短い有端の管状を呈し，複数の腺管が隣接し，分岐も多くなる．また，不規則重積集塊の中に大きな開口腺管が隣接して認められる場合も増殖性病変が示唆される．
- □ 隣接した管状腺管同士の隙間に内膜間質細胞がみられず，かつ腺管が絡み合う像がみられる場合は腺癌の可能性が高い．また，不規則重積集塊の中に小型の開口腺管が隣接してみられる場合も，篩状構造が示唆され，腺癌の可能性が高い．
- □ 乳頭状集塊には，大乳頭状集塊，小乳頭状集塊の 2 種類がある．
- □ 大乳頭状集塊は内膜腺細胞が乳頭状に増殖する大型集塊で，間質細胞性（高分化型類内膜腺癌の場合は線維血管性間質）の茎が観察される．
- □ 小乳頭状集塊は，腺腔内の内膜腺細胞が乳頭状に増殖した場合と粘膜被覆腺細胞が乳頭状に増殖する場合が考えられる．
  - ⚠ 有端管状集塊を乳頭状集塊と誤認することがある．腺管末端が丸く乳頭状にみえるが，管状集塊であるので集塊内部は中空である．

❖ **内膜間質細胞**
- □ 内膜間質細胞では内膜腺細胞との量的なバランスが重要である．類内膜腺癌では内膜間質成分は少ない．子宮内膜増殖症（子宮内膜異型増殖症を含む）では内膜腺細胞の異常集塊（構造異型）に関連して内膜間質細胞が存在するが，内膜腺細胞が優位な像である[3〜5]．
- □ endometrial glandular and stromal breakdown や月経時・出血時内膜などでは，内膜腺細胞の核の大型化や，細胞質の化生性変化を伴う乳頭状の異常集塊をみることが多いが，周辺や集塊内に裸核で凝集状の内膜間質細胞が多くみられ，量的には内膜間質細胞が優位な像である[2]．
- □ 内膜間質細胞は，性周期やホルモン環境において種々の形態を示す[6]．
  - ☀ ピルの服用などでは内膜間質細胞が上皮様の細胞質を有することがある[9]．

❖ **化生性変化**
- □ エストロゲンに刺激されている子宮内膜組織では，化生性変化が多く認められる．
- □ 子宮内膜細胞診においても扁平上皮化生，未熟扁平上皮化生（桑実状化生），好酸性化生，粘液性化生，線毛上皮化生等，種々の化生性変化がみられる[7〜9]．
- □ 化生性変化は非増殖性内膜のみならず内膜増殖性病変でも多くみられる．
  - ☀ 増殖傾向がうかがえる内膜腺細胞（不規則重積集塊）に伴った化生性変化や多彩な化生の出現は，増殖性病変を推定するうえで重要な副所見になることが多い[9]．

- □ 線毛上皮（卵管上皮）化生 ciliated cell metaplasia は，腺細胞の細胞質終末板に線毛を有する．また集塊内に淡明な細胞質を有する細胞が混在することもある．
- □ 扁平上皮化生 squamous metaplasia は，内膜腺細胞が多辺形，重厚な細胞質を有し角化を示す細胞に変化する（図 6）．
- □ 未熟扁平上皮化生 morules は，内膜腺細胞の細胞質はやや広くなるが，明らかな角化はみられない．集塊では一定方向に流れを示す配列がみられる．
  - ▶ 細胞質には明らかな角化がみられず，組織構築が充実性・一定方向への流れを有する程度のわずかな扁平上皮への分化なので，細胞診で判断するのはむずかしいことが多い．

アイコン：☀知っトク知識，⚠要注意！，▶一口メモ

- □ **好酸性化生 eosinophilic metaplasia** は，内膜腺細胞の細胞質が広く重厚になり，ライトグリーンに染まることが多い．細胞全体が大型になる（図7）．
- □ **粘液性化生 mucinous metaplasia** は，内膜腺細胞の細胞質に粘液がみられる．個々の細胞は頸管腺細胞に類似するものが多い．
  - ⚠ 粘液性化生の判断は内膜腺細胞との関連性（内膜腺細胞集塊内での移行像および核所見の類似性）を確認して判断すべきである．

❖**複雑型子宮内膜増殖症**

2）複雑型子宮内膜増殖症 endometrial hyperplasia, complex の細胞像

- □ 通常，子宮内膜増殖症では背景がきれいである．
- □ 複雑型子宮内膜増殖症では，**核の重積性を伴う大型〜中型の内膜腺細胞集塊**を認める．
  - ▶ 重積性に乏しい集塊は判断の対象にならない．
- □ 複雑型子宮内膜増殖症では，全体には内膜腺細胞の集塊が内膜間質成分に比べ多くみられる傾向がある．
- □ 複雑型子宮内膜増殖症では，分岐や有端管状集塊（図8）が多く，**構造異型を伴う内膜腺細胞集塊（腺密集，乳頭状）**を認めるが，集塊内および周囲には密な内膜間質細胞を伴っている（図9）．
  - ☀ 複雑型子宮内膜増殖症では，篩状や樹枝状の不整形集塊はみられないことが多い．

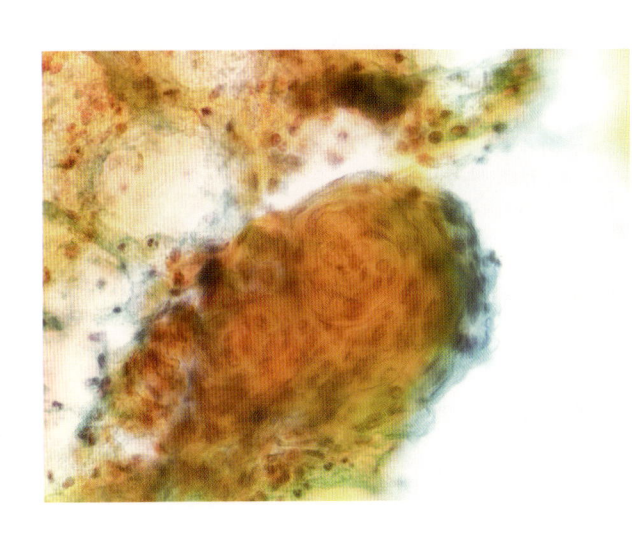

図6／扁平上皮化生 squamous metaplasia（類内膜腺癌，G1 例）

図7／好酸性化生 eosinophilic metaplasia（複雑型子宮内膜増殖症例）
集塊の右側に好酸性化生がみられる（矢印）．

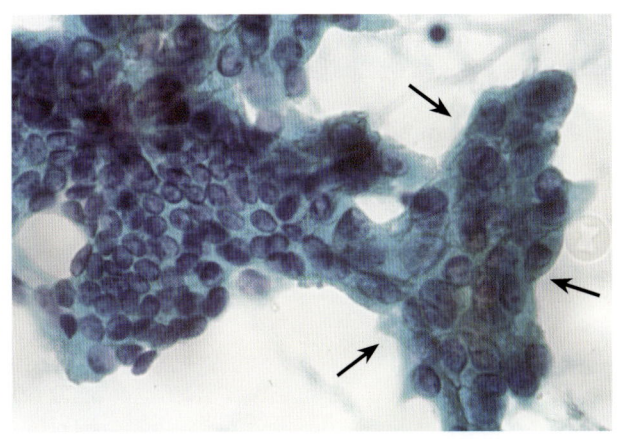

2 実践的な細胞診の見方

□ 複雑型子宮内膜増殖症では，組織像を反映するように腺管の密度が高く，内膜腺細胞が優位な集塊を形成するが，結合性は良好である[1,2]．
□ 子宮内膜増殖症の細胞の多くは，増殖期の核に類似しており，核形不整はほとんどみられない．

❖ 複雑型子宮内膜異型増殖症

3) 複雑型子宮内膜異型増殖症 endometrial atypical hyperplasia, complex の細胞像

□ 複雑型子宮内膜増殖症の細胞像に加え，back-to-back 様，乳頭状構造が目立つなど構造異型が強く，細胞の大型化など細胞異型が強い傾向にある．
□ 内膜腺細胞が優位な像であるが，結合性は保持され，わずかな内膜間質細胞を伴っている（図10）．
□ 組織学的に高分化型類内膜腺癌と鑑別を要する症例では，通常，細胞像で診断することは困難である．
  ☀ 内膜増殖性病変を診断する重要ポイントは，①内膜細胞集塊の形や腺腔の密集度などを観察することにより構造異型を確実に捉える，②内膜腺細胞と内膜間質細胞とを鑑別し，構造異型を伴う集塊の内膜腺細胞と内膜間質細胞との関連や量的なバランスを観察することである．これにより誤陽性や誤陰性を抑えることが可能となる．

❖ 類内膜腺癌

4) 類内膜腺癌 endometrioid adenocarcinoma の細胞像

□ 類内膜腺癌の背景には多数の好中球をみる場合が多く，内膜腺細胞の不整形集塊内に白血球取り込み像を認める（図11）[1,2,10]．
□ 壊死は，類内膜腺癌によくみられる所見であるが，高分化型類内膜腺癌（G1）では少なく，低分化型類内膜腺癌（G3）に多くみられる．

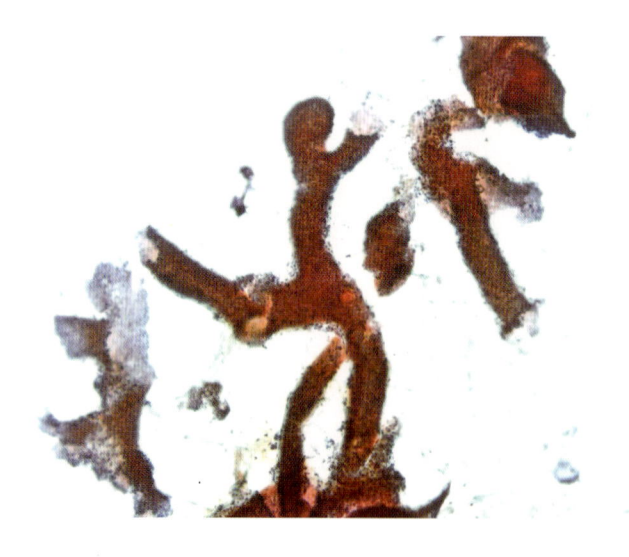

図8／複雑型子宮内膜増殖症
分岐が目立つが内膜間質細胞が介在し，上皮細胞の結合性は保たれている．

図9／複雑型子宮内膜増殖症
腺密度の高い像だが内膜間質細胞が多く介在し，内膜腺細胞の結合性は保たれている．

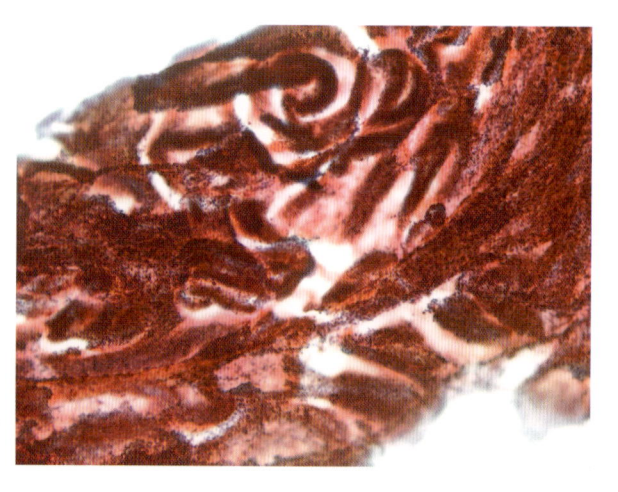

アイコン：💡知っトク知識，⚠要注意！，■▶一口メモ

- □ 類内膜腺癌では核の重積性，すなわち核の重なり合う割合が高い．
- □ 類内膜腺癌（高分化型および中分化型）では，不整形細胞集塊（樹枝状）（図12），腺密集集塊（back-to-back，篩状）（図13），乳頭状集塊を多くみる．
  - 💡 不整形細胞集塊は，組織では構造異型と腺管の異常増生を反映している．
- □ 類内膜腺癌（高分化型および中分化型）では組織像を反映して腺密度が高く，重積性を伴う大小の内膜腺細胞集塊が多くみられる[1,2]．
  - 💡 腺密度は腺管の密度，すなわち腺の数を反映している．この場合，集塊からの分岐数や篩状の腺腔の数も腺の数として数える（図13）．
- □ 類内膜腺癌では内膜間質細胞の量はきわめて少ない．
- □ 腺癌細胞の結合性は分化度が低くなるほど低下してくる．

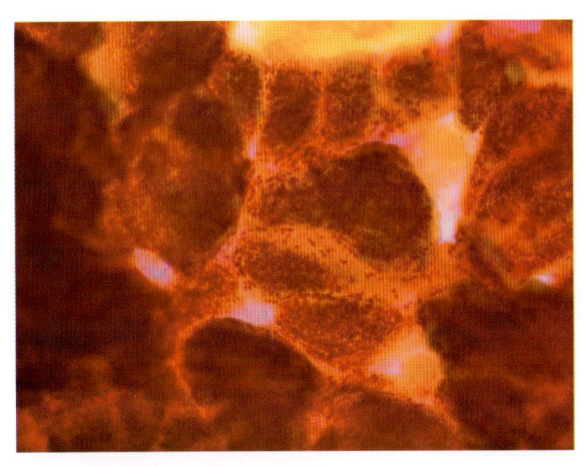

図10／複雑型子宮内膜異型増殖症
短い有端管状腺管の腺密集像がみられるが，腺管の隙間には内膜間質細胞がみられる．

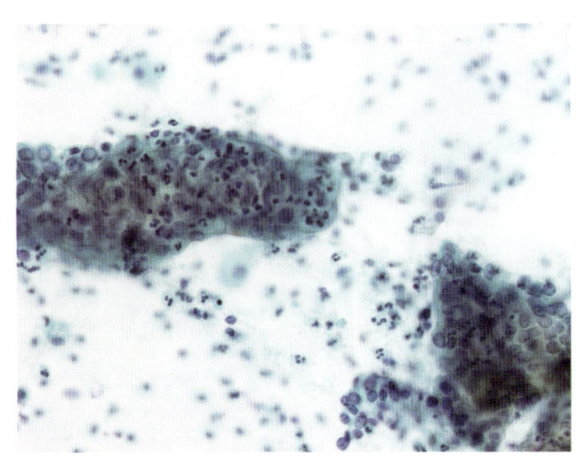

図11／高分化型類内膜腺癌細胞
細胞質への白血球取り込み像．

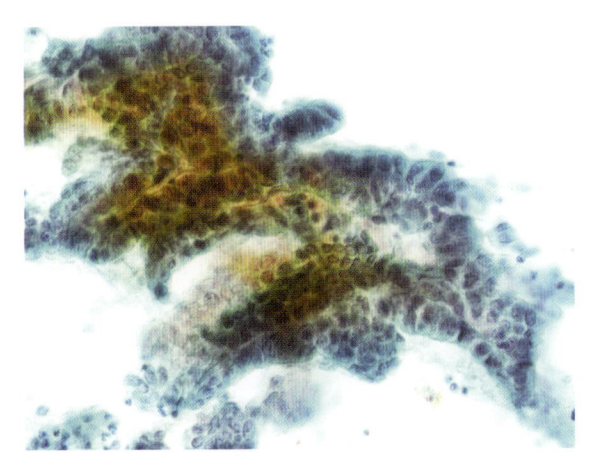

図12／高分化型類内膜腺癌（G1）
樹枝状の不整形内膜腺細胞集塊．

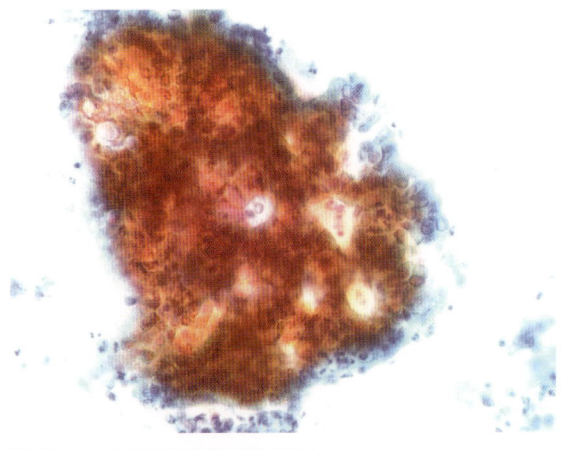

図13／高分化型類内膜腺癌（G1）
篩状の不整形内膜腺細胞集塊．

2 実践的な細胞診の見方

- 結合性が欠如すると，孤立散在性のものや小集塊を多く認めることになる．

□ **重積した上皮集塊内で線維性間質（間質の線維化や血管）がみられた場合には，腺癌の可能性がきわめて高い．**
  - 腺癌は内膜間質細胞が欠如し，それに代わって間質が線維化したり，乳頭状増殖部分には血管を茎として癌細胞が増殖することが多いので，細胞像では重積した内膜腺細胞集塊内に線維性間質細胞が含まれた状態でみえる（図14）．

□ 高分化型類内膜腺癌の細胞は，全体的に細胞と核の大型化を示す．大小不同性よりも全体的な核の大きさに着目することが大切である．

□ 高分化型類内膜腺癌では，核は淡明で密なクロマチンを有する．核形不整はほとんどみられず，分化度が低くなるにつれて核の大小不同性や核形不整が認められるようになり，核小体が目立つなど細胞異型が強くなる（図15）．

4 細胞異型が少ない特殊型内膜腺癌

❖粘液性腺癌

1) 粘液性腺癌 mucinous adenocarcinoma

□ 癌細胞の個々の細胞異型が少ないため的確に悪性と診断できない場合があり，ときには誤陰性に陥ることもある（図16）．

□ 細胞像は背景に粘液が多く，個々の細胞は細胞質に粘液を有し，頸管腺細胞や内膜腺細胞の粘液性化生に類似するが，核の腫大傾向，微細なクロマチンを呈する．

□ 異常と認識できる所見は，**不規則重積集塊**や**腺密集像**などの構造異型を伴う集塊が出現することと，また癌細胞の集塊に**内膜間質細胞は認めないか存在してもわずかな量**であ

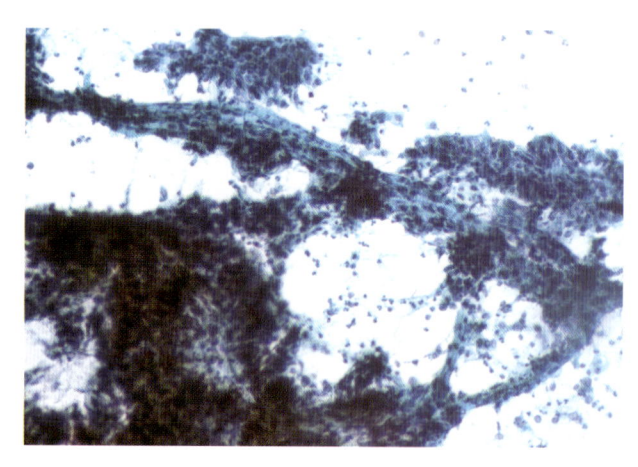

図14／高分化型類内膜腺癌（G1）
重積性を示す内膜腺細胞の集塊内に血管線維性間質がみられるのも腺癌の所見である．

図15／低分化型類内膜腺癌（G3）
腺構造を示唆する細胞配列はなく，著しく結合性が低下している．腺癌細胞は核の大小不同性，核小体が目立つなど細胞異型が強い．

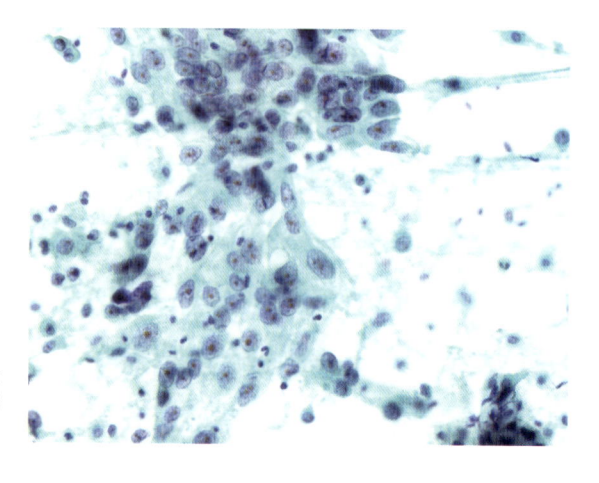

ることなどで，構造異型を把握することが重要である（図16）．
- 良性および増殖性病変などの粘液性化生はあくまでも腺細胞の部分的変化であるが，粘液性腺癌ではほとんどの腺細胞の細胞質に粘液がみられる．

5 細胞異型の強い特殊型内膜腺癌（ホルモンに依存しない癌）

❖ 明細胞腺癌

1）明細胞腺癌 clear cell adenocarcinoma
- 豊富な淡い細胞質を有し，核は円形で腫大し，微細なクロマチンの増量，核小体も目立つことが多い．
- 構造の特徴は乳頭状集塊，hobnail 状構造，硝子化間質を取り囲んだ集塊が出現する．
  - hobnail 状構造とは，腺腔あるいは乳頭状増殖を示す上皮の部分から裏打ちするように癌細胞が飛び出している状態をいう．細胞像では集塊から所々に癌細胞が突出している像がみられれば hobnail 状集塊と判断できる．

❖ 漿液性腺癌

2）漿液性腺癌 serous adenocarcinoma
- 卵巣の漿液性腺癌と同様の細胞異型の強い腺癌である．
- 出現様式は乳頭状集塊が多く，細胞質は腺癌としては厚い．核は腫大し，大小不同，核形不整，核クロマチンは濃染する．核小体も目立つことが多い．しばしば石灰化小体を伴う．

❖ 内膜上皮内癌

3）内膜上皮内癌 endometrial intraepithelial carcinoma (EIC)
- 細胞異型が強い漿液性腺癌のことが多い．
- きれいな背景に正常内膜細胞と混在あるいは移行（front 形成）して癌細胞が出現する．
  - EIC はホルモンに依存しない癌であり，高齢者に多く，内膜ポリープからの発生もしばしばみられる[1]．
  - 漿液性腺癌は，きわめて予後不良なので，早期癌の状態で発見するには細胞診が有用である．病理組織診断では，P53，MIB1 などの免疫染色が有用である．

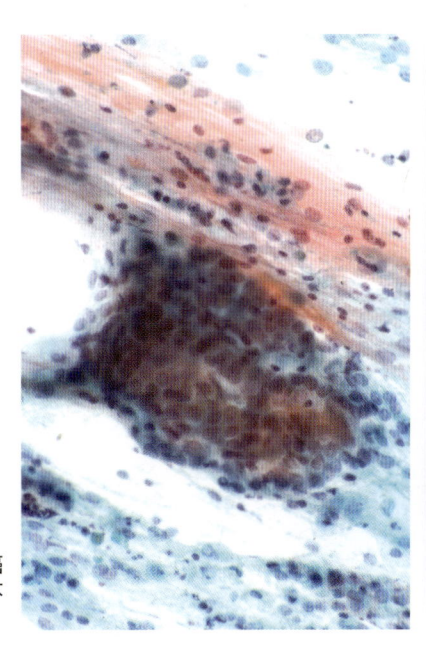

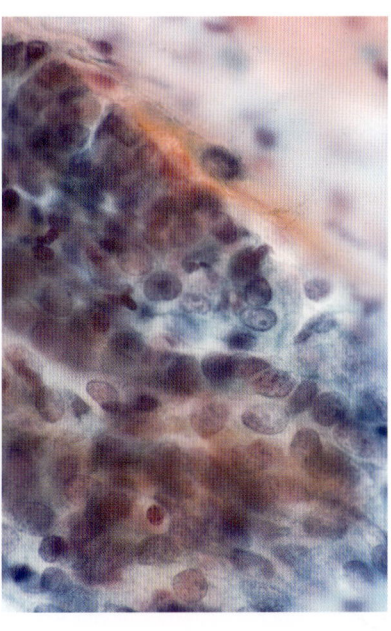

図16／粘液性腺癌
粘液性の背景に細胞質に粘液を有する癌細胞が認められる．核異型は少ないが不規則重積性の配列を示す．

2 実践的な細胞診の見方

6 悪性間葉性腫瘍

□ 代表的な腫瘍は，内膜間質肉腫 endometrial stromal sarcoma，平滑筋肉腫 leiomyosarcoma がある．

❖内膜間質肉腫

1）内膜間質肉腫

□ 低異型度の内膜間質肉腫の細胞像は，①細胞質は淡い，②核は円形〜一部紡錘形を呈するが丸い核が多い．
□ 正常内膜間質細胞の核に比べると，①核密度が高い，②大型な集塊では不規則重積性が強く，血管間質を伴う集塊もみられ，上皮集塊のように核が一定の方向性を示すなど上皮の極性を思わす配列に乏しい，③核は大きく，微細なクロマチンが充満する，④核分裂像のみられることもある（図 17）．
　● 免疫染色では CD 10 が陽性となることが多い．
□ 高異型度の内膜間質肉腫は，細胞像のみからでは他の肉腫との鑑別が困難である．

❖平滑筋肉腫

2）平滑筋肉腫

□ 平滑筋肉腫の細胞像は，①紡錘形細胞が多い，②細胞質は若干厚みを帯びる，③核は紡錘形が多く腫大し，核形不整が強い，④核クロマチンは微細で，核小体が目立つことが多い（図 18）．
　● 免疫染色では α-SMA，desmin，h-caldesmon などが有用である．

7 悪性上皮・間葉性混合腫瘍，癌肉腫

❖悪性上皮・間葉性混合腫瘍，癌肉腫

□ 癌肉腫 carcinosarcoma は癌と肉腫成分で構成されており，癌成分は類内膜腺癌が多いが，扁平上皮癌，漿液性腺癌，明細胞腺癌なども発生する[12]．
□ 癌成分の細胞像は，上皮性結合や極性（核の一定方向性），腺腔形成など分化を伴う重積集塊で出現しやすい．
□ 肉腫成分は孤立性あるいは集塊でも出現するが，集塊において上皮としての極性・分化はうかがえず，著しく不規則な配列として認められる．
□ 同所性 homologous の肉腫成分としては内膜間質肉腫，平滑筋肉腫などがあり，異所性 heterologous の肉腫成分としては横紋筋肉腫や骨・軟骨肉腫，脂肪肉腫などがある．
　■ 出現する肉腫成分で，同所性，異所性に区別されているが，予後に大差はないと考えられている．
　● 上皮性・間葉性混合腫瘍 mixed epithelial and mesenchymal tumor は，胎生期の子宮を形成するミューラー管由来と考えられ，ミューラー管混合腫瘍とも呼ばれる[12]．

8 子宮以外からの癌細胞

□ 体内膜細胞診において，子宮以外の原発巣の癌細胞が出現することがある．

❖出現様式

1）出現様式

□ 腹腔から卵管を経て出現する場合と，体内膜へ癌細胞が浸潤して認められる場合があり，前者は癌細胞の流入 imigration と呼ばれる．
□ きれいな背景に，正常内膜細胞とともに癌細胞が唐突に出現したり，内膜間質細胞と混在し出現することが多い．
　⚠ 他臓器由来の癌細胞は，弱拡大でのスクリーニングで内膜細胞の構造異型ばかりに着目しすぎると見落とされやすいので，注意が必要である．

アイコン：☀知っトク知識，⚠要注意！，▪一口メモ

□ 出現頻度の高い他臓器の癌細胞は卵巣癌，卵管癌，胃癌，乳癌がある．

❖卵巣癌・卵管癌細胞

2) 卵巣癌・卵管癌細胞
□ 漿液性腺癌のことが多く，乳頭状小集塊で出現する頻度が高い．また石灰化小体を含むことがある．
 ☀ 腹腔から卵管を経て出現する癌細胞は変性が強い．

❖胃癌・乳癌細胞

3) 胃癌・乳癌細胞
□ 低分化型の癌細胞が出現することが多い．小型の N/C 比が高い細胞や印環細胞として出現することが多い．正常内膜細胞に混在して孤立性や小集塊で出現することが多いので，内膜間質細胞との鑑別を要することがある．
□ 胃癌・乳癌細胞と内膜間質細胞との鑑別点としては，癌細胞では，①核は若干大きい，②核は濃染したり，反対に淡いクロマチンを呈することもある，③核小体が目立つこともある，④細胞質の粘液（図 19）や細胞質内小腺腔（ICL）が認められる，などがあげられる．
 ▪ 病歴を含む臨床所見がきわめて重要である．

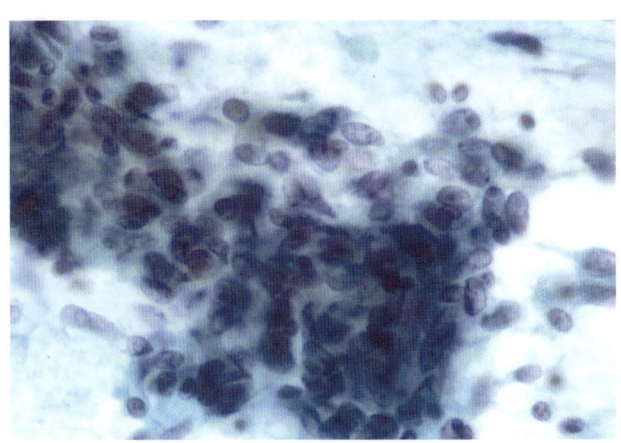

図 17／内膜間質肉腫
著しい不規則重積性集塊で核の配列に一定の方向性がうかがえず，上皮の極性がみられない．周囲には孤立性に腫瘍細胞が出現している．

図 18／平滑筋肉腫
紡錘形細胞が主体であり，厚みを帯びた細胞質を有し，核は楕円〜紡錘形，微細なクロマチンパターンを示し，核小体が目立つ．

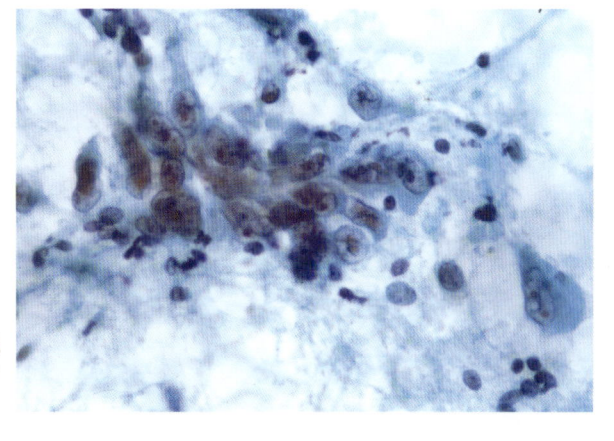

2 実践的な細胞診の見方

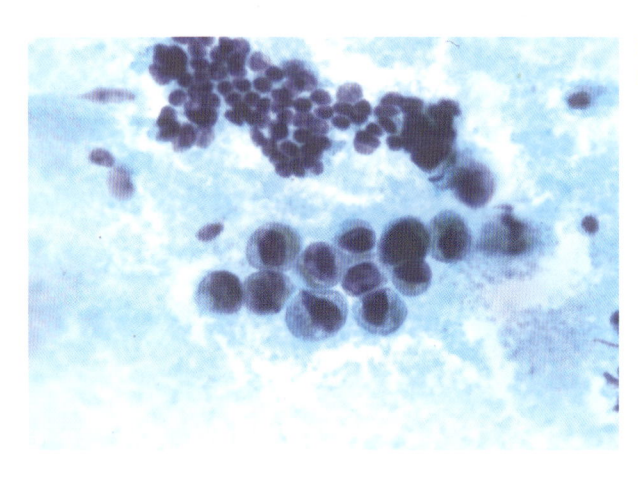

図19／萎縮した内膜腺細胞とともに出現した印環細胞型の胃癌細胞

■ 文　献

1) 大野喜作：日臨細胞神奈川会誌 12: 3, 2007
2) 大野喜作：Medical Technology 36: 73, 2008
3) 大野喜作ほか：日臨細胞埼玉会誌 13: 63, 1995
4) 江原輝彦, 鈴木雅子, 大野喜作：日臨細胞埼玉会誌 14: 42, 1996
5) 小濃啓子ほか：日臨細胞埼玉会誌 19: 66, 2001
6) 佐々木真一ほか：日臨細胞埼玉会誌 21: 50, 2003
7) 長坂徹郎, 原田智子, 中島伸夫：病理と臨床 13（増）: 232, 1995
8) 加来恒壽, 河野善明, 萩原聖子：病理と臨床 24: 363, 2006
9) 鈴木雅子, 江原輝彦, 是松元子：日臨細胞埼玉会誌 21: 55, 2003
10) Buckley CH, Fox H: Biopsy Pathology of the Endometrium. Chapman and Hall Medical, London, 1989
11) 永井雄一郎：病理と臨床 26: 360, 2008
12) 柳井広之, 吉野 正：病理と臨床 26: 380, 2008
13) 森脇昭介, 杉森 甫：取扱い規約に沿った腫瘍鑑別診断アトラス. 子宮体部. 文光堂, 東京, 1993
14) 森脇昭介, 杉森 甫：取扱い規約に沿った腫瘍鑑別診断アトラス. 子宮体部, 第2版. 文光堂, 東京, 1999

アイコン：☀知っトク知識，⚠要注意！，■▶一口メモ

診断clue ★ 子宮内膜：foam cells
→【診断名】endometrioid adenocarcinoma of the uterine corpus

子宮内膜細胞診で，高分化型子宮内膜癌の診断はしばしばむずかしく，ときに癌細胞を見落としてしまうこともある．高分化型子宮内膜癌を見落とさないためのポイントとしては，重積性を示す細胞集塊，腺管の異常分岐，細胞集塊からの細胞のホツレといった細胞集塊の構造異型や核形の不整を伴う細胞異型といった所見を的確に捉えることはいうまでもないが，そのほか，細胞採取量が多い，間質の減少，腫瘍性の背景，好中球の増加，化生性変化，泡沫細胞 foam cells の出現などの副次的な所見も，診断の参考となることが多い．ここではこれらの所見のうち，子宮内膜癌においてよく認められるものの，意外と注目されていない foam cells をとりあげる．

Foam cells は，広い"泡沫状"の細胞質を有する組織球系の細胞で，子宮内膜間質内に細胞相互が接着するように集簇して認められる（図1）．この foam cells が集簇する像は種々の子宮内膜病変にみられるが，とくに子宮内膜異型増殖症や子宮内膜癌においてその頻度は高いとされ，子宮内膜癌の約10〜15%に認められる．Foam cells が出現する組織型としては，高分化型の類内膜腺癌が多いと報告されている．細胞診検体でもこの foam cells が出現することがあり，この場合は子宮内膜癌や子宮内膜異型増殖症を念頭に置いた注意深い鏡検を行う必要があり，子宮内膜病変を診断するうえでの診断クルーとなる細胞である．細胞所見として，foam cells は細胞の大小不同性に乏しく，細胞質内に均一で微細な泡沫状空胞を有し，核は類円形で比較的大型，繊細なクロマチンや小さな核小体の存在などを特徴とする（図2）．類内膜腺癌症例での出現パターンも特徴的で，上皮細胞集塊内に混在したり，上皮細胞集塊に付着するように認められ（図3），上皮細胞と密に関連して出現する．

注意点：癌以外の内膜病変でも出現する内膜腺の管腔内にみられる foam cells との鑑別が重要である．管腔内にみられる foam cells は，細胞の大きさは不均一であり，細胞質内には大小の明瞭な空胞を有し（図4），上皮とは無関係に出現する．この違いを認識して，間質にみられる foam cells を見出すことは，内膜細胞診を行ううえで役立つ有用な所見と考えられる．

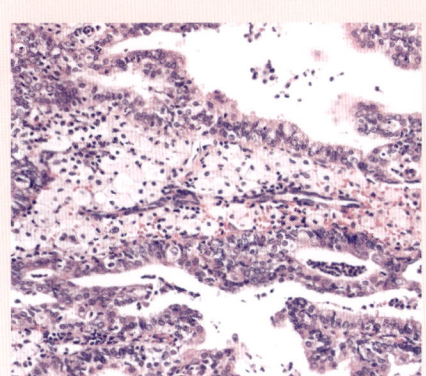

図1／Endometrioid adenocarcinoma の組織像
間質内に foam cells の集簇を認める．

図2／類内膜腺癌の細胞診検体
上皮様細胞集塊中に foam cells を認める．Foam cells の細胞質は泡沫状を示す．

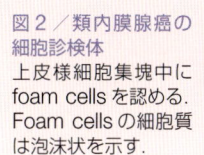

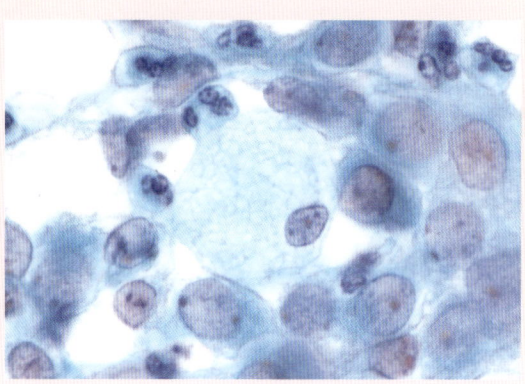

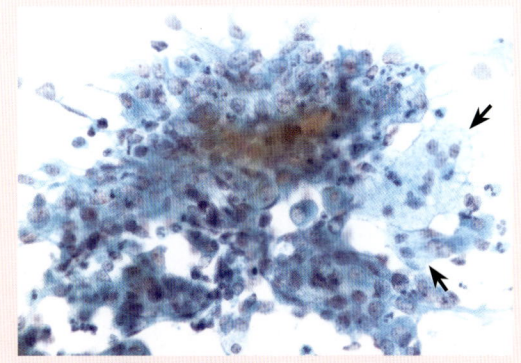

図3／類内膜腺癌の細胞診検体
Foam cells が上皮集塊の辺縁に付着するように認められる（←）．

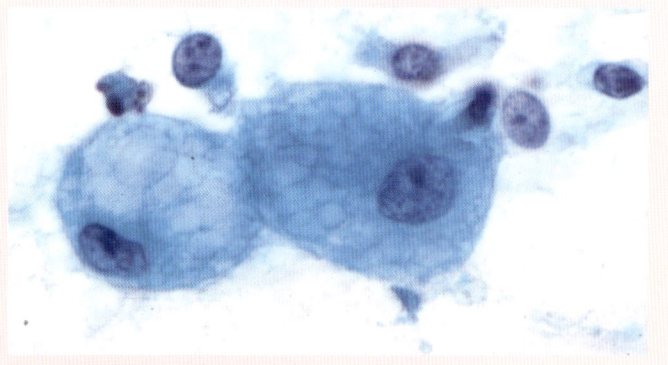

図4／管腔内にみられる foam cells
細胞質内には大小の境界明瞭な空胞を認める．

2 実践的な細胞診の見方

1 婦人科 ▶ ③卵巣

1 基本事項

❖ 3つの基本事項

- □ 卵巣腫瘍の80%は良性で，悪性卵巣腫瘍は欧米に多いとされていたが，昨今の生活環境の変化に伴い，日本においても増加しつつある[1]．
  - わが国の卵巣腫瘍取扱い規約[2]ではWHO分類[3]に準じ，組織発生をふまえて，表層上皮性・間質性腫瘍，性索間質性腫瘍，胚細胞性腫瘍，その他に分類されている．
  - 表層上皮性・間質性腫瘍はその組織型から漿液性腫瘍，粘液性腫瘍，類内膜腫瘍，明細胞腫瘍，ブレンナー腫瘍などに分類され，さらにそれぞれが良性，境界悪性，悪性に分けられる[4〜6]．
  - 細胞診の検体としては，術中・術後の摘出腫瘍の捺印もしくは擦過細胞診が主体である[7,8]．
- □ 卵巣腫瘍は，肉眼所見が腫瘍の推定診断に重要である[1]．
  - ⚠ 画像上卵巣の腫大が認められない normal-sized ovarian cancer のときもある．
  - 腫瘍の性状：囊胞性（単房性・囊胞内壁の性状（乳頭状結節）または多房性）
    ☞ 内容液の性状：変性脂質様，出血性，漿液性，粘液性，壊死性
    充実性（単一の充実性，囊胞や出血の有無や，硬さも考慮する）
    ☞ 割面の性状：出血性・黄色調・白色調・黄白色調
- □ 摘出卵巣腫瘍の細胞診標本は，以下の順で観察する．
  - 弱拡大：背景（漿液性，粘液性，出血性，壊死性）
    ☞ 細胞採取量 ⇒ 細胞出現様式（シート状，充実性，乳頭状，散在性）
  - 強拡大：細胞形態
    ☞ 大きさ ⇒ 形状 ⇒ 細胞質（空胞，粘液産生，角化）⇒ 核（核小体，封入体）

2 スクリーニング・鑑別診断の進め方：弱拡大

1 背景

❖ 背景

- □ 主な背景としては，漿液性，粘液性，変性脂質様，出血性，壊死性背景がある．
- □ 漿液性背景とは，微細顆粒様のサラサラした，比較的きれいな背景をいい，漿液性囊胞腺腫 serous cystadenoma，境界悪性腫瘍 borderline malignancy, tumor of low malignant potential，漿液性囊胞腺癌 cystadenocarcinoma のいずれの腫瘍も考えられる．
- □ 粘液性背景とは，粘液物質を有する背景で，糸を引くような粘稠性を示し，染色性はさまざまである（図1）．粘液性囊胞腺腫 mucinous cystadenoma，境界悪性腫瘍，粘液性囊胞腺癌 mucinous cystadenocarcinoma のいずれの腫瘍においてもみられる．
- □ 変性脂質様背景とは，タンパク様，コレステロール様あるいは脂質様の背景をいい，成熟囊胞性奇形腫 mature cystic teratoma，dermoid cyst などの良性の囊胞性腫瘍が考えられる（図2）[9,10]．
- □ 出血性背景では，古い出血（チョコレート様，タール様）がみられ，内膜症など類腫瘍病

変（**チョコレート嚢胞**や**タール嚢胞**）[11]が考えられる．
□ 壊死性背景とは，細胞断片や変性物質など壊死物質を有する背景で，汚く，原発性・転移性を含め，悪性腫瘍が考えられる（図3）．

2 細胞出現様式

□ 細胞量，細胞の結合性，重積性を考慮しながら観察する．
　☀ 細胞量が多く，不規則な重積を示すものは，悪性の可能性が高い．

□ シート状，充実性，乳頭状，散在性などの出現様式があり，各々について細胞の配列や極性を観察する．

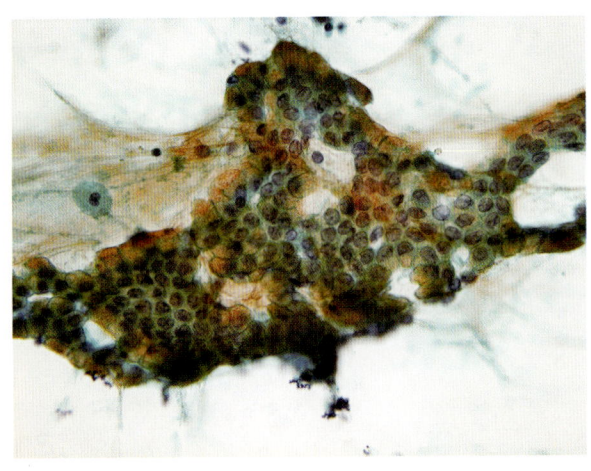

図1／粘液性背景
粘液を背景にシート状集塊を認める．細胞は黄褐色調の粘液を有する（粘液性嚢胞腺腫症例）．

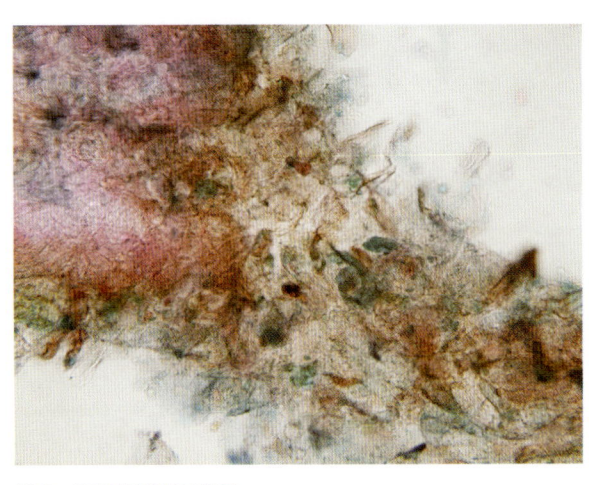

図2／変性脂質様の背景
変性した細胞断片やギラギラした変性脂質様物質がみられる（成熟嚢胞性奇形腫症例）．

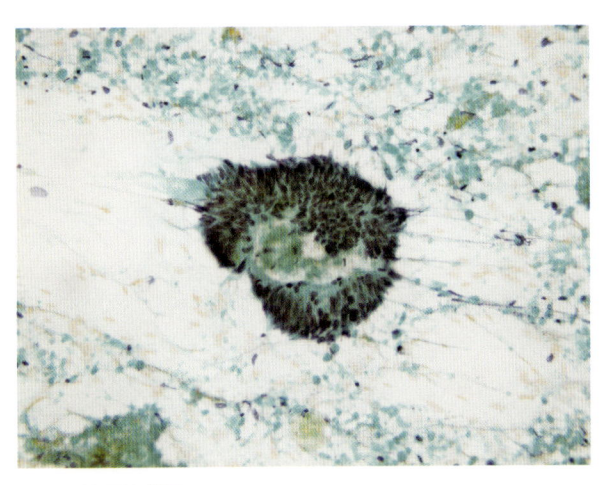

図3／壊死性背景
高円柱状の細胞からなる集塊と壊死物質を認める（直腸癌の転移症例）．

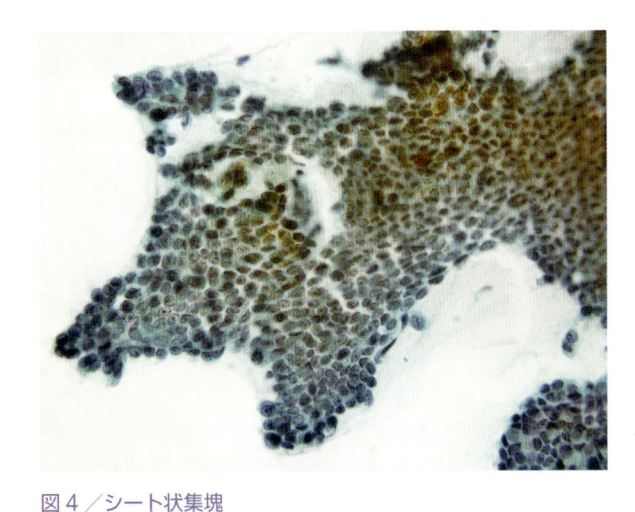

図4／シート状集塊
平面的細胞集塊，核の配列も規則的で大小不同や異型性はみられない（漿液性嚢胞腺腫症例）．

2 実践的な細胞診の見方

❖ シート状
- □ 漿液性嚢胞腺腫や粘液性嚢胞腺腫では，核の増大や大小不同を軽度に認め，シート状の平面的な集塊を示すことが多い（図4）．粘液性嚢胞腺腫では粘液を有している．
- □ 嚢胞腺癌や類内膜腺癌 endometrioid adenocarcinoma でもシート状集塊がみられることがあり，核密度，配列の乱れ，核間距離などの所見から良悪性を鑑別する．

❖ 充実性
- □ 充実性の集塊は，顆粒膜細胞腫 granulosa cell tumor や一部の莢膜細胞腫 thecoma などの充実性腫瘍の擦過細胞診標本でみることが多い（図5）．
- □ 乳頭状や腺腔構造が明瞭でなく，不規則な重積を示す細胞集塊としてみられる．

❖ 乳頭状
- □ 乳頭状集塊は，漿液性，粘液性嚢胞腺癌あるいは類内膜腺癌（図6）や，明細胞腺癌 clear cell adenocarcinoma でみることがあり，悪性のときにみられることが多い．
    - ☀ 明細胞腺癌のとき，collagenous stroma を取り囲む像としてみられることがある．
- □ 嚢胞腺腫または境界悪性腫瘍でも乳頭状集塊をみることがあり，シート状集塊から突出するような形態を呈することがある．

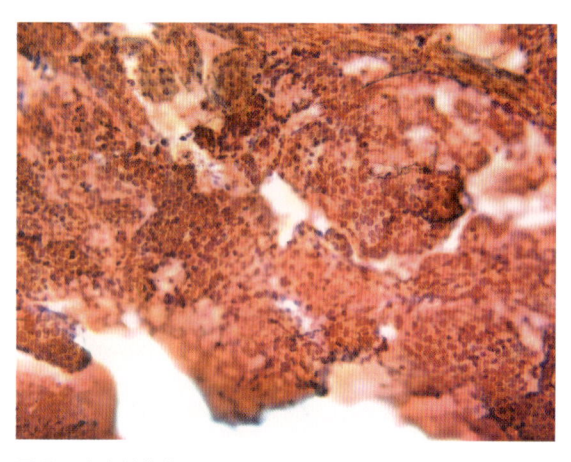

図5／充実性集塊
重積性を呈する大きな集塊として出現し，結合性は比較的保たれている（顆粒膜細胞腫症例）．

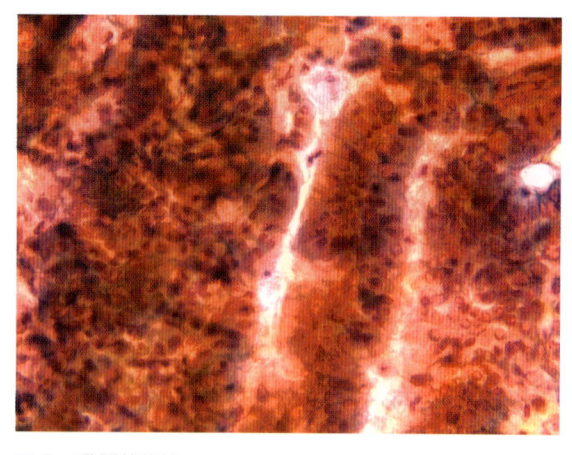

図6／乳頭状集塊
不規則重積を示し，back-to-back 様の構造を呈する乳頭状集塊（類内膜腺癌症例）．

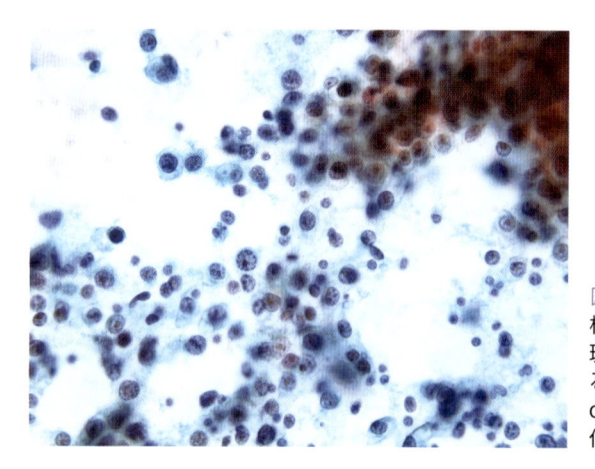

図7／散在性細胞
核の大小不同を有し，散在性に出現する腫瘍細胞で結合性は疎である．またリンパ球が混在する two cell pattern が認められる（未分化胚細胞腫症例）．

アイコン：🔆 知っトク知識，⚠ 要注意！，▮▶ 一口メモ

- **孤立散在性**
  - □ 重積性，核の大小不同や異型度が悪性度の指標となる．
  - □ 孤立散在性に出現する腫瘍としては，未分化胚細胞腫 dysgerminoma や明細胞腺癌などがあげられる（図7）．
  - □ 胃癌の卵巣転移 Krukenberg tumor のときの擦過標本などでも，孤立散在性の細胞がみられるので注意が必要である．
    - ⚠ Krukenberg tumor は原発が胃癌の場合には印環細胞癌のことが多く，細胞は比較的小型のことがあるので注意が必要である．

3 スクリーニング・鑑別診断の進め方：強拡大

1 細胞形

- **良性の細胞形**
  - □ 卵巣腫瘍の組織型はかなり多彩であるが，良性病変に出現する細胞の性状は均一（図8）なことが多い．
  - □ 卵巣で良性異型を示す病変としては，良性腫瘍と腫瘍様病変がある[12]．

- **大きさ**
  - □ 大型細胞や巨細胞の出現は，未分化癌 undifferentiated carcinoma や明細胞腺癌など，悪性度の高い腫瘍でしばしばみられる．

- **細胞質**
  - □ 細胞質の性状は良悪性の指標にはならないが，細胞質の広さが広いものと狭いものとに分けて考えるのが実用的である．
  - □ 細胞質が広く厚みのあるものでは，扁平上皮成分（図9）を有する腫瘍や扁平上皮化生を伴う腫瘍が推定される．
  - □ 細胞質が広く淡明なものは，腺細胞由来の成分を有する腫瘍が推定される．代表的なものとしては，明細胞腺癌や粘液性嚢胞腺癌があげられる（図10）．また，未分化胚細胞

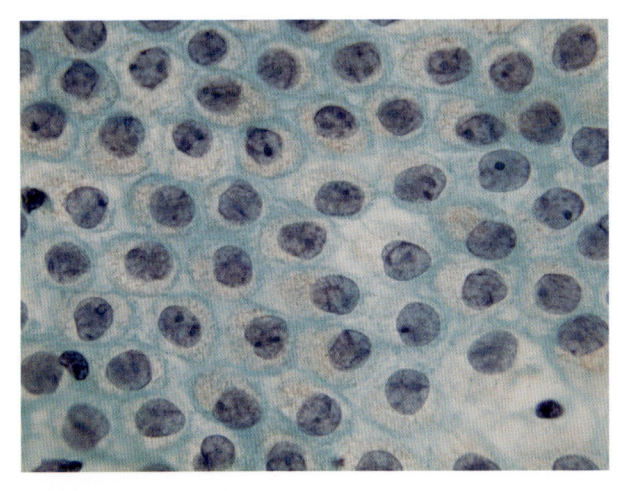

図8／均一な細胞パターン
核の大きさ，クロマチンは均一で，細胞質には粘液を有する（粘液性嚢胞腺腫症例）．

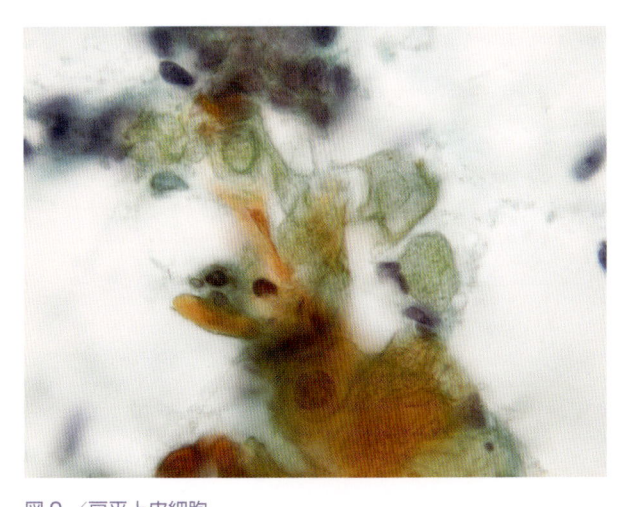

図9／扁平上皮細胞
細胞質は厚く多辺形で，オレンジGに染まる角化を認める（類内膜腺癌症例）．

2 実践的な細胞診の見方

腫なども細胞質は豊富で，淡明である[10]．
* 細胞質が狭いものの代表的なものとしては，顆粒膜細胞腫や稀に悪性リンパ腫などがあげられる（図11）．

2 核所見

❖ 大きさ
- □ 核の大きさだけでは良悪性の鑑別は困難である．大小不同や核形不整などの所見は，悪性を示唆することが多い．
  * 囊胞を裏打ちする被覆上皮は，病変の良悪性に限らず大型核を有し，大小不同を示すことがある．
- □ 明細胞腺癌では，孤立散在性に大型の裸核細胞がよくみられる．

❖ 大小不同
- □ 腫瘍細胞に大小不同がみられる場合は，悪性が示唆されることが多く，核の不整やクロマチンの増量および不均等分布などの所見を伴う．
- □ 核の大小不同が目立つ腫瘍としては，明細胞腺癌，未分化癌，類内膜腺癌（低分化型）ま

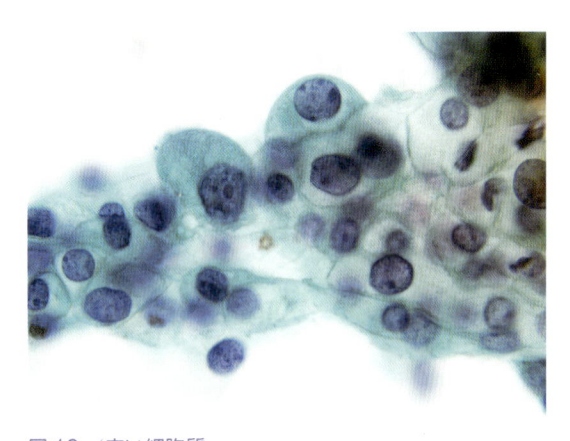

図10／広い細胞質
グリコーゲンを豊富に有するため，広く明るい細胞質がみられる（明細胞腺癌症例）．

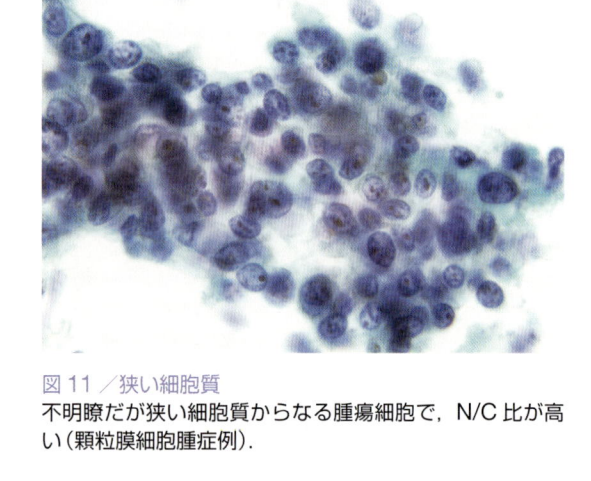

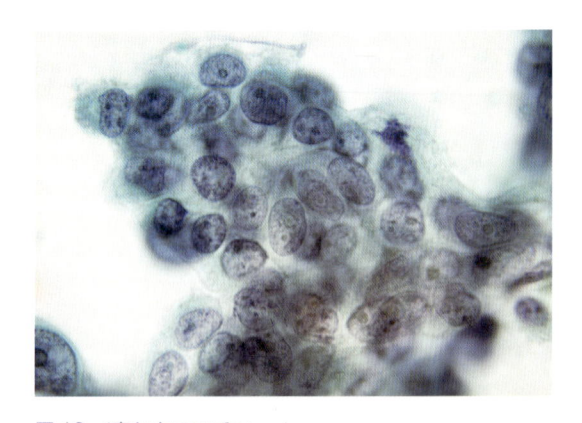

図11／狭い細胞質
不明瞭だが狭い細胞質からなる腫瘍細胞で，N/C比が高い（顆粒膜細胞腫症例）．

図12／密なクロマチン
微細〜微細顆粒状で密に増量し，一部核小体も目立つ（漿液性囊胞腺癌症例）．

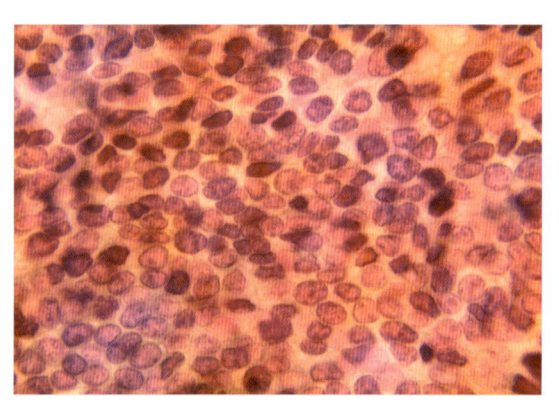

図13／顆粒状または網状のクロマチン
顆粒状または網状のクロマチンで増量し，核形不整や不均等分布を示す（顆粒膜細胞腫症例）．

アイコン：☀知っトク知識，⚠要注意！，■一口メモ

たは，癌肉腫 carcinosarcoma（中胚葉性混合腫瘍 mesodermal mixed tumor）などがあげられる．

- ☀ 核の大小不同の少ない腫瘍として，顆粒膜細胞腫や莢膜細胞腫があげられる．顆粒膜細胞腫は通常境界悪性腫瘍であるが[8]，細胞診標本上に核分裂がみられた場合，他の悪性腫瘍との鑑別が必要となる．

❖**核クロマチン**
- □ 悪性腫瘍の核クロマチンは，微細顆粒状〜顆粒状，顆粒状〜粗大顆粒状または網状〜粗網状と，腫瘍によって一様ではないが，多くは密で増量を示す（図12）．
- □ 微細顆粒状〜顆粒状のクロマチンは，顆粒膜細胞腫，粘液性または漿液性嚢胞腺癌あるいは類内膜腺癌，明細胞腺癌でみられる（図13）．
- □ 顆粒状〜粗大顆粒状のクロマチンは，明細胞腺癌，未分化胚細胞腫，癌肉腫などの低分化な腫瘍でみられることが多い（図14）．

❖**核溝**
- □ 腫瘍細胞核の長軸方向にみられる核溝 nuclear groove は，coffee bean nuclei とも呼ばれ，ブレンナー腫瘍 Brenner tumor や顆粒膜細胞腫に比較的特徴的に認められる．鑑別診断の指標となるが，必ずしも特異的所見とはいえない[8]．

3 その他の所見

- □ 卵巣腫瘍は，その腫瘍によっては比較的特徴的な所見をみることが多く，これらの所見を観察することにより推定診断が容易な場合もある．
  - 腺系の腫瘍細胞に混じて，扁平上皮化生細胞や悪性扁平上皮細胞の出現する場合は，類内膜腺癌などを考慮する（図15）．

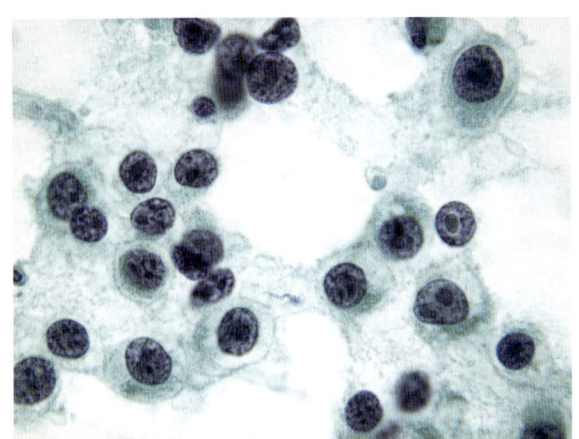

図14／顆粒状のクロマチン
クロマチンは顆粒状で増量し，大型の核小体を有する（未分化胚細胞腫症例）．

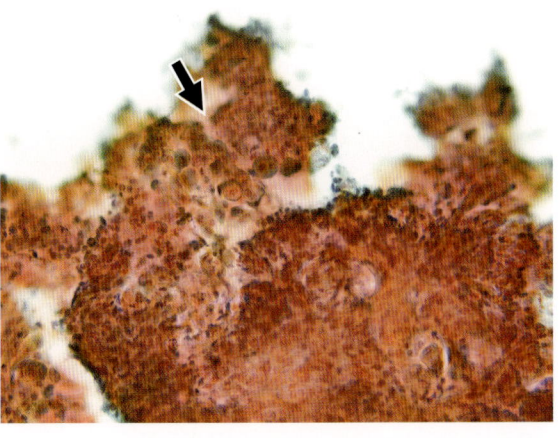

図15／扁平上皮化生細胞
腺の腫瘍細胞に混じて，扁平上皮化生を認める（矢印）（類内膜腺癌症例）．

2 実践的な細胞診の見方

- 上皮性腫瘍細胞に混じて，非上皮性成分（軟骨，横紋筋，平滑筋など）が出現する場合は，癌肉腫（図16），腺肉腫 adenosarcoma などを考える．
  - 癌肉腫は高齢者に多く（症例の 2/3 は 50～70 歳代），40 歳以下では稀である．
- 線維性間質と核溝[3]を示す移行上皮様の細胞の出現を認める場合は，顆粒膜細胞腫，ブレンナー腫瘍などを考える．
- 核溝，ロゼット様配列，微小濾胞様構造（Call-Exner 小体）[3]を認める場合は，顆粒膜細胞腫などを考慮する（図17）．

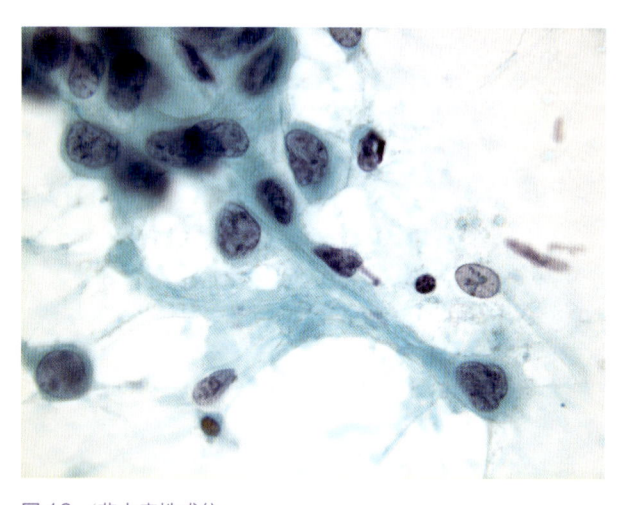

図16／非上皮性成分
類円形または紡錘形の非上皮性細胞成分がみられる（癌肉腫症例）．

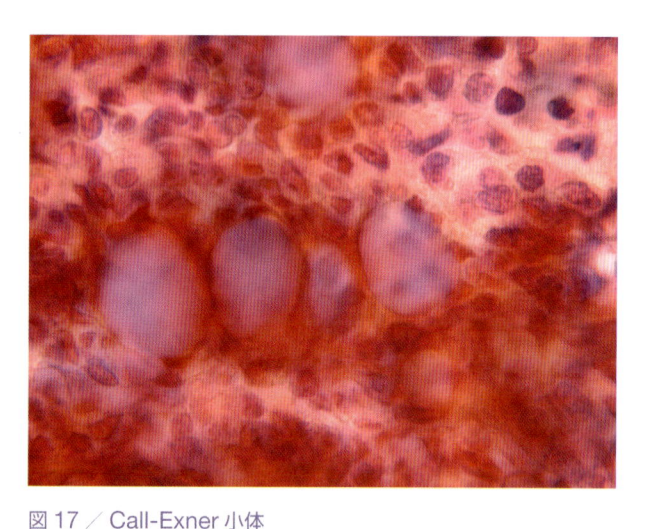

図17／Call-Exner 小体
腫瘍細胞集塊内に，微小濾胞様構造である Call-Exner 小体が認められる（顆粒膜細胞腫症例）．

■ 文 献

1) 福本 学：病理と臨床 24: 167, 2006
2) 日本産婦人科学会，日本病理学会：卵巣腫瘍取扱い規約，第1部．金原出版，東京，1990
3) Scully RE: Histological Typing of Ovarian Tumours, 2nd ed., WHO International Histological Classification of Tumours, Springer-Verlag, Berlin, 1999
4) Scully RE, Young RH, Clement PB: Tumors of the Ovary, Maldeveloped Gonads, Fallopian Tube, and Broad Ligament. Atlas of Tumor Pathology, 3rd series, fascicle 23. Armed Forces Institute of Pathology, Washington DC, 1998
5) Clement PB, Young RH: Atlas of Gynecologic Surgical Pathology. Saunders, Philadelphia, 2000
6) 清川貴子：病理と臨床 20: 187, 2002
7) 野田 定：産婦人科細胞診マニュアル．永井書店，大阪，p.100, 1978
8) 宮地 徹，森脇昭介，桜井幹己：産婦人科病理学診断図譜，第3版．杏林書院，東京，1998
9) 手島伸一，石倉 浩：病理と臨床 17: 191, 1999
10) 手島伸一，石倉 浩：病理と臨床 17: 69, 1999
11) 向井 清，真鍋俊明，深山正久：外科病理学．文光堂，東京，p.1120, 2006
12) 手島伸一，石倉 浩：病理と臨床 16: 599, 1998

診断 clue ★ 卵巣："balloon animal"-like appearance → 【診断名】yolk sac tumor of the ovary

　卵黄嚢腫瘍 yolk sac tumor は胚細胞腫瘍のひとつで，卵巣以外にも精巣や縦隔，後腹膜といった部位に出現する．Yolk sac tumor は若年成人までの比較的若い年齢層に発生し，血清α-fetoprotein（AFP）が高値を示す．組織学的には，腫瘍細胞が血管周囲に配列する Schiller-Duval body と呼ばれる組織像がみられる内胚葉洞型や多数の嚢胞からなる多嚢胞性卵黄型など，多彩な組織像が混在する．細胞像も多彩で，個々の細胞の異型性は強く，腺癌様，未分化癌様の細胞像を示す．しばしば，細胞質の明るい異型細胞が出現し，卵巣の明細胞腺癌 clear cell adenocarcinoma との鑑別が問題となる．Hyaline globule の存在が yolk sac tumor の診断に有用であると記載されている成書もあるが，hyaline globule は clear cell adenocarcinoma においても出現し，その鑑別の決め手とはならない．Yang は，yolk sac tumor の組織像を反映する細胞所見としてここで紹介する "balloon animal"-like appearance について報告している[1]．

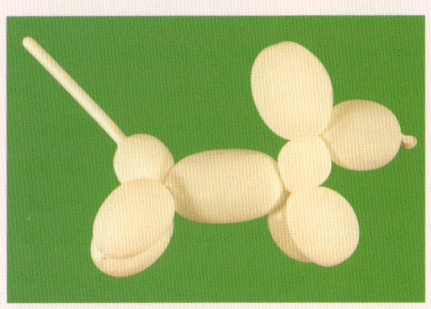

　"Balloon animal" とは，お祭りの夜店などで売っている長い風船をねじって作った動物のことで（図1），yolk sac tumor の細胞診検体では，この "balloon animal" を思わせるくびれを有する細胞集塊が出現することが特徴的であると記載されている（図2）．この細胞所見は，yolk sac tumor の組織像（図3）をよく反映しており，細胞診における診断クルーとなる所見と考えられる．

　Yang の原著は，男性患者の精巣腫瘍の後腹膜リンパ節からの穿刺吸引検体における yolk sac tumor の細胞像について記載されたものである．このように，卵巣のみならず他臓器に発生した yolk sac tumor でも同様の細胞所見が認められる．図2は腹水の細胞診検体であるが，腹水検体でもこのくびれを有する細胞集塊が認められることがある．

　Yolk sac tumor の細胞診断を行ううえで年齢や血清 AFP 値は十分考慮する必要がある．このようなくびれをもった "balloon animal"-like appearance を示す細胞集塊がないかを注意深く観察することも大切である．

★文献
1) Yang GC: Diagn Cytopathol 23: 228, 2000

図1／Balloon animal

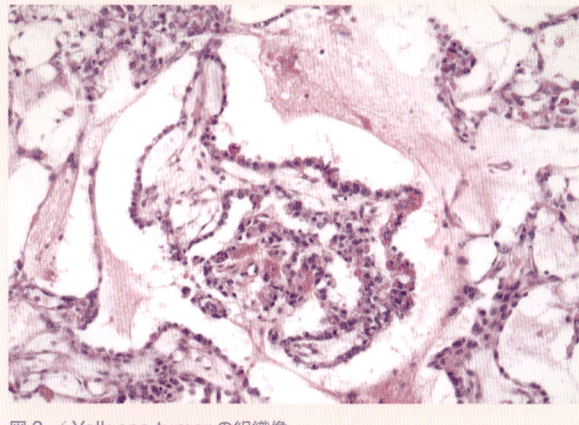

図3／Yolk sac tumor の組織像

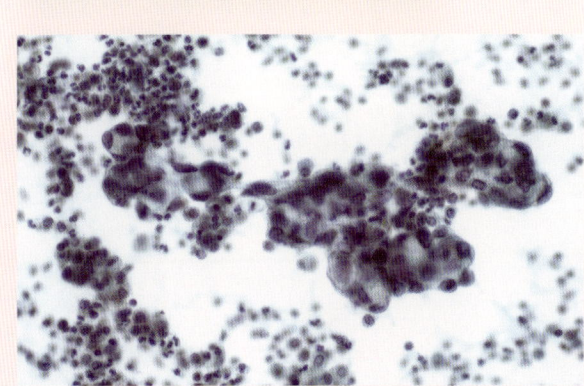

図2／Yolk sac tumor の腹水検体中の細胞集塊
風船をねじったようなくびれを認める．

2 実践的な細胞診の見方

2 呼吸器

1 呼吸器細胞診の特徴と特殊性

❖ 3つの基本事項

- □ 呼吸器細胞診の主な目的は肺癌の診断が中心であるが，肺癌以外にも良性腫瘍や感染症等の非腫瘍性病変も細胞診の対象となり，良性病変の知識も必要である．
- □ 組織型により治療方法や予後が異なるため，治療前に組織型の確定が必要であり，侵襲の少ない検査法である細胞診の役割はますます重要となっている．
  - 肺癌の組織型決定には，組織検査と細胞診検査をうまく併用し，また，細胞診検査においても異なる採取法を組み合わせることによって，組織型推定を含めた確定診断が可能となる．
  - 呼吸器細胞診には，喀痰細胞診と病変部からの直接採取による細胞診（気管支鏡による擦過・穿刺吸引・洗浄，X線透視下やCT下の経皮的穿刺吸引など）など種々の採取法があり，それぞれに出現パターンが異なる．
- □ 肺癌の主な組織型としては，扁平上皮癌，腺癌，大細胞癌，小細胞癌の4つの組織型があり，きわめて多彩な組織像を示す．それぞれの組織型における細胞の出現パターンは異なり，個々にその特徴を理解する必要がある．

2 呼吸器細胞診の採取法とその細胞像の差異

❖ 喀痰（蓄痰法を含む）

- □ 出現細胞には多少なりとも変性が加わることが多い．
  - ⚠ クロマチンは変性が進むと凝集して粗糙になり，直接採取法よりも核異型が強くみえることがある．
- □ 細胞質には変性空胞をみることがある．大型細胞集塊は出現しにくく，細胞が散在性にみられることも多い．
  - ▪ 蓄痰法は集検に使われることが多く，細胞変性がより強くなる傾向がある．

❖ 直接採取法

- □ 気管支鏡による擦過・穿刺吸引，X線透視下やCT下の経皮的穿刺吸引，摘出物の捺印．
  - ☀ 出現細胞は新鮮であり，個々の細胞が観察しやすい．出現パターンと細胞集塊の形状から組織構築などを推定しやすい．

❖ 各種の洗浄液

- □ 気管支洗浄液，細気管支肺胞洗浄液 bronchoalveolar lavage fluid（BALF）のほか，ブラシ・生検鉗子の洗浄液（洗い液），肺生検材料のばし液．
  - ☀ 洗浄液である生食中に細胞が浮遊することにより，変性が加わることが多い．出現細胞は散在する傾向にあり，組織構築の推定がむずかしくなる．
  - ⚠ 個々の細胞は収縮するものが多く，壊れて核線状になることもある．また，核クロマチンは融解状になりやすく，詳細な観察ができないときもある．

3 非細胞性物質

❖ アスベスト小体

- □ アスベスト小体（含鉄小体）asbestos body，ferruginous body とは，石綿線維が肺胞内において鉄を含むタンパク物質に周囲を覆われたもので，黄褐色もしくは茶褐色，

アイコン：☀知っトク知識，⚠要注意！，■→一口メモ

鉄アレイ様，串団子様の形態を示す（図1）．

❖クルシュマン螺旋体
- □ クルシュマン螺旋体 Curschmann's spiral とは，咳嗽の強い患者でみられる螺旋状の粘液様の構造物で，喘息，気管支炎，肺結核，肺癌などでみられるが，特異的な構造物ではない．

❖シャルコライデン結晶
- □ シャルコライデン結晶 Charcot-Leyden crystal とは菱形構造を示す結晶物で，オレンジG，エオジンに染まるが，ライトグリーンに染まるものもある．好酸球の細胞質内顆粒が再結晶化したもので，喘息等の好酸球浸潤の強い疾患で出現する．

4 感染症

1 肺結核症 tuberculosis

❖肺結核症
- □ 細胞診検体では以下の3つの所見が重要である．非定型抗酸菌症でも同様の所見がみられることがある．ただし，3つの所見が揃うことは少ない．
  - 壊死物：顆粒状で，ときに小石灰化物が混じる．壊死物が多いとリンパ球より好中球が目立つことがある．
  - 類上皮細胞：細胞質は比較的豊富でライトグリーンに淡染する．細胞質の境界は不明瞭で，核は類円形～長円形で，核縁は薄く平滑である．ときに軽度の核形不整を示す．
  - Langhans型巨細胞：類上皮細胞と同様の核で，組織でみられるような馬蹄形配列を示すものは少なく，核は集簇性を示す．

2 真菌感染症 fungus infection

❖アスペルギルス
- □ アスペルギルス属は非酵母型真菌であり，*Aspergillus fumigatus* あるいは *A. niger* の感染が多い．
- □ 菌糸は好塩基性で同一方向に並ぶ傾向があり，隔壁と鋭角な分岐（Y字分岐）が特徴である．
- □ 好気的条件下に限って，「ほうき状」の分生子頭が形成される（図2）．
  - ☀ *A. niger* の場合にはシュウ酸カルシウム結晶を伴うことがある[1]．

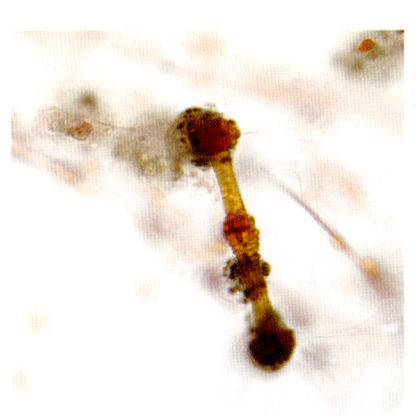

図1／喀痰中のアスベスト小体
黄褐色の構造物で鉄アレイ形の形態を示す．

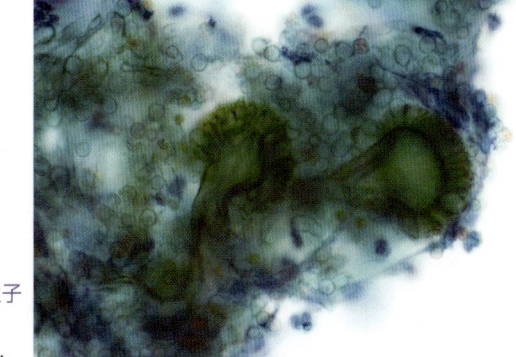

図2／アスペルギルスの分生子頭
「ほうき状」の構造がみられる．

2 実践的な細胞診の見方

❖ クリプトコッカス
- □ *Cryptococcus neoformans* は酵母型真菌であり，莢膜物質は種々の粘液染色に好染する．
- □ 菌体は主に多核巨細胞やマクロファージ内にみられ，円形や涙滴状の分芽胞子を認める．
- □ パパニコロウ染色では淡く均質に染まり認識しにくく，観察にはグロコット染色や種々の粘液染色が適している（図3）．

❖ ニューモシスチス
- □ ニューモシスチス・イロヴェツィイ *Pneumocystis jirovecii* は，以前はニューモシスチス・カリニの名称で原虫に分類されていたが，遺伝子解析の結果，真菌の一種であると判明した．日和見感染症の1つである[2]．
- □ 菌体はパパニコロウ染色やギムザ染色ではやや認識しにくいが，泡沫状の塊として認められる．個々の泡沫のなかに小さなドット状の菌体をみることが特徴である．
- □ 菌体はトルイジン青染色で赤紫色，グロコット染色で黒褐色に染色される（図4）．

3 ウイルス感染症

- □ ウイルス感染による特徴的な細胞がみられる場合は，細胞診で感染ウイルスを推定できる．

❖ ヘルペスウイルス
- □ ヘルペスウイルス herpesvirus が感染した上皮細胞は，多核化と核の圧排像，すりガラス様の核所見，核内封入体の出現などの所見を認める．
  - ● 喀痰中にみられる場合には口腔のヘルペス感染細胞の可能性もある．

❖ サイトメガロウイルス
- □ サイトメガロウイルス cytomegalovirus 感染は，癌，免疫不全などの基礎疾患がある場合やニューモシスチス肺炎に合併してみられることが多い．好酸性の大きな核内封入

図4／気管支洗浄液細胞診標本中のニューモシスチス・イロヴェツィイ
円形〜類円形の菌体を泡沫状滲出物内に認める（グロコット染色）．

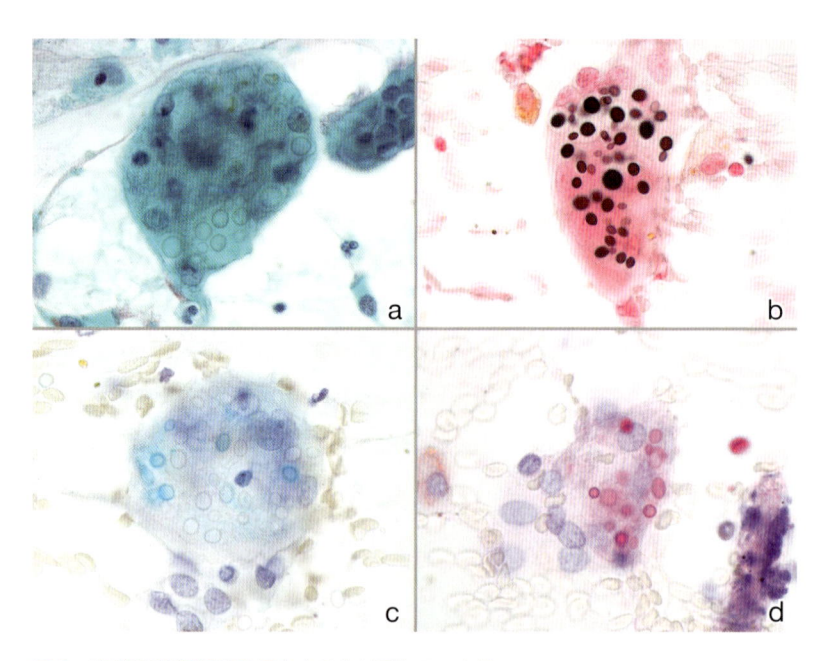

図3／気管支擦過細胞診標本中のクリプトコッカス
組織球内に円形の分芽胞子を認める（a：パパニコロウ染色，b：グロコット染色，c：アルシアン青染色，d：PAS染色）．

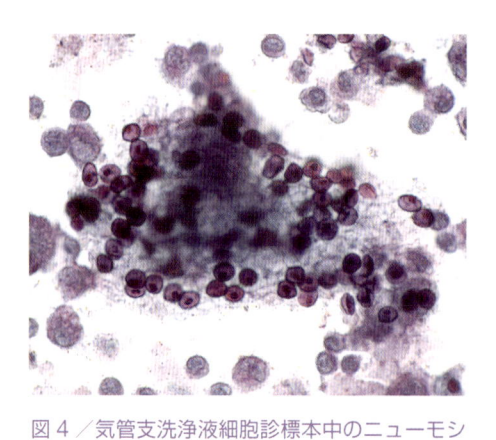

アイコン：💡知っトク知識，⚠️要注意！，■―一口メモ

体が特徴的である．

4 寄生虫感染症

❖肺吸虫
- □ 肺にみられる寄生虫は肺吸虫が主なものであり，ウェステルマン肺吸虫の虫卵が喀痰中などに発見されることがある．
  - ■ 糞線虫は熱帯・亜熱帯地域に広く分布し，日本では沖縄・奄美地方などに多い．重症化した播種性糞線虫症の場合に喀痰，気管支洗浄液に虫体をみることがある[3]．

5 良性腫瘍

□ 肺の良性腫瘍は稀であるが，発生頻度から過誤腫と硬化性血管腫が細胞診の対象となることが多い．

❖過誤腫
- □ 過誤腫 hamartoma は境界明瞭な病変で末梢肺野に好発するが，気管支内腔にポリープ状に発育するものもあり，気管支鏡による細胞診の対象となることがある．
- □ 出現細胞は間葉系成分として**軟骨，線維芽細胞を含む粘液腫様の間質成分**が主であり，平滑筋や脂肪細胞などをみることもある．上皮成分としては立方から円柱状の腺上皮がシート状の細胞集塊として出現することが多く，ときに線毛を認める（図5）．

❖硬化性血管腫
- □ 硬化性血管腫 sclerosing hemangioma は中年の女性に好発し，日本などの東アジアに多い．末梢肺実質の単発性腫瘍としてみられ，組織像は充実性，乳頭状，硬化性，出血性（血管腫様）の4つのパターンがあり，種々の割合で混在する．
- □ 出現細胞は多彩であり，**背景は出血性で泡沫状やヘモジデリンを貪食したマクロファージを多数認める**ほか，肥満細胞を散見することが特徴である．
- □ 充実性パターンの細胞は重積性から結合の緩い集塊として認められるが，類円形核の比較的均一な細胞のことが多い．乳頭状パターンの細胞はリボン状ないしシート状配列の集塊，ときに中心に結合織をもつ乳頭状の細胞集塊として出現する．また，明るい細胞質を有する大型細胞をみることがある．
- □ 腺癌細胞との鑑別が問題となるが，核の異型性が軽度であることや出現細胞の多彩性などから鑑別可能である[4]．

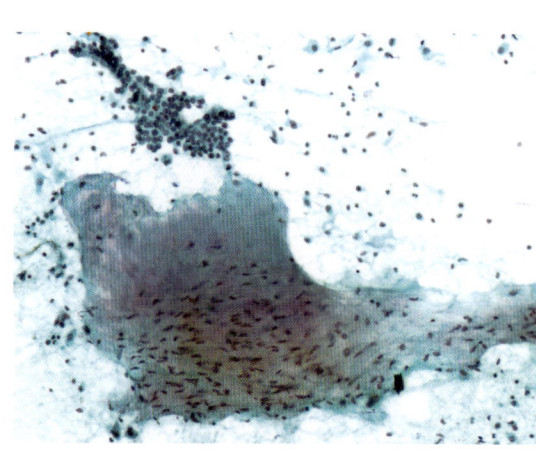

図5／過誤腫（気管支擦過標本）
異型のない腺上皮細胞のシート状集塊，粘液腫様の間質成分および軟骨基質を認める．

2　実践的な細胞診の見方

6　肺癌の組織型別の細胞像

1　扁平上皮癌 squamous cell carcinoma

□ 角化を示す腫瘍細胞の多形性の程度と出現の有無により，角化型（高分化～中分化型）と非角化型（低分化型）の扁平上皮癌に分けて考えると細胞像を理解しやすい．

❖ 角化型扁平上皮癌

1) 角化型（高分化～中分化型）扁平上皮癌

□ 背景はしばしば壊死性で，角化傾向の強い腫瘍細胞と，ときに深層型の腫瘍細胞が出現する．核は大小不同が著しく，クロマチンは濃染性で，粗大顆粒状から濃縮状である．

□ 腫瘍の分化度が高いほど細胞の多形性が強く，奇怪な形の細胞（線維状，へび型，おたまじゃくし型など）が出現する（図6）．

□ 深層型の腫瘍細胞は N/C 比が高く，細胞質にはときに層状構造を認める．

* 直接採取法では不規則重積性から結合性の緩い細胞集塊として認めることも多く，核クロマチンが微細な細胞が出現することもある．

❖ 非角化型扁平上皮癌

2) 非角化型（低分化型）扁平上皮癌

□ 直接採取法では，N/C 比の高い深層型の腫瘍細胞が主体で，不規則重積性の細胞集塊として出現することが多い．

□ 細胞境界はしばしば不明瞭であるが，集塊の中にやや濃染性の細胞質で，核が濃縮傾向を示す細胞を混在することがあり，扁平上皮への分化を認める．

□ 核の長軸が方向性を示す流れ状配列の細胞集塊も特徴的な所見である（図7）．

□ 核は類円形～楕円形でしばしば軽度の核形不整を示し，クロマチンは細～粗顆粒状，ときに微細なこともある．核小体は目立つものでは不整形のことが多い．

□ 喀痰では，腫瘍細胞を孤立散在性に認めることが多い．ときに集塊での出現もみられ，しばしば壊死性や出血性の背景を伴う．細胞は類円形から多辺形で，細胞質は厚みのあるものから薄いものまである．

* クロマチンは直接採取法に比べて粗糙なことが多く，濃縮状核の細胞も出現する．

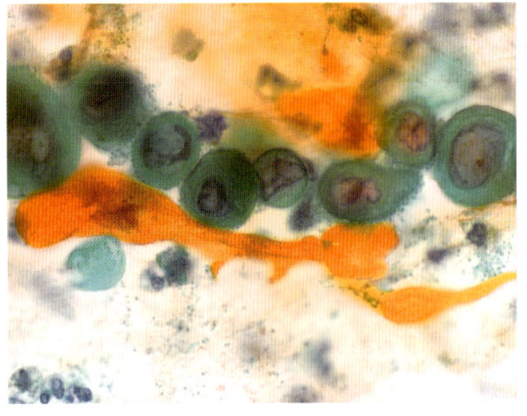

図6／角化型扁平上皮癌（喀痰）
角化を示す奇怪な形を示す異型細胞を認める．

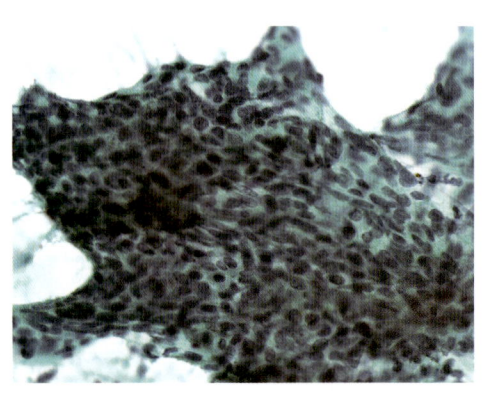

図7／非角化型扁平上皮癌（気管支擦過）
シート状の細胞集塊を認め，細胞配列は長軸方向への流れを認める．

アイコン：☀知っトク知識，⚠要注意！，■一口メモ

❖異型扁平上皮細胞

付）異型扁平上皮細胞

- □ 喀痰集団検診との関連で，異型を有する扁平上皮系細胞で癌とは断定できないものは，異型扁平上皮細胞としてまとめられている．細胞異型の程度により軽度・中等度・高度の3段階に分類される．集団検診における喀痰細胞診では『肺癌取扱い規約』により異型扁平上皮細胞の判定区分と指導区分が定められている[5]（表1）．
- □ 異型扁平上皮細胞を客観的に捉える簡易的な判定法として，『異型扁平上皮細胞判定のスコア表』を提示したので参考にしていただきたい（表2）．スコア表の合計点数と異型扁平上皮細胞の異型度（集検判定区分）との関係は，2.5以下を軽度（B），3と3.5を中等度（C），4と4.5を高度（D），5以上を悪性（E）として判定する．

② 腺癌 adenocarcinoma

- □ 肺腺癌には種々の亜型が存在し，現在，組織亜型分類としては腺房型腺癌，乳頭型腺癌，細気管支肺胞上皮癌，粘液産生充実型腺癌，あるいはこれらの混在した混合型腺癌に分けられている[5, 6]．
  - ☀ 大きな病変ではしばしば複数の組織亜型が混在するため，手術材料による最終的な診断では大半が混合型腺癌となる．
- □ 細胞亜型分類は分化型の腺癌についてのみ適応可能で，気管支表面上皮型（粘液非産生性），杯細胞型（粘液産生性），気管支腺型，クララ（Clara）細胞型，Ⅱ型肺胞上皮型の5型に分けられている[7]．
- □ 腫瘍からの直接採取法による細胞診では，複数の組織像の中の一部をみることが多くなる．組織亜型の推定は必ずしも容易ではないが，組織亜型と細胞亜型とを念頭に置いて観察すると細胞像を理解しやすい．

❖腺房型腺癌

1）腺房型腺癌 acinar adenocarcinoma

- □ 組織学的には，腺房あるいは腺管状に増殖する腺癌で，腫瘍細胞は気管支腺型あるいは気管支上皮細胞に類似している．細胞異型が軽度から高度のものまであり，粘液産生性の細胞を種々の割合で混在する．
- □ 細胞像としては，腺房状や篩状あるいは密な管状に増殖する腺癌は，不規則重積性から

表1／集団検診における喀痰細胞診の判定基準と指導区分（1992年改訂）
肺癌取扱い規約改訂6版[5]より引用．

判定区分	細胞所見	指導区分
A	喀痰中に組織球を認めない	材料不適，再検査
B	正常上皮細胞のみ 基底細胞増生 軽度異型扁平上皮細胞 線毛円柱上皮細胞	現在異常を認めない 次回定期検査
C	中等度異型扁平上皮細胞 核の増大や濃染を伴う円柱上皮細胞	程度に応じて6カ月以内の追加検査と追跡
D	高度（境界）異型扁平上皮細胞または悪性腫瘍の疑いある細胞を認める	ただちに精密検査
E	悪性腫瘍細胞を認める	

●呼吸器

2 実践的な細胞診の見方

表2／異型扁平上皮細胞判定のスコア表
軽度異型扁平上皮細胞（B判定）：2.5以下，中等度異型扁平上皮細胞（C判定）：3，3.5，高度異型扁平上皮細胞（D判定）：4，4.5，扁平上皮癌細胞（E判定）：5以上．

点数	0	1	2	
細胞質染色性	淡染[*1]	濃染	過染[*2]	
点数	0	1	2	
N/C比	小（1/3以下）直径（N：C＝1：2）	中（1/2程度）直径（N：C＝1：1）	大（2/3以上）直径（N：C＝2：1）	
点数	0	1		
核の形状	類円形	不整形[*3]	立体不整[*4]	
点数	0	1	2	
核クロマチンの性状　核縁不明瞭	破砕状	淡染	濃染	
点数	0.5	1	1.5	（＋0.5点）
核縁明瞭	淡染・核縁薄い[*5]	淡染・核縁肥厚[*6]	濃染[*7]	核縁不均等肥厚[*8]
多形性（1点）	・奇怪な細胞形（線維状，へび型，おたまじゃくし型など）			

*註1：正常扁平上皮と同程度，2：彩度が高いもの（光輝性を含む），3：鋸歯状，切れ込みおよび陥凹が2カ所以上のもの，4：焦点深度により核形が変化するもの（コラムp.75参照），5：核縁は薄く，クロマチンは均等分布を呈するもの，6：核縁は肥厚し，クロマチンは均等分布を呈するもの，7：核は濃染またはクロマチンの不均等分布を呈するもの，8：核縁が不均等肥厚を呈する場合，＋0.5点

原案：安斎幹雄（改変）

アイコン：☀知ットク知識，⚠要注意！，▶一口メモ

結合性の緩い細胞集塊として認められ，シート状細胞集塊としては出現しにくい(図8)．
- ☀ 異型が軽度な腫瘍細胞の場合には，粘液産生細胞はしばしば印環型の細胞形態となる．印環型の腫瘍細胞が主体をなすときには，組織亜型分類の特殊型である印環細胞癌となる．印環細胞癌が大半を占める癌は予後が悪いと報告されている[8]．

☐ 明瞭な腺管状の増殖を示す腺癌では，不規則重積性から腺様，シート状ないし柵状の細胞集塊としてみられるが，シート状ないし柵状の細胞集塊のみが出現しているときには，乳頭型腺癌との区別がむずかしい．

❖乳頭型腺癌

2) 乳頭型腺癌 papillary adenocarcinoma

☐ 乳頭型腺癌は乳頭状構造が優勢な腺癌で，偽乳頭状増殖と真の乳頭状増殖が含まれているが，細胞像から両者を区別するのはむずかしい．

☐ 直接採取法では，不規則な配列の平面的なシート状の細胞集塊を主体として出現し，不規則重積性から結合性の緩い細胞集塊がみられる(図9)．

☐ 細胞境界や集塊周囲の細胞質縁が明瞭なことが多く，一部に乳頭状配列や柵状配列を示す集塊をみることがある．
- ☀ **微小乳頭状集塊**が目立つ場合には予後不良とされており[9]，所見として付記したほうがよい．

☐ 症例により細胞異型が軽度で小型なものから高度異型を示すものまでみられる．一般的に，核は円〜類円形で曲線的な不整(切れ込み，彎曲)をみることがある．核の位置は偏在性だが，シート状集塊では中心性にみえる．クロマチンは微細顆粒状で密に充満し，核に緊満感を帯びる．

☐ 核小体は円形大型で1〜2個のものが多く，周囲に明庭を伴うことがある．細胞質は淡染性を示すが，辺縁明瞭で細胞境界を確認できることが多い．

☐ 喀痰では，**立体的(乳頭状，球状)な重積性を示す細胞集塊**として出現することが多い．
- ☀ 出現細胞には多少なりとも変性が加わることが多く，直接採取法より核異型が強くみえることがある．

☐ クロマチンは変性が進むと凝集して粗糙になり，核膜にも付着して核縁の不均等肥厚を示し，核小体もより明瞭となる．細胞質はしばしば泡沫状となり，ときに大型不染空胞がみられる．

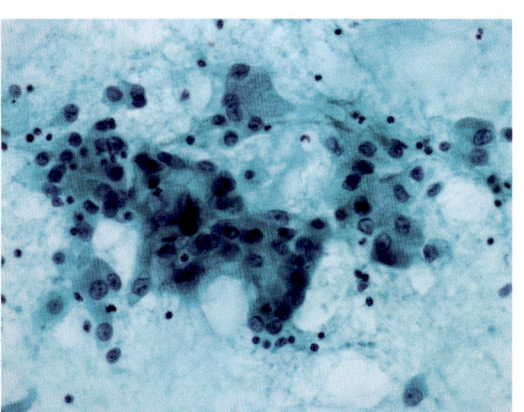

図8／腺房型腺癌(気管支擦過)
淡染性細胞質の異型細胞が不規則な配列を示している．

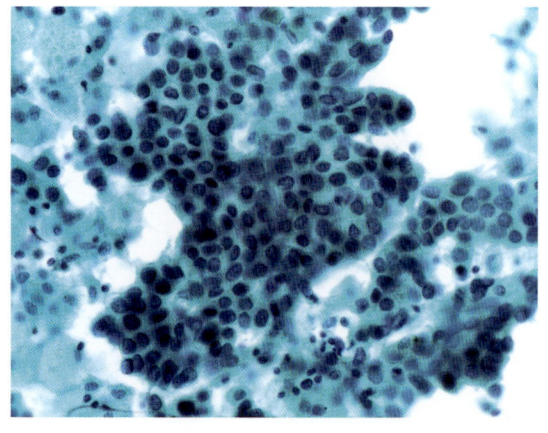

図9／乳頭型腺癌(気管支擦過)
乳頭状，一部シート状の細胞集塊で，不規則重積がみられる．

2 実践的な細胞診の見方

❖ 細気管支肺胞上皮癌

3) 細気管支肺胞上皮癌 bronchioloalveolar carcinoma (BAC)
☐ 粘液非産生性，粘液産生性（杯細胞型），それらの混合型（あるいは不確定型）の3つに細分類されている．細気管支や肺胞の上皮を置換する増殖様式をとり，間質や血管，胸膜への浸潤を示さない腺癌である．

①粘液産生性（杯細胞型）の細気管支肺胞上皮癌
☐ 直接採取法では，平面的なシート状や柵状の細胞集塊で出現し，ときに乳頭状集塊として認められる．細胞質は豊富で黄褐色調に染まる粘液をしばしば多量に有しているが，細胞境界は明瞭である（図10）．
☐ 核の大きさは小型〜中型で，シート状集塊では中心性，柵状ないし乳頭状集塊では偏在性にみられる．
☐ 小型核の細胞では皺や切れ込みなどの核形不整が目立つことが多い．中型核の細胞にはしばしば明瞭な核小体が認められる．
☐ 喀痰では，不規則な配列の小集塊として出現することが多い．細胞異型に乏しく，杯細胞増生などとの鑑別を要することがあるが，集塊中に線毛はみられない（図10）．

②粘液非産生性の細気管支肺胞上皮癌（細胞異型が軽度な高分化の乳頭型腺癌を含む）
☐ 両者とも主としてクララ細胞型ないしⅡ型肺胞上皮細胞型の腫瘍細胞が増殖したものである．
☐ 細胞所見の特徴は，平面的でシート状ないし軽度に重積した細胞集塊で出現し，高分化の乳頭型腺癌では乳頭状集塊もみられる．
☐ 核は類円形で切れ込みないし核に皺を有することが多く，ときに著しい不整を示すことがある．クロマチンは微細顆粒状で，ときに核内封入体がみられる．
☐ 核異型に乏しいことが多く，次に示す異型腺腫様過形成との鑑別が問題となることがある．

❖ 異型腺腫様過形成

付）異型腺腫様過形成 atypical adenomatous hyperplasia (AAH)
☐ 異型腺腫様過形成は，肺癌切除例に偶発的に発見される病変として認識されていた．現在，胸部CT等の画像診断により5mm程度のすりガラス陰影 ground glass opacity (GGO) として小型病変が発見されるようになり，肺腺癌の前癌病変の1つである可能性が考えられている．既存の肺胞壁に沿って立方状の異型細胞が1層に進展し増殖する．

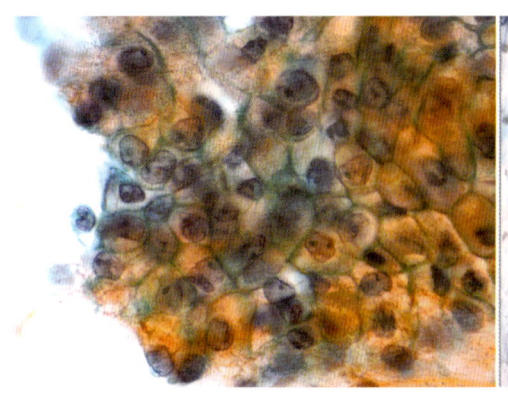

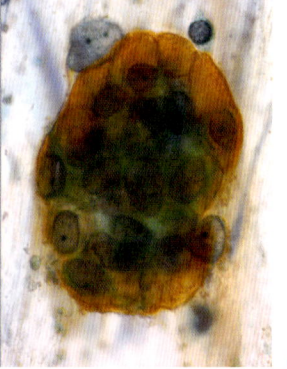

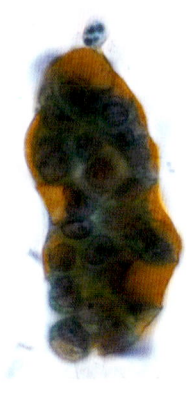

図10／粘液産生性（杯細胞型）の細気管支肺胞上皮癌（左：気管支擦過，中・右：喀痰）
軽度の重積を示す細胞集塊で，細胞質には黄褐色調に染まる粘液を有している．細胞境界は明瞭である．個々の細胞には，核形不整がみられる．

アイコン：☀知っトク知識，⚠要注意！，■一口メモ

- □ 切除材料の捺印標本での細胞所見では，出現細胞数が少なく，細胞集塊も小さい[10]．
- □ 平面的配列で結合が疎である．核は類円形で2核の細胞がみられることがある．
- □ 核の切れ込みは稀で，核内封入体を認めるものもある．
- □ 粘液非産生性の細気管支肺胞上皮癌を中心とした異型が軽度な高分化の乳頭型腺癌との鑑別が必要である．

❖粘液産生充実型腺癌

4）粘液産生充実型腺癌 solid adenocarcinoma with mucin
- □ 充実性増殖を示す腺癌で，粘液を含む腫瘍細胞がみられる．
- □ 腫瘍細胞は比較的大型で細胞異型が高度のことが多く，散在性から結合の緩い集塊，ときに不規則重積性集塊として出現する．
- □ 大細胞癌や低分化扁平上皮癌との鑑別を要するが，粘液を含む細胞の有無およびその出現頻度により区別できることが多い．

3 腺扁平上皮癌 adenosquamous carcinoma

❖腺扁平上皮癌
- □ 腺癌細胞と扁平上皮癌細胞が混在して出現する．
- □ 直接採取法で両者がみられたときには腺扁平上皮癌を推定診断できるが，一方の腫瘍細胞のみが採取される場合もある．
  - ■ 肺癌取扱い規約では，扁平上皮癌，腺癌成分のいずれかが少なくとも腫瘍全体の10％以上占めるものを腺扁平上皮癌と規定している[5]．

4 大細胞癌 large cell carcinoma

❖大細胞癌
- □ 積極的に大細胞癌とする指標はなく，低分化型の扁平上皮癌と腺癌あるいは小細胞癌を除く除外診断であり，細胞診と組織診との一致率は他の組織型に比べ低い．
- □ 大細胞癌は異型性の強い大型の細胞で，核は大きく，細胞質も比較的広いことが多い．
- □ 核形は類円形から不整形で，核小体はしばしば大きく目立つ．
- □ 細胞結合性が緩く，散在性に出現するものが多く，少数の単核ないし多核の巨細胞を伴うこともある．
  - ☀ 背景に多数の好中球などをみる場合もあり，ときに壊死細胞の目立つ例もある．

5 神経内分泌腫瘍 neuroendocrine tumor

- □ 神経内分泌細胞への分化を示す腫瘍であり，定型的カルチノイド，非定型的カルチノイド，大細胞神経内分泌癌，小細胞癌の4つに分類されている．後者の2つは高悪性度の腫瘍である．
- □ 細〜粗顆粒状もしくは濃染する独特の核クロマチンが特徴であり，こういったクロマチンを有する細胞をみたときに，神経内分泌系の腫瘍を考慮することが重要である．

❖カルチノイド腫瘍

1）カルチノイド腫瘍 carcinoid tumor
- □ 神経内分泌性格を有する低悪性度の腫瘍であり，組織学的には定型的カルチノイドと非定型的カルチノイドに分けられる．
  - ☀ 気管支内腔にポリープ状に発育することが多く，表面を気道上皮に覆われているために喀痰中に腫瘍細胞が出現することは少ない．
- □ 定型的カルチノイド typical carcinoid では，腫瘍細胞は，結合性が緩い平面的集塊や

2 実践的な細胞診の見方

敷石状から散在性にみられ，ときにロゼット様配列をみることがある（図11）。
- □ 細胞質は比較的広く細顆粒状から淡染性で，辺縁が不明瞭なことも多い．核は類円形，小型で気管支上皮細胞の核と同じかやや大きく，大小不同や核形不整に乏しい．クロマチンは細〜粗顆粒状で，核小体は1〜2個認められることが多い．
- □ 核の大小不同がやや目立つもの，大型核の細胞を混在するものがある．
- □ 非定型的カルチノイド atypical carcinoid と診断を確定するには，濃縮状核の変性細胞や ghost cell などの壊死を示唆する所見，ないし核分裂像が必須となる．
  - ⚠ 細胞異型が強いときには小細胞癌ないし大細胞神経内分泌癌との鑑別を要し，細胞診では診断が困難なこともある．

❖ 小細胞癌

2) 小細胞癌 small cell carcinoma

- □ 治療法の違いから，小細胞癌または混合型小細胞癌か，その他の癌（非小細胞癌）であるかの鑑別が臨床上重要である．
  - ▶ 小細胞癌は旧肺癌取扱い規約に記載されている燕麦細胞型と中間細胞型に区別して観察したほうがわかりやすい．

①従来の燕麦細胞型に相当する細胞像
- □ 細胞は類円形小型で，細胞質がきわめて乏しく裸核様に観察される（図12）．
- □ 孤在性から結合性の緩い小集塊として出現し，鋳型状配列が目立つことが多い．
- □ 核縁がごく薄く，クロマチンはきわめて微細であり，核小体はあまり目立たない．
- □ 背景には壊死物質や濃縮状核の変性細胞を伴うことが多い．
  - ● 悪性リンパ腫との鑑別が困難な場合もあるが，上皮性結合の有無が鑑別点となる．

②従来の中間細胞型に相当する細胞像
- □ 細胞はやや大きく類円形〜楕円形，ときに短紡錘形である．
- □ 細胞質は明瞭なことが多い．クロマチンは微細顆粒状〜やや粗糙になり，一部の細胞に明瞭な核小体を認めることがある．
  - ● 鋳型状配列が目立たないものもあり，直接採取法では小集塊として出現する傾向が強くなる．

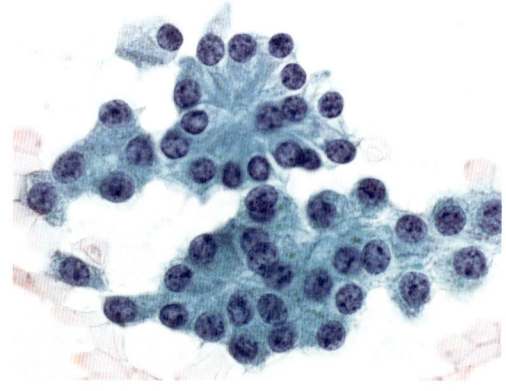

図11／定型的カルチノイド
淡染性の細胞質と細顆粒状のクロマチンを示す異型細胞を認める．ロゼット様の配列を示す細胞集塊がみられる．

図12／小細胞癌
小型で細胞質の乏しい異型細胞をみる．一部に鋳型様の配列がみられる．

アイコン： ☀知っトク知識， ⚠要注意！， ▪一口メモ

❖**大細胞神経内分泌癌**

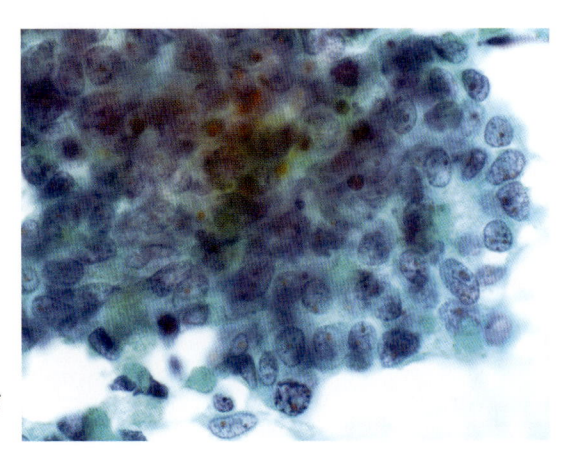

3) 大細胞神経内分泌癌 large cell neuroendocrine carcinoma

- □ 大細胞神経内分泌癌は大細胞癌の特殊型に分類されているが，細胞像は大細胞癌とは異なり特徴的な形態を示す．
- □ 背景にはしばしば壊死物質を伴い，結合性の緩い細胞集塊と散在性に裸核細胞を認め，同時に重積性を示す大型集塊がみられることが多い．
- □ 細胞集塊の辺縁には柵状配列を見出すことが多く，ときにロゼット様配列を伴うことがある（図13）．
- □ N/C比の高い細胞が多いが，やや豊富な細胞質を有するものもある．細胞質は淡染性で境界が不明瞭である．
  - ☀ 核は小リンパ球の2～4倍程度の大きさで，クロマチンは濃染して細〜粗顆粒状であり，核小体を認めることが多い．
- □ 大細胞神経内分泌癌は，小細胞癌，ときに非定型的カルチノイド，低分化型の扁平上皮癌や腺癌との鑑別が必要なこともある（表3）．

6 多形，肉腫様あるいは肉腫成分を含む癌

❖**低分化な非小細胞癌**

- □ 肉腫あるいは肉腫様成分を含む低分化な非小細胞癌であり，発生頻度は肺悪性腫瘍の1％以下である．①紡錘細胞あるいは巨細胞を含む癌，②癌肉腫，③肺芽腫，④その他に亜分類される．
  - ☀ 通常の非小細胞肺癌と比較して予後不良であることが多いため，その組織型の認識は臨床上重要である[6,11]．

❖**紡錘細胞・巨細胞を含む癌**

1) 紡錘細胞あるいは巨細胞を含む癌

- □ 多形癌，紡錘細胞癌，巨細胞癌に細分類されているが，多形癌の頻度がもっとも高い．含まれる腫瘍細胞の成分によって表4のように分けられる．

①多形癌 pleomorphic carcinoma

- □ 壊死物質を伴うことが多く，多数の好中球やリンパ球の出現をみることがある．
  - ⚠ 多形癌の診断には2種類以上の腫瘍細胞の確認が必要であるが，多彩な組織形態のなかの一部の細胞だけが採取されることも多く，肉腫様細胞あるいは巨細胞のみを認めた場合でも多形癌の可能性を否定できない．
- □ 肉腫様細胞は核および細胞の形がともに紡錘形の細胞と，基本的な核の形が類円から卵

図13／大細胞神経内分泌癌
大型核を有する異型細胞からなる集塊で，一部にロゼット様，柵状の細胞配列を認める．

2 実践的な細胞診の見方

円形で，かつ細胞形が類円から紡錘形の細胞とに分けられる．両者とも核形不整が目立ち，クロマチンはしばしば粗糙である．後者の細胞には脳回転状などの著しい核形不整をみることが多い．細胞質は辺縁が不明瞭なことが多く，結合性の緩い細胞集塊ないしは散在性に出現する．

- 巨細胞はきわめて大型な単核ないし多核の細胞であり，結合性が緩く散在性に出現する．高度の多形性を示すことが多く，核の大きさは組織切片上で 40 μm 以上となっており[12]，細胞診標本では 50 μm 以上が目安と考えられる．

②紡錘細胞癌 spindle cell carcinoma

☐ 異型性の強い紡錘形細胞を主体とした肉腫様細胞のみが出現する．
☐ 確定にはサイトケラチン，EMA などの上皮マーカーによる免疫染色が必要な場合もある．

表3／各種の神経内分泌腫瘍と低分化癌の細胞像の比較

		小細胞癌（中間細胞型）	大細胞神経内分泌癌	非定型的カルチノイド	腺癌	低分化扁平上皮癌
壊死性背景		しばしば	しばしば	稀	稀	しばしば
集塊の結合性		弱	やや強	弱	やや強	やや強
重積性集塊		なし	あり	なし	あり	ときにあり
孤立細胞		多い	多い	多い	少ない	少ない
柵状配列		稀にあり	あり	ときにあり	なし	なし
ロゼット形成		ときにあり	あり	ときにあり	なし	なし
細胞の形状		類円〜楕円	類円〜紡錘	類円〜不整	類円〜楕円	類円〜紡錘
N/C 比		高	中	低〜中	中〜高	中
細胞質		淡染・密	淡染・粗	顆粒状	レース状	淡染・密
細胞境界		不明瞭	不明瞭	不〜明瞭	明瞭	不明瞭
核	形状	類円〜不整	類円〜楕円	円〜不整	円〜不整	円〜不整
核	核縁	薄い	薄い〜肥厚	薄い〜軽度肥厚	肥厚，切れ込み	薄い，不規則
核	クロマチン	微細〜細	細〜粗	細〜粗	微細，ときに粗	細〜粗
核	核小体	不明瞭	不〜明瞭	明瞭	明瞭，ときに不	不〜明瞭
核	核線	あり	あり	あり（少）	なし	なし
核	分裂像	多い	多い	少ない	少ない	少ない

表4／多形癌，紡錘細胞癌，巨細胞癌に含まれる細胞成分（文献12より引用，一部改変）

	非小細胞癌細胞	紡錘細胞（肉腫様細胞）	巨細胞
多形癌	＋	＋	＋
多形癌	＋	＋	－
多形癌	＋	－	＋
多形癌	－	＋	＋
紡錘細胞癌	－	＋	－
巨細胞癌	－	－	＋

③巨細胞癌 giant cell carcinoma
□ 巨細胞を主体とした多形性の高度な腫瘍細胞が散在性に出現する．
□ 背景に多数の白血球をみることがあり，ときに細胞内に好中球などの浸潤ないし嵌入がみられる（G-CSF 産生腫瘍）（図 14）．
- G-CSF 産生腫瘍[13]：稀に顆粒球コロニー刺激因子 granulocyte-colony stimulating factor（G-CSF）産生性の腫瘍があり，肺癌の頻度がもっとも高い．G-CSF により血中の好中球増多を示すときは原疾患が進行している場合が多く，予後は不良なことが多い．

❖ 癌肉腫

2）癌肉腫 carcinosarcoma
□ 扁平上皮癌，腺癌，大細胞癌などの非小細胞癌の成分に加えて，横紋筋肉腫，軟骨肉腫，骨肉腫などの異種の悪性間葉成分を伴う腫瘍である．細胞診や生検において異種の肉腫成分が採取されないときには診断できない．

❖ 肺芽腫

3）肺芽腫 pulmonary blastoma
□ 偽腺管期の胎児肺に類似した腺癌成分と悪性の未熟な間葉系成分からなる 2 相性の腫瘍である．
□ 腺癌細胞は不規則な配列のシート状集塊主体に出現し，細胞質は明るくグリコーゲンを豊富に有し，ジアスターゼ消化 PAS で消化される．
□ 未熟な間葉系細胞は類円形，短紡錘形，長紡錘形などの種々の形態の細胞が散在性に出現し，ときに多形性が高度なこともある．

7 唾液腺型癌

□ 気管支腺由来の腫瘍であり，腺様嚢胞癌と粘表皮癌が大部分を占める．きわめて稀に上皮筋上皮癌，腺房細胞癌，悪性混合腫瘍などがある．これらの腫瘍は多くの場合，正常気道上皮細胞に被覆された粘膜下腫瘍の形で発育する．

❖ 腺様嚢胞癌

1）腺様嚢胞癌 adenoid cystic carcinoma
□ 個々の腫瘍細胞は小型で異型性に乏しい．核は円形〜類円形で線毛円柱上皮細胞の核とほぼ同大であり，細胞質は薄く N/C 比が高い．クロマチンは細顆粒状で，核小体は目立たない．

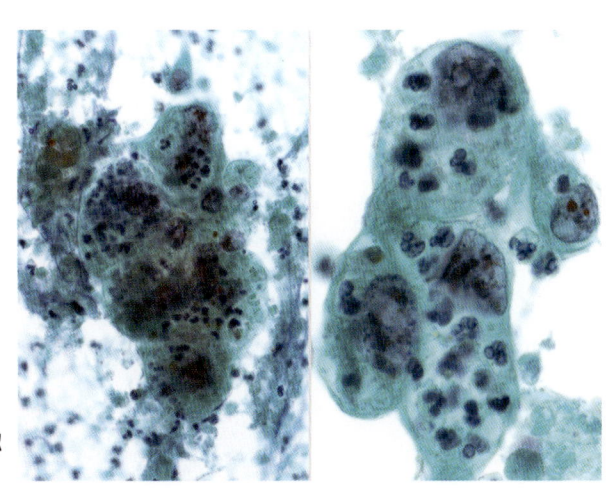

図 14／巨細胞癌（G-CSF 産生腫瘍）
巨細胞の出現がみられ，細胞内に多数の好中球が認められる．

2 実践的な細胞診の見方

□ 腫瘍細胞が粘液様物質を取り囲んだ球状集塊 mucous ball がもっとも特徴的な細胞像（図15）であり，粘液様物質は集塊外にもみられることがある．

❖ 粘表皮癌

2）粘表皮癌 mucoepidermoid carcinoma

□ 腫瘍細胞は一般に異型が軽度のことが多く，扁平上皮型，粘液産生型（杯細胞型），中間型の3種類の細胞があり，これらが種々の割合で混在あるいは移行して出現する．
□ 扁平上皮型細胞に角化をみることは少ない．
□ 中間型細胞は明確に扁平上皮あるいは腺上皮への分化を示さない細胞であり，N/C比が低く，核は小型類円形で異型に乏しいが，明瞭な核小体を認めることが多い．

8 転移性腫瘍

❖ 転移性腫瘍

□ 肺は血行性転移の多い臓器の1つであり，とくに単発性で既往歴がない場合は原発性か転移性かの鑑別が必要となる．
□ 転移性肺腫瘍では，肺癌の肺内転移のほか，乳癌，直腸癌，胃癌，子宮癌の転移が比較的多い．その他では，甲状腺癌，腎癌，骨肉腫，悪性黒色腫，食道癌，絨毛癌などがあげられる．

※ 特徴的な細胞像を示す腫瘍ならば，原発部位の推定は可能である．例えば，大腸の高分化型腺癌，腎臓の明細胞癌，甲状腺の乳頭癌と濾胞癌，胃の印環細胞癌などは推定可能なことが多い．

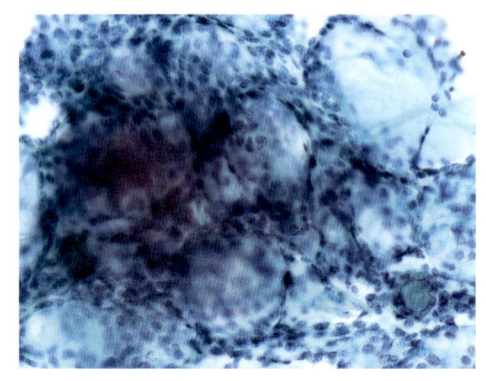

図15／腺様嚢胞癌の細胞像
細胞集塊に篩状の構造が認められる．

文　献

1) 堤 寛：感染症病理アトラス．文光堂，東京，p.111, 2000
2) 矢崎博久ほか：呼吸器科 11: 17, 2007
3) 平田哲生ほか：日本胸部臨床 66: 297, 2007
4) 松井成明ほか：日臨細胞誌 46: 256, 2007
5) 日本肺癌学会編：肺癌取扱い規約，改訂第6版．金原出版，東京，2003
6) World Health Organization Classification of Tumors. Pathology and Genetics. Tumours of the Lung, Pleura, Thymus and Heart. IARC Press, Lyon, 2004
7) Shimosato Y et al: Morphogenesis of peripheral type adenocarcinoma of the lung. In: Morphogenesis of Lung Cancer, Vol 1. (Shimosato Y et al eds.) CRC Press, Boca Raton, p.65, 1982
8) Tsuta K et al: Am J Surg Pathol 28: 868, 2004
9) Hoshi R et al: Cancer (Cancer Cytopathol) 102: 81, 2004
10) 清水禎彦：病理と臨床 23: 668, 2005
11) 星 利良ほか：日臨細胞誌 38: 205, 1999
12) 深山正久ほか：肺・胸部の腫瘍．外科病理学，第4版（向井清ほか編）．文光堂，東京，p.291, 2006
13) 北川誠一：日本臨牀（別冊 血液症候 2）．日本臨牀社，東京，p.25, 1998

アイコン：☀知っトク知識，⚠要注意！，■→一口メモ

COLUMN 良性腺系異型細胞と腺癌細胞の鑑別点：細胞集塊の不規則重積性と核の立体不整について

呼吸器細胞診において，良性腺系異型細胞が喀痰検体中に認められたときには，変性のためクロマチンの濃染や不均等分布がみられ，腺癌細胞と誤診されることがある．ここでは，良性腺系異型細胞と腺癌細胞の鑑別点について，細胞集塊の重積性と核の立体不整に注目して説明する．

細胞集塊について比較してみると，腺癌細胞（図1a）では，細胞集塊中にフォーカスの合わない細胞が認められる．これに対して，良性腺系異型細胞（図1b）では，すべての細胞が1カ所のフォーカスで合っている．腺癌細胞と良性腺系異型細胞の集塊をシェーマであらわすと図2のようになり，腺癌の細胞集塊は立体的で不規則な細胞集塊として出現するのに対して，良性腺系異型細胞では2次元的な平面の集塊となる．良性腺系異型細胞の集塊は，一見乳頭状にみえても，真の意味での立体的細胞集塊ではないことに注意を払う必要がある．個々の細胞について比較してみると，腺癌においては，フォーカスを微妙にずらして観察すると，核の焦点が複数箇所で合う（図3）．腺癌の核形不整は，平面的な核形の不整ではなく，立体的な核形の不整として認められる（図4）．この所見を核の立体不整と呼んでいるが，腺癌細胞を診断するうえで有用な所見である．図5に腺癌症例の喀痰中に出現した異型細胞のフォーカスをずらした写真を提示する．この写真をみると，腺癌の細胞集塊には不規則な重積があり，個々の細胞においては核の立体不整があることが理解可能であろう．

★文献
1) 安斎幹雄ほか：日臨細胞埼玉会誌 18: 48, 2000

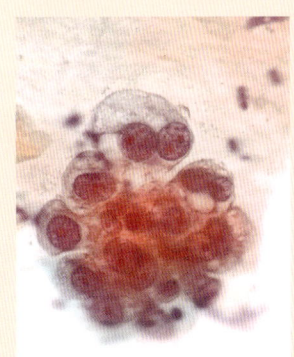

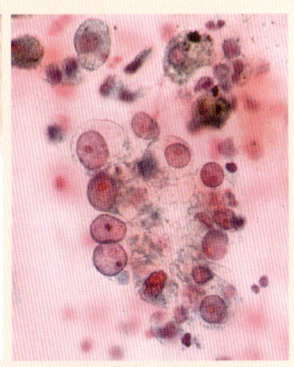

図1／喀痰中にみられた腺癌細胞（a），良性異型腺系細胞（b）
腺癌細胞の集塊中にはフォーカスの合わない細胞が混在しており，立体的な集塊を示している．良性腺系異型細胞の細胞集塊は平面的で，細胞のフォーカスが1カ所で合う．

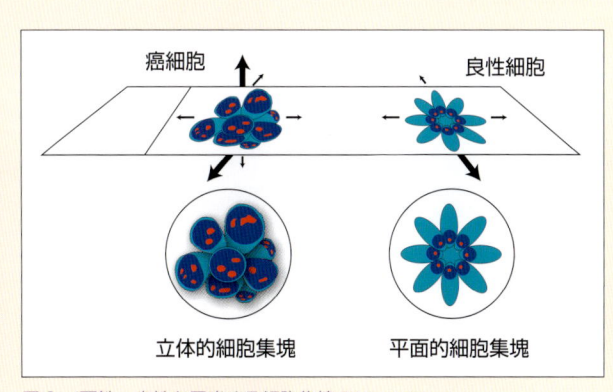

図2／悪性・良性を示唆する細胞集塊のシェーマ
悪性の細胞集塊は立体的で不規則な細胞集塊を示す．

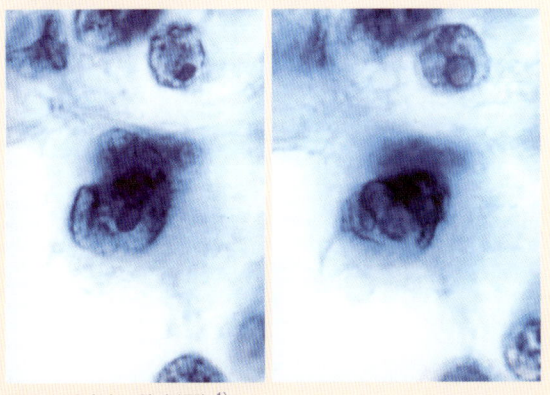

図3／喀痰中の腺癌細胞[1]
細胞のフォーカスをずらすと核のフォーカスが複数箇所で合い，核が立体的に異型を示していることがわかる（核の立体不整）．

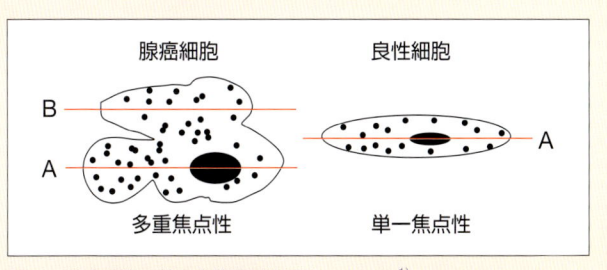

図4／腺癌細胞の核の立体異型を示すシェーマ[1]
腺癌細胞は核の立体不整がみられるが，良性細胞ではみられない．

図5／腺癌細胞の細胞集塊
不規則な重積を示し，順にフォーカスを変えると核の形態が立体的に変化するのがわかる．

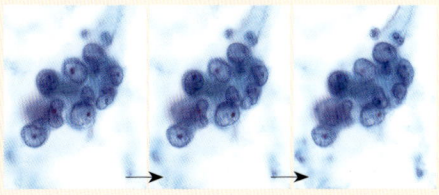

2 実践的な細胞診の見方

3 乳腺

1 基本事項

❖ 5つの基本事項

- □ 乳腺は体表からアプローチしやすい点，手技が被検者にとって軽度の侵襲性で済む点などから，穿刺吸引細胞診の対象となる代表的な臓器の1つである．
- □ 乳癌罹患率は近年増加の一途を辿っており，従来8〜9割とされている細胞診の正診率をさらに高めていくためには，所見の把握や判定をより的確に行う必要がある．
- □ 乳腺の細胞診では，強い細胞異型や構造異型を認める場合は判定に迷うことはない（図1）が，細胞が小型で集塊も一見すると良性と区別がむずかしい症例をしばしば経験する（図2）．これらの鑑別困難症例を誤陰性にしないことが重要である．
  ⚠ 細胞異型や軽度構造異型を伴う良性病変は，誤陽性の危険があるので注意が必要である[1]．
- □ 標本を鏡検する場合は，まず弱拡大で集塊の形状や細胞配列の結合性の異常などの構造異型に着目することが大切である（表1，2）．そのうえで個々の細胞異型について観察する．
- □ 背景やその他の有用な所見についても参考にすべきである．

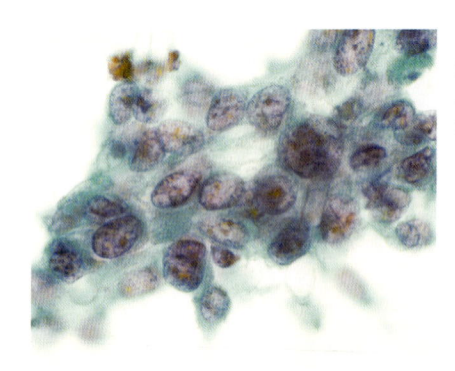

図1／細胞異型が強い癌
細胞は大型で，核形不整，核小体の腫大，クロマチンの増量を示す．

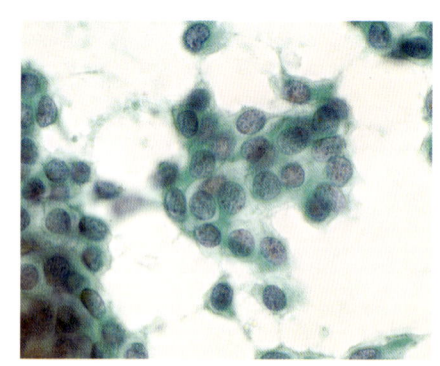

図2／細胞異型が弱い癌
細胞は小型で核は類円形を示し，核小体の腫大もみられない．

表1／集塊の結合性が強い場合の判定フローチャート

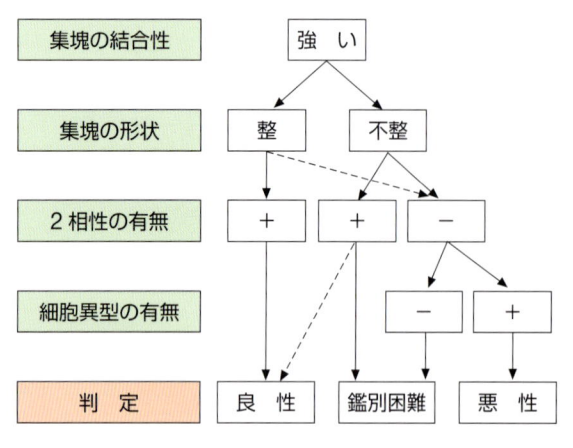

集塊の結合性	強 い		
集塊の形状	整	不整	
2相性の有無	＋	＋	－
細胞異型の有無		－	＋
判 定	良 性	鑑別困難	悪 性

表2／集塊の結合性が弱い場合の判定フローチャート

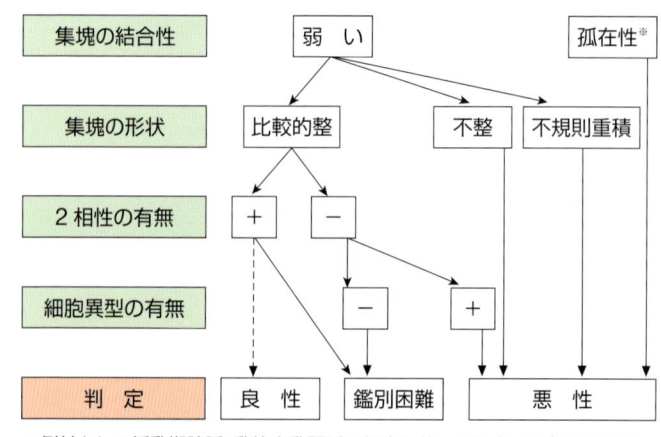

集塊の結合性	弱 い			孤在性※
集塊の形状	比較的整	不整	不規則重積	
2相性の有無	＋	－		
細胞異型の有無		－	＋	
判 定	良 性	鑑別困難	悪 性	

※例外として授乳期腺腫，乳管内乳頭腫に梗塞を伴った場合，アポクリン化生，乳腺内リンパ節があげられる．

アイコン：☀知ットク知識，⚠要注意！，■▶一口メモ

2 スクリーニング・鑑別診断の進め方

1 背景

- □ 良性悪性にかかわらず，さまざまな背景所見が存在するが，病変によってはその性状を推定するのに有用な場合がある．

❖**泡沫細胞**
- □ 泡沫細胞 foam cell は乳腺細胞診でしばしば遭遇する細胞で，嚢胞性病変では良悪性にかかわらず認められることが多い．
- □ 良性病変では乳管内乳頭腫，悪性病変では乳頭状癌，嚢胞内癌など乳管内に増殖性病変が存在する場合にみられることがある．
- □ 葉状腫瘍，線維腺腫など拡張や延長を示す腺増生がみられる場合にも認められることがある．

❖**リンパ球**
- □ リンパ球は乳房内リンパ節，悪性リンパ腫でみられるが，その場合には，通常上皮細胞の混在は認められない．良悪性はリンパ球の異型や幼若性で判別する．
- □ 髄様癌の多くの症例でも認められ，しばしば形質細胞が混在する．ときに充実腺管癌の背景にみられることもある．

❖**好中球**
- □ 好中球は乳腺炎など急性あるいは化膿性炎症でみられる．嚢胞液中に多数認められることもある．
  - ☀ 好中球が腫瘍の背景としてみられることは稀である．

❖**双極裸核**
- □ **双極裸核**の由来は筋上皮細胞，間質細胞，上皮細胞などである．
- □ やや濃染する小型円形のものは筋上皮細胞由来が考えられ，間質細胞由来の場合は小葉内間質のような浮腫状で柔らかい間質に由来するものが多い．ただし，両者をパパニコロウ標本で鑑別することはむずかしい．
  - ☀ 線維腺腫症例を用い p63 の免疫染色を行いこれらを確認すると，裸核の約半数は陽性所見を示し，半数は陰性である（図3）．
- □ 裸核細胞は良悪性さまざまな病変で出現するが，頻度としては良性病変で認められることが多い．
  - ■▶ 線維腺腫のように浮腫状の間質増生や上皮および筋上皮の増生を認める病変では多数の双極裸核がみられ，病変推定の一助となることがある．

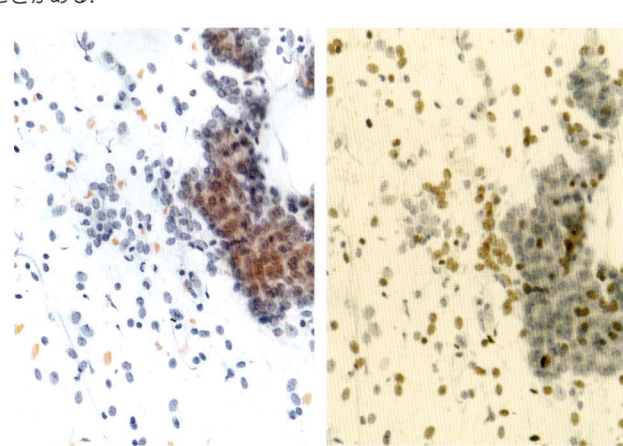

図3／線維腺腫（左：パパニコロウ染色，右：p63染色）
裸核細胞は，p63 に陽性所見を示す筋上皮細胞と陰性のものとが混在する．

2 実践的な細胞診の見方

❖ **間質の集塊**
- □ 間質の集塊は線維腺腫，葉状腫瘍でみられることが多く，集塊辺縁がきれいに輪郭されたものは線維腺腫，葉状腫瘍を推定するのに役立つ（図4，5）．
- □ 間質集塊の核密度が上昇し，核腫大を伴う場合は葉状腫瘍を疑う．
  - ⚠ 稀に癌症例でも間質の集塊をみられることがあるので注意を要する（図6）．

❖ **細胞断片**
- □ 細胞断片 cell debris は壊死や apoptosis に由来すると考えられるが，ほとんどが悪性腫瘍に伴うもので，面疱癌では著明な細胞断片がみられる（図7）．
  - ⚠ 良性でも病変に梗塞を伴う場合には出現するので，細胞異型が弱い癌との鑑別には注意を要する．

❖ **粘液**
- □ 粘液は古典的には，上皮性粘液 epithelial mucin と間質性粘液 stromal mucin に分けられる．
- □ 一般的に上皮性粘液はややオレンジがかった色に濃染し，間質性粘液は青みがかった色に淡染するため細胞診標本で両者を鑑別できる場合が多い．
- □ 上皮性粘液が多量にみられる代表的病変は粘液癌である．非浸潤性乳管癌や神経内分泌癌でも少量であるが細胞外にみられることがある[2]．
- □ 腺様嚢胞癌では腺腔内に上皮性粘液を，間葉系細胞に囲まれて間質性粘液を認める．
- □ matrix producing carcinoma では，非上皮性にみえる悪性細胞に混在して粘液物質を認める[3]．
- □ mucocele-like tumor では背景に粘液がみられるが[4]，この粘液は粘液癌より薄く，性状が異なる．
  - ☀ mucocele-like tumor の一部は境界病変も含まれるとの報告があり[5]，標本上に粘液を認める場合は上皮細胞を丁寧に観察する必要がある．

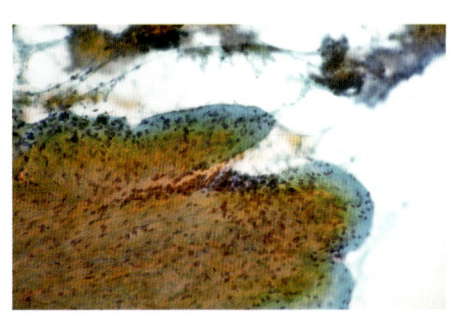

図4／線維腺腫でみられた間質の集塊
縁取りのはっきりした間質細胞集塊である．核密度の上昇はない．

図5／葉状腫瘍でみられた間質の集塊
図4に類似した集塊であるが，核密度が上昇している．

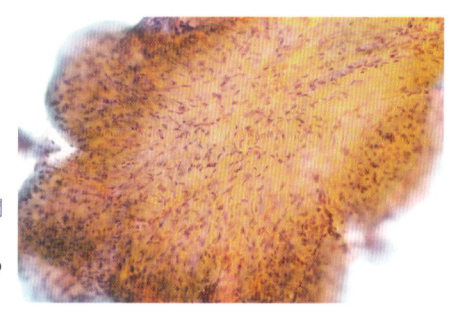

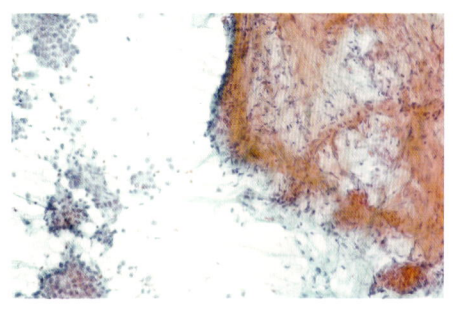

図6／癌症例でみられた間質の集塊
図の右に間質細胞集塊がみられるが，辺縁はホツレ状である．

図7／面疱癌でみられた細胞断片
背景にライトグリーンに濃染する不定形な細胞断片がみられる．

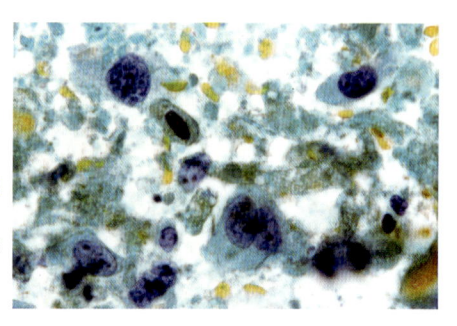

アイコン：☀知っトク知識，⚠要注意！，▶一口メモ

⚠ 線維腺腫や葉状腫瘍で増生する間質が粘液変性を起こし，多量の間質粘液を認め，粘液癌との鑑別を要する症例もあるので注意が必要である．

❖ 多核巨細胞
- □ 一部の癌で**破骨型多核巨細胞**を伴うことがある[6]．
  - ☀ 細胞が小型で異型が弱い癌の場合でも破骨型多核巨細胞の存在により悪性判定に役立つ場合がある（図8）．

2 出現パターン

❖ 出現パターン
- □ 良性病変では採取細胞量は少なく，種々の細胞が出現するのに対して，**悪性病変では採取細胞量は多く，出現細胞は単一細胞であることが多い**．
  - ▶ 集塊の形状から組織像における増殖形態を推測しながら観察していくことが大切である[7]．
- □ 良悪性の鑑別は，まず弱拡大で集塊の結合性の強弱，形の整・不整，不規則重積の有無を観察する．一般的には，良性病変では細胞の結合性は強く，悪性病変では弱い．また，規則性，シート状のものは良性病変に多く，不整形，重積性，孤立散在性のものは悪性病変に多い．

3 集塊のパターン

- □ ここでは乳腺でみられる集塊のパターンをより実践的な立場から分類する．

❖ シート状
- □ シート状は腺管状増生を示す病変でみられる．
- □ 良性の場合は結合性の強い集塊で認められ，上皮細胞と筋上皮細胞とのいわゆる**2相性**が確認できる（図9）．
- □ 代表的な良性病変としては，**管周囲型線維腺腫**と**葉状腫瘍**があり，とくに葉状腫瘍では筋上皮を伴う大型のシート状上皮集塊が病変推定の有用な所見となる[8, 9]．
- □ シートの広さは腺腔を覆う上皮の面積に比例する．
  - ☀ 悪性病変のうち，非浸潤性乳管癌では広い腺腔をつくり，腔内に低乳頭状の発育を認める亜型の場合には，しばしば広いシート状集塊がみられる（図10）．この場合，一部に小乳頭状突出を確認することが判定に役立つ．

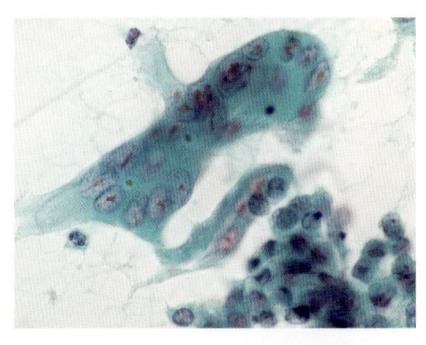

図8／癌症例に出現した破骨型巨細胞
大型多核細胞がみられ，細胞質所見は緻密な泡沫状である．核小体が目立つが，クロマチンの増量はない．

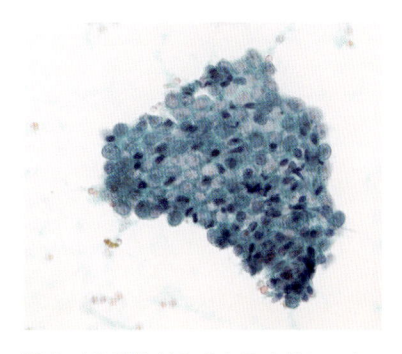

図9／2相性がみられる良性シート状集塊
上皮細胞のシート状集塊上のやや焦点がずれたところに，小型で濃染核の筋上皮細胞がみられる．

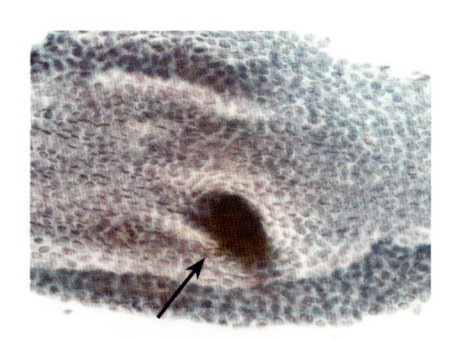

図10／悪性シート状集塊（DCIS）
比較的広いシート状集塊で，筋上皮細胞はみられない．中央よりやや下に上皮の立ち上がりがみられる．

2 実践的な細胞診の見方

❖ 腺管状
- □ 腺管状はシート状と同様に腺管状増生を示す病変で出現する．
- □ 集塊中の細胞配列，核密度，集塊辺縁の形状，結合性を観察する．
- □ 良性の場合は核密度が低く，しっかりと結合しているため配列が規則的にみえる（図11）．集塊辺縁もスムーズであり，集塊内部および辺縁に筋上皮細胞が確認できる．
- □ 悪性症例の多くは核密度が上昇し，不規則重積，結合性低下を示す腺管状集塊を示す（図12）．通常，腺管の形状も不整形を示す．
  - ☀ 管状癌や管状に浸潤する乳管癌の一部に重積がほとんどみられないものもあるが，集塊の一部は鋭角的な形を呈し，筋上皮細胞の付着はみられない．

❖ 乳頭状
- □ 乳頭状集塊とは中心部に間質を認める集塊であり，基本的には乳管内増生を意味する．ただし組織学的に乳頭状と診断される増生が，必ずしも細胞診標本で乳頭状集塊を示すとは限らない．
- □ 乳管内乳頭腫などの良性乳頭状病変では，結合性の強い大型集塊が認められ，集塊の中心部に比較的太い間質が観察できる（図13）．
- □ 集塊の中心部に細い1本の血管間質がみられる場合は乳頭状癌の診断が可能である（図14）．この場合，血管に対して上皮が垂直に並ぶことが多い．
- □ 乳管内の低乳頭状増殖では，シート状の上皮から立ち上がる像（図10）がみられる[10]．
  - ☀ 特殊例といえる浸潤性微小乳頭状癌 invasive micropapillary carcinoma では，集塊の結合性が比較的強く，集塊の外側に遊離縁が認められる．

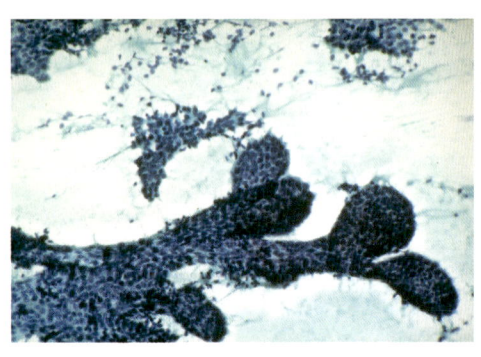

図11／良性腺管状集塊
きれいに輪郭が追える指状の集塊である．配列の乱れや核密度の上昇はない．

図12／浸潤性乳管癌症例の腺管状集塊
不整形を示す大小の集塊がみられる．上皮も1層の部分と重積する部分が不規則に混在する．

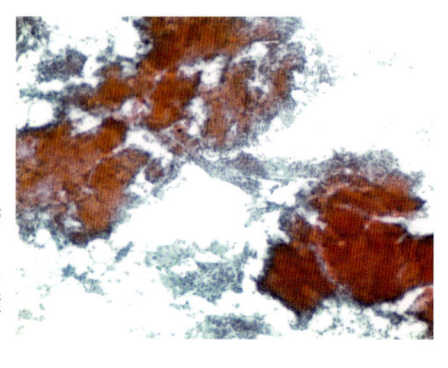

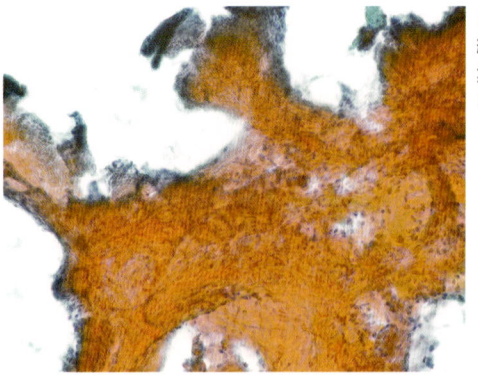

図13／良性乳頭状集塊
結合性の強い大型集塊である．集塊の中央部に比較的広い間質を認める．

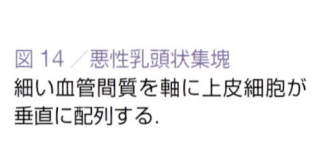

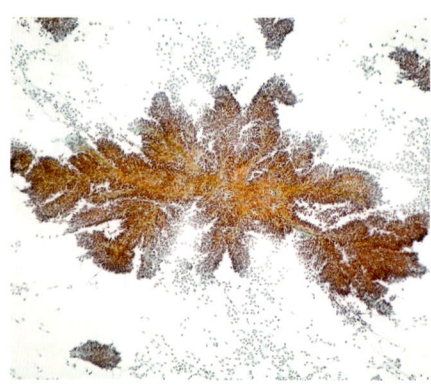

図14／悪性乳頭状集塊
細い血管間質を軸に上皮細胞が垂直に配列する．

アイコン：☀知っトク知識，⚠要注意！，■▶ーロメモ

❖ 篩状

- □ 組織学的には，篩状構造は悪性判定の指標の1つであるが，細胞診標本では3次元的なイメージで捉えることが大切で，組織の所見とは若干異なった印象を受ける（図15）．
- □ 篩の穴の部分の上皮配列が良悪性のポイントといわれているが，平面的な篩状構造は良性に由来することが多い（図16）．
- □ 重積性を示す篩状集塊で，複数の穴状の部分にピントが合う場合は良性であることが多い（図17）．
- □ 重積集塊でも集塊中に明瞭な筋上皮細胞がみられる場合は良性である（図18）．
- □ 悪性の篩状構造は3次元的に奥行のある穴として観察できる．すなわち，穴状の構造の奥にも上皮細胞を観察できる．また，弱拡大でそれぞれの穴のピントが合わないことが多い．

❖ 小葉状

- □ 小葉癌でみられる小葉構造は，腺管構造を作らない不整重積を示す小集塊として認められる（図19）[11]．小集塊はまとまっているが，周囲にはしばしば散在する腫瘍細胞が存

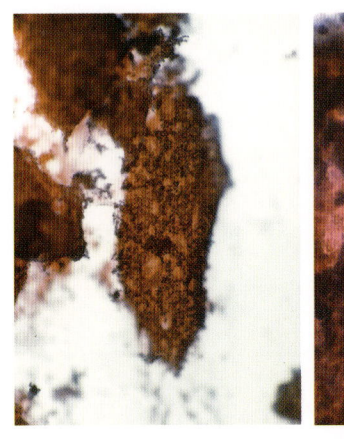

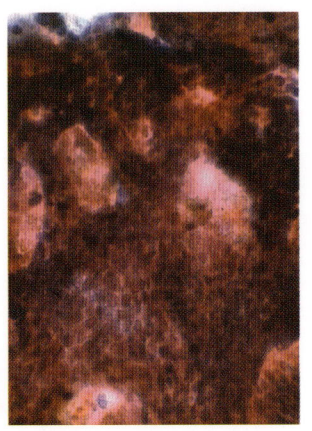

図15／悪性篩状集塊（乳頭腺管癌，左：弱拡大，右：強拡大）
集塊中には明らかな筋上皮細胞はなく，奥行きのある篩状の構造がみられる．

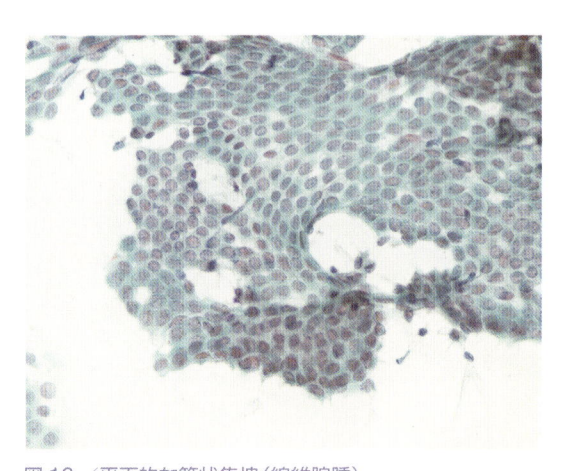

図16／平面的な篩状集塊（線維腺腫）
平面的な穴状構造がみられる上皮集塊．上皮細胞はシート状で不規則重積はない．

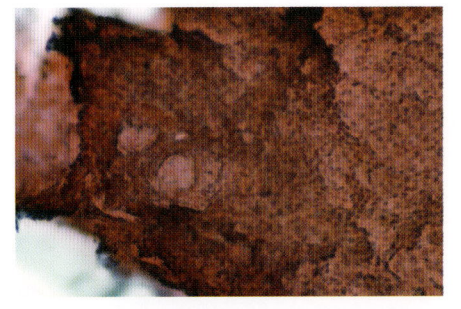

図17／ピントが合う篩状集塊（乳管内乳頭腫）
重積性を示す集塊中に篩状にみえる穴がみられる．筋上皮細胞ははっきりしないが，穴に奥行きはみられない．

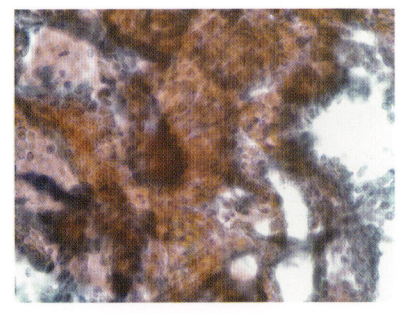

図18／筋上皮を伴う篩状集塊（乳腺症）
重積性を示す篩様構造がみられるが，上皮細胞集塊中に筋上皮細胞を認める．

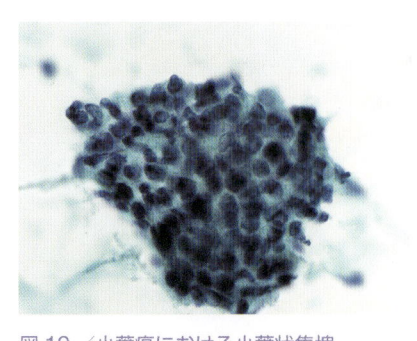

図19／小葉癌における小葉状集塊
緩い結合性を示す小型細胞よりなる集塊で，不規則な重積を示す．腺管構造はみられない．

2 実践的な細胞診の見方

在する．
- □ 良性の終末乳管は，中に小管腔を作る結合性良好な集塊で出現し（図 20），不規則重積はなく，集塊辺縁には fibrous band と呼ばれる collagen 様物質がみられる．筋上皮細胞の有無とともに良悪性の鑑別のポイントとなる．

❖ **孤在性**
- □ 孤在性パターンは，通常，癌や悪性リンパ腫などの悪性病変を考慮すべきである（図 21）．
  - 良性では妊娠および授乳期で，腺房細胞が裸核状あるいはレース状の細胞質を伴って散在性に出現する（図 22）．また，アポクリン化生細胞や乳腺内リンパ節でも孤在性パターンを認めることがある．

4 細胞質所見

- □ 細胞質所見は組織推定に役立つ場合がある．
  - ⚠ 化生変化を起こした細胞では細胞が大型になり，ときに孤在性に出現し細胞異型が強調される場合があるので，誤陽性と判定しないよう注意を要する．

❖ **アポクリン化生細胞**
- □ アポクリン化生細胞では，細胞質が広く顆粒状を示す（図 23）．
- □ 良性病変でしばしば認められる．アポクリン癌では細胞質は類似するものの核縁が薄く，密に増量するクロマチンを示し，核小体が目立つなどの異型がみられる．

❖ **扁平上皮化生様細胞**
- □ 扁平上皮化生様細胞は，乳頭状病変などでしばしば認められる（図 24）．
  - ⚠ 良性でも細胞異型が強くみえることがあり，核も濃染傾向を示すため，悪性と誤判定しないことが大切である．

❖ **細胞質内小腺腔**
- □ 細胞質内小腺腔 intracytoplasmic lumina（ICL）では，細胞質内に小腺腔を認め，封入物がみられることもある（図 25）．

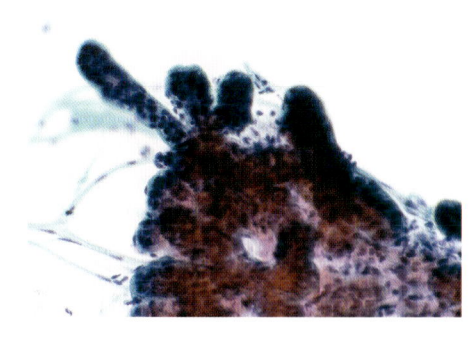

図 20 ／終末乳管の集塊
まとまりのよい腺管がみられる．腺管辺縁はライトグリーン好性の縁取り（fibrous band）がある．

図 21 ／孤在性に出現した悪性細胞（充実腺管癌）
細胞質を有する細胞が孤立散在性に多数認められる．

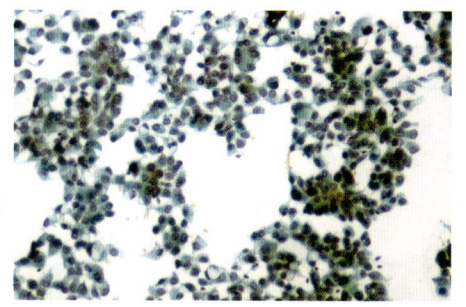

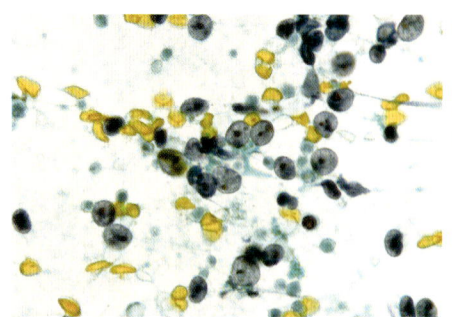

図 22 ／授乳期腺房細胞
背景に蛋白様物質がみられ，裸核状で核小体が目立つ比較的小型の細胞がみられる．クロマチンの増量はない．

図 23 ／アポクリン化生細胞
シート状集塊で顆粒状の比較的広い細胞質を有する．核小体はやや目立つが，クロマチンの増量，配列の乱れはない．

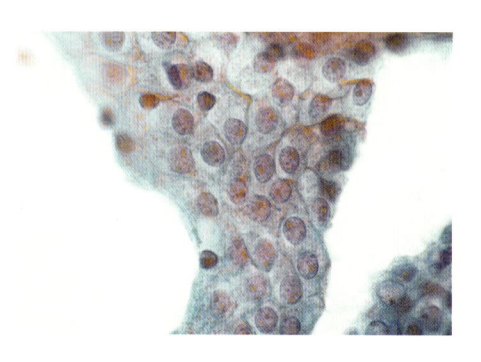

アイコン：☀知っトク知識, ⚠要注意！, ■一口メモ

- 浸潤性小葉癌や硬癌では高頻度にみられる．
  - ⚠悪性の指標とされるが，ごく稀に乳管内乳頭腫などで観察されることがあるので注意が必要である．

5 核所見

❖核所見
- 良性細胞の核は，通常核縁が均等に肥厚し，クロマチンは疎な分布を示す（図26）．
- 悪性細胞では核縁が薄く，クロマチンは密で不均等な分布を示す（図27）．
- 立体的な核，不整形核は悪性が示唆される．
  - ☀細胞異型が弱い悪性病変では，核形不整などの異型所見は目立たない．

6 その他の所見

❖筋上皮細胞
- 筋上皮細胞は，小乳管型，大乳管型，末梢乳管型の3タイプに分類される[12]．
- 乳管上皮集塊中に同一の焦点上に認められる筋上皮細胞や集塊に隣接してみられる多数の筋上皮細胞は，良性判定の指標になる．
- 乳頭腫では，組織像と若干異なり，筋上皮細胞がわからない場合が多く，逆に悪性でも非浸潤部から採取された場合は少量であるが筋上皮がみられることがある．

❖血管
- 近年，裸血管を含む線維血管織（ループ状裸血管）[13]が注目されているが，悪性病変で多い所見であり，細胞異型が弱い癌を見落とさないためにも有用な所見と考えられる（図28）．

図25／細胞質内小腺腔（硬癌）
細胞質内に小腺腔を認める．

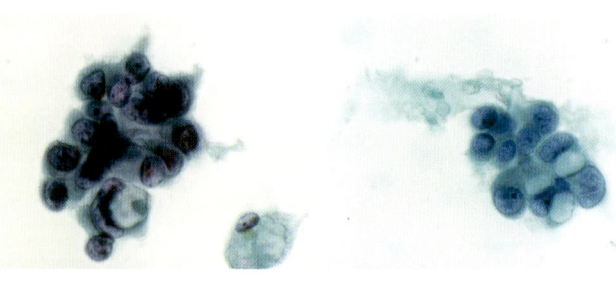

図24／扁平上皮化生様細胞（左：乳管内乳頭腫，右：乳管癌）
両者とも類似した所見を示す．細胞質は角張ってやや濃染し，扁平上皮化生様である．核は良性のほうが濃染してみえる．

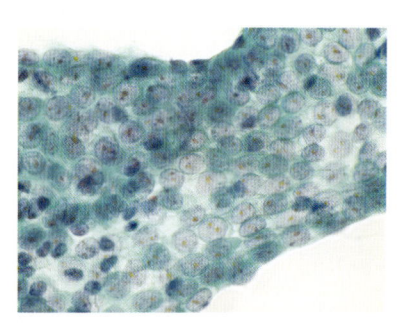

図26／良性の核所見
核縁は均等に肥厚し，クロマチンは薄く，そのために核小体が目立つ．

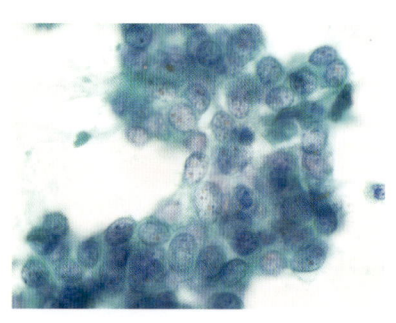

図27／悪性の核所見
核縁は比較的薄く，クロマチンは充満し密に増量する．

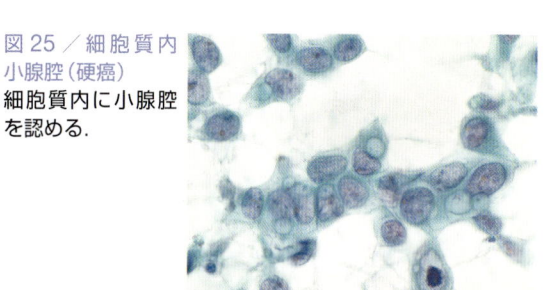

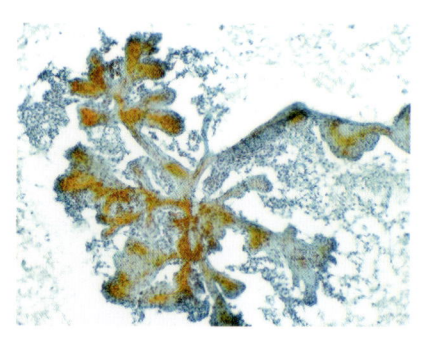

図28／非浸潤性乳管癌症例でみられたループ状裸血管
血管が上皮細胞の付着のない状態で認められるため血管の形状が認識できる．

2　実践的な細胞診の見方

3　標本作製

- □ 塗抹法の違いにより細胞像が多少異なるので，それぞれの特徴を認識しておく必要がある[14]．
- □ 標本全体にわたり，構造異型や細胞異型が観察しやすい，良好な標本作製を心掛けるべきである．

❖ 吹き出し法
- □ 吹き出し法では，構築を壊さないといわれており，弱拡大で不整形集塊を判別しやすい（図29左）．
- □ 厚く塗抹される傾向にあり，とくに集塊内の細胞個々の所見の判別はむずかしい場合が多い．
- □ 細胞は濃縮し，やや小型になる．

❖ 合わせ法
- □ 合わせ法は，塗抹者による技術的な差がほとんどなく，安定した塗抹ができる．
- □ 吹き出しとすり合わせの中間的な細胞所見が得られる（図30左）．
- □ 上下に引き離すときに集塊辺縁がやや重積する．

❖ すり合わせ法
- □ すり合わせ法は，個々の細胞所見がもっとも判別しやすい．
- □ 小型で異型が弱い悪性細胞の微妙な細胞所見をもっとも把握しやすい．
- □ 前二者に比べてやや平面的に塗抹される傾向があり，2次元の組織切片上の所見を反映しているともいえる（図29右）．
  - ☀ 塗抹者間の技術的な差が出やすいという欠点がある．

❖ Thinlayer法
- □ Thinlayer法（Liquid based cytology：LBC）では，塗抹者間の手技による差はなく，乾燥もみられない．均質な薄さに塗抹されるが，高価で，手間がかかる．
- □ 背景所見が読み難く，細胞が膨化傾向を示し，集塊も平面的になり，構造・細胞所見ともやや判別し難いなどの欠点がある（図30右）．

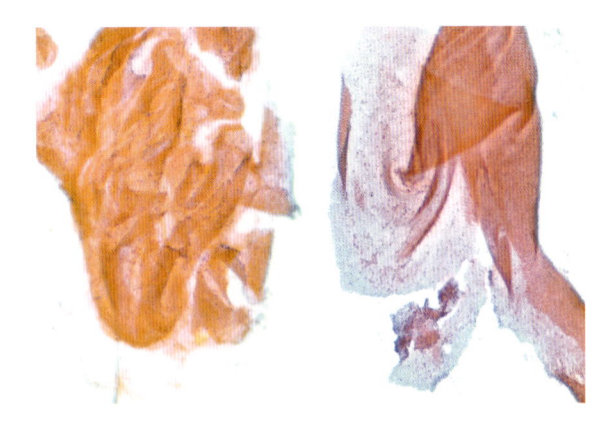

図29／塗抹法（葉状腫瘍，左：吹き出し，右：すり合わせ）
大型上皮細胞集塊が，吹き出しでは注射針に吸引された状態で塗抹されるため，よれた形で認められる．すり合わせでは大きなうねり状でみられる．

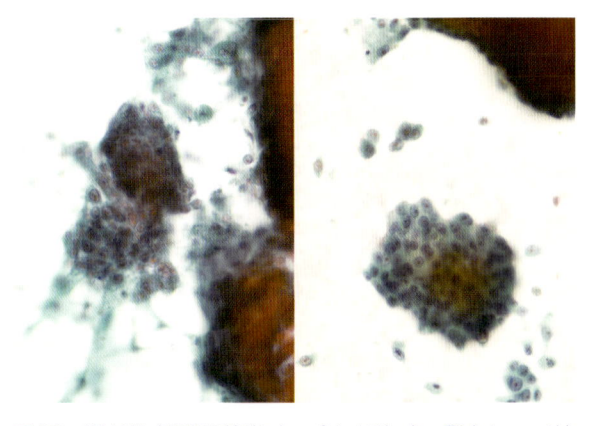

図30／塗抹法（充実腺管癌，左：合わせ法，右：Thinlayer法）
合わせ法は一部重積するが，辺縁部は比較的観察しやすい．Thinlayer法では集塊が平面的になる傾向があり，細胞もやや膨化する．

アイコン：☀知っトク知識，⚠要注意！，▶一口メモ

4 ピットフォール

1 背景の裸核細胞

- □ 上皮細胞集塊の周囲に多数の裸核細胞がみられるパターンは良性のパターンであるが，稀に悪性でも背景に裸核細胞がみられることがある[15]．
- □ 弱拡大で判断するのではなく，必ず強拡大にして裸核や集塊の形状を確認することが大切である．
- □ 症例によっては，背景の裸核が悪性細胞である場合や，裸核に異型はないが，集塊が悪性の場合（図31）がある．

2 筋上皮細胞が確認できない良性集塊

- □ 上皮集塊中に筋上皮細胞を確認することは良性の指標の1つである．しかし，良性細胞集塊のすべてに明瞭な2相性が確認できるわけではない[16]．
- □ 筋上皮細胞が確認できない集塊の良悪性を判定する場合は，同一標本中に認められる明瞭な2相性を確認できる良性上皮集塊を構成する細胞との細胞所見の類似性を確認することが大切である．

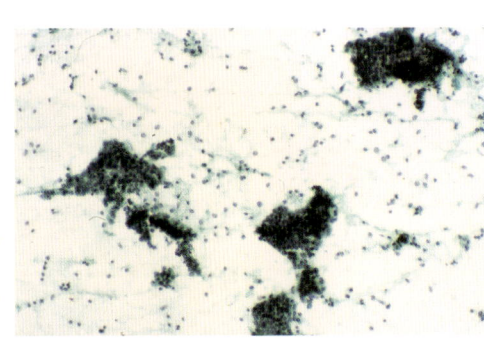

図31／背景に良性裸核がみられる悪性例
ここでみられる裸核は異型がなく，間質由来が疑われる．

文 献

1) 伊藤 仁ほか：日臨細胞誌 42: 155, 2003
2) Ellis IO et al: World Health Organization Classification of Tumors: Pathology and Genetics of Tumors of the Breast and Female Genital Organs. IARC Press, Lyon, France, p.32, 2003
3) Wargotz T, Norris HJ: Hum Pathol 20: 628, 1989
4) Rosen PP: Am J Surg Pathol 10: 464, 1986
5) Ro JY et al: Arch Pathol Lab Med 115: 137, 1991
6) 清水 健ほか：日臨細胞誌 31: 52, 1992
7) 是松元子, 清水 健：日臨細胞誌 40: 523, 2001
8) Shimizu K et al: Acta Cytol 38: 891, 1994
9) Shimizu K, Korematsu M: Acta Cytol 46: 332, 2002
10) 松原美幸ほか：良性と間違えやすい悪性病変の細胞像－特にDCISを中心として－. 乳腺細胞診断のすすめ方，武藤化学株式会社，東京，p.54, 2007
11) 是松元子, 清水 健, 伊佐山絹代：日臨細胞埼玉会誌 14: 48, 1996
12) 北村隆司ほか：日臨細胞誌 34: 603, 1995
13) 河合美穂ほか：日臨細胞誌 44: 201, 2005
14) 清水 健ほか：日臨細胞誌 43: 20, 2004
15) 是松元子, 清水 健：日臨細胞関東連合会誌 12: 56, 1998
16) 是松元子ほか：日臨細胞埼玉会誌 24: 66, 2006

2 実践的な細胞診の見方

4 甲状腺

1 基本事項

3つの基本事項

- □ 成人の約4〜7%で甲状腺腫瘤を触知.
  - ☞ その検査として穿刺吸引細胞診 fine needle aspiration (FNA) が有用[1].

- □ 日常業務での甲状腺穿刺吸引細胞診標本は，以下の順で観察する.
  - ☞ 弱拡大：背景 ⇒ 採取細胞量 ⇒ 細胞結合性 ⇒ 細胞出現様式（細胞配列・集塊）
  - ☞ 強拡大：細胞形 ⇒ 大きさ ⇒ 細胞質 ⇒ 核

- □ 細胞診断に適切な細胞量の検体とは？
  - ☞ 濾胞細胞集塊が最低5個以上認められ，かつそれぞれの集塊が10個以上の細胞からなる検体[2].
  - ● 正常甲状腺組織は穿刺吸引では，通常，ほとんど細胞は採取されない.

2 スクリーニング・鑑別診断の進め方：弱拡大

1 背景

□ 主な背景として，コロイド，アミロイド，砂粒小体，炎症細胞，壊死性背景がある.

コロイド

- □ コロイドが豊富な場合は，通常，良性疾患が示唆される.
- □ 濃縮コロイドのうち注意が必要なものとして，ローピーコロイド ropy colloid あるいは bubble gum colloid と呼ばれるものがある．これは，チューインガムを引き伸ばしたような形のコロイドで，乳頭癌に特徴的な所見である（図1）[3].

アミロイド

- □ アミロイドの存在はまず髄様癌を考えるが，アミロイド甲状腺腫 amyloid goiter の場合にも認められるので注意が必要である（図2）.
  - ● アミロイドとコロイドの鑑別が困難なことがあるが，通常，アミロイドの辺縁は丸く，平滑であるのに対し，コロイドの辺縁は角ばっていることが多い[2].

砂粒小体

- □ 乳頭癌以外の良性疾患においても認められるが，多数の砂粒小体を認める場合には

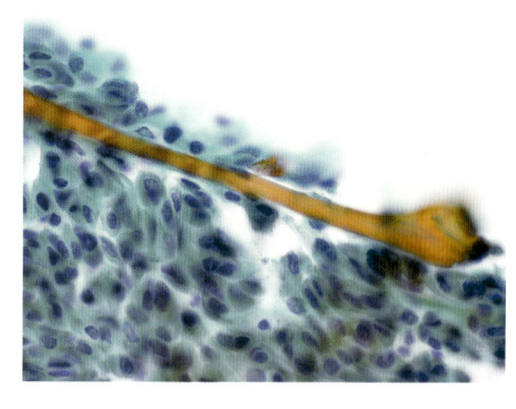

図1／ロービーコロイド
チューインガムを引き伸ばしたような形のコロイドで，乳頭癌に特徴的な所見である.

図2／アミロイド
アミロイドの存在は，まず髄様癌を考えるべき所見といえる.

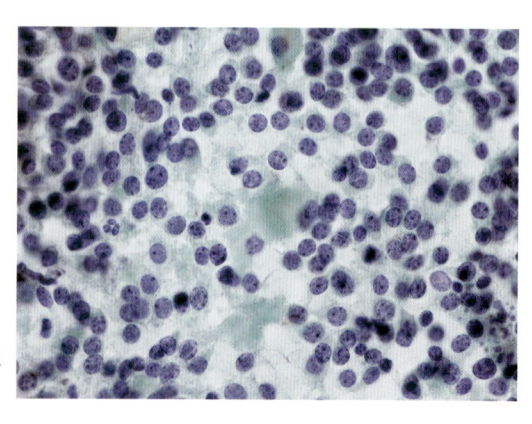

diffuse sclerosing variant の乳頭癌を考慮する必要がある[4]．

- ☀ diffuse sclerosing variant では，通常の乳頭癌患者に比べると若年者であることが多い[4]．

❖ **炎症細胞**
- □ 泡沫状組織球が目立つ場合は，囊胞変性や囊胞性病変を示唆．
  - ☀ 腺腫様甲状腺腫では，背景にヘモジデリンを貪食した組織球などの二次的な変性所見を認めることが多い．
- □ 好中球が目立つ場合は，膿瘍，亜急性甲状腺炎などの良性疾患，未分化癌（図3）．
- □ 多核巨細胞の出現は表1の鑑別診断を参照[5,6]．なお，亜急性甲状腺炎で認められる多核巨細胞は，大型で核の数も多い．
- □ リンパ球，形質細胞が目立ち，散在性に好酸性細胞が認められる場合は橋本病．
- □ リンパ球，形質細胞を背景に乳頭状集塊が認められる場合は，Warthin's like variant の乳頭癌（ただし，頻度としてはきわめて稀）[7]．
- □ リンパ球に異型が認められる場合は，悪性リンパ腫．

❖ **壊死性背景**
- □ 未分化癌，転移性甲状腺癌，悪性リンパ腫などが鑑別にあがる．

2 細胞の出現様式

- □ 採取細胞量や細胞の結合性を同時に考慮しながら観察する．
  - ☀ コロイドに比して上皮細胞が多数認められる場合には，腫瘍の可能性を考えて観察をすすめるべきである．
- □ 弱拡大での細胞出現様式，すなわち細胞配列・集塊としては，①シート状，②濾胞状，③乳頭状，④孤立散在性などがある（表2）[3]．

❖ **シート状パターン**
- □ シート状パターンは甲状腺疾患の多くで認められる．
- □ 正常あるいは腺腫様甲状腺腫では，核間距離が保たれ，蜂窩状パターン honeycomb pattern として認められる（図4）[2]．

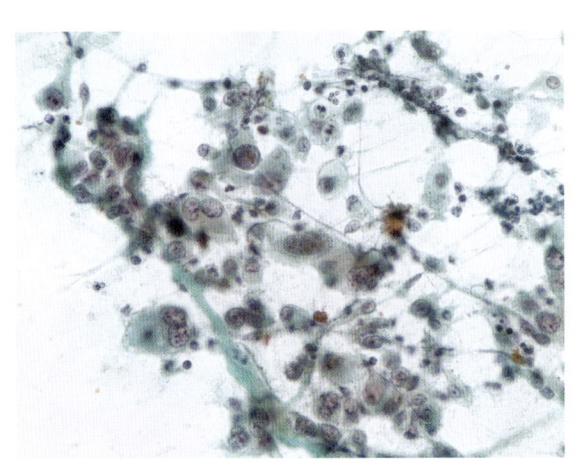

図3／背景に好中球が目立つ症例
好中球が目立つ場合には，この症例のような未分化癌があることも忘れてはいけない．核の腫大・不整，クロマチンの増量に注目する必要がある．

表1／多核巨細胞を認める場合の鑑別診断

1. 亜急性甲状腺炎 subacute thyroiditis
2. 腺腫様甲状腺腫 adenomatous goiter
3. 橋本病 Hashimoto's disease
4. 乳頭癌 papillary carcinoma
5. 未分化癌 undifferentiated carcinoma
6. サルコイドーシス sarcoidosis
7. 結核 tuberculosis
8. 異物反応 foreign body reaction

2 実践的な細胞診の見方

□ 乳頭癌では細胞密度が高くなるため，核の重なり overlapping nuclei がみられ，きれいな蜂窩状パターンを取ってこない（図5）．

❖ **大濾胞状パターン**

□ 大濾胞状パターン macrofollicular pattern が主体の場合は，通常，良性の腺腫様甲状腺腫を考える（図6）．細胞量は少量ないしは中等量のことが多く，細胞異型は認められない．

□ 大濾胞状パターンは，ときに濾胞腺腫でも認められる．一般的に，腺腫様甲状腺腫では，背景のコロイドが豊富なものが多い．

表2／甲状腺の穿刺吸引細胞診における細胞集塊の出現パターンによる鑑別診断

1. シート状	蜂窩状（＋）：腺腫様甲状腺腫，濾胞腺腫	
	蜂窩状（－）：乳頭癌	
2. 大濾胞状	腺腫様甲状腺腫，濾胞腺腫	
3. 小濾胞状	濾胞腺腫，濾胞癌，濾胞型乳頭癌	
4. 索状	濾胞性腫瘍，硝子化索状腫瘍，好酸性細胞型腫瘍	
5. 乳頭状	乳頭癌，バセドウ病，腺腫様甲状腺腫	
6. 孤立散在性	悪性リンパ腫，髄様癌，好酸性細胞型腫瘍，未分化癌，硝子化索状腫瘍	

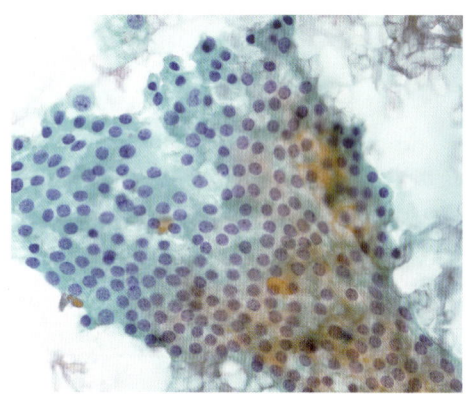

図4／シート状パターン（蜂窩状パターン）
シート状パターンで，かつ核間距離が保たれており，蜂窩状パターンを示している（腺腫様甲状腺腫症例）．

図5／核の重なり（overlapping nuclei）
乳頭癌では核の重なりが認められ，きれいな蜂窩状パターンを取ってこない．

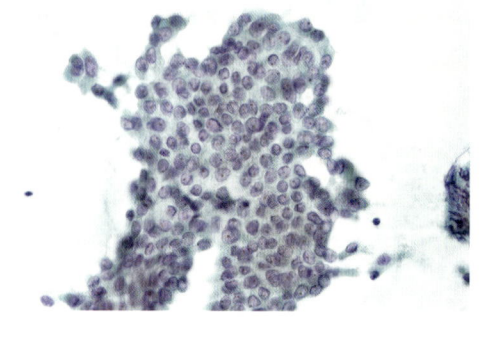

図6／大濾胞状パターン
腺腫様甲状腺腫でよく認められる大濾胞状パターンで，細胞異型は認められない．

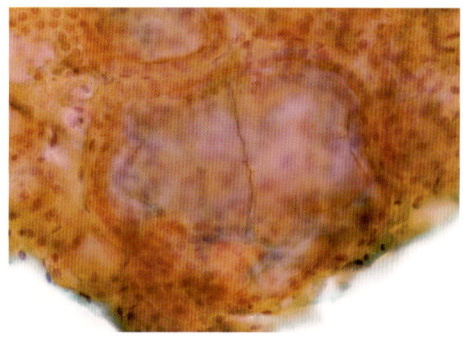

図7／小濾胞状パターン
花冠状の輪郭がみられ，中央に濃縮コロイドを認める．

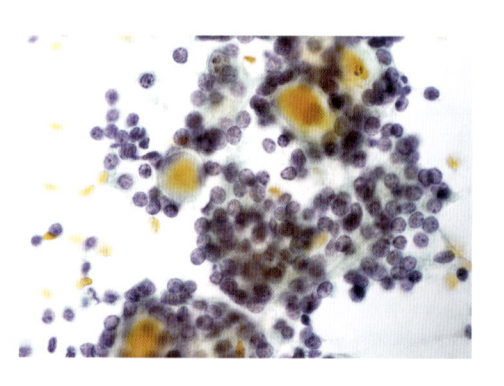

- 🔆 腺腫様甲状腺腫の 20〜30％は，細胞成分に富む過形成期 hyperplastic phase あるいは富細胞性 cellular phase と呼ばれるものである[2]．
- ⚠️ ①穿刺吸引やスライドに塗抹する際に大濾胞状集塊が断片化することがある．この**断片化した大濾胞状パターン fragmented macrofollicular pattern** を小濾胞状パターンと誤認しないようにしなければならない．断片化した大濾胞状パターンは多辺形で，辺縁部にホツレがみられるが，細胞の核間距離は保たれおり一定である．一方，小濾胞状パターンは花冠状で，中央に濃縮コロイドを認める[2]．②きわめて稀な乳頭癌の亜型として macrofollicular variant があるが，この場合には大濾胞状パターンはむしろ少なく，濃縮した大型のコロイドが認められ，腫瘍細胞が特徴的な乳頭癌の核所見を示すことから鑑別可能である[8]．

❖ 小濾胞状パターン

- □ 小濾胞状パターン microfollicular pattern が認められる場合は，**濾胞腺腫**，**濾胞癌**，**濾胞型乳頭癌 follicular variant of papillary carcinoma** の 3 つが鑑別疾患としてあがる（図7）．
- □ 細胞量が多く，小濾胞状や**索状パターン trabecular pattern** が主体の場合は，濾胞癌の可能性を念頭に置くべきである．
  - ⚠️ 濾胞性腫瘍では細胞異型は良性，悪性の判定基準にはなり得ないため，濾胞腺腫と濾胞癌の鑑別は，細胞診では困難なことが多い[9]．一方，濾胞型乳頭癌は後述する核所見から鑑別可能である[10]．

❖ 乳頭状パターン

- □ 細胞成分に富み，**線維血管性間質の軸 fibrovascular core を有する乳頭状集塊**が認められる場合は，乳頭癌（典型例）を考える（図8）．ただし，その頻度は意外と低い．
- □ cap 様の乳頭状パターンがみられる場合は，乳頭癌を考慮する必要がある（図9）．
  - 📝 丸みを帯びたドーム状の重積性の細胞集塊で，同部に血管成分を欠く所見は，縁なしの帽子を想起させることから cap と呼ばれる．乳頭 papillae の先端を反映した所見と考えられる[11,12]．

❖ 孤立散在性

- □ 髄様癌は多彩な細胞像を呈するが，結合性の弱い細胞が散在性に出現することが多い[2,3]．
- □ 悪性リンパ腫では，腫瘍細胞が孤立散在性に認められる．また，細胞質が壊れやすいため，裸核状になりやすい．
  - 🔆 悪性リンパ腫では，背景に lymphoglandular bodies を認めることが多い（図10）[13]．

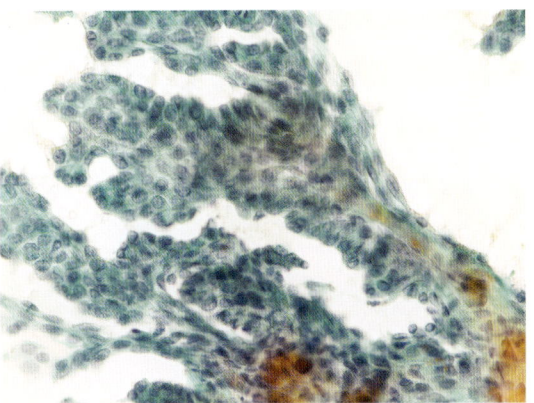

図8／乳頭状パターン
線維血管性間質の軸を有する乳頭状集塊が認められる（乳頭癌症例）．

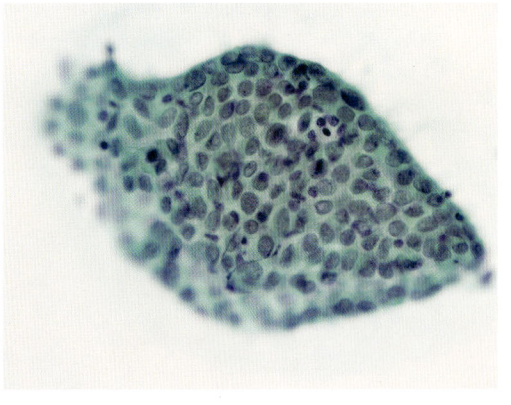

図9／cap 様の乳頭状パターン
乳頭構造の先端を反映した所見と考えられる．乳頭癌が示唆される所見である．

2 実践的な細胞診の見方

3 スクリーニング・鑑別診断の進め方：強拡大

1 細胞形

❖ **正常の細胞形**
- □ 正常の甲状腺の細胞形は円形である．
  - ☀ 通常，大部分の甲状腺疾患において，その細胞形は円形ないし類円形である．

❖ **髄様癌の細胞形**
- □ 形質細胞様 plasmacytoid，紡錘形 spindled，多辺形 polygonal，ラケット状の細胞を認めた場合は，まず髄様癌を考えるべきである（図11）[2, 14, 15]．
  - ⚠ 紡錘形，多辺形，ラケット状の細胞を認めた場合は，鑑別疾患として未分化癌，硝子化索状腫瘍も考慮する必要がある．

❖ **未分化癌の細胞形**
- □ 異型性の強い細胞が認められるが，破骨細胞様巨細胞や扁平上皮様の細胞もみられる．また，核分裂像も目立つ[2, 3]．

2 細胞質

❖ **好酸性細胞**
- □ 好酸性細胞 oxyphilic cell は顆粒状の細胞質を有する多辺形の細胞で，欧米では Hürthle cell，Askanazy cell，oncocyte などと呼ばれる[2, 16]．
- □ 核は円形で偏在し，中心に著明な核小体を認め，腺腫様甲状腺腫，橋本病，好酸性細胞型濾胞腺腫 follicular adenoma, oxyphilic cell type などで認められる（図12, 表3）[2, 3]．
  - ▶ 日本の甲状腺癌取扱い規約で好酸性細胞型濾胞腺腫と呼ばれているものは，欧米では Hürthle cell

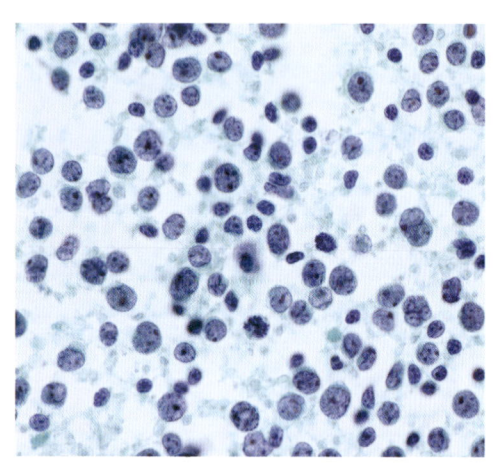

図10／lymphoglandular body
悪性リンパ腫では腫瘍細胞の背景に lymphoglandular bodies が認められることが多い．核の破砕物ではなく，細胞質の破砕物と考えられている．

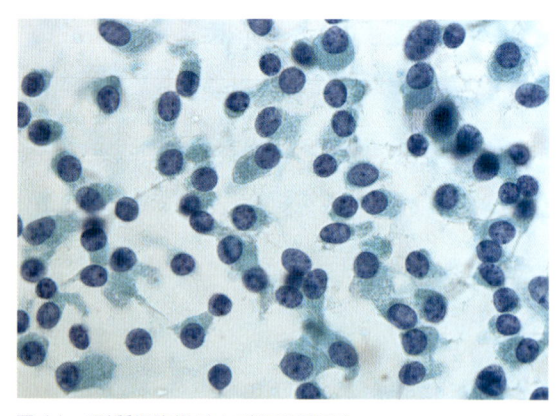

図11／形質細胞様および多辺形細胞
形質細胞様細胞や多辺形細胞がみられるが，その結合性は弱い（髄様癌症例）．

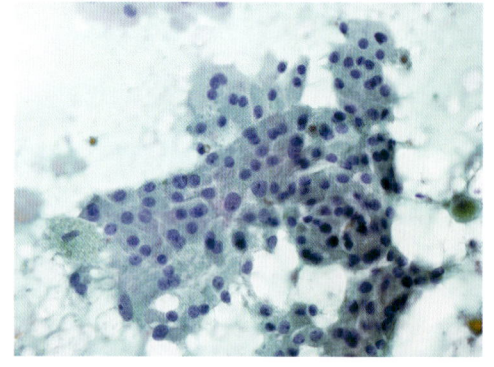

図12／好酸性細胞
細胞質は顆粒状で，多辺形の細胞で，欧米では Hürthle cell と呼ばれている．

アイコン：☀知ットク知識，⚠要注意！，■▶一口メモ

neoplasm（本書では「好酸性細胞型腫瘍」と訳す）と呼ばれる．出現細胞の大部分ないしは全部が豊富な好酸性細胞質を有する腫瘍細胞からなるものをいう[2,3,11]．
- ☀ ①好酸性細胞型腫瘍 Hürthle cell neoplasm を示唆する細胞像としては，1）採取細胞が Hürthle cells のみからなる，2）結合性が乏しい，3）通常，コロイドはみられない，4）形質細胞やリンパ球浸潤を欠く，などの所見がある．② Hürthle cell neoplasm は，髄様癌の細胞と鑑別を要する場合がある．好酸性細胞型腫瘍では著明な核小体を認めるのに対し，髄様癌では粗顆粒状のいわゆるごま塩状クロマチンを認め，著明な核小体はみられない点が両者の鑑別点である[2,3,17]．

❖ **扁平上皮様細胞**
- □ 欧米では squamoid cytoplasm と呼ばれる所見で，細胞質が重厚で，扁平上皮様所見を示す．乳頭癌で比較的よく認められる所見である（図13）[11]．

❖ **淡明細胞**
- □ 腺腫様甲状腺腫，濾胞性腫瘍，髄様癌，腎細胞癌の転移などで認められる[2]．
  - ■▶ 細胞質内に小型空胞が密集し，個々の空胞間に明瞭な隔壁を認める 隔壁性細胞質内空胞 septate cytoplasmic vacuoles は，嚢胞型乳頭癌の診断の手がかりとなる所見である[18]．

3 核所見

❖ **核の大きさ・形**
- □ 通常，乳頭癌では核は腫大し，形は卵円形である．
  - ☀ 濾胞型乳頭癌では，通常の乳頭癌に比べ，核の大きさが小さくなり，後述する核溝がそれほど広範囲に認められない[2]．
  - ⚠ 核の大きさのみで乳頭癌の診断はすべきではなく，以下に述べる核所見を十分に考慮する必要がある[2]．

❖ **乳頭癌に特徴的な核所見**

1）核内細胞質封入体 intranuclear cytoplasmic inclusion, pseudoinclusion
- □ 境界明瞭で，色調は細胞質に類似する．核の大きさの少なくとも 10% 以上の大きさで，外側縁に濃縮したクロマチンを認める（図14）[19]．
  - ☀ 核内細胞質封入体は乳頭癌に特徴的といわれているが，硝子化索状腫瘍，髄様癌，未分化癌でも認め

表3／好酸性細胞を有する病変の鑑別診断

	好酸性細胞型腫瘍	腺腫様甲状腺腫	橋本病
好酸性細胞	多数 孤細胞性 明瞭な核小体	好酸性化生 シート状で結合性あり 核小体は不明瞭	少数 核小体＋／－
大濾胞状パターン	－	＋＋＋	＋
コロイド	－	＋	－／＋
背景にリンパ球，形質細胞	－	－	＋＋

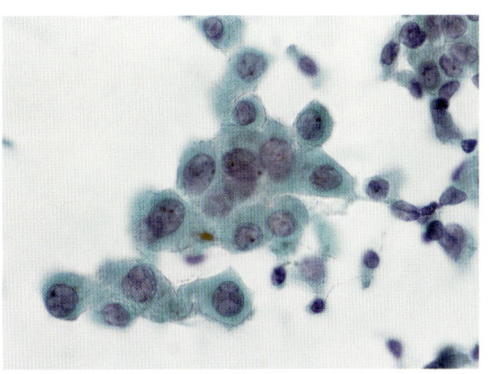

図13／扁平上皮様細胞
細胞質は重厚で，扁平上皮様の所見を呈している．乳頭癌で比較的よく認められる細胞である．

図14／核内細胞質封入体
核内細胞質封入体は境界明瞭で，色調は細胞質に類似している．大きさは核の大きさの10%以上を占めている（乳頭癌症例）．

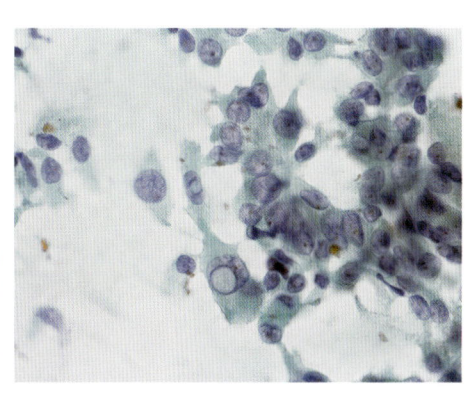

2 実践的な細胞診の見方

られる．

⚠ 稀ではあるが，核内細胞質封入体が良性の腺腫様甲状腺腫などで認められたという報告もあるので，常に他の細胞所見を加味して，総合的に診断を下すようにしなければならない[20]．

2) 淡染性クロマチン pale, powdery chromatin

☐ すりガラス状核 ground-glass nuclei に相当するもので，繊細で淡明な粉末状クロマチンで，均等に分布している[2, 11]．

3) 核溝 nuclear groove

☐ びまん性，すなわちほとんどの視野，ほとんどの細胞に核溝が認められる場合は，乳頭癌としての診断的価値が高い（図15）[11]．

⚠ 核溝は橋本病，硝子化索状腫瘍，濾胞性腫瘍，腺腫様甲状腺腫などでも認められるので注意が必要である．

▶ ビオチン含有封入体 biotin-contained inclusion とは，核内に多量のビオチンが存在し，核全体が透明となる所見で，cribriform-morular variant の乳頭癌で認められる[21, 22]．

⚠ 以上の核所見は，単独所見としては診断的価値が低く，他の細胞所見を加味して総合的に判断する必要がある．ただし，核内細胞質封入体に加えて，乳頭癌に特徴的とされるその他の核所見が認められる場合には，乳頭癌の可能性がきわめて高い[2]．

❖ **硝子化索状腫瘍を考慮すべき所見**

☐ 核溝や核内細胞質封入体が極端に目立つ場合は，乳頭癌よりもむしろ硝子化索状腫瘍を考慮すべきである．その場合，細胞間の基底膜物質 hyaline material や，細胞内にみられる yellow body と呼ばれる顆粒が診断の手がかりとなる[19, 23, 24]．

▶ 硝子化索状腫瘍は濾胞性腺腫の一亜型とされているが，乳頭癌の亜型とする意見もある．硝子化索状腫瘍の免疫組織染色における特徴的な所見として，MIB-1が細胞質に強陽性となることを知っておくと鑑別に役立つ[25]．

❖ **濾胞性病変の核所見における鑑別診断**

☐ 濾胞性病変の鑑別疾患として，腺腫様甲状腺腫，濾胞腺腫，濾胞癌，濾胞型乳頭癌があげられる．核所見のみからでは前3者の鑑別は困難であるが，濾胞型乳頭癌と前3者の鑑別は，前述した乳頭癌の核所見を考慮すれば可能である[9, 10]．

☐ 濾胞癌症例はほぼ全例で小濾胞状パターンを示す．また，濾胞性病変において明らかな細胞異型（著明な核腫大，核の大小不同，大型核小体など）を認めた場合，乳頭癌に特徴的な核所見が認められなければ，濾胞癌を疑うべきである[11]．

❖ **核クロマチン**

☐ 粗顆粒状で神経内分泌細胞のクロマチンを想起させる場合は，髄様癌をまず考えるべきである．

☀ 髄様癌の核クロマチンは coarse granular "salt and pepper" chromatin と称されるごとく特徴的で

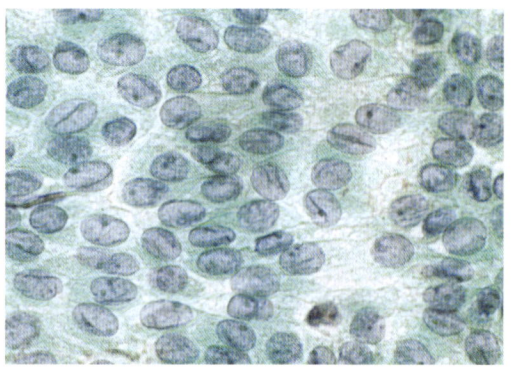

図15／核溝
核溝は種々の疾患で認められることがあるが，ほとんどの細胞に核溝が認められる場合には乳頭癌を考慮する必要がある．

アイコン：☀知っトク知識，⚠要注意！，■一口メモ

ある（図16）．イメージとしては，カルチノイドの核所見をイメージするとわかりやすい．甲状腺の穿刺吸引細胞診でカルチノイドを思わせる核所見を認めた場合には，まず髄様癌を考えるべきである．なお，髄様癌では2核や多核の細胞もしばしば認められ，多彩な細胞像を示すことも知っておく必要がある[2, 26]．

■ "salt and pepper" chromatin とは，文字通り訳すと"塩とこしょう"あるいは"ごま塩状"のクロマチンという意味になるが，日本では慣用的に後者が用いられ，「ごま塩状クロマチン」と呼ばれることが多い．いずれにしろ，黒と白とが混じったものを思わせるクロマチン所見ということになる．

□ 核が腫大し，不整で，クロマチンの増量がみられる場合は，未分化癌の可能性が高い（図3）．未分化癌では核小体の腫大も認められる[2, 3]．

☀ 未分化癌の鑑別診断としては転移性腫瘍を考慮する必要がある．表4に甲状腺に転移しやすい腫瘍を列挙したので参考にされたい[2, 3]．

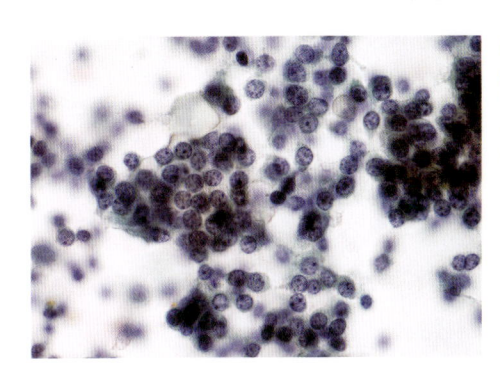

図16／coarse granular "salt and pepper" chromatin
甲状腺における粗顆粒状で，ごま塩状のクロマチンは髄様癌を考えるべき所見である．

表4／甲状腺に転移しやすい腫瘍

1. 腎細胞癌
2. 乳癌
3. 肺癌
4. 大腸癌・直腸癌
5. 悪性リンパ腫
6. 悪性黒色腫
7. 頭頸部の扁平上皮癌

文献

1) Gharib H: Mayo Clin Proc 69: 44, 1994
2) Clark DP, Faquin WC: Thyroid Cytopathology. Springer, China, pp.21-29, 51-102, 121-178, 2005
3) Cibas ES, Ducatman BS: Cytology, Diagnostic Principles and Clinical Correlates. W.B. Saunders, Philadelphia, pp.217-242, 1996
4) Lee JY et al: Thyroid 17: 567, 2007
5) Shabb NS et al: Diagn Cytopathol 21: 307, 1999
6) Tsou PL, Hsiao YL, Chang TC: Acta Cytol 46: 823, 2002
7) Fadda G et al: Acta Cytol 42: 998, 1998
8) Hirokawa M et al: Acta Cytol 42: 1441, 1998
9) Baloch ZW et al: Diagn Cytopathol 26: 41, 2002
10) Goodell WM, Saboorian MH, Ashfaq R: Cancer 84: 349, 1998
11) DeMay RM: Practical Principles of Cytopathology. ASCP Press, Chicago, pp.205-225, 1999
12) Miller TR et al: Acta Cytol 30: 285, 1986
13) 茅野秀一，清水禎彦，清水道生：病理と臨床 22: 88, 2004
14) Forrest CH et al: Cancer 84: 295, 1998
15) Papaparaskeva K, Nagel H, Droese M: Diagn Cytopathol 22: 351, 2000
16) Young BA: Med Hypotheses 6: 639, 1980
17) Elliott DD et al: Cancer 108: 102, 2006
18) 広川満良ほか：日臨細胞誌 35: 205, 1996
19) 清水道生，伊藤智雄：病理と臨床 19: 1124, 2001
20) 広川満良ほか：日臨細胞誌 35: 49, 1996
21) Nakatani Y et al: Hum Pathol 35: 869, 2004
22) Kuma S et al: Acta Cytol 48: 431, 2004
23) Rothenberg HJ, Goellner JR, Carney JA: Am J Surg Pathol 23: 118, 1999
24) Casey MB, Sebo TJ, Carney JA: Am J Surg Pathol 28: 859, 2004
25) Hirokawa M et al: Pathol Int 45: 399, 1995
26) Kumar PV et al: Acta Cytol 44: 181, 2000

2 実践的な細胞診の見方

5 泌尿器

1 基本事項

❖ 3つの基本事項

- □ 尿路とは腎臓，尿管，膀胱，尿道までをいう．
- □ 尿路腫瘍の大部分は悪性腫瘍であり，その約90％は尿路上皮癌が占めている．尿路上皮癌は全悪性腫瘍の約1％であるが，近年増加傾向にある．
- □ 自然尿細胞診は非侵襲的で，容易に検体を得ることができ，反復検査も可能である．
  - ☀ とくに非乳頭状病変では，画像診断や内視鏡診断で早期発見の困難な症例においても，悪性細胞を尿中に見出すことがある．
  - ⚠ 尿細胞診の弱点は，低異型度乳頭状尿路上皮癌の診断が非常にむずかしい点である[1,2]．細胞剥離が少ないうえに個々の細胞異型がほとんどみられないためであるが，誤陰性としないことが重要である．

2 検体採取法の種類と標本作製

❖ 検体採取法

- □ 自然尿，カテーテル尿，カテーテル後の自排尿，膀胱洗浄液，尿管尿，腎盂尿などがある．

❖ 標本作製の注意点

- □ 細胞の自然剥離と人工的な剥離では以下に示す点を除けば，基本的な見方は同じである．
  - ⚠ 洗浄標本では上皮細胞量が増加し，集塊で出現細胞が多くなる．また，細胞変性が少ないため細胞質は多辺形で，核クロマチンは淡染傾向を示すなど自然剥離の細胞所見とは多少異なる[3]（図1）．
- □ 泌尿器細胞診標本の作製にあたってもっとも大切な点は，できるだけ多くの細胞をスライド上に塗抹することである[4]．とくに，自然尿では，多量の尿から沈渣を採取し，塗抹される細胞数を増やす努力が大切である．
- □ 染色はパパニコロウ染色とギムザ染色を行う．
- □ パパニコロウ染色は固定法，処理法の違いにより詳細な細胞所見は異なる．
- □ ギムザ染色標本は乾燥固定であり，細胞剥離がほとんどないという利点がある[5]．細菌，真菌などの微生物（図2）や核クロマチンの増量の有無（図3）などはギムザ染色標本のほ

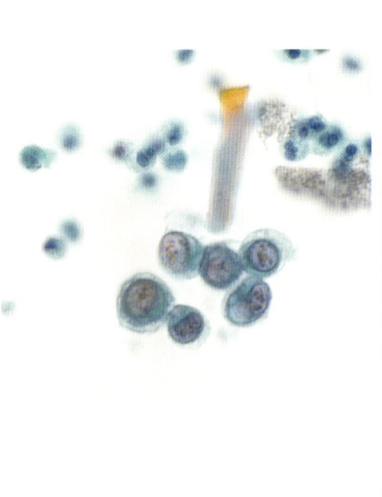

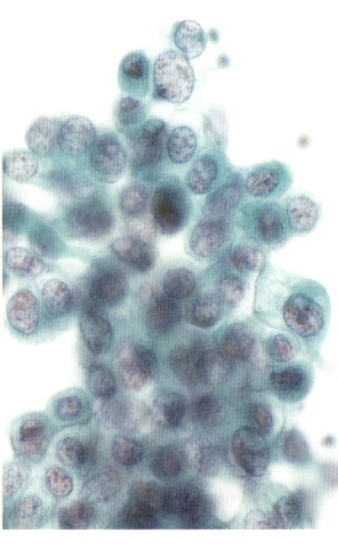

図1／高異型度尿路上皮癌（左：自然尿，右：膀胱洗浄液）
洗浄液は細胞量が多く，細胞変性が少ない．

アイコン：☀知っトク知識，⚠要注意！，▶一口メモ

うが認識しやすい．また，細胞質の染色性や性状で上皮の種類が見分けやすいという報告もある．
- ☀ 直接塗抹の場合は 2,000G で遠心し，二回遠心法が好ましい．また，細胞の落下を防ぐため塗抹前に極力余分な水分を除くことが大切である．
- ▶ 塗抹は薄過ぎないほうが良いので，スライド一面に塗抹するより，塗抹面積を少なくし，ある程度細胞を集めて塗抹するほうが好ましい．

3 尿路上皮病変の診断の進め方

1 診断の進め方

◆診断手順
- □ 出現細胞の由来を念頭に置きながら，背景，細胞出現様式，個々の細胞所見という順に所見をとる．
- □ 泌尿器細胞診でみられる細胞は，尿路上皮細胞由来が主体であるが，腺や扁平上皮由来の細胞や腎尿細管上皮由来の細胞がみられることがある．したがって，問題の異型細胞が上記のどれに相当するかを同定することが大切である．

2 背景

- □ 尿細胞診でみられる背景には，以下に示すように悪性腫瘍の存在を示唆するものがある．
  - ⚠ 平坦病変や非浸潤癌では非常にきれいな背景を示す場合がある．

◆赤血球
- □ 赤血球
  - 著明な血性背景は乳頭状尿路上皮癌でしばしばみられるが，結石などの良性病変でも認められる．
  - ▶ 肉眼的血尿は，尿に血液が 0.1% 以上混入した場合をいう．顕微鏡的血尿は，肉眼的に血尿と意識されない場合で尿沈渣標本 400 倍 1 視野に 1 個以上の赤血球がみられる場合をいう．

◆細胞断片
- □ 細胞断片 cellular debris
  - 細胞断片は necrosis や apoptosis に由来するもので，悪性病変で認められることが

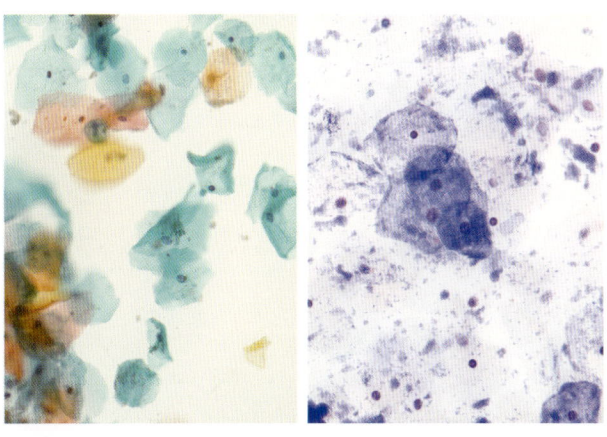

図2／細菌（パパニコロウ染色とギムザ染色）
細菌の認識はパパニコロウ染色よりギムザ染色で容易である．

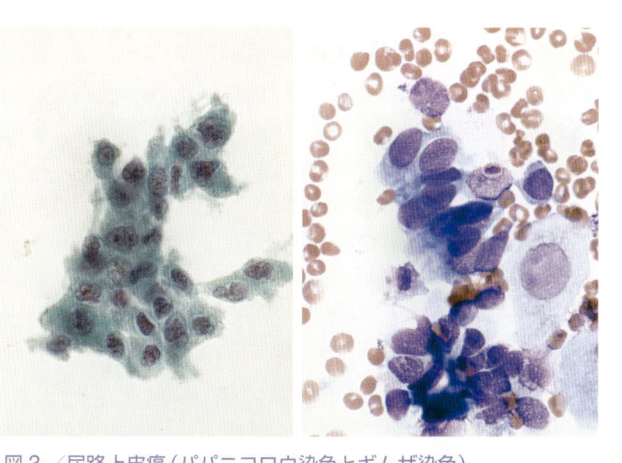

図3／尿路上皮癌（パパニコロウ染色とギムザ染色）
核および細胞質の染色態度は染色方法により異なる．ギムザ染色は乾燥固定を行うため立体的な核は大きさが強調される．

泌尿器

2 実践的な細胞診の見方

多い（図4）．標本一面にみられる場合や少量しかみられない場合がある．
- 🔆 細胞異型が弱い尿路上皮癌症例において，わずかな壊死の存在が誤陰性判定を避けるために役立つことがある．
- ⚠️ 細胞断片は悪性を疑う所見として有用であるが，糸球体腎炎などの良性腎疾患で細胞断片がみられる場合がある．

❖ **好中球**

☐ **好中球**
- 通常，炎症でみられる所見であるが，浸潤の強い悪性腫瘍や転移性の悪性腫瘍でも多数の好中球を認めることがある．
- ⚠️ 腫瘍細胞が好中球に隠れて確認しづらいことがある．
- 🔆 浸潤癌では背景に好中球の増加がみられることが多い．

❖ **類上皮細胞**

☐ **類上皮細胞**
- BCG治療中の尿では，組織球，類上皮細胞，多核巨細胞，好中球が増加する．

3 細胞出現様式

❖ **細胞出現様式**

☐ 細胞は集塊状および孤立散在性に出現する．集塊で出現する場合は，塊状，敷石状あるいは乳頭状構造を示すことが多い．
- ⚠️ 症例によっては尿路上皮癌であっても細胞の剥離が少なく，腫瘍表面の細胞がわずかに散在性に認められる場合も少なくない（図5）．

☐ 良性病変では，集塊の大きさは小型から大型までさまざまであるが，平面的集塊でみられることが多い．重積性を示す場合でも核密度の上昇は目立たず，集塊辺縁は平滑で核の飛び出しはほとんどない．また，集塊中の細胞質縁は明瞭な輪郭を示す．

☐ 悪性病変では，細胞集塊の核密度が上昇し，不規則重積を示す（図6）．

☐ 出現様式は，腫瘍の発育様式が反映される場合が多い．乳頭状に発育するものは細胞に結合性がみられ，ときに大型集塊でみられることもある．

☐ 非乳頭状の病変は散在性や集塊状に出現し，通常細胞量が多い（図7）．
- 🔆 膀胱洗浄液や尿管尿，カテーテル尿，カテーテル後の自然尿では，ときに大型集塊がみられる（図8）．

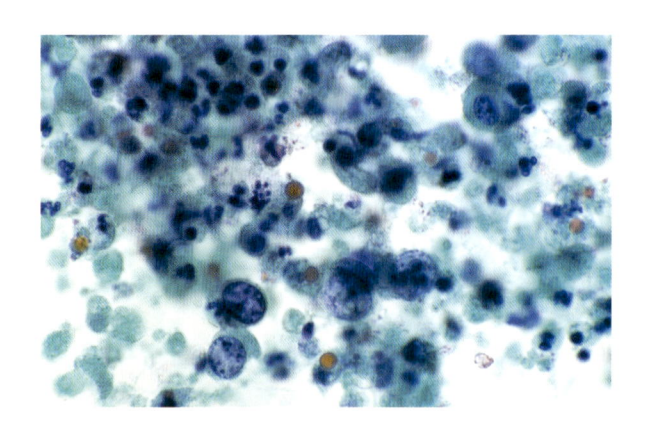

図4／細胞断片（悪性例）
ライトグリーン好性の非常に多数の細胞断片を認める．

図5／出現細胞が少ない尿路上皮癌例
小型異型細胞が少数散在性に認められる．

アイコン：☀知っトク知識，⚠要注意！，■▶一口メモ

⚠ 良性集塊の指標として，集塊辺縁の umbrella cell の付着が大切であるが，この所見が必ずみられるとは限らない．

☀ **低異型度尿路上皮癌**の場合，集塊は辺縁が滑らかな場合があるが，強拡大で集塊の中を観察すると隣接する核の焦点がずれ，配列が不規則であることが認識できる．分化が低くなるほど集塊辺縁は凹凸が目立つ．

4 細胞所見

❖細胞所見

□ 細胞形，細胞質，核，核小体の所見を順に観察する．個々の細胞異型の判定において有用な所見は，N/C 比の上昇，クロマチンの増量などの一般的な悪性判定基準に加えて，**核の立体不整，細胞質の不均質さ，脆弱さ**である（図9）．

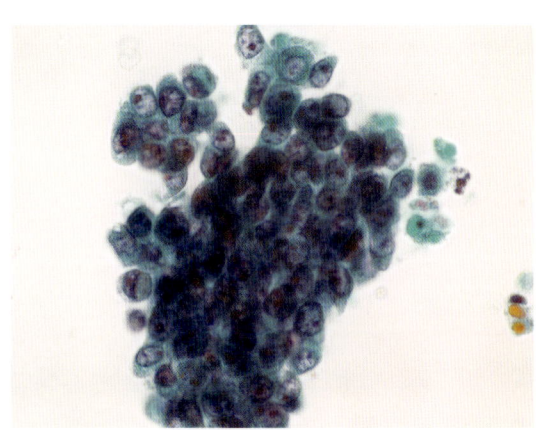

図6／尿路上皮癌の大型集塊
核密度が高く，不規則重積を認める集塊．

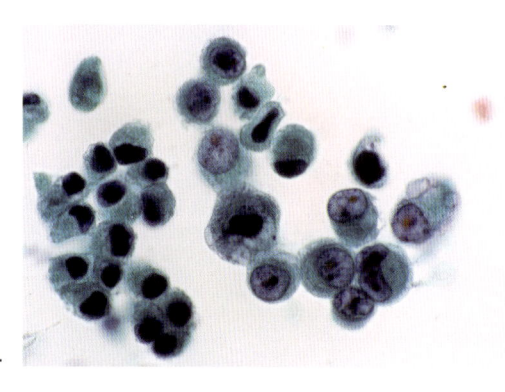

図7／非乳頭状尿路上皮癌
多数の悪性細胞が孤在性に認められる．

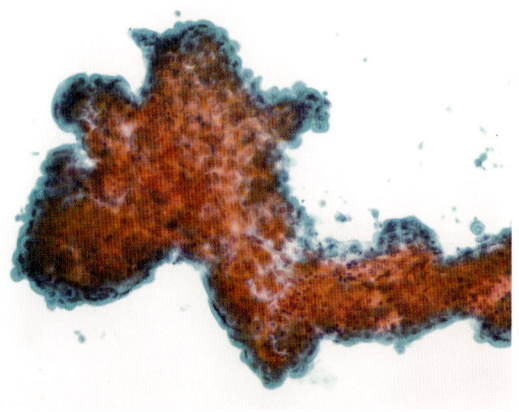

図8／カテーテル尿の良性大型集塊
大型集塊で認められる，重積性はなく，集塊辺縁に核の飛び出しはない．

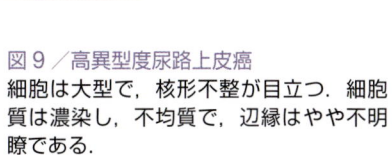

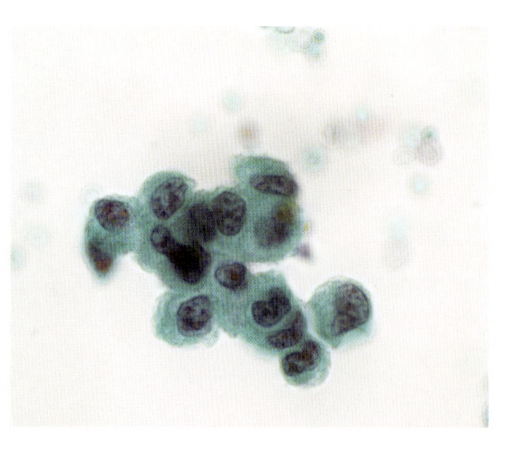

図9／高異型度尿路上皮癌
細胞は大型で，核形不整が目立つ．細胞質は濃染し，不均質で，辺縁はやや不明瞭である．

2 実践的な細胞診の見方

- ☐ 核偏在，核溝[6]，pair cell[7]（図10），紡錘形細胞[8]（図11）なども悪性の判定に役立つ．
  - ☀ これらは悪性細胞すべてにみられるわけではないが，逆にこれらを兼ね備えた所見は，良性細胞ではみられない．
  - ⚠ 細胞の大型化，平面的な核不整，細胞質および核の濃染，核小体の腫大は異型を示唆する所見ではあるが，良性の病変でもみられることがある．
  - ☀ 変性，ウイルス感染，decoy cell（図12）などで，N/C比の上昇や核の濃染がみられることがある．
- ☐ 尿路上皮癌の細胞異型はその分化度と相関する[9,10]．すなわち低異型度尿路上皮癌の細胞は比較的小型で，個々の異型では良性細胞との鑑別が困難な場合が多い．
  - ☀ 高異型度尿路上皮癌の細胞は大型で異型が目立つことが多く，個々の細胞異型で悪性判定が容易である．分化が低くなるほどクロマチンが増量し，かつ核小体が目立つという所見が大切である．ただし，細胞が新鮮な洗浄細胞診では密なクロマチンを示すものの，淡染性の核を示す悪性細胞も稀ではない．
  - ⚠ 細胞変性を伴う自然尿細胞診では，核の染色性の濃さが必ずしもクロマチンの増量を意味しない．

5 尿路上皮癌の診断・鑑別のポイント

❖ **弱い細胞異型**

1）良性病変と細胞異型が弱い尿路上皮癌

- ☐ 細胞異型が弱い悪性腫瘍，すなわち低異型度尿路上皮癌では良性と判定されることがある．
- ☐ 誤陰性を防ぐには小型異型細胞の集塊に着目し，わずかな細胞異型と集塊の不規則性を認識することが重要である（図13）．

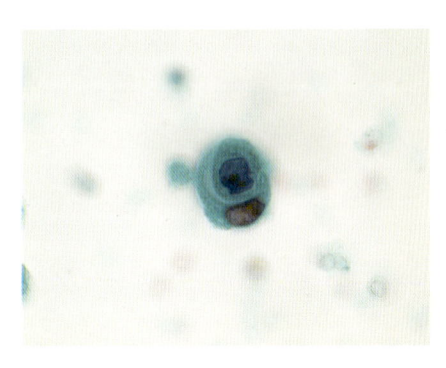

図10／尿路上皮癌の pair cell
1つの細胞の中に他の細胞が取り込まれたようにみえる．

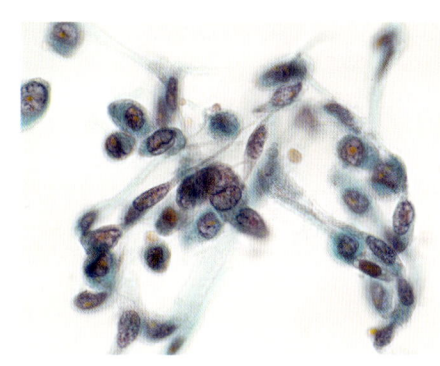

図11／尿路上皮癌
紡錘形を示す悪性細胞．核形不整や核小体の腫大がみられる．

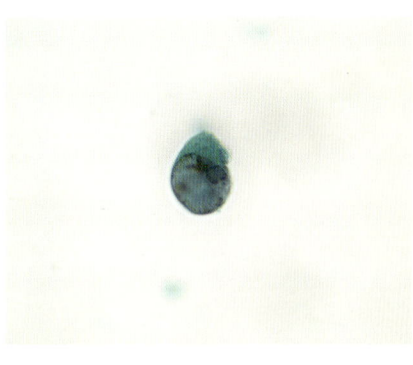

図12／decoy cell
大型で，N/C比上昇を示す細胞．核は濃染するが，円形でクロマチンは融解状である．

図13／低異型度尿路上皮癌の集塊
不整形の集塊である．細胞は小型であるが，集塊辺縁に核の飛び出しを認め，不規則重積を示す．

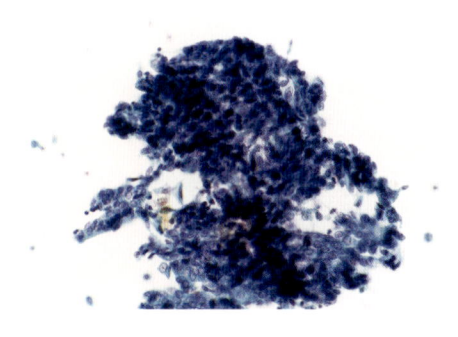

アイコン：☀知ットク知識，⚠要注意！，▶一口メモ

- 集塊で出現する良性細胞を悪性の集塊と誤認しないことも大切である．
  - ⚠ カテーテル尿や尿管尿などで細胞異型を伴う集塊がみられることがあるが，細胞質が保たれた細胞集塊は慎重な判断が望まれる．
- 腺性膀胱炎 cystitis glandularis，内反性乳頭腫，腎原性化生 nephrogenic metaplasia，異形成など低異型度尿路上皮癌との鑑別が困難な病変がある（図14）．これらの病変では，疑陽性とされることが多い．

❖強い細胞異型

2）細胞異型が強い良性病変と尿路上皮癌

- 細胞が大型で，核が濃染する良性異型細胞を誤陽性と判定することがある．
- 治療中に出現する再生異型（図15），結石や炎症に伴う異型（図16），腎尿細管上皮の異型は，日常遭遇する頻度が高い．
  - ☀ 癌と鑑別が必要な良性異型細胞は，細胞が大型で，核の大小不同，核クロマチンの濃染，核小体の腫大がみられる．悪性細胞と比較すると細胞質が保たれており，核縁は肥厚し，クロマチンが疎に分布し，核小体が目立つことが多いが，細胞質の不均質性や核の立体不整はない．

❖異形成と上皮内癌

3）異形成 dysplasia と上皮内癌 carcinoma in situ

- 両者はともに平坦病変であり，細胞は孤在性に出現することが多い[11〜14]
- 異形成の細胞像の特徴は，背景がきれいで，異型細胞の出現数が少なく，細胞は小型で，平均核長径は 7 μm 程度である．核は濃染性を示し，偏在傾向を認める．核の立体不整はほとんどなく，細胞質は濃染し均質である．また，細胞質辺縁は明瞭である（図17）．
- 上皮内癌では異型細胞の出現が多く，背景に apoptosis 様所見がみられることがある．異形成より大型（平均核長径：9 μm 程度）のものが多く，大部分の症例で大小不同が目

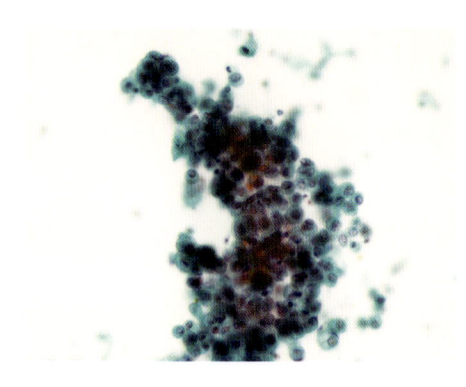

図14／異型を示す良性上皮集塊
結合性が低下した異型集塊である．細胞質が保たれており，核密度の上昇がない．

図15／膀胱癌治療中にみられた良性異型細胞
細胞質に輪郭がはっきりした空胞変性像がみられる．大型細胞であるが，N/C 比の上昇はない．

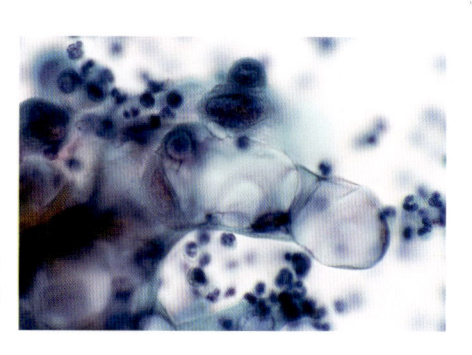

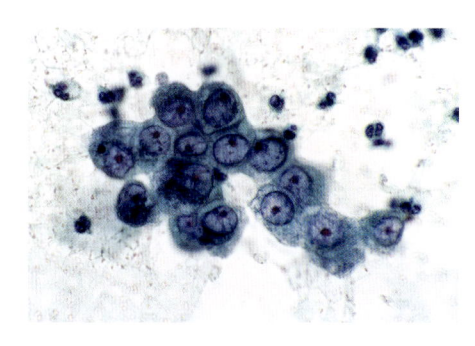

図16／結石に伴う良性異型細胞
核小体が目立つが，核縁が均等に肥厚し，クロマチンの増量はない．配列も平面的である．

図17／異形成
細胞は小型で，偏在し，濃染する核を認める．細胞質は厚く，濃染性で，辺縁はしっかりしている．

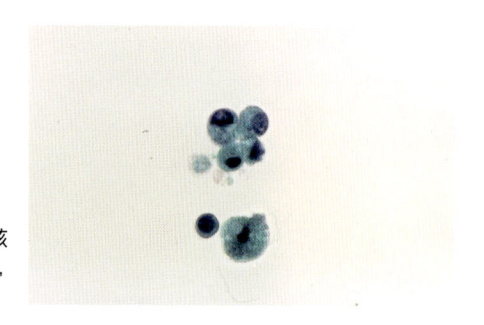

2 実践的な細胞診の見方

立ち，核は偏在するものが多い．細胞質は濃染し不均質であり，細胞質辺縁は不明瞭なものが多い（図18）．

❖ 治療の影響

4）治療による影響

- □ 治療の種類により細胞所見は多少異なるが，背景に炎症細胞が増加することが多い．
- □ ときに大型化した再生異型細胞を認め，腫瘍の残存や再発を示唆する悪性細胞との鑑別が必要である．
  - ▶ 経尿道的切除術 transurethral resection（TUR）後の平坦病変の残存や再発初期では，悪性細胞の数が少なく，小型であることが多い．

❖ 腎尿細管上皮細胞との鑑別

5）腎尿細管上皮細胞との鑑別

- □ 種々の腎病変において，自然尿中に腎尿細管上皮細胞が出現し，尿路上皮癌，腎細胞癌，前立腺癌との鑑別が困難なことが少なくない．
- □ 腎尿細管上皮細胞には，近位尿細管，ヘンレ係蹄，遠位尿細管，集合管由来のものがある[15]．背景には円柱が認められることが多い．
- □ 細胞が円柱の中に包含される形で認められる場合は，腎尿細管上皮細胞としての同定が容易である（図19）．それ以外の場合には，免疫染色やレクチン染色が同定に必要なことが多い[16]（表）．
  - ☀ 核が偏在し，ロゼット様，放射状に出現する場合は，腎尿細管上皮細胞が示唆される．
- □ 顆粒状の細胞質を有する近位尿細管細胞は小型で，尿中では変性所見も著明となり，異

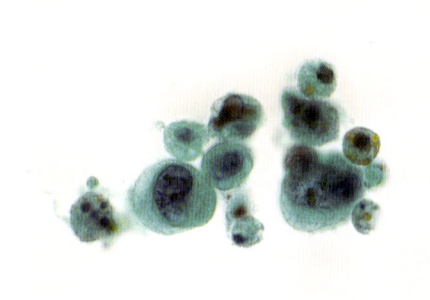

図18／上皮内癌
細胞は比較的大型で，核は立体不整を示し，核小体がみられる．細胞質は脆弱で，辺縁はやや不明瞭である．

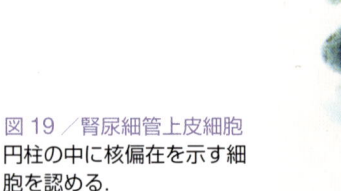

表／腎尿細管上皮細胞の免疫細胞化学的鑑別

	近位尿細管	非近位尿細管
CD15	＋	－
CD10	＋	±
EMA	－	＋
PNA	－	＋
PHA	＋	－

図19／腎尿細管上皮細胞
円柱の中に核偏在を示す細胞を認める．

EMA: epithelial membrane antigen
PNA: peanut agglutinin
PHA: phytohemagglutinin

アイコン：☀知ットク知識，⚠要注意！，▣一口メモ

型細胞として認識されないことが多い（図20）．一方，非近位尿細管細胞はときに大型化し，核形不整，核の大小不同，核小体の腫大などの異型を示すことがある（図21）．
⚠細胞断片が多数認められる場合は，腫瘍性背景との鑑別が必要となる（図22）．

4 その他の悪性病変

1 扁平上皮癌

❖**扁平上皮癌**
- □ 尿路上皮癌が混在するものと混在しないものがある．
- □ 角化型悪性細胞を伴う場合が多い（図23）．
  - ⚠女性の場合は**子宮頸癌からの混入**にも注意する必要がある．
  - ▣ビルハルツ住血吸虫やHPV感染との関係が指摘されている．

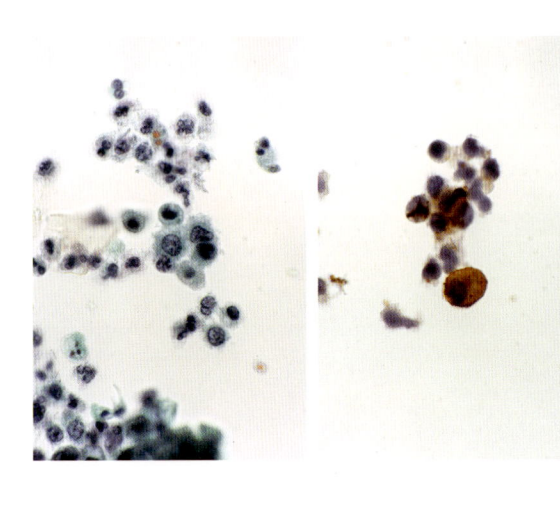

図20／近位尿細管上皮（右CD10染色）
N/C比やや上昇した小型細胞．

図21／腎尿細管上皮細胞
細胞は大型で偏在する核を認める．細胞質内に空胞変性を認める．核の立体不整はなく，細胞質辺縁は保たれている．

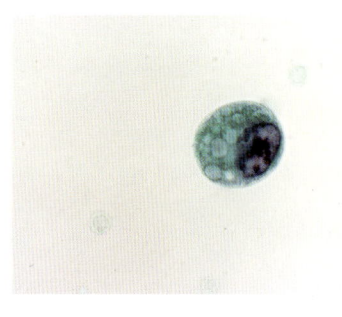

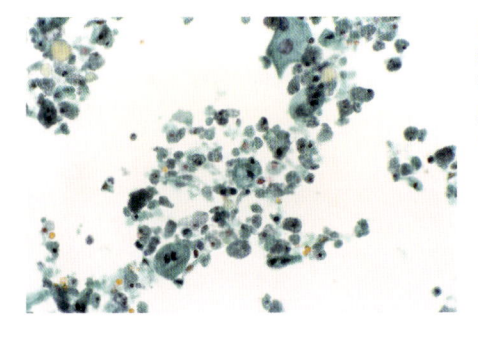

図22／腎尿細管上皮細胞と多数の細胞断片
背景の細胞断片のみからでは，腫瘍でみられるものとの鑑別は困難である．

図23／扁平上皮癌細胞
N/C比が上昇した，核中心性の悪性細胞とオレンジG好性の角化異型細胞が認められる．

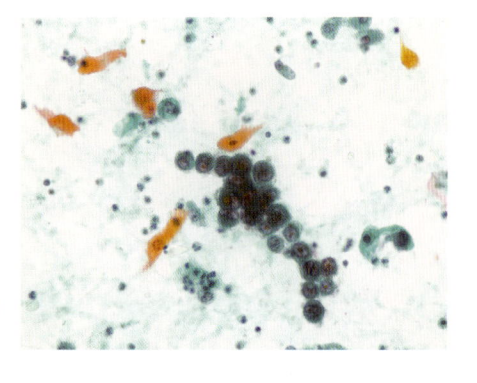

2 実践的な細胞診の見方

② 小細胞癌

❖小細胞癌
- □ 神経内分泌癌の一種で，一部に尿路上皮癌成分がみられるものが多い．
- □ 細胞は小型で，N/C比が大きく，核は密なクロマチンを呈する．
- □ 集塊は比較的平面的で，一部に相互封入像をみることが多い．

③ 尿膜管腺癌

❖尿膜管腺癌
- □ 膀胱頂部の尿膜管遺残から発生する腺癌で，背景に粘液を伴うことが多い．
- □ 高円柱状を示し，細胞異型が目立つものから（図24），印環細胞型を示し，細胞異型が弱いものまである．
  - ☀ 尿中にみられる場合は，転移性腺癌に比べて細胞変性が少ない．

④ 前立腺癌

❖前立腺癌
- □ 尿道部付近に腫瘍が存在する場合，尿中に悪性細胞を認めることがある．
- □ 分化度により細胞所見は異なるが，腺様配列を示す場合が多い．
- □ 尿路上皮癌に比べ，クロマチンが繊細で，薄い核縁と著明な核小体を認めることが多い（図25）．

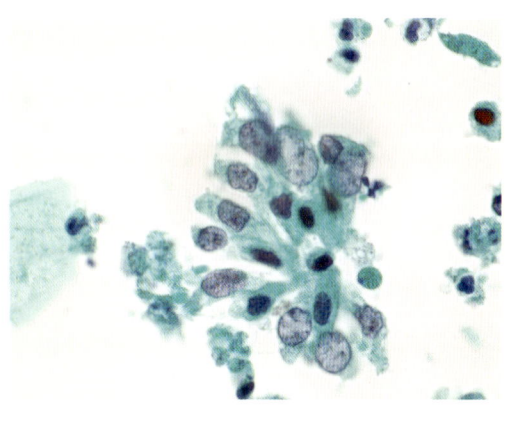

図24／尿膜管癌症例
細胞断片に混在して，比較的変性の少ない高円柱状の腫瘍細胞がみられる．

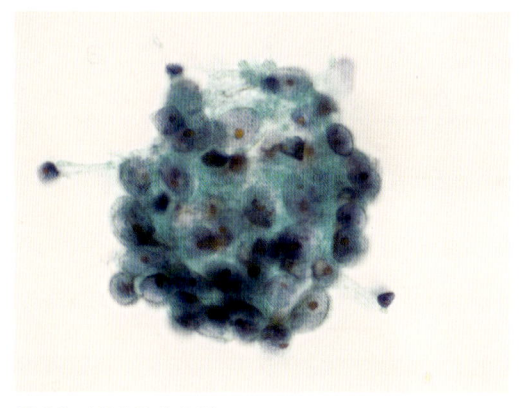

図25／前立腺癌症例
集塊で出現した悪性細胞．クロマチンは繊細で，核小体が目立つ．

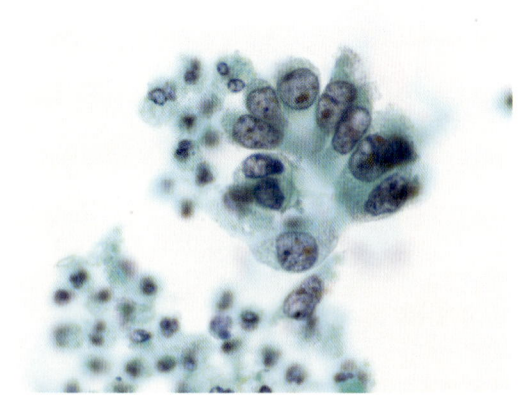

図26／大腸癌症例
高円柱状の形態を示す悪性細胞．核は濃染性である．

アイコン： ☀知っトク知識， ⚠要注意！， ■▶一口メモ

□ 症例によっては核小体以外の細胞所見が尿路上皮癌に類似し，鑑別に苦慮する場合がある．

⑤ 大腸癌

❖ 大腸癌
- □ 背景に著明な炎症細胞を認める．
- □ 細胞は高円柱状を呈する場合が多く，核は長楕円形で濃染する．核小体は確認しにくい場合がある（図26）．
  - ☀ 柵状配列がみられた場合，病変の推定に役立つ．

⑥ 腎細胞癌

❖ 腎細胞癌
- □ 尿中にみられることは稀である．
- □ 核は偏在し，比較的広い小空胞状の細胞質と淡染性で密なクロマチンを有し，核小体が目立つ．

■ 文 献

1) 松嵜 理, 小山芳徳：病理と臨床（増）20: 242, 2002
2) 小椋聖子ほか：日臨細胞誌 46: 315, 2007
3) 小谷広子ほか：日臨細胞誌 35: 81, 1996
4) 阿倉 薫, 島内敬二, 仁平博子：細胞診標本作製マニュアル 泌尿器（細胞検査士会編）. p.1, 2005
5) 小椋聖子ほか：日臨細胞誌 45: 232, 2006
6) 今井律子ほか：日臨細胞誌 43: 311, 2004
7) 金城 満ほか：日臨細胞誌 38: 129, 1999
8) 古市佳也ほか：日臨細胞誌 41: 335, 2002
9) Eble JN et al: Pathology and Genetics of Tumours of the Urinary System and Male Genital Organs. World Health Organization Classification of Tumours. IARC, Lyon, 2004
10) 日本泌尿器科学会, 日本病理学会編：膀胱癌取扱い規約，第3版. 金原出版, 東京, 2001
11) 是松元子, 上田善彦, 國實久秋：診断病理 21: 179, 2004
12) 清水 健ほか：日臨細胞埼玉会誌 22: 57, 2004
13) 清水 健：病理と臨床 23: 672, 2005
14) 今井律子ほか：日臨細胞誌 45: 318, 2006
15) 大崎博之ほか：日臨細胞誌 39: 437, 2000
16) 上田善彦：小児内科 23: 649, 1991

2 実践的な細胞診の見方

6 体腔液　▶①体腔液

1 基本事項

❖ 4つの基本事項
- □ 体腔液が唯一の検査材料となる場合がある．
- □ 貯留液が悪性の場合は，腺癌が60～70%と圧倒的に多い．その次に多いものは扁平上皮癌と未分化癌で，それぞれ約10%を占める[1]．
- □ 体腔液の検索に通常用いられる染色としては，パパニコロウ染色，ギムザ染色，粘液染色（主にPAS染色）があげられる．
- □ 日常業務での体腔液標本は以下の順で観察する．
  - ☞ 弱拡大：背景 ⇒ 細胞の結合性 ⇒ 細胞の出現様式（細胞の配列・集塊）
  - ☞ 強拡大：細胞形 ⇒ 大きさ ⇒ 核 ⇒ 細胞質

2 スクリーニング・鑑別診断の進め方：弱拡大

1 背景

❖ 主な背景には
- □ 主な背景としては血性，粘液，砂粒小体，炎症性細胞，壊死性背景がある．

❖ 血性
- □ 血性背景には悪性のみならず良性疾患でも認められることがある．
  - ☀ 二重遠心法（800回転，5分した後，上清を3,000回転，3分）で集細胞を行うと細胞成分の多い標本が作成される．

❖ 粘液
- □ 粘液の場合には粘液癌，腹膜偽粘液腫，悪性中皮腫を考える．

❖ 砂粒小体
- □ 砂粒小体 psammoma bodies は腺癌細胞の集塊の中に認められ，乳腺，肺，卵巣，子宮が原発巣のことが多い（図1）．

❖ 炎症細胞
- □ 好中球の場合には急性炎症，とくに感染症のことが多い．
- □ 好酸球が目立つ場合は自然気胸，寄生虫感染症，アレルギー性疾患を考慮する．女性の腹水では不妊症の検査で通気テスト後にみられることがある．また，Charcot-Leyden結晶を認めることもある．
- □ リンパ球が目立つ場合には慢性炎症のことが多いが，異型が認められる場合には悪性リンパ腫を考慮する．

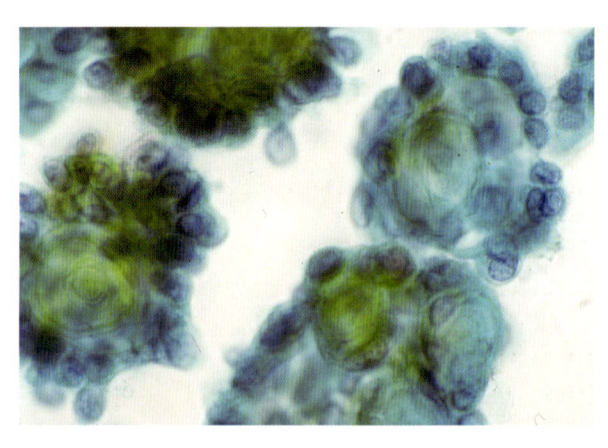

図1／砂粒小体
パパニコロウ染色では，砂粒小体の色は通常茶褐色であるが，本症例のように黄色に染まるものもある．その他，ピンク，紫に染まることもある．甲状腺癌，乳癌，肺癌，卵巣癌，子宮体癌でしばしば出現する．

アイコン：🔅知っトク知識, ⚠️要注意！, ■→一口メモ

□ 形質細胞が多い場合も慢性炎症のことが多いが，異型を認める場合には骨髄腫の可能性も考慮する．

❖ 壊死性背景
□ 壊死は扁平上皮癌に特徴的であるが，体腔液での出現は比較的稀である．

② 細胞の出現様式

❖ 観察時のポイント
□ 弱拡大での細胞の出現様式としては，①細胞集塊，②濃染する核，③単調な細胞像などを観察する．

□ 細胞集塊：体腔液では上皮性腫瘍細胞は結合して出現する場合が圧倒的に多く，集塊を詳細に観察する．ただし，ときに中皮細胞でも集塊として出現する場合がある．

🔅 核が濃染する細胞は，腫瘍細胞であることが多い．小型の細胞でも核が濃染している細胞は注意が必要である．

□ 単調な細胞像も腫瘍の場合が多い．印環細胞癌，低分化腺癌，悪性リンパ腫，骨髄腫などが鑑別にあがる．

3 スクリーニング・鑑別診断の進め方：強拡大

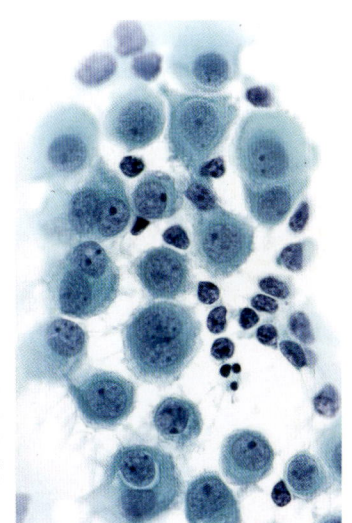

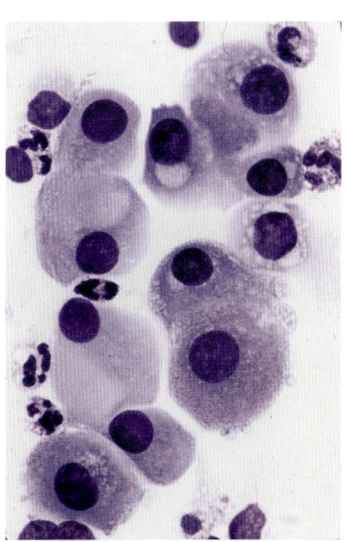

① 反応性中皮細胞

❖ 核
□ 反応性中皮細胞は散在性〜数個の集塊として出現する．核は円形〜楕円形でほぼ中央に位置している（図2）．
🔅 反応性中皮細胞でも多核細胞は出現するが，核の重なりは2層までで，円形を保っている．

❖ 細胞質
□ 細胞質はライトグリーンに染まり柔らかい．細胞質辺縁は微絨毛様から細かな網目状を呈している[2]．細胞質辺縁に向かうごとに辺縁が擦り切れてなくなるようにみえる．

❖ ギムザ染色所見
□ ギムザ染色でも同様の核所見であるが，細胞質は柔らかく（たとえば濾紙のような），細胞質辺縁は微絨毛様できれいな膜としては認められない．
⚠️ 反応性中皮細胞の集塊では核はほぼ円形を保っており，核が重なってもせいぜい2層までで，変形は

図2／反応性中皮細胞
散在性から数個の細胞集塊として出現する．核は円形でほぼ中央に位置して，小型の核小体を認める．細胞質は柔らかく，細胞質辺縁は微絨毛様である．ギムザ染色も同様の所見であるが，細胞質は辺縁にいくにつれ厚みが薄くなっているようにみえる（左：パパニコロウ染色，右：ギムザ染色）．

2 実践的な細胞診の見方

あまりみられない．周囲に散在する中皮細胞と染色性などをよく比較して鑑別する．

② 腺癌細胞

❖ **核**
- □ 集塊として出現する癌細胞では，核の位置は不規則で，重積し変形も著明である（図3）．とくに細胞質に粘液をもっている腺癌細胞では核が彎入する所見や，粘液球で核が押しやられてノコギリの刃のようにギザギザになる立体不整が著明である．核小体は円形で1個の場合が多い．

❖ **細胞質**
- □ 細胞質はレース状繊細で，粘液をもっている場合には細胞質内にすりガラス状の不透明な領域を認め，黄色，淡いピンクや薄紫色に染まってみられる．PAS染色では同部が陽性となる．細胞質辺縁はきれいな膜状に認められる（図4）．
  - 細胞質辺縁の一部に**偽線毛**が認められる場合がある．偽線毛は腺癌細胞に特徴的で，パパニコロウ染色では淡いピンクに染まり，粘液染色で陽性を呈する．ギムザ染色ではきれいなピンク〜赤色の線毛状にみられる．

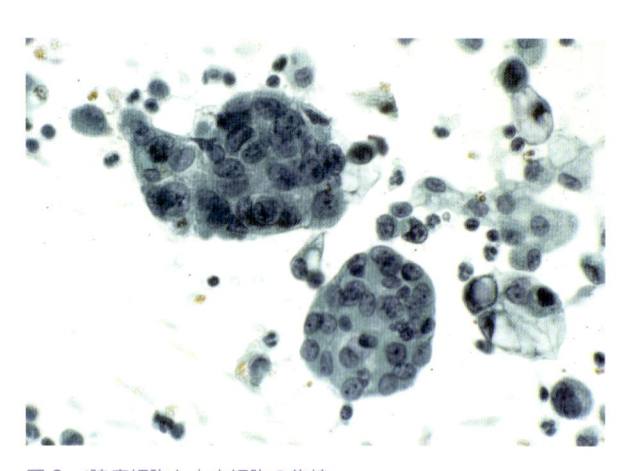

図3／腺癌細胞と中皮細胞の集塊
上の腺癌細胞の集塊では，核が不規則に配列し，核間距離や極性の乱れが認められる．下の反応性中皮細胞の集塊では，核は円形で，核間距離は広く一定間隔を呈している．

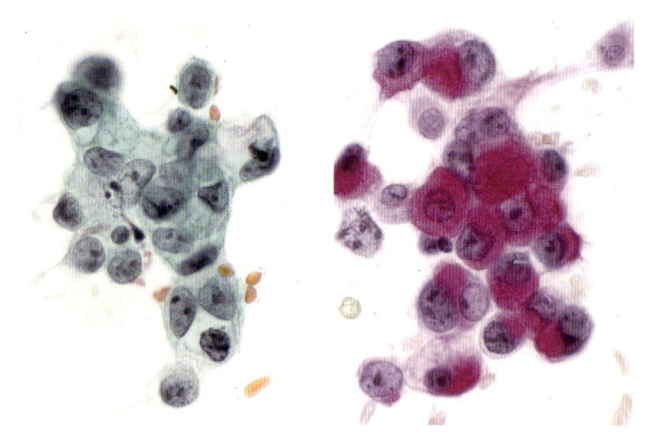

図4／腺癌細胞の集塊
核の濃淡がみられ，極性の乱れた集塊が出現しており，細胞質は淡明ですりガラス様を呈している．淡明な細胞質はPAS染色で陽性である（左：パパニコロウ染色，右：PAS染色）．

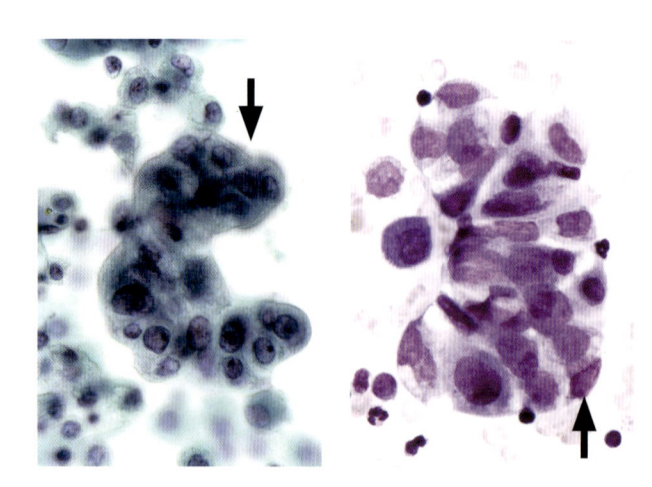

図5／腺癌の集塊
集塊で出現する腺癌細胞で，核の大小不同や極性の乱れがみられ，比較的大きな核小体も認める．細胞質辺縁は膜状（矢印）にみえる．ギムザ染色でも核の大小不同や核の立体不整が認められる（矢印）．細胞質は淡明な細胞が多くみられる（左：パパニコロウ染色，右：ギムザ染色）．

❖ ギムザ染色所見
- □ ギムザ染色でも核所見等はほぼ同様であるが，細胞質は緊満感のある淡明な所見を示すものが多い（図5）．細胞質辺縁もきれいな膜状に認められる．腺癌と悪性中皮腫との鑑別点は，腺癌では，核の位置が不規則で，細胞質が淡明である．また，腺癌の細胞質辺縁は膜状にみえるが，悪性中皮腫では微絨毛状で膜状にはみえない[3]．

❖ 印環細胞癌
- □ 印環細胞癌の細胞は散在性に出現し，核は偏在し，細胞質から飛び出したようにみえる細胞も認められる．核は不整が強く，ギザギザの核が認められる（図6）．
- □ 細胞質がレース状で粘液をもつものでは，粘液の部位がすりガラス状不透明に認められ，PAS染色では同部が陽性に染色される．細胞質辺縁はきれいな膜状にみられる．
  - ☀ ギムザ染色では，核所見はパパニコロウ染色と同様であるが，細胞質は淡明なものが混在することが多い．

❖ 粘液癌
- □ 粘液癌の出現様式としては癌細胞自体が産生する粘液の中に浮くように癌細胞が出現する．原発巣としては胃，大腸，虫垂，卵巣，乳腺などがあげられる（図7）．
- □ PAS染色では背景の粘液がピンクに染まり，その中にPAS染色陽性の癌細胞が散在性もしくは集塊として出現する．

図6／印環細胞癌
核は偏在して細胞質から飛び出している細胞もみられる．核小体も大きなものが1個認められる．細胞質はすりガラス状不透明で淡くピンクに染まっている．細胞質辺縁はきれいな膜状（矢印）にみえる．ギムザ染色では核は立体不整を呈し，粘液粒で核は押しやられギザギザ（矢印）を呈している．細胞質は淡明に染まる細胞が混在する（左：パパニコロウ染色，右：ギムザ染色）．

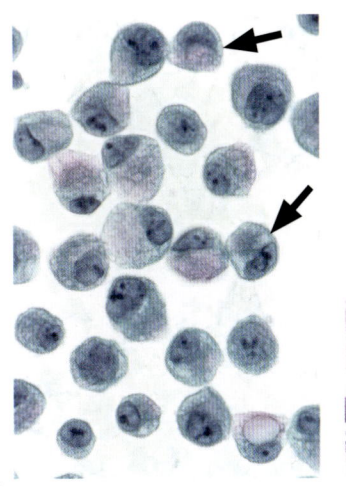

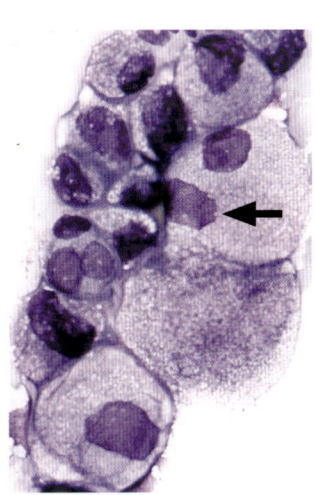

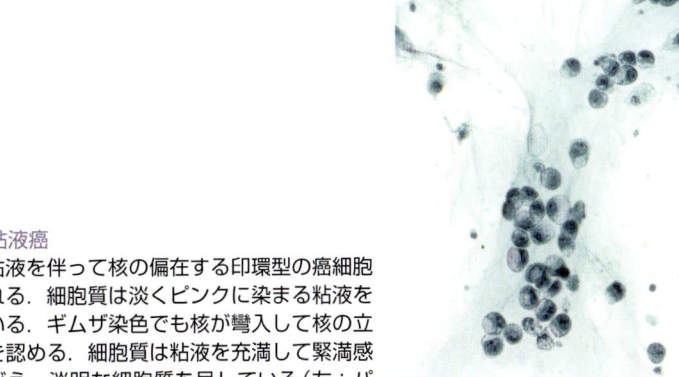

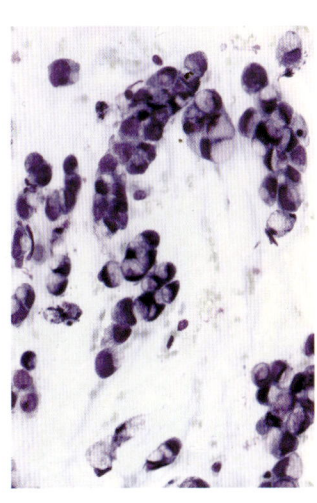

図7／粘液癌
背景に粘液を伴って核の偏在する印環型の癌細胞がみられる．細胞質は淡くピンクに染まる粘液をもっている．ギムザ染色でも核が彎入して核の立体不整を認める．細胞質は粘液を充満して緊満感がうかがえ，淡明な細胞質を呈している（左：パパニコロウ染色，右：ギムザ染色）．

2 実践的な細胞診の見方

❖ 卵巣原発明細胞癌
- □ 卵巣原発明細胞癌では ラズベリー小体 が認められ，それに加えて hobnail pattern を示す細胞集塊を認めると確定的である [4]．
- □ ラズベリー小体とは細胞集塊の内部が，ライトグリーンに淡く染まる基底膜物質でいわゆる collagenous stroma である [5,6]．これは酸性ムコ多糖類を多く含むため ギムザ染色でメタクロマジー を呈する（図 8）．
  - ▪ 細胞質はグリコーゲンを多く含んでいるため淡明で，PAS 染色では微細顆粒状に染色される．

❖ 乳癌
- □ 乳腺原発の腺癌では，まりも状集塊 が有名であるが，小型の細胞として出現する場合もあり，小型の細胞が数個結合し，インディアンファイル Indian file 状 の結合を呈する（図 9）．
  - ⚠ 体腔液では，癌細胞は，しばしば集塊を形成する．したがって，まりも状集塊を認めた場合に乳癌と即断してしまうとピットホールに陥ってしまう可能性がある．
  - ☀ 他の臓器原発の腺癌はもちろん，扁平上皮癌でもまりも状集塊を呈してくる．ただし，女性の胸水でまりも状集塊が出現する場合には，乳癌のことが多い．

3 扁平上皮癌

❖ 扁平上皮癌
- □ 扁平上皮癌は散在性に円形細胞として出現することが多いが，ごく稀に結合性を示す場合がある．腺癌との鑑別にあたっては，核の位置，クロマチンの染色性，細胞質や周囲

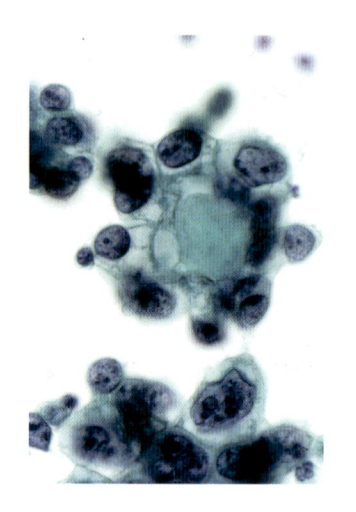

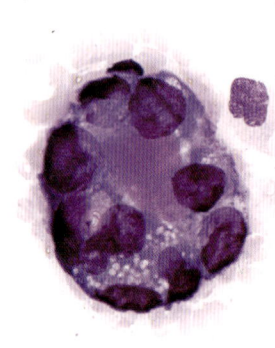

図 8／卵巣明細胞癌
細胞集塊の内部がライトグリーンに淡く染まる基底膜物質でラズベリー小体と呼ばれる．酸性ムコ多糖類を多く含むためギムザ染色でメタクロマジーを呈する（左：パパニコロウ染色，右：ギムザ染色）．

図 9／小型の乳癌細胞
小型の悪性細胞が散在性または数個連なったインディアンファイル状の所見を呈している．ギムザ染色では小型の細胞が平面的に出現している．細胞質は 2 個が連結する中皮細胞（矢印）と比較すると，淡明な細胞質を呈している（左：パパニコロウ染色，右：ギムザ染色）．

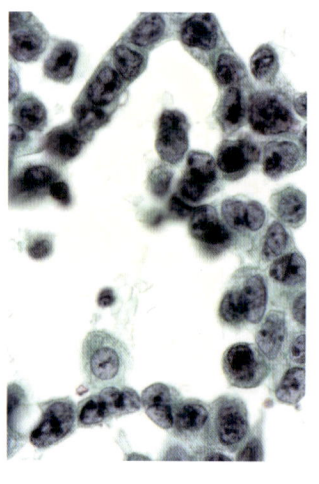

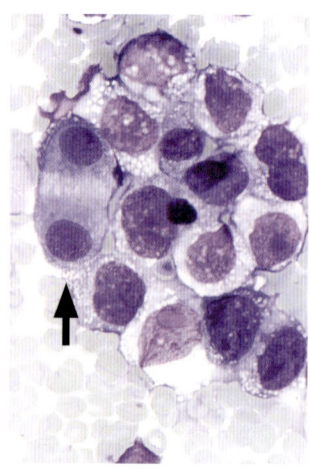

アイコン：☀知っトク知識，⚠要注意！，■→一口メモ

- に出現する壊死物質などに注目して判定する必要がある（図10）．
- □ 核はほぼ中央に位置し，濃染傾向が強く円形を呈するものが多い．核小体はクロマチンの濃染性が強いため認めにくいことが多い．
- □ 細胞質はライトグリーンに好染して，厚く均質で，層状構造を認めることがある．細胞質辺縁はきれいな膜状に認める．
- □ ギムザ染色でも濃染核を呈し，核小体は認められないことが多い．細胞質は厚く均質で，グリコーゲンが白色の点状に認められる場合もある．また，細胞質にグリコーゲンを多く含む細胞では，淡明な細胞質を示すものが混在してくる．
    - ■ PAS染色では細胞質内にグリコーゲンを含むため顆粒状に染色される．

4 小細胞癌

❖小細胞癌

- □ 小細胞癌で，小型の細胞が集塊として認められる場合には，木目込み細工状を呈して結合が非常に強くみえる．または細胞が連なったインディアンファイル状に出現することがある（図11）．
- □ 細胞質は認められない場合と，淡明なものがわずかに認められる場合がある[2]．
    - ⚠ 小型腫瘍細胞として出現する，神経芽腫，Ewing肉腫，悪性リンパ腫，骨髄腫，カルチノイド，軟部組織の悪性腫瘍などとの鑑別が必要であるが，臨床情報を考慮して診断をすることが重要である．

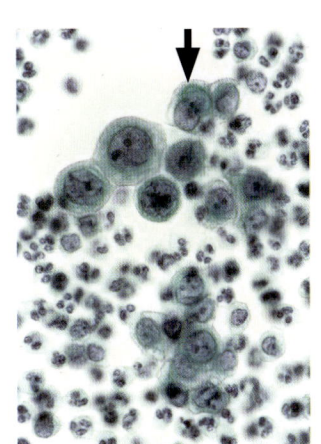

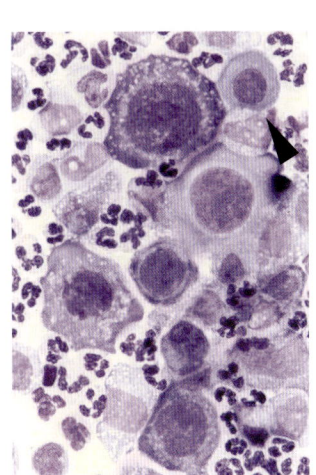

図10／扁平上皮癌
核の濃染する細胞が散在性に出現し，核の染色性は細胞相互で差がみられる．細胞質は厚く核周囲にハローを認める．細胞質辺縁はきれいな膜様（矢印）にみえる．ギムザ染色でも核に濃淡がみられ，細胞質にはグリコーゲンを含んでいるので小空胞が認められる．1個の反応性中皮（矢頭）と比較（左：パパニコロウ染色，右：ギムザ染色）．

図11／小細胞癌
小型の裸核様の細胞がインディアンファイル状の配列を呈している（左：パパニコロウ染色，右：ギムザ染色）．

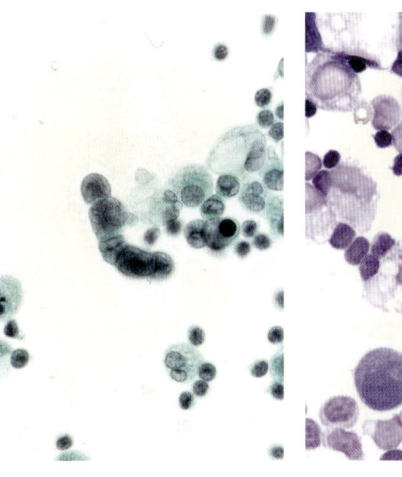

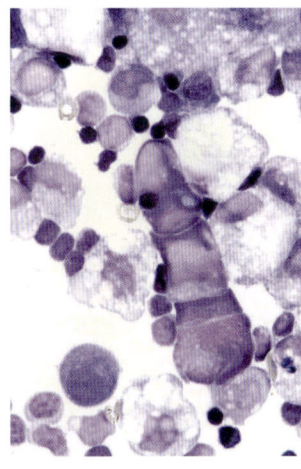

2 実践的な細胞診の見方

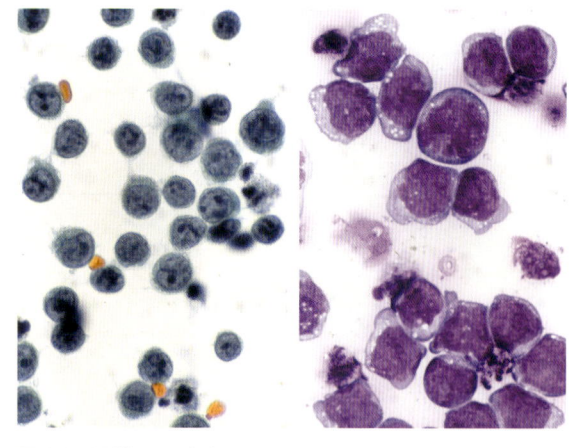

5 悪性リンパ腫

❖悪性リンパ腫

- □ 体腔液原発悪性リンパ腫 primary effusion lymphoma は稀な疾患であるが，体腔液に原発し，通常は明らかな腫瘤形成を伴わない[7,8]．
- □ 非上皮性悪性腫瘍の中でもっとも頻度の高い疾患である．非ホジキンリンパ腫，なかでもB細胞性びまん性大細胞型悪性リンパ腫が多い（図12）．単調な腫瘍細胞が出現する場合は比較的診断が容易であるが，反応性リンパ球が混在する症例では診断は困難である．ギムザ染色と免疫組織化学での検索がリンパ腫の診断には欠かせない（図13）．
  - ⚠ 悪性リンパ腫と白血病は体腔液中での鑑別は困難であるので，臨床情報や血液検査データを参考にして診断をすることが重要である．

6 悪性中皮腫

❖悪性中皮腫

- □ 悪性中皮腫には上皮型，肉腫型，上皮型と肉腫型が混在する二相型（混合型）があるが，体腔液中には上皮型が多く，次に二相型が出現しやすい．
- □ 背景には種々の炎症性細胞が出現し，ヒアルロン酸に富む例では体腔液は粘稠に富んでくる．
- □ 腫瘍細胞は孤立散在性，集塊状，乳頭状を示し，多核細胞も出現する．
- □ 核は円形〜楕円形が多く，核形不整は乏しく，N/C比はむしろ低くみえるものから反応性中皮細胞と同等のものまで出現する．核の位置はほぼ中央に位置して，細胞質から核が飛び出すような所見はみられない．
- □ 集塊状，乳頭状に出現した場合でも核の変形はみられない．
  - ☀ 悪性中皮腫では，腺癌細胞の集塊のように核と核が押しやって不整を呈することはない（図14）[9,10]．
- □ 核小体は1〜2個明瞭に認められ，クロマチンは細顆粒状に濃染する．
  - ☀ 多核細胞では，核は数個〜10個までになることがあるが，円形を保っている．
  - ■ 多核細胞を顕微鏡の微動を上下に動かして観察すると，大きな核であるにもかかわらず，核の1個分以上の差がみられる（図15）．

図12／悪性リンパ腫
単調で大型の円形細胞が散在性に出現し，核には不整がみられ，核小体が一部の細胞にみられる．ギムザ染色でも核に不整がみられ，細胞質は好塩基性が強い（左：パパニコロウ染色，右：ギムザ染色）．

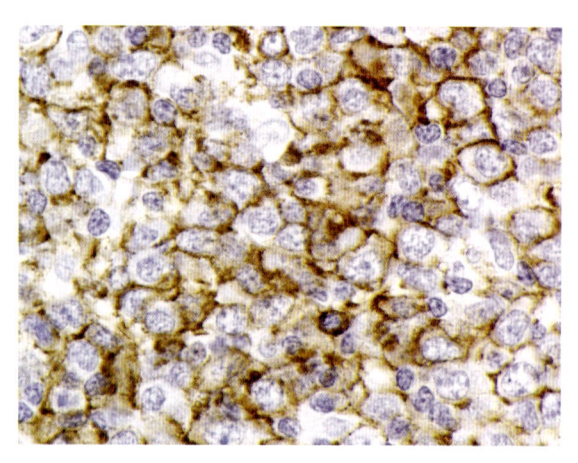

図13／悪性リンパ腫の免疫染色
大型細胞がびまん性に増生する悪性リンパ腫のB cell typeで，CD20抗体で染めた免疫組織化学染色では陽性像が認められる．悪性リンパ腫を疑う場合には免疫組織化学的な検索が必須である（免疫細胞化学染色：CD20）．

- 細胞質はライトグリーンに染まり，緻密で重厚感がある．細胞質辺縁は微絨毛状で擦り切れたようにみえる．
- ギムザ染色でも核は中央に位置し，核小体も大きなものが認められる．また，細胞質も緻密で重厚感を示し，細胞質辺縁も微絨毛状で，癌細胞のようにきれいな膜状にはみえない．
  - PAS染色では陽性の細胞と陰性の細胞が出現するが，陽性の場合には細胞質内に顆粒状もしくはびまん性に染色され，グリコーゲンと考えられるが，その量は症例によって異なる．

4 体腔液の細胞診で主に使用される免疫組織化学

❖ 腺癌との鑑別

- 上皮型悪性中皮腫は腺管状，乳頭状，充実性増殖を呈するので腺癌との鑑別が重要である[9〜11]．一般的には免疫組織化学的な検索により鑑別が行われている．
- 中皮腫に陽性のマーカーとしては主に calretinin, cytokeratin (CK) 5/6, D2-40 および WT-1 を使用している（表1，図16）．陰性マーカーとしては CEA, LeuM₁ (CD15), Ber-EP4, B72.3 および TTF-1 を使用しているが，BG-8, MOC-31 が感受性，特異

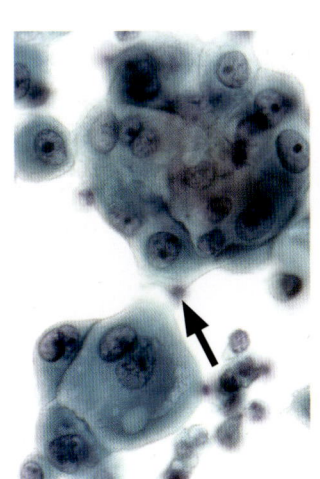

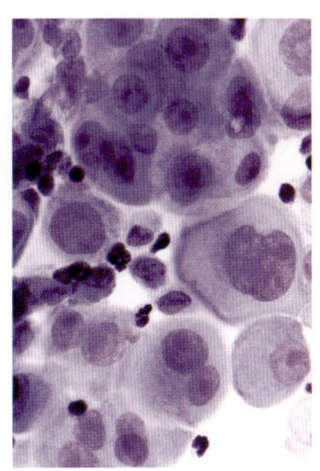

図14／悪性中皮腫
散在性から集塊で出現し，核は円形でクロマチンは細顆粒状で，円形の核小体が認められる．細胞質は重厚感があり，細胞質辺縁は微絨毛様（矢印）に薄くなっている．ギムザ染色でも円形の核を呈し，重厚感もみられ核も細胞質内にとどまっている．腺癌のような細胞質が淡明な細胞は出現してこない（左：パパニコロウ染色，右：ギムザ染色）．

図15／悪性中皮腫の多核細胞
多核細胞では，核は数個〜10個までになることがあるが，核が重積しても円形を保っている．同一の多核細胞を顕微鏡の微動を上下に動かして観察すると，20μm以上ある大きな核であるにもかかわらず，核の1個分以上の違いがみられる．反応性中皮細胞では，核の重なりはせいぜい2層までである．

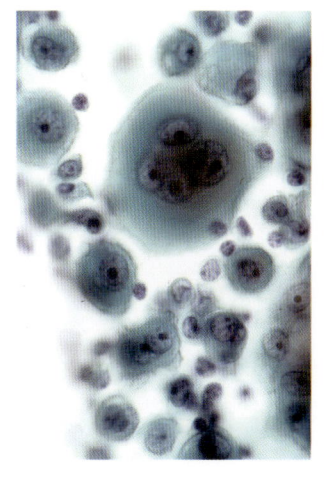

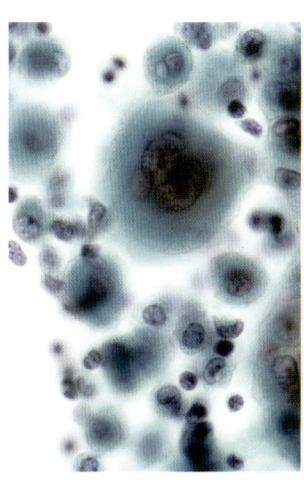

2 実践的な細胞診の見方

性で優れていると報告されている(表2)[12].

- 最近, 平滑筋および筋上皮細胞に存在する高分子caldesmonが中皮細胞および中皮種に97%陽性であり, 腺癌は陰性であることが報告された[13].

❖ 反応性中皮細胞との鑑別点

- 上皮型悪性中皮腫と反応性中皮細胞の免疫組織化学的な鑑別点としては, 中皮腫ではEMAに強陽性を示すことが多く, 反応性中皮では陰性か弱陽性を示すことが多い[14]. しかし, 悪性中皮腫と同様の染色性を示す反応性中皮細胞も認められる.
- その他にp53, PCNA, Ki-67(MIB-1)などが悪性中皮腫に有意とされるが, 現時点では悪性中皮腫と反応性中皮を絶対的に鑑別する免疫組織化学的手法は確立されていない.
- テロメレースの発現は悪性中皮腫と反応性中皮細胞の鑑別診断に有用である[15]. また, ISH法によるテロメレースmRNAの発現は, 腺癌と反応性中皮細胞との鑑別に有用である[16].

表1／中皮腫の陽性マーカー

	中皮腫	腺癌
Cytokeratin 5/6	100%	20%
Calretinin	100%	8%弱, 巣状
D2-40/podoplanin	96%	7%
Wilms' Tumor gene	93%	0%
Mesothelin	100%	38%
Thrombomodulin	77%	14%
N-cadherin	92%	7%
CD44S	90%	43%
HBME-1	膜状	細胞質

表2／中皮腫の陰性マーカー

	中皮腫	腺癌
CEA	0%	88%
MOC-31	8%	100%
B72.3	0%	84%
BG-8	7%	96%
E-cadherin	15%	95%
Ber-EP4	18%	100%
Leu-M$_1$ (CD15)	0%	72%

図16／悪性中皮腫の免疫組織化学
左はカルレチニンで細胞質が陽性に染まっている. 右はWT-1で核が陽性に染まっている(免疫細胞化学染色, 左：Calretinin, 右：WT-1).

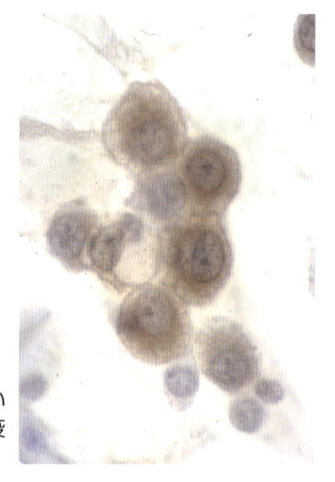

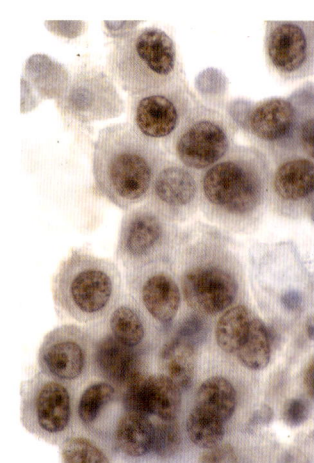

アイコン：☀知っトク知識，⚠要注意！，■一口メモ

□ glucose transporter isoforms (GLUT) のファミリーである **GLUT-1** は，悪性（中皮腫および腺癌）と反応性中皮細胞の鑑別に有用である[17]．

❖ **観察と鑑別のポイント**　□ パパニコロウ染色とギムザ染色における反応性中皮細胞，腺癌，扁平上皮癌，上皮性悪性中皮腫の観察のポイントを表3，4に示したので参考にされたい．

5 術中細胞診

❖ **術中細胞診**　□ 肺癌の場合，胸水に悪性細胞が出現していればstage Ⅳに分類され，その予後は悪いとされている[18]．また，胃癌および卵巣癌の場合，腹腔洗浄細胞診の結果は重要視され，胃癌取扱い規約[19]や卵巣癌取扱い規約[20]に，洗浄細胞診の結果が加味されている．このため検査室に術中迅速細胞診が多く提出されるようになってきた．

❖ **迅速 PAS 染色**　□ 日常の迅速細胞診に有用な PAS 染色法を紹介する[21]．固定液，過ヨウ素酸，シッフ液を30℃に加温し，表5に従い PAS 染色を行うことで短時間で染色が可能である（表5，図17）．

表3／パパニコロウ染色における中皮細胞と主な悪性腫瘍の鑑別

	中皮細胞	腺癌	扁平上皮癌	悪性中皮腫
細胞質	柔らかい	レース状・すりガラス状	層状	緻密・重厚感
細胞質辺縁	微絨毛様・網目状	膜状	膜状	微絨毛様
核の位置	やや偏在	偏在	ほぼ中央	やや偏在
核の形	ほぼ円形	不整	ほぼ円形	ほぼ円形
クロマチン	微細顆粒	細顆粒	細～粗顆粒	細顆粒
核小体	小	中～大	中～大	中～大

表4／ギムザ染色における中皮細胞と主な悪性腫瘍の鑑別

	中皮細胞	腺癌	扁平上皮癌	悪性中皮腫
細胞質	柔らかい	淡明細胞が混在	厚～淡明	緻密・重厚感
細胞質辺縁	微絨毛様・ブレブ	膜様明瞭	膜様明瞭	微絨毛様
核の位置	やや偏在	偏在	ほぼ中央	ほぼ中央
核の形	ほぼ円形	不整	円形	ほぼ円形
クロマチン	微細顆粒	細顆粒	細～粗顆粒	細顆粒
核小体	小	中～大	中～大	中～大

2 実践的な細胞診の見方

表5／30℃加温 PAS 染色

95%エタノール	1分
水洗	
0.5%過ヨウソ酸	2分
水洗	
コールド・シッフ液	2分
水洗	
ヘマトキシリン	1分
水洗，脱水，透徹，封入	

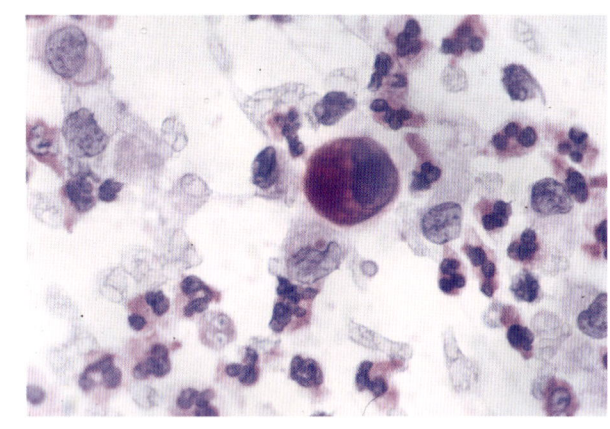

図17／30℃ 加温 PAS 染色
印環細胞癌症例で，好中球も陽性に染まっている．

文 献

1) 海老原善郎：病理と臨床 7（suppl）：145, 1989
2) 海老原善郎, 亀井敏昭：体腔液細胞診アトラス－体腔液細胞診の理解のために－. 篠原出版新社, 東京, 2001
3) 亀井敏昭ほか：Medical Technology 28: 61, 2001
4) Ito H et al: Diagn Cytopathol 16: 217, 1997
5) 畠 榮ほか：日臨細胞誌 35: 217, 1996
6) Mikami Y et al: Int J Gyneol Pathol 18: 52, 1999
7) Carbone A, Gaidano G: Br J Haematol 97: 515, 1997
8) 田丸淳一：血液・腫瘍科 42: 50, 2001
9) Lozano MD et al: Cancer（Cancer Cytopatholol）93: 68, 2001
10) Sakuma N, Kamei T, Ishihara T: Acta Cytol 43: 777, 1999
11) Ordonez NG: Hum Pathol 30: 313, 1999
12) Yaziji H et al: Mod Pathol 19: 514, 2006
13) Comin CE et al: Am J Surg Pathol 30: 463, 2006
14) Roberts F et al: Am J Clin Pathol 116: 253, 2001
15) Kumaki F et al: Am J Surg Pathol 26: 365, 2002
16) Hiroi S, Nakanisi K, Kawai T: Diagn Cytopathol 29: 212, 2003
17) Kato Y et al: Mod pathol 20: 215, 2007
18) 日本肺癌学会編：肺癌取扱い規約, 第6版. 金原出版, 東京, p.98, 2003
19) 日本胃癌学会編：胃癌取扱い規約, 第13版. 金原出版, 東京, p.13, 1999
20) 日本産婦人科学会編：卵巣癌取扱い規約（第2部）, 第2版. 金原出版, 東京, p.4, 1997
21) 國實久秋：日臨細胞埼玉会誌 20: 17, 2002

アイコン：☀知ットク知識，⚠要注意！，■▶一口メモ

診断clue ★

体腔液：collagenous ball
→【診断名】clear cell adenocarcinoma of the ovary

卵巣のclear cell adenocarcinomaは表層上皮性・間質性腫瘍に分類され，組織学的には淡明な胞体でグリコーゲンに富む癌細胞と，核が細胞の遊離面側に突出するhobnail型の癌細胞の両者またはいずれかよりなる腺癌で，管状，乳頭状，微小囊胞状あるいは充実性の構造を示す．腫瘍細胞はときに暗調な胞体を有することがあると規定されている．これに加え，腫瘍間質には基底膜様物質と称される硝子様間質が認められ，この構造はclear cell adenocarcinomaに特徴的であると考えられる（図1）．細胞診検体では，淡明な細胞質を有する異型性高度な細胞がみられることを特徴とする（図2）が，しばしば他の腺癌やyolk sac tumorとの鑑別がむずかしいことがある．ここでは，卵巣のclear cell adenocarcinomaの腹水中に高頻度に出現するとされるcollagenous ballを診断クルーとして取り上げる．

Collagenous ballは，raspberry body，collagenous stroma，cell ball，serosal ballなど種々の名称で呼ばれ，体腔液細胞診検体で，ライトグリーン好性の無構造物質を中心に有する細胞集塊をさす．卵巣のclear cell adenocarcinomaで出現するcollagenous ballは，無構造物質の表面に1～2層の立方状の細胞が認められ，表面に付着する細胞の異型性は高度である（図2，3）．中心部の無構造物質は，組織学的に特徴とされている腫瘍間質の基底膜様物質に由来すると考えられており，組織像をよく反映した構造といえる．

注意点：collagenous ballは，clear cell adenocarcinomaの症例にのみ出現する構造物ではない．術中の腹水洗浄検体でも中心部に無構造物質を有し，表面に1層の細胞が付着するcollagenous ballが出現することがある（図4）．この場合，表面の細胞は薄く扁平な細胞で，異型性がみられない．これは中皮由来の細胞集塊であり，良性の細胞集塊である．そのほか，中皮腫においても類似の構造を示すcollagenous ballがみられることもあり，collagenous ballが認められたからといって，すぐにclear cell adenocarcinomaと考えるのではなく，細胞の異型性や細胞の由来に注意を払うことが重要である．

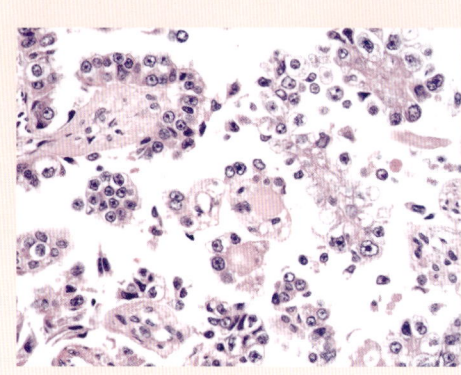

図1／卵巣のclear cell adenocarcinomaの組織像
胞体の明るい異型細胞がみられ，基底膜物質と称される硝子様間質を伴っている．

図2／Clear cell adenocarcinoma症例の腹水検体中にみられたcollagenous ball
ライトグリーン好性の無構造物質を中心部に有する細胞集塊で，表面には異型性高度な細胞の付着をみる．

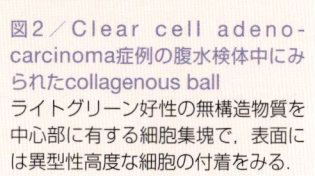

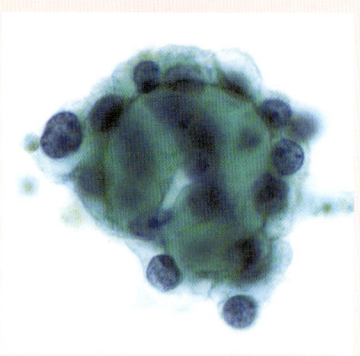

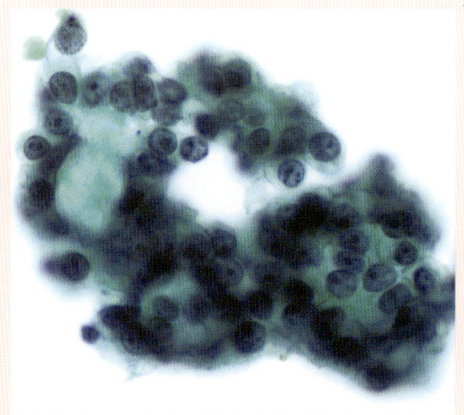

図3／Clear cell adenocarcinoma症例の腹水検体中にみられたやや大型のcollagenous ball
表面には2層程度の異型細胞の付着をみる．

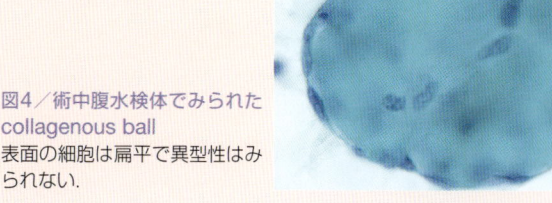

図4／術中腹水検体でみられたcollagenous ball
表面の細胞は扁平で異型性はみられない．

2 実践的な細胞診の見方

6 体腔液 ▶②脳脊髄液

1 基本事項

❖ 5つの基本事項

- □ 脳脊髄液として提出される検体は 3～5 mL 以下と少量か微量のことが多く，液中の細胞数は正常では非常に少ない．
  - ● 脳脊髄液はタンパク濃度が低いため細胞が壊れやすい．そのため，検体の処理にはポアフィルターを使用して自然濾過をする方法が推奨される（他にはオートスメア法，遠心沈殿法があるが，それぞれ 800 rmp，1分間，遠心沈殿法では 800 rpm，5分間が推奨される）．
  - ● 検体 3～5 mL に1%アルブミンもしくは新鮮な血清を 1 mL 加えると，1,500 rpm，5分遠心しても細胞は壊れない．
- □ 染色はギムザ染色に，パパニコロウ染色や HE 染色の併用が望ましい．
- □ 感染症（ウイルス，細菌，真菌など）では多くの炎症細胞が出現する．
- □ 転移性脳腫瘍の細胞が脳脊髄液中に出現する頻度は高い．
  - ● 脳原発の腫瘍細胞が脳脊髄液中に出現する頻度は非常に少ない．
  - ▶ 近年，白血病，悪性リンパ腫，原発性脳腫瘍，癌の一部では化学療法が著効することが多い．脳脊髄液中に腫瘍細胞が出現するのは再発の場合が多く，診断が確定している症例がほとんどである[1]．
- □ 原発性脳腫瘍，転移性脳腫瘍，悪性リンパ腫の鑑別が困難な場合には免疫組織化学的検索が有用である[2～4]．

2 スクリーニング・鑑別診断の進め方

1 正常

❖ 正常

- □ 正常で出現する細胞は，少数の成熟リンパ球で，稀に脳室上衣細胞が出現する．
- □ 臨床的に出血がない場合の赤血球，扁平上皮細胞，軟骨細胞などの出現は穿刺時の混入の可能性が考えられる[5]．

2 感染症

❖ 感染症

- □ 細菌性，結核性の急性期の炎症では細胞数が多く，好中球が大多数を占める．ときにウイルス性の炎症でも好中球が増加する．細菌性の場合は，同時に細菌も認め，グラム陰性菌の感染のことが多い．
- □ ウイルス性炎症，結核性や細菌性の慢性炎症ではリンパ球の増加が主体となる．
  - ⚠ ウイルス性では，しばしば大型の芽球様の異型リンパ球（図1）を認めることがあるので，悪性リンパ腫，白血病との鑑別を要する．
- □ クリプトコッカス[6]，アスペルギルス，カンジダなどの真菌性炎症では，リンパ球の増加が主体で，同時に，真菌の芽胞や菌糸を認める．
- □ 寄生虫感染では好酸球の増加が主体となる．アレルギー疾患，亜急性髄膜炎でも好酸球の増加を認める．

3 原発性脳腫瘍

❖ 原発性脳腫瘍

- □ 原発性の脳腫瘍が脳脊髄液に出現するには，脳実質から脳室や髄膜へ浸潤して，剥離しなくてはならないため，腫瘍細胞が出現する頻度は非常に少ない．

アイコン： 知っトク知識， 要注意！， 一口メモ

- □ 原発性脳腫瘍で腫瘍細胞が脳脊髄液に出現する可能性の高いものは，膠芽腫 glioblastoma，髄芽腫 medulloblastoma，上衣腫 ependymoma，脈絡膜乳頭腫 choroid plexus papilloma などであり，星細胞腫 astrocytoma，乏突起膠細胞腫 oligodendroglioma，頭蓋咽頭腫 craniopharyngioma においても稀にみられる．
- □ 髄芽腫は小児の小脳虫部に好発し，やや小型の細胞の集簇からなり，部分的には木目込み細工状の配列や相互封入像を示し，核はクロマチンの増量を伴って，細胞質は乏しい[7,8]（図2）．
  - 膠芽腫では細胞の多形性が強く，核の大小不同を認め，核小体も腫大し，ときに多核巨細胞やロゼット様の細胞配列をみることがある[4]（図3）．

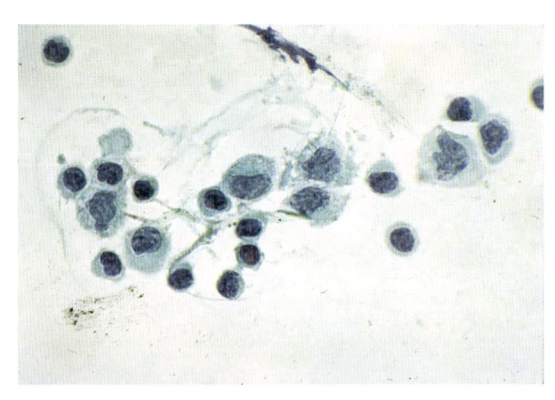

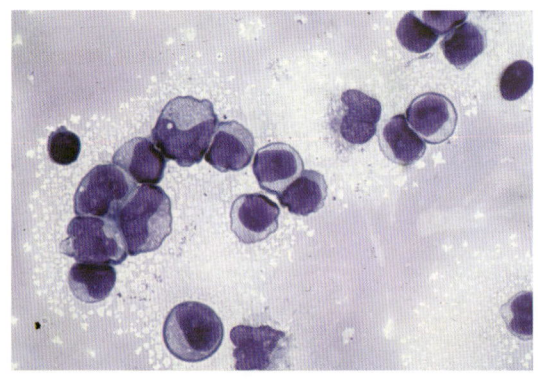

図1／ウイルス性髄膜炎
成熟リンパ球の中に混じって，芽球様の大型の異型リンパ球を認める（左：パパニコロウ染色，右：ギムザ染色）．

図2／髄芽腫
木目込み細工配列や相互封入像を伴った腫瘍細胞が集簇しており，腫瘍細胞はやや小型で，細胞質は乏しく，核クロマチンは増量している．

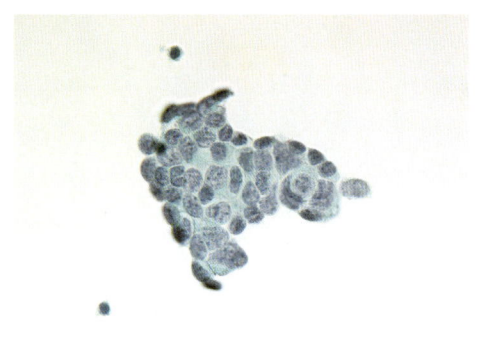

図3／膠芽腫
左：腫瘍細胞はいずれも著明な不整形を示し，核形も不整で，クロマチンは粗顆粒状に増量している．
右：高度の核異型を伴った大型の腫瘍細胞が集簇し，大型の核小体を認める．

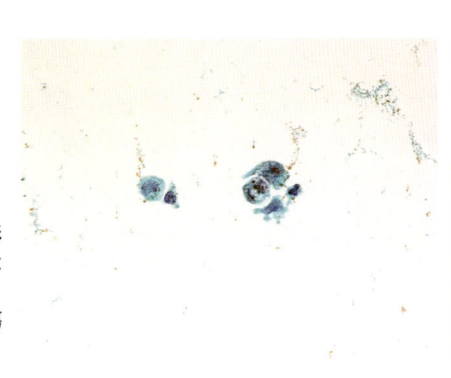

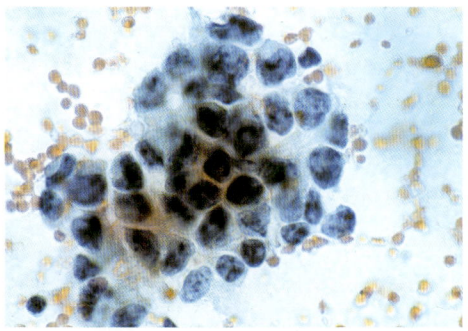

2 実践的な細胞診の見方

- □ 頭蓋咽頭腫の細胞は円形で，細胞質は厚ぼったく，扁平上皮細胞と同様の層状構造を呈する．

4 転移性脳腫瘍

❖ 転移性脳腫瘍

- □ 白血病，悪性リンパ腫では，化学療法主体の治療症例で脳脊髄液中に腫瘍細胞が出現することが多い．
- □ 白血病，悪性リンパ腫の治療例では，変性した腫瘍細胞が出現することが多い．
- □ 癌が脳実質へ転移した場合，脳脊髄液中に癌細胞が出現する頻度は高い．
- □ 癌が脳へ転移する頻度がもっとも高いものは，男性では肺癌，女性では乳癌で，胃癌，大腸癌がそれに続く[5, 9]．
  - ☀ 表1に脳脊髄液中に出現しやすい転移性腫瘍を示したので参考にされたい．
- □ 転移性脳腫瘍の組織型では腺癌（図4）の頻度がもっとも高く，小細胞癌（図5），扁平上皮癌の順に続く．
  - ■ 基本的に癌が脳へ転移した場合は，それらの細胞は原発巣の組織型の細胞像に類似する．

表1／脳脊髄液中に出現しやすい転移性腫瘍

頻度の高いもの	白血病，悪性リンパ腫，肺癌，乳癌，胃癌
その他	腎癌，甲状腺癌，絨毛癌，子宮癌，肉腫

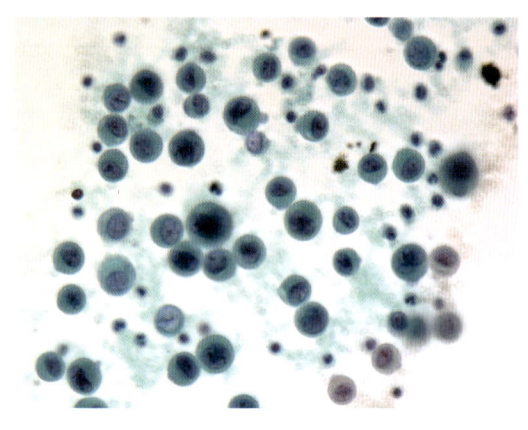

図4／転移性腺癌症例（胃癌の転移）
腫瘍細胞は原発巣の腺癌の像に類似し，核は偏在を示している．細胞質は粘液を思わせるものを認め，細胞辺縁では偽線毛を伴っている．

図5／転移性小細胞癌（肺癌の転移）
腫瘍細胞は細顆粒状のクロマチンの増量を示し，N/C比は高く，部分的には細胞の結合性を呈し，上皮性の配列を認める．

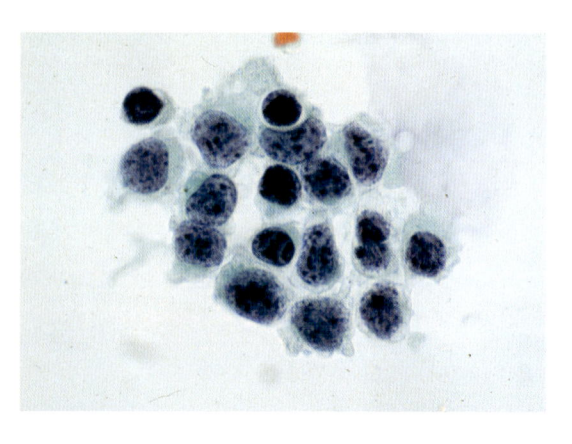

文献

1) Drappatz J, Batchelor TT: J Neurooncol 85: 223, 2007
2) 平戸純子:診断病理 24: 27, 2007
3) Yokoo H et al: Am J Pathol 164: 1717, 2004
4) Minami T et al: Childs Nerv Syst 9: 478, 1993
5) Kjeldsberg CR, Knight JA: Body Fluids. American Society of Clinical Pathologist Press, Chicago, p.31, 1986
6) Kanaly CW et al: Neurosurgery 60: 571, 2007
7) Prayson RA, Fischler DF: Arch Pathol Lab Med 122: 47, 1998
8) 武井英博, 鈴木博義:日臨細胞誌 45: 227, 2006
9) 山田 喬:細胞病理診断学. 文光堂, 東京, p.679, 1995

COLUMN　変性空胞が目立つ組織球と印環細胞癌との鑑別

1. 印環細胞癌では核の圧排所見が認められるが, 組織球では核の偏在はみられても圧排所見はみられない.
2. 組織球は孤立散在性に出現し, その細胞質は空胞状, レース状で淡染し, 核形は卵円形, 腎形, 馬蹄形などさまざまである.
3. 活動性の組織球では大型化し, 核小体が目立つことがある.

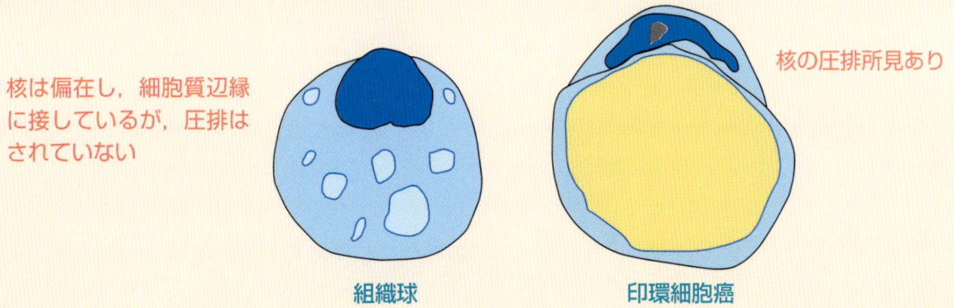

核は偏在し, 細胞質辺縁に接しているが, 圧排はされていない

核の圧排所見あり

組織球　　　印環細胞癌

COLUMN　胸・腹水における反応性中皮細胞:腺癌細胞との鑑別

反応性中皮細胞では,
1. 孤立散在性ないしは2〜3個の細胞集塊として出現する.
2. 細胞質は中心部が厚く, 辺縁部は薄い.
3. N/C比は低く, 核縁の肥厚はみられない.
4. 集塊でみられる場合でも, 細胞自体が密に接着せず, 細胞間に有窓状の空隙(windows)を認める.
5. 通常, 鋳型核はみられず, 細胞質辺縁にブレブ(bleb)様の構造を認めることがある.
6. PAS反応で細胞質辺縁部が顆粒状に陽性所見を示す(注:腺癌では細胞質に滴状ないしはびまん性に陽性像を認める).

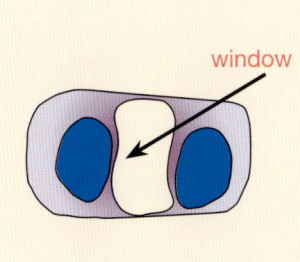

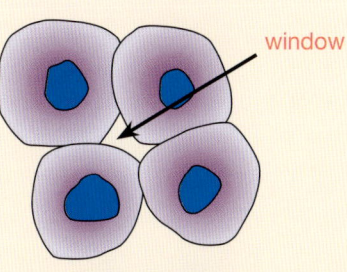

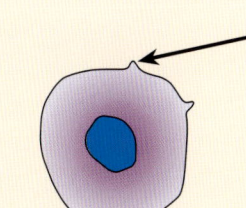

window　　window　　bleb

反応性中皮細胞

2 実践的な細胞診の見方

7 その他 ▶①唾液腺

1 基本事項

❖ 5つの基本事項

□ 唾液腺内に生じた腫瘍は穿刺吸引細胞診 fine needle aspiration (FNA) の対象となる [1, 2].
- 非腫瘍性疾患でも結節性病変を形成することは稀ではない.
- 発生する腫瘍の多くは良性である.

□ 唾液腺近傍に生じた腫瘍 (アテローマ, 脂肪腫, 神経鞘腫, 皮膚付属器腫瘍など) でも, 臨床的には唾液腺腫瘍と区別がむずかしいことがある [3].
- ☀ 耳下腺内にはしばしばリンパ節がみられ, 腫瘍と間違われることがある [4].

□ 唾液腺を構成している細胞は, 管腔形成細胞 luminal cells と非管腔形成細胞 nonluminal cells であり, 前者は導管上皮細胞 duct cells と腺房細胞 acinar cells に, 後者は筋上皮細胞 myoepithelial cells と基底細胞 basal cells に分けられる [5].
- ☀ 管腔形成細胞は粘液細胞, 扁平上皮細胞, 淡明細胞, 好酸性細胞, 脂腺細胞といった多様な化生 (分化) を示すことがある. 一方, 腫瘍性筋上皮細胞はそれ以上に多彩な分化を示し, 間質細胞様形態としては星状, 紡錘形, 形質細胞様形態を, 上皮細胞様形態としては扁平上皮細胞, 淡明細胞, 好酸性細胞といった形態をとることがある [4, 5].

□ 日常業務での唾液腺 FNA 標本は, 以下の順で観察する [6].
- ☞ 弱拡大：背景 ⇒ 採取細胞と間質の量・比率 ⇒ 細胞集塊の形態・結合性 ⇒ 間質と細胞の関係 (間質内の細胞分布)
- ☞ 強拡大：出現している細胞の特徴 (形態と細胞質) ⇒ 細胞異型

□ 唾液腺標本の適正さを決定する細胞量の基準はない [5].

2 スクリーニング・鑑別診断の進め方：弱拡大

1 背景

❖ 間質性粘液

□ 特徴的な背景として, 間質性粘液の出現があり, パパニコロウ染色ではライトグリーン濃染性, ギムザ染色では異染性を示す (図1, 2) (表1に異染性間質を認める場合の鑑別診断を示す).

❖ 上皮性粘液

□ 背景が上皮性粘液の場合は粘表皮癌を示唆するので, 細胞質内に粘液を有する細胞を含む細胞集塊が同時にみられれば, 粘表皮癌を考える (図3) [7].
- ☀ 低異型度粘表皮癌の場合, 細胞異型は通常目立たない. 粘液のみしかみられない場合は粘液嚢胞の可能性を考えるが, 低異型度粘表皮癌の否定はむずかしいこともある.

❖ 壊死物質

□ 壊死物質の存在は, 高悪性度の腫瘍や著しい炎症を示唆するが, 良性腫瘍でもワルチン腫瘍 Warthin's tumor では広範囲の壊死を伴うことがある (図4).

❖ 炎症細胞

□ 出現している上皮細胞が腫瘍性で, 背景に多数のリンパ球を認める場合は, ワルチン腫瘍が示唆される.
- ⚠ 腺房細胞癌でも, 約10%の症例で著しい間質のリンパ球浸潤がみられる [1, 8].

アイコン： ☀ 知っトク知識, ⚠ 要注意！, ■▶ 一口メモ

② 採取細胞と間質の量・比率

❖**正常唾液腺の検体**

□ 正常の唾液腺からの検体では細胞の採取量は少なく，腺房細胞と脂肪細胞をわずかに認める程度であることが多い．ときに導管上皮細胞がみられることもあるが，結合組織性の間質はまずみられない[1]．

☀ 腺房細胞は結合性の良い球状集塊であり，核の極性が保たれている（図5）．導管上皮細胞は結合性の良い管状あるいはシート状集塊として出現し，孤立性細胞はほとんどみられない[1]．

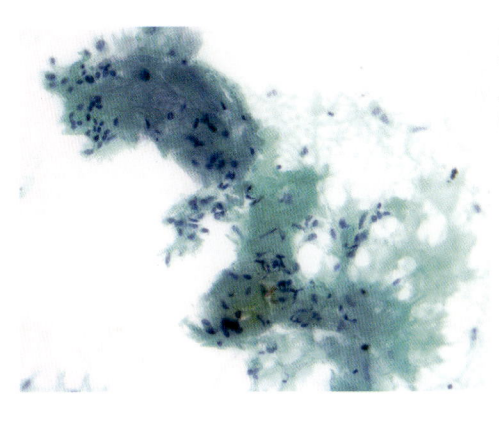

図1／パパニコロウ染色での間質性粘液
上皮性粘液に比べ，透明感が少なく，やや厚ぼったい．

図2／ギムザ染色での間質性粘液
上皮性粘液と異なり，ギムザ染色では赤紫の色調（異染性）を示す．

図3／上皮性粘液
泡沫細胞の存在は囊胞性病変を示唆する非特異的所見であるが，同時に粘液がみられる場合は，粘液囊胞，粘表皮癌を疑う．

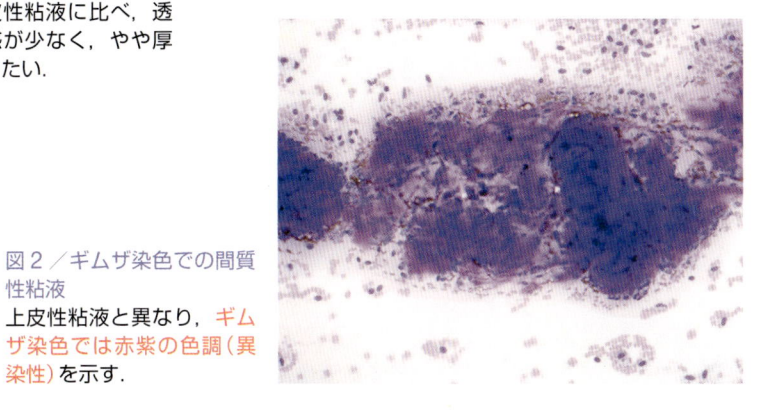

表1／異染性間質を認める場合の鑑別診断

1. 多形腺腫
2. 筋上皮腫
3. 基底細胞腺腫／腺癌
4. 腺様囊胞癌
5. 多形腺腫由来癌
6. 上皮筋上皮癌
7. 多型低悪性度腺癌

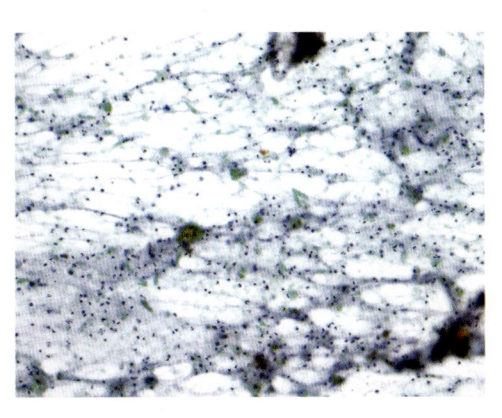

図4／壊死性背景
唾液腺のFNAで壊死がみられる場合，高悪性度の腫瘍であることが多いが，良性腫瘍であるワルチン腫瘍でもときに壊死を認める．

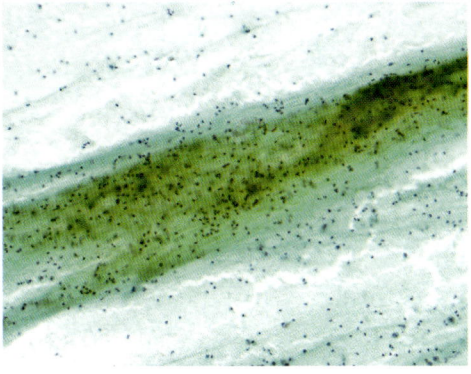

図5／正常の腺房細胞
結合性の良い球状集塊は，三角形の細胞（集塊中心で先細りを示す）で構成されており，核は円形で偏在し，細胞質は泡沫状～顆粒状である．

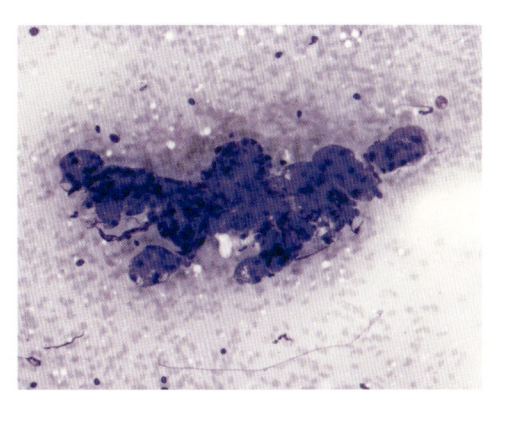

2 実践的な細胞診の見方

❖**異染性間質**
- ☐ 上皮集塊の採取量に比して異染性間質が目立つ場合，多形腺腫の可能性が高い[9]．
- ☐ 上皮集塊の採取量に比して異染性間質が少ない場合，良性であれば富細胞性多形腺腫 cellular pleomorphic adenoma と基底細胞腺腫 basal cell adenoma，筋上皮細胞腫 myoepithelioma が考えられる．一方，悪性では腺様囊胞癌 adenoid cystic carcinoma，基底細胞腺癌 basal cell adenocarcinoma，多形腺腫由来癌 carcinoma ex pleomorphic adenoma，上皮筋上皮癌 epithelial-myoepithelial carcinoma，筋上皮細胞癌 myoepithelial carcinoma (malignant myoepithelioma)，多型低悪性度腺癌 polymorphous low-grade adenocarcinoma が鑑別にあがる．

3 集塊の出現パターン

❖**細胞集塊の出現パターン**
- ☐ 多形腺腫型：粘稠な物質を背景に，上皮細胞，間質細胞，間質成分が混在して出現する．基本的に細胞集塊は粘稠物と混在したものが多く，細胞のみの集塊は少ない．
  [例] 多形腺腫，筋上皮腫
- ☐ リンパ球／上皮型：多数のリンパ球を背景に，上皮集塊が出現する．
  [例] ワルチン腫瘍 Warthin's tumor，良性リンパ上皮病変 benign lymphoepithelial lesion，リンパ腺腫 lymphadenoma，耳下腺内リンパ節 intraparotid lymph node，腺房細胞癌 acinic cell carcinoma，悪性リンパ腫 malignant lymphoma
- ☐ 粘液／上皮型：粘液を背景に，上皮集塊が出現する．
  [例] 粘液囊胞 mucous cyst，リンパ上皮性囊胞 lymphoepithelial cyst，粘表皮癌 mucoepidermoid carcinoma
- ☐ 結合性の強い上皮集塊型
  [例] 富細胞性多形腺腫，オンコサイトーマ oncocytoma，基底細胞腺腫／腺癌，腺様囊胞癌，多型低悪性度腺癌，扁平上皮癌 squamous cell carcinoma，唾液腺導管癌 salivary duct carcinoma，（稀に粘表皮癌）
- ☐ 結合性の緩い上皮集塊型
  [例] 腺房細胞癌，（稀に多型低悪性度腺癌）

4 間質内の細胞分布

❖**間質内の細胞**
- ☐ 異染性間質内の孤立性筋上皮細胞の存在は，多形腺腫や筋上皮腫が示唆される[9, 10]．
  ⚠ 細胞成分に乏しい異染性間質（粘液球，硝子球様構造）が目立つ場合には，多形腺腫よりも腺様囊胞癌や基底細胞腺腫／腺癌を考える（図6，表2）[11, 12]．

3 スクリーニング・鑑別診断の進め方：強拡大

1 細胞の特徴を加味した出現パターン別の鑑別診断

- ☐ 唾液腺腫瘍は，導管や腺房を形成する上皮細胞と筋上皮細胞が混在してみられることが多い．
- ☐ 上皮細胞の同定には，管腔形成や核の偏在が目安となり，細胞質内粘液や泡沫状の細胞質も参考になる．
- ☐ 筋上皮細胞は紡錘形ないし星状の細胞質を有する，もしくは裸核状の小型細胞としてみられることが多いが，細胞質がライトグリーン好染性で偏在核をもつ形質細胞様にみえ

アイコン：☀知っトク知識，⚠要注意！，■一口メモ

たり，扁平上皮細胞様であったり，淡明な細胞質や好酸性細胞質が目立つこともある．
- ■ 筋上皮細胞と上皮細胞の鑑別は，細胞間の形態の移行をみて行うのが基本であるが，上皮様形態のシート状集塊では，ときに鑑別が困難なこともある．

❖ 多形腺腫型

1) 多形腺腫型
- □ [例] 多形腺腫，筋上皮腫
- □ 通常の多形腺腫では粘液調／軟骨様の間質が目立ち，孤立性ないしシート状の筋上皮細胞集塊以外に，上皮細胞による管腔形成が確認できる．
- □ 管腔が確認できない場合は，筋上皮細胞が主体の多形腺腫と筋上皮腫の両方の可能性を考える．
  - ☀ 筋上皮細胞は孤立性になると，偏在核と厚ぼったい細胞質を認め，形質細胞様にみえる（図7）．
  - ⚠ 一部の多形腺腫でごく少数の異型細胞を認めることがある．
  - ☀ 筋上皮腫と筋上皮癌の鑑別では，細胞異型が強い場合は悪性を考える．ただし異型が弱くても浸潤性のこともあり，異型性のみでは必ずしも悪性を否定できるわけではない．

❖ リンパ球／上皮型

2) リンパ球／上皮型
- □ [例] ワルチン腫瘍，良性リンパ上皮病変，リンパ腺腫，耳下腺内リンパ節，腺房細胞癌，悪性リンパ腫，リンパ上皮癌
  - ☀ リンパ球以外に上皮成分がほとんどみられない場合，リンパ球に異型が目立てば高異型度の悪性リンパ腫を疑い，そうでなければ良性リンパ上皮病変や耳下腺内リンパ節のほか，marginal zone

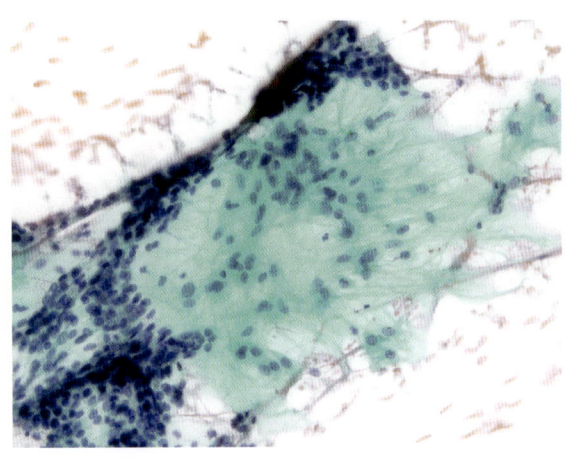

図6／腺様囊胞癌
多形腺腫様の間質性粘液がみられるが，粘液部分と細胞部分の境界が比較的はっきりしており，孤立性細胞の分布に偏りがみられる．

表2／硝子球がみられる場合の鑑別診断

1. 腺様囊胞癌
2. 多形腺腫
3. 筋上皮腫
4. 基底細胞腺腫／腺癌
5. 上皮筋上皮癌
6. 多型低悪性度腺癌
7. 腺房細胞癌

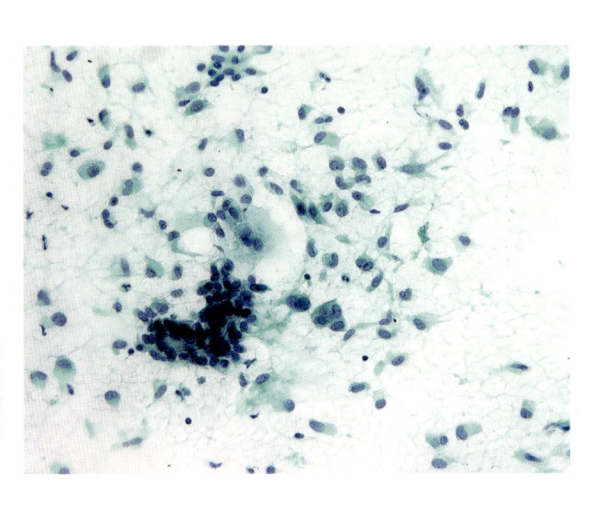

図7／多形腺腫における筋上皮細胞
異染性を示す間質内に孤立性にみられる筋上皮細胞は，上皮細胞様で細胞質が厚く，核が偏在し，形質細胞様で plasmacytoid hyaline cell と呼ばれる．左側にみられる管腔形成は，導管上皮成分による．

2 実践的な細胞診の見方

lymphoma などの低異型度悪性リンパ腫を考える．

- □ ワルチン腫瘍と腺房細胞癌は，どちらもライトグリーンに濃染する顆粒状細胞質を特徴とし，細胞異型での両者の区別はむずかしいことが多い．通常，ワルチン腫瘍では細胞結合性が強く，腺房細胞癌では弱いことや，腺房細胞癌でみられる細胞質内空胞が鑑別に有用である[8]．
  - ☀ ワルチン腫瘍は，ときに広範な壊死に陥ることがあるが，顆粒状壊死物質は比較的特徴的な所見と考えられている．また，ギムザ染色では，上皮細胞集塊間に散在する肥満細胞が観察できる．
- □ リンパ腺腫は非脂腺型の報告はないが，脂腺型リンパ腺腫の上皮細胞には，泡沫状の細胞質と偏在核がみられる．
- □ リンパ上皮癌にみられる癌細胞は，大型で多辺形から紡錘形の腫瘍細胞が合胞体状集塊として出現する[13]．

❖ 粘液／上皮型

3) 粘液／上皮型

- □ [例] 粘液囊胞，リンパ上皮性囊胞，粘表皮癌
- □ 粘液囊胞やリンパ上皮性囊胞では，上皮集塊の出現はわずかなことが多く，異型はほとんどみられない．ときに好酸性変化や扁平上皮化生を伴うことがあり，癌との鑑別が問題になることがある[14]．
  - ☀ 粘表皮癌は分化により多彩な細胞像を示し，低異型度ではしばしば悪性の診断がむずかしいが，細胞質内に粘液を有する細胞以外の細胞（中間細胞）の出現に着目することが大切である[5]．

❖ 結合性の強い上皮集塊型

4) 結合性の強い上皮集塊型

- □ [例] 富細胞性多形腺腫，基底細胞腺腫／腺癌，腺様囊胞癌，多型低悪性度腺癌，上皮筋上皮癌，扁平上皮癌，唾液腺導管癌，（稀に粘表皮癌）
- □ 富細胞性多形腺腫では，特徴的な間質性粘液が少なく，確定診断はむずかしいことも多い．間質内の孤立性筋上皮細胞を探し，それがみられない場合はここにあげた他の腫瘍の可能性を常に念頭に置き，診断を進めることになる．
  - ☀ 基底細胞腺腫は，かつて monomorphic adenoma と呼ばれたように，小型で細胞異型に乏しい基底細胞様細胞が均一に増殖し，腺様囊胞癌に類似する粘液球を高頻度に認める．腺様囊胞癌でしばしばみられる重積性を認めない点が，鑑別に有用である[15]．
- □ 基底細胞腺腫と基底細胞腺癌の区別はむずかしく，細胞異型が目立つか重積性があれば，後者を疑うが，鑑別困難なことも多い．
  - ▶ 組織では明瞭な基底細胞腺腫／腺癌でみられる腫瘍胞巣辺縁での柵状の核配列は，細胞診では不明瞭なことが多く，腺様囊胞癌との区別は困難なことが多い[5, 14]．
- □ 腺様囊胞癌でみられる硝子様球状物もしくは粘液を含む篩状構造は特異的ではないものの，腺様囊胞癌での出現頻度は高いので，目立つ場合には腺様囊胞癌を第一に考えるべきである[10, 11]．その場合，多形腺腫の否定が，もっとも重要になる．
  - ⚠ 軟骨様間質は多形腺腫に特徴的であり，異型細胞が目立つ場合は多形腺腫由来癌を疑う必要がある．
- □ 上皮筋上皮癌の上皮・筋上皮の割合は症例により種々であり，管腔もしくは乳頭状構造を呈している腫瘍細胞集塊で２相性が明瞭である場合には上皮筋上皮癌の可能性を考慮する必要がある．筋上皮成分は上皮成分に比べ，大型で淡い細胞質を有し，細胞間境界は不明瞭なことが多い[16]．
  - ▶ 多型低悪性度腺癌はそのほとんどが小唾液腺，とくに口蓋に発生する．悪性であるにも関わらず細胞

アイコン：☀知っトク知識，⚠要注意！，■→一口メモ

　　　　　　　　　の結合性は良く，富細胞性多形腺腫や腺様嚢胞癌との鑑別は困難なことが多い[17]．
- 唾液腺導管癌は，背景の著明な壊死と強い細胞異型を特徴とする腫瘍で，結合性の良い大小集塊，シート状もしくは乳頭状集塊が出現する．転移性癌，高異型度粘表皮癌などが鑑別にあがるが，最近では細胞異型の弱い篩状構造を特徴とする導管癌の報告もある．
- 粘表皮癌の細胞像はその悪性度によって異なるため，その細胞像は多彩である．低悪性度のものでは背景に多量の粘液や泡沫細胞がみられ，粘液細胞や扁平上皮細胞，中間細胞が混在して，小集塊状に出現する．悪性度が高くなると，背景の粘液は次第にみられなくなり，集塊の重積傾向や大型異型核を有する細胞が目立つようになる．

❖**結合性の緩い上皮集塊型**

5）結合性の緩い上皮集塊型
- [例] 腺房細胞癌，（稀に多型低悪性度腺癌）
- 腺房細胞癌の組織像は，充実型，小嚢胞型，乳頭嚢胞型，濾胞型，腺腫型と多彩であり，細胞診検体ではシート状，腺房状，乳頭状，濾胞状構築がみられる．
- 細胞の結合性は緩く，細胞異型は目立たないことが多い．細胞質はパパニコロウ染色で顆粒状であることが多いが，空胞状のものが少なからず混在する．
  - ☀空胞状細胞はしばしばアズール顆粒様の細胞質内顆粒を有し，腺房細胞癌に特有である[8]．

2 細胞異型

❖**細胞異型**
- 高度の核異型や多数の核分裂像・異型核分裂像は，一般に悪性の根拠とみなされるが，唾液腺腫瘍の場合，細胞異型に乏しい悪性腫瘍は稀ではない．
- 異型が著しい場合には悪性を考えるべきであるが，腺房細胞癌や粘表皮癌，腺様嚢胞癌，上皮筋上皮癌，基底細胞癌では，むしろ細胞異型が目立たないことが多いので，細胞の出現パターンと細胞形態から鑑別を進めていくことが大切である．

3 特殊な分化

❖**特殊な分化**
- 唾液腺腫瘍は腺上皮への分化を示すのが一般的であるため，それ以外への分化がみられる場合には，鑑別疾患の対象がかなり絞られる．
- 扁平上皮への分化は炎症性変化でも認められるが，多形腺腫のほか，ワルチン腫瘍，筋上皮腫，扁平上皮癌，粘表皮癌でもみられる（表3）．
- 上皮細胞の好酸性変化は非腫瘍性でもみられるが，目立つ場合には良性ではワルチン腫瘍，オンコサイトーマ，悪性腫瘍では腺房細胞癌を考える（表4）．
- 淡明な細胞質が目立つ場合，上皮性腫瘍である場合と筋上皮細胞性である場合があり，構造をみて鑑別する必要がある．腎癌などの転移性腫瘍の可能性も考慮する必要がある（表5）．

4 臨床病理相関

❖**臨床病理相関**
- 若年にみられる悪性腫瘍としては，悪性リンパ腫のほか，腺房細胞癌や粘表皮癌があり，10歳未満で発生することもある（表6）．若年にみられる良性腫瘍では，多形腺腫が比較的多い[5]．
- 両側性の唾液腺腫大は，ほとんどが非腫瘍性良性疾患であるが，悪性リンパ腫，ワルチン腫瘍では両側性発生も稀ではなく，多形腺腫や腺様嚢胞癌，腺房細胞癌でも両側性発

2 実践的な細胞診の見方

生がみられる[5].

- 長い年月にわたって存在した腫瘍が急に大きくなってきた場合，炎症の合併（壊死性ワルチン腫瘍など）や，悪性化（多形腺腫由来癌など）の可能性を考慮する必要がある．
- ワルチン腫瘍はほとんどが喫煙者にみられ，とくに 50 〜 60 歳代の高齢者の男性に多い．

表 3／扁平上皮細胞が出現する場合の鑑別診断
1. 多形腺腫
2. 扁平上皮癌
3. 粘表皮癌
4. 壊死性ワルチン腫瘍
5. 筋上皮腫
6. 慢性唾液腺炎
7. 側頸嚢胞
8. 類表皮嚢胞

表 4／好酸性細胞質が目立つ腫瘍の鑑別診断
1. ワルチン腫瘍
2. オンコサイトーマ
3. 嚢胞腺腫
4. 腺房細胞癌
5. 多型低悪性度腺癌
6. 唾液腺導管癌
7. 腺癌 NOS

NOS: not otherwise specified

表 5／淡明細胞質が目立つ腫瘍の鑑別診断
1. 淡明細胞型オンコサイトーマ
2. 筋上皮細胞腫
3. 腺房細胞癌
4. 粘表皮癌
5. 明細胞癌
6. 転移性腎細胞癌
7. 上皮筋上皮細胞癌

表 6／小児・青年期に出現する悪性腫瘍
1. 腺房細胞癌
2. 粘表皮癌
3. 悪性リンパ腫

文 献

1) Young JA, Warfield AT: The salivary glands. In Diagnostic Cytopathology (Gray W and McKee GT eds.). Churchill Livingstone, p.305, 2002
2) Boccato P, Altavilla G, Blanamura S: Acta Cytol 42: 888, 1998
3) Bondeson L, Lindholm K, Thorstenson S: Acta Cytol 27: 326, 1983
4) 日本唾液腺学会編：唾液腺腫瘍アトラス．金原出版，東京，2005
5) Elhosseiny A: Salivary glands. In Koss' Diagnostic Cytology And Its Histopathologic Bases (Koss LG and Melamed MR eds.). Lippincott Williams & Wilkins, Philadelphia, p.1229, 2005
6) Layfield LJ: Salivary glands. In Cytopathology of the Head and Neck (ASCP Theory and Practice of Cytopathology), (Layfield LJ, Glasgow BJ, and Cramer H eds.). ASCP press, p.14, 1997
7) Klijanienko J, Vielh P: Diagn Cytopathol 17: 347, 1997
8) Nagel H et al: Diagn Cytopathol 16: 402, 1997
9) Klijanienko J, Vielh P: Diagn Cytopathol 14: 195, 1996
10) Dodd LG et al: Acta Cytol 38: 417, 1994
11) Klijanienko J, Vielh P: Diagn Cytopathol 17: 36, 1997
12) Klijanienko J: Head and neck; salivary glands. In Fine Needle Aspiration Cytology (Orell SR, Sterrett GF, Whitaker G eds.). Elsevier Churchill Livingstone, p.41, 2005

13) Safneck JR et al: Acta Cytol 41: 1023, 1997
14) Jayaram G, Pathmanathan R, Khanjow V: Acta Cytol 42: 1468, 1998
15) Hood I et al: Acta Cytol 27: 515, 1983
16) Stewart C et al: Cytopathology 8: 203, 1997
17) Klijanienko J, Vielh P: Diagn Cytopathol 19: 244, 1998

診断clue ★　唾液腺：mucous balls →【診断名】adenoid cystic carcinoma

腺様嚢胞癌adenoid cystic carcinomaは，唾液腺原発の悪性腫瘍としては頻度が高く，顎下腺や小唾液腺では，もっとも多く発生する悪性腫瘍である．また，唾液腺のみならず，気管支や乳腺といった他臓器でも発生することが知られている．出現細胞の異型性は軽度であり，しばしば診断がむずかしいことがある．この腫瘍の細胞診断には，細胞異型より構造異型が重要であり，ここでは，この腫瘍の構造異型の代表ともいえるmucous balls（粘液球）を診断クルーとして取り上げる．

Mucous ballsは，異型性の少ない均一な腫瘍細胞が粘液様物質に張りつくように立体的に配列している所見をさす（図1）．この構造が細胞集塊中に多数みられ，篩状様の構造を思わせることもきわめて有用な所見である（図1）．

組織学的にはadenoid cystic carcinomaは，cribriform type（篩状型），solid type（充実型），tubular type（管状型）の3つの組織亜型に分けられるが，それぞれの組織亜型が1つの腫瘍内に混在することが多い．このうち，cribriform typeがもっとも一般的で，この腫瘍を特徴づける独特の組織パターンである．Mucous ballsはこの組織亜型で出現し，組織像をよく反映している構造である．

注意点：solid typeの部分から採取された細胞診検体では，mucous ballsはみられないが，mucous ballsがないからといってこの腫瘍を否定することにはならない．

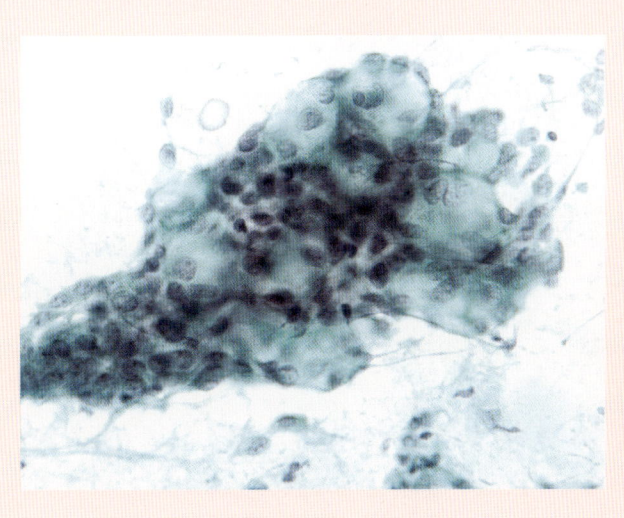

図1／均一な細胞が透明な粘液様物質に張りつくように配列　細胞集塊中にこの構造が多数みられ，篩状構造を示している．

2 実践的な細胞診の見方

7 その他 ▶②肝・胆・膵

1 肝細胞診：基本事項

❖基本事項（肝臓）
- □ 充実性病変や囊胞などの局在性腫瘤性病変が対象である．
- □ 穿刺吸引細胞診 fine needle aspiration（FNA）が主体であるが，針生検捺印や肝内胆管病変の胆汁，洗浄液細胞診も行われる[1]．
- □ 画像診断技術の進歩，針生検の普及により，細胞診検体単独での検査は減少傾向にある．
- □ 肝臓に認められる腫瘍は転移性腫瘍がもっとも多い．肝臓に原発する悪性腫瘍では肝細胞癌，ついで肝内胆管癌が多い．鑑別には画像・腫瘍マーカーなどの臨床情報が重要である．

2 肝細胞診：スクリーニング・診断の進め方

❖概要
- □ 背景，細胞の出現様式，細胞所見の順に所見をとる．
- □ 次に，肝細胞由来の病変か胆管上皮由来の病変か，あるいはその他の病変かの鑑別を行い，最後に，良悪性の鑑別および組織型の推定を行う．

1 背景

❖背景
- □ 穿刺吸引標本の背景は血性のことが多く，壊死，変性細胞，粘液，間質細胞，炎症細胞成分などがみられる．
- □ 壊死が認められる場合は，腫瘍性壊死と胆管や血管の閉塞などによる壊死を鑑別する必要がある．通常，壊死性背景に不整な濃染核を示す異型細胞がみられる場合は，転移を含む悪性腫瘍を考える（図1）．
  - ☀ 組織球 macrophage や炎症細胞が目立つ囊胞性病変では，寄生虫感染症（赤痢アメーバ，包虫症）の可能性も考慮すべきである[2]．
- □ 黄〜淡褐色調粘液は転移性腺癌や肝内胆管癌を示唆する．
  - ☀ ヘマトキシリンに淡染する変性粘液様成分は，非腫瘍性囊胞性病変に多い．

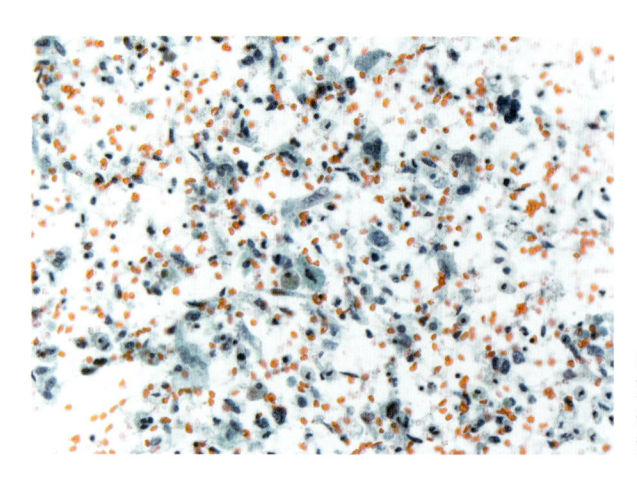

図1／腫瘍性壊死
変性細胞中に核濃染，核腫大，多核などを呈する異型細胞が散見され，悪性が示唆される．

□ 小集団での間質細胞の存在は線維化を意味し，出現上皮細胞に異型がなければ，肝硬変を考慮する．
□ リンパ球の存在は，出現上皮細胞に異型がなければ，慢性肝炎や肝硬変が示唆される．

2 細胞の出現様式

❖ 肝細胞由来

1）肝細胞由来の細胞
□ 肝細胞由来の細胞が出現する疾患として，慢性肝炎や肝硬変を含む炎症性疾患，良性結節性病変，肝細胞癌がある．
   ▪ 慢性肝炎や肝硬変の診断を目的に穿刺されることはないが，腫瘍が正しく穿刺されず，背景の肝組織（正常あるいは慢性肝炎や肝硬変）が採取されることがある．
□ 肝細胞由来の細胞は，平面的な敷石状構造や孤立散在性の細胞として出現することが多い．
   ⚠ 低分化型肝細胞癌では重積性を伴うことがある．
□ 肝細胞由来の細胞集塊の核密度（核間距離）は，良悪性の鑑別において，重要な所見である．

❖ 胆管上皮由来

2）胆管上皮由来の細胞
□ 管状，乳頭状，索状，敷石状，塊状および孤立散在性の出現構造様式をとることが多い．
□ 細胞密度や不規則な重積性の有無は，良悪性の鑑別において重要な所見である．

❖ その他

3）その他
□ 肝芽腫由来の細胞は，敷石状，塊状，ロゼット状および孤立散在性に出現する．分化度（高分化型，低分化型，未熟型）により出現形態，細胞像が異なる[3]．
□ 転移性腫瘍由来の細胞の場合は，由来腫瘍の特徴を呈する．

3 細胞所見

❖ 肝細胞由来

1）肝細胞由来の細胞
□ 顆粒状の細胞質と中心に位置する円形核をもつ．
□ 細胞の大きさ，N/C 比，細胞質，核，核小体などの所見を順に観察する．
   ⚠ 慢性肝炎や肝硬変でみられるクロマチンの増量した異常大型細胞は，多倍体化細胞であり，かならずしも悪性疾患を意味しない．
   ▪ 肝細胞は細胞増殖の観点からは安定細胞の1つであり，正常状態では細胞増殖を行わないが，傷害を受け細胞死が起きたとき，再生するために細胞増殖を行う．安定細胞で構成される組織では，老化，慢性炎症，過形成などの良性疾患においても多倍体化細胞が出現することが特徴の1つとしてあげられる．多倍体化細胞は4C以上の染色体数を含む大型核を持つが増殖能はなく，G_0期の細胞と考えられ，将来的には死に至る細胞とされている．
□ 肝細胞癌の診断には，N/C 比の増大や細胞の単調性が重要である．
   ☀ 小型細胞であっても，単調な出現パターンが認められる場合は，腫瘍性のことが多い．
□ 細胞質内の脂肪変性が目立つ場合は，高分化型肝細胞癌を念頭に置く必要がある．

❖ 胆管上皮由来

2）胆管上皮由来の細胞
□ 細胞の大きさ，N/C 比，細胞質，核，核小体などの所見を順に観察する．
□ 細胞質内の粘液を見落とさない．

2 実践的な細胞診の見方

- **良性異型の特徴**：採取量は少なく，平面的に出現し，不規則重積性はみられない．細胞や核の腫大をみるが細胞密度は高くない．核小体が目立つこともあるが，核クロマチンの増量や核形不整は乏しい．

❖ その他

3) その他

- 肝芽腫では，N/C 比が高く，クロマチンの増量した核をもついわゆる "芽細胞" や肝組織発生過程にみられるような "幼若な肝細胞" の出現が特徴的である．上皮様腫瘍細胞のみならず，肉腫様細胞や骨・軟骨組織などの間質細胞が出現する場合もある．

3 肝細胞診：鑑別診断の進め方

1 肝細胞癌

❖ 高分化型肝細胞癌

1) 高分化型肝細胞癌（Edmondson Ⅰ型およびⅡ型の一部に相当）

- 細胞学的に肝細胞由来であることの判断は容易であるが，良悪性の判定がむずかしい肝細胞性病変である．
- **細胞の出現様式**：細胞集塊は，平面的であるものの，核密度が高い敷石状構造として出現する．管状構造，不規則な索状配列を伴うこともある（図2）．
- **細胞所見**：細胞はやや小型で，厚く立体感のある細胞質を有し，核は腫大し，N/C 比の上昇を認める．単調な細胞として出現することが多い．また，脂肪変性が目立つ症例もみられる．
  - ⚠ 針生検のよる組織学的検査でも診断困難なことが少なくなく，このような場合には無理に判定せず，鑑別診断をあげて腫瘍性病変の推定程度に留めるべきである．

❖ 中分化型肝細胞癌

2) 中分化型肝細胞癌（Edmondson Ⅱ型およびⅢ型の一部に相当）

- 細胞学的に悪性所見が明らかで，かつ，細胞質に好酸性顆粒やビリルビンがみられるなど肝細胞由来の推定が可能で，肝細胞癌の診断が容易な病変である[4]．
- **細胞の出現様式**：結合性の低下を伴う平面的～不規則集塊として出現する．
- **細胞所見**：核の腫大・大小不同，N/C 比の上昇，核クロマチンの増量，核形不整などの

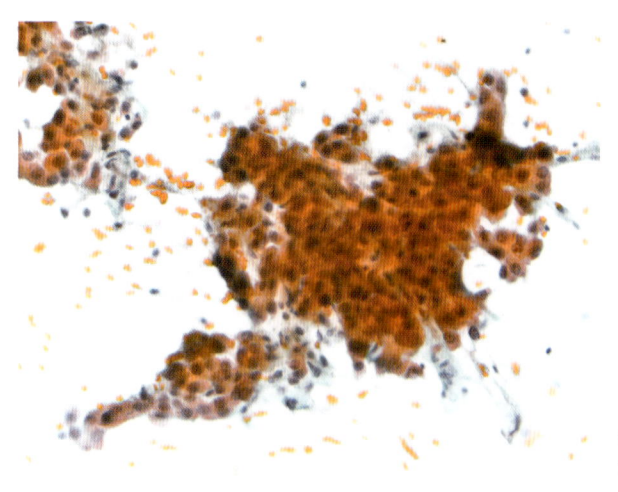

図2 重積性を示す不規則な異型肝細胞集塊
核密度高く，不規則な索状配列を呈する．高分化型肝細胞癌が推測される．

細胞異型を認める．

❖ 低・未分化型肝細胞癌
3) **低・未分化型肝細胞癌**（Edmondson Ⅲ型〜Ⅳ型に相当）
- □ 細胞学的に悪性所見が明らかであるが，肝細胞由来の判断が困難な病変である[4]．
- □ **細胞の出現様式**：結合性の低下した不規則重積性の集塊として出現し，散在性の細胞も目立つ．ときに肉腫様である．
- □ **細胞所見**：細胞異型が高度で，悪性の判定は容易である．
- □ 鑑別としては，転移性腫瘍，低分化型肝内胆管癌 intrahepatic cholangiocarcinoma，肉腫があげられる．
  - ▶ PAS染色では，肝細胞癌はグリコーゲンのため顆粒状の陽性所見を，肝内胆管癌は滴状ないしはびまん性の陽性所見を示し，鑑別可能である．

❖ 良性肝細胞病変
4) **良性肝細胞病変**
- □ 腫瘤形成性病変としては，肝硬変における大型再生結節，異形成性結節 dysplastic nodule，限局性結節性過形成 focal nodular hyperplasia，および肝細胞腺腫 hepatocellular adenoma (liver cell adenoma) があげられる[4, 5]．
  - ● 異形成性結節は腺腫様過形成 adenomatous hyperplasia や異型腺腫様過形成 atypical adenomatous hyperplasia とも呼ばれる病変で，肝硬変や線維化を伴う慢性肝炎に好発し，数mm〜1.5cmの結節性病変である．組織学的に low-grade と high-grade に分けられ，low-grade は腺腫様過形成に，high-grade は異型腺腫様過形成に相当する．High-grade は境界病変に相当し，高分化型肝細胞癌との鑑別が困難な病変である[5]．
  - ● 限局性結節性過形成は正常肝組織に好発する結節性病変で，中心部には瘢痕様線維性組織がみられる．臨床的に車軸様血管造影所見などの特徴がある．細胞診のみならず組織診でも肝細胞癌との鑑別が困難なことがある[5]．
- □ 良性肝細胞の所見としては，以下の所見が重要である．
  - 細胞の出現様式：
    ①核密度（細胞密度）が低く，結合性と極性（索状配列）の保たれた平面的な集塊として出現する．
    ②集塊内あるいは周囲に紡錘状核の内皮細胞がみられ，内皮細胞間の索状構造は2〜3層程度である．
  - 細胞所見：
    ①核は類円形，N/C比は低く，細胞質は立体感が乏しく，顆粒状である．
    ②慢性肝炎や肝硬変では細胞の大型化や大小不同，2核化，著明な核小体などの異型細胞がみられることがあるが，正常細胞との移行像がみられる．

② 肝内胆管癌

❖ 肝内胆管癌
- □ 一般的な腺癌の所見を示す（図3）．
  - 細胞の出現様式：
    ①管状，乳頭状，索状，敷石状，塊状および孤立散在性の出現様式をとることが多い．
    ②細胞密度は高く，不規則な重積性を示す．
  - 細胞所見：
    細胞・核の腫大，N/C比の上昇，核クロマチンの増量と不均等分布，核形不整，核位置の乱れや重積，核小体がみられる．粘液産生所見は肝細胞癌との鑑別に有用である．

2 実践的な細胞診の見方

- □ 肝細胞癌に比べ細胞採取量は少ない．
- □ 転移性腺癌との鑑別は困難なことが多い．
  - ■▶ 転移性癌では好中球や壊死を伴うことが多いが，特異的ではなく，臨床情報が重要である．

3 その他

❖ **肝芽腫由来の細胞**
- □ 肝芽腫由来の細胞は，
  - • **高分化型**：肝細胞由来と判断できる胎児期の肝細胞に類似した異型の乏しい小型細胞からなり，平面的，索状配列がみられる．
  - • **低分化型**：N/C 比高く，核クロマチン増量する幼若な細胞で，管状，ロゼット様配列や結合性の低下がみられる．
  - • **未熟型**：細胞質乏しい小型円形細胞優位で，核の濃染などの異型がみられるが，特徴的構造などの所見に乏しい．
  - いずれも間葉系成分を種々の割合で含み，髄外造血像を伴うことがある[3]．

4 胆・膵細胞診：基本事項

❖ **基本事項（胆道・膵臓）**
- □ 対象病変としては，①胆嚢，肝外胆管，膵管に局在性病変や閉塞がある場合，②膵管の拡張性病変，囊胞性病変，膵実質の局在性病変があげられる．
- □ 一般的な検体として，液状細胞診（胆汁，膵液，洗浄液），擦過細胞診，穿刺吸引細胞診[1]がある．日常提出される検体としては胆汁の頻度が高い．
- □ 内視鏡的逆行性胆管膵管造影 endoscopic retrograde cholangiopancreatography (ERCP) や経皮経肝胆管ドレナージ percutaneous transhepatic cholangio-drainage (PTCD) に伴い採取される検体もある．
  - ■▶ 擦過材料＞ ERCP ＞ PTCD の順に新鮮細胞が多い．
- □ 主膵管病変や主膵管に進展・浸潤した腫瘍には，膵液，膵管擦過・洗浄細胞診が有用である．
- □ 胆道癌の危険因子として，胆石とともに先天性胆道拡張症（胆管癌，胆嚢癌），膵・胆管合流異常（胆嚢癌）などの先天異常・形成異常がある[6]．
- □ 胆嚢癌や胆管癌は過形成，化生上皮が発生母地と考えられ，多くは分化型腺癌である[7,8]．

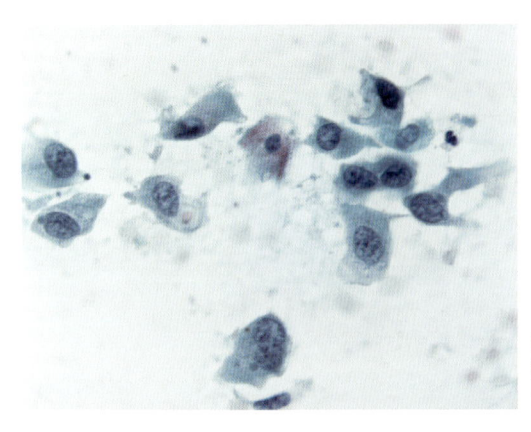

図3／腺癌細胞と正常肝細胞
散在性の肝内胆管癌細胞とともに1個の正常肝細胞（中央）をみる．

アイコン：☀知ットク知識，⚠要注意！，■―一口メモ

- □ 胆嚢癌では，扁平上皮癌や粘表皮癌の発生もみられる [7,8]．
- □ 膵癌の多くは膵管由来である浸潤性膵管癌であり，高・中分化型管状腺癌が多い．
- □ 膵臓では，内分泌腫瘍 endocrine tumor（島細胞腫 islet cell tumor）や分化方向の不明な上皮性腫瘍である solid-pseudopapillary tumor などもみられる [9]．

5 胆・膵細胞診：スクリーニング・診断の進め方

- □ 背景，細胞の出現様式，細胞所見の順に所見をとる．
- □ 基本的には，通常の腺癌の診断基準をもとに良悪性の鑑別を行う．

1 背景

❖背景
- □ 背景には胆汁色素成分，炎症細胞，粘液，変性細胞，壊死成分などがみられる．
- □ 胆道の閉塞性病変では，変性，壊死成分が目立つ．
  - ■ 壊死性背景に不整な濃染核を示す異型細胞の出現を認めた時は，悪性が示唆される．
- □ 粘液が豊富な場合は，粘液産生性腫瘍の存在が疑われる（図4）．とくに膵液では，膵管内乳頭粘液性腫瘍 intraductal papillary mucinous neoplasm (IPMN) や粘液癌 mucinous carcinoma が疑われる．
  - ⚠ 粘液が豊富な細胞は必ずしも癌細胞を意味しない．胆嚢・胆管結石や炎症でも粘液を有する化生性変化や異型細胞を伴うことが多い．

2 細胞の出現様式

❖出現様式
- □ 細胞集塊および孤立散在性パターンとして出現する．
- □ 細胞集塊については，①敷石状，索状，塊状，管状，乳頭状構造などの集塊形態，②集塊辺縁の細胞配列，③結合性，④核の位置や配列（極性），⑤重積性，⑥血管を有する間質などの所見を観察する．
- □ 乳頭状集塊は腫瘍性を疑う所見の1つと考えられるが，非腫瘍性良性病変でもみられる．立体的構造，細胞配列，核の位置の乱れ，結合性，核所見を併せて観察する．
  - ☀ 良性敷石状細胞集塊が採取時あるいは液中で丸まり，一見，乳頭状構造としてみられ，ときに悪性と誤診することがある．

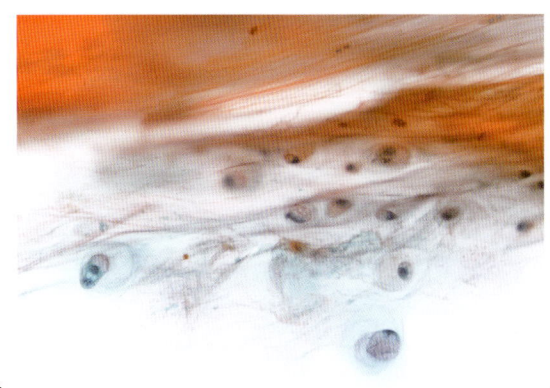

図4／膵液中の多量の淡褐色調粘液
粘液中に印環細胞型の異型細胞をみる．粘液癌が考えられる．

2 実践的な細胞診の見方

- □ 血管を有する間質を伴う上皮細胞の集塊は，異常構造であり，悪性病変を疑う．
- □ 細胞所見については，細胞の大きさ，細胞質，N/C比，核所見として核形不整，核クロマチンの量と分布および核小体をみる．
- □ 核クロマチンの評価は，良悪性鑑別にもっとも重要な所見の1つである．
  - ■▶ 核クロマチン量は，消化酵素や造影剤の混入，保存液添加などによる変性がある場合，立体感（核のfocusの範囲が広い）の観察によって評価するとよい．
- □ 核小体の所見は，炎症や再生性変化でも目立つことがあるので，過大評価しないことが大切である．
  - ☀ 再生性細胞は，核形不整や核クロマチンの増加が目立たず，明調な核で平面的である．
- □ 細胞質所見として染色性，粘液，空胞などに注意する．
  - ☀ 大型細胞でも，N/C比が低く細胞質が厚く空胞を認める場合は，炎症などによる良性細胞の変化であることが多い．

6 胆・膵細胞診：鑑別診断の進め方

1 腺癌の一般的鑑別方法

❖**一般的鑑別方法**

- □ **悪性推定所見**：①集塊の辺縁の細胞の突出，②立体的不規則凸凹，③弱い結合性，④核の位置や向きの乱れ，などの所見は悪性を示唆する．（図5）．
  - ☀ 多量の粘液と少数の印環細胞型異型細胞が認められた場合には，粘液癌の可能性を疑う（図4）．
- □ **良性推定所見**：集塊の辺縁の細胞は直線的な配列を呈し，結合性が強い．核の位置は基底側に規則的で，集塊内に立体的腺腔構造は少ない．平面的シート状集塊では核間距離は均一で核の重積性も乏しい（図6）．
  - ■▶ 平面的シート状集塊は良性に多いが，高分化型腺癌ではシート状集塊を呈することも多い．その場合，核間距離，核の向き，重積性，核所見を観察することが重要である．
  - ⚠ 膵癌では，小集塊で結合性が強い小型異型細胞からなる小集塊をみることも少なくない．極性（核位置）の乱れも軽度であることが多く，核形不整を見落とさないことが重要である．

2 膵管内乳頭粘液性腫瘍 intraductal papillary mucinous neoplasm (IPMN)

❖**膵管内乳頭粘液性腫瘍**

- □ **膵管内乳頭粘液性腫瘍（IPMN）**はWHO分類における用語で，膵癌取扱い規約のintraductal papillary mucinous tumor (IPMT) と同義語である．多くは主膵管内に発生し，拡張した膵管内に，乳頭状の腫瘍細胞の増生と粘液産生を特徴とする膵管上皮性腫瘍である．組織学的に構造異型および細胞異型の程度で腺腫〔軽度異型，中等度異型，高度異型（境界領域）〕，腺癌（微小浸潤癌も便宜的に含む）に分類される[9,10]．
  - ☀ IPMNは，組織学的にgastric type，intestinal type，pancreatobiliary type，oncocytic typeに亜分類されるが，この亜分類を念頭に置いて，細胞像を観察するのが実用的である[11,12]．**gastric typeとintestinal typeの2つの頻度が高く**，この2つの違いをおさえておくことが重要である[13]．intestinal typeはgastric typeよりも生物学的なmalignant potentialが高いと考えられ，intestinal typeを推定することが重要である．
- □ 基本的にシート状，柵状，乳頭状細胞集塊や孤立散在性細胞がみられる．
  - • gastric type：平面的シート状細胞集塊，低乳頭状，幽門腺様構造を呈する小腺腔が存在する．核は類円形で，規則的に配列．ときに核溝や核内空胞をみる．

- **intestinal type**：平面的～立体的細胞集塊，隣接する腺管や半島状・絨毛状突出集塊として出現する．核は楕円～長楕円形で，重層化と配列の乱れが認められる．

☐ 悪性の判定には，通常の腺癌同様に，構造と核の極性の乱れ，結合性の低下，核クロマチンの増量と不規則分布，大型核小体，壊死物質などの所見が重要である．
   ☀ 血管や細い間質を伴う絨毛状構造の存在は境界病変以上を示唆する．

☐ 背景には淡黄～赤褐色調の粘液，変性細胞，壊死成分などがみられる．

③ 膵上皮内腫瘍性病変 pancreatic intraepithelial neoplasia (PanIN)

❖ **膵上皮内腫瘍性病変**

☐ 膵上皮内腫瘍性病変（PanIN）は，膵管上皮病変を膵癌の前駆病変として捉えた概念で，組織学的異型度によりPanIN-1～3の3グレードに分類される．PanIN-3は上皮内癌に相当する[12,13]．

☐ 細胞の観察に際し，細胞の丈，粘液や化生所見，乳頭状変化，核の位置，核異型の程度などの細胞所見をPanIN各グレードに相当する所見に当てはめると，組織変化の推定がしやすい[14,15]．

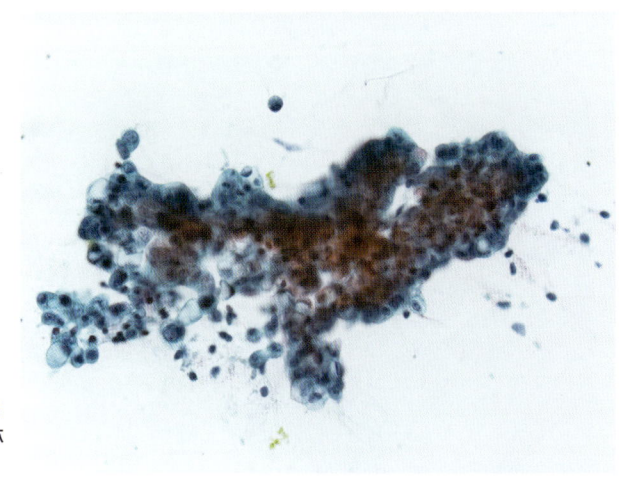

図5／結合性の低下した不規則な異型細胞集塊
胆汁中の腺癌細胞集塊で，集塊辺縁は凹凸・ホツレを呈し，核の配列の乱れも目立つ．

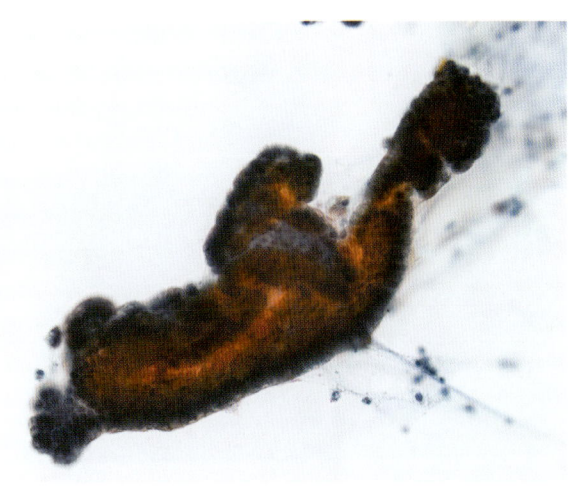

図6／核の配列・極性が保たれたシート状細胞集塊
細胞の結合性が強く，集塊辺縁はなめらかである．膵液中の良性上皮細胞集塊で，シート状集塊がめくれにより乳頭状にみえる．

2 実践的な細胞診の見方

- 術中迅速診断における断端や膵液・主膵管の細胞診に際しても，臨床医とのコンセンサスが得られていれば，PanIN 分類を使用して，たとえば "○○所見より PanIN-2 に相当する変化，病変が推定される" というようなコメント[16]をすることが可能である．
- PanIN は，当初は細径膵管病変に対しての用語として使用されたが，その後の検討で "PanIN は通常直径 5mm 未満の膵管に認められる" と定義が若干変更されている[17]．

4 膵内分泌腫瘍 endocrine tumor（島細胞腫 islet cell tumor）

❖ 膵内分泌腫瘍

- □ 膵内分泌腫瘍（島細胞腫）は，ランゲルハンス島の内分泌細胞由来の腫瘍である．ホルモン過剰症状がみられるものを機能性（症候性）腫瘍と呼び，そうでないものを非機能性（非症候性）腫瘍と呼ぶ．WHO 分類では血管侵襲，神経周囲侵襲，核分裂像，MIB-1index などを指標として，高分化内分泌腫瘍（予後良好，予後不明），高分化内分泌癌（低悪性度），低分化内分泌癌（高悪性度）に分類される[9,18]．
  - 産生しているホルモンによって，インスリノーマ，グルカゴノーマ，ソマトスタチノーマ，ガストリノーマ，VIPoma，PPoma などとよばれる．
  - 先天性の遺伝子異常が原因である多発性内分泌腺腫Ⅰ型（MEN-Ⅰ型）では，下垂体腫瘍，上皮小体過形成，膵内分泌腫瘍の合併を特徴とする．膵内分泌腫瘍との診断の際には，MEN-Ⅰ型の部分症の可能性にも注意が必要である[9,19]．

- □ 敷石状，小集塊状，散在性，裸核状に出現し，ときにロゼット様配列をみる．腫瘍細胞は，小型類円形核，細〜粗顆粒状核クロマチン，レース状，顆粒状で不明瞭な細胞質をもち，カルチノイドの細胞所見に類似する．細胞所見から良悪性の鑑別は困難である．

5 solid-pseudopapillary tumor

❖ solid-pseudopapillary tumor

- □ solid-pseudopapillary tumor は，分化方向の不明な上皮性腫瘍とされ，小型で均一な細胞が毛細血管を軸に充実性，偽乳頭状に増生し，変性・壊死を伴う．若年女性に好発し，多くは良好であるが，転移を来す症例もある．
  - 組織発生に関して不明な腫瘍とされているが，免疫組織化学的・電顕的検索で，①腺房細胞由来，②介在部膵管上皮や腺房中心細胞との類似性，③内分泌や外分泌細胞へ分化しうる multipotential stem cell 由来などの説がある[20]．

- □ 集塊状，柵状，乳頭状，散在性に出現し，比較的豊富な細い血管構造がみられる．核は比較的小型，類円〜楕円形で核形不整を伴い，核小体，細〜粗顆粒状の核クロマチンを有する．細胞質はレース状〜顆粒状で，厚く立体的なものもみられる．

6 その他

❖ その他

- □ 頻度は低いものの，腺扁平上皮癌や扁平上皮癌も発生する．扁平上皮化生細胞との鑑別には，細胞質の形態・染色性，核所見が重要であるが，とくにクロマチンの増量は扁平上皮癌の重要な所見である．
- □ 胆汁検体中にランブル鞭毛虫，肝吸虫卵などが出現することがある．

■ 文 献

1) 広瀬敏樹：病理と臨床 7（増）：286, 1989
2) 中 英男, 奥平雅彦：病理と臨床 11: 1438, 1991
3) 堀江 弘：病理と臨床 20: 822, 2002
4) 日本肝癌研究会（編）：臨床・病理 原発性肝癌取扱い規約, 第 4 版. 金原出版, 東京, 2000

5) 神代正道：病理と臨床 23: 127, 2005
6) 信川文誠ほか：病理と臨床 21: 10, 2003
7) 鬼島 宏, 渡辺英伸, 長村義之：病理と臨床 21: 31, 2003
8) 鬼島 宏：胆嚢・胆管, 外科病理学（向井 清ほか編）, 第4版. 文光堂, 東京, p.665, 2006
9) 日本膵臓学会（編）：膵癌取扱い規約, 第5版. 金原出版, 東京, 2002
10) Hamilton R, Aaltonen LA: Tumors of the Diagestive System, IARC, Lyon, 2000
11) 川嶋活彦, 間庭純一, 伴 慎一：消化器 IPMN とその鑑別（細胞像）, 第53回細胞検査士ワークショップハンドアウト, pp.77-80, 144-148, 2006
12) Furukawa T et al: Virchows Arch 447: 794, 2005
13) Ban S et al: Am J Surg Pathol 30: 1561, 2006
14) Hruban RH et al: Am J Surg Pathol 25: 579, 2001
15) 高折恭一：病理と臨床 22: 798, 2004
16) Tanaka M et al: Pancreatology 6: 17, 2006
17) Hruban RH et al: Am J Surg Pathol 28: 977, 2004
18) Heitz PU et al: Pancreatic endocrine tumours: introduction. WHO Classification of Tumours-Pathology and Genetics of Tumours of Endocrine Organs, IARC Press, Lyon, 2004
19) 亀谷 徹：膵内分泌腫瘍, カラーアトラス 臨床内分泌病理診断学（笹野伸昭編）. 医歯薬出版, 東京, p.265, 1994
20) 稲垣朋子, 国村利明, 諸星利男：病理と臨床 22: 786, 2004

2 実践的な細胞診の見方

7 その他　▶③リンパ節

1 基本事項

❖ 6つの基本事項

- □ 悪性リンパ腫は，リンパ節のみならず，全身諸臓器に発生するので，リンパ節を含む全身諸臓器の知識が必要である．
- □ 悪性リンパ腫の組織亜型分類（表1，2）の診断には，種々の補助手段が併用される[1〜3]．
  - ■▶ 診断にあたっては，表面マーカー検索（フローサイトメトリー），免疫組織化学的検索，遺伝子検索（blot法，polymerase chain reaction（PCR）法など），染色体検索などの理解が必要である[4〜6]．
- □ リンパ節の細胞診を行うにあたっては，まず，提出された検体がリンパ節であるか否かの判断を行う必要がある．
  - ☀ リンパ節から穿刺吸引された標本では，リンパ球が一面にみられることが多い．したがって，リンパ球が少ないか，あるいはリンパ球以外の細胞が多数出現している場合は，リンパ節以外の部位から採取された可能性も考慮に入れて診断を進めていく必要がある．

表1／非ホジキンリンパ腫の分類（2001年WHO分類※）

	B細胞性腫瘍	T/NK細胞性腫瘍
前駆細胞腫瘍	B細胞リンパ芽球リンパ腫/白血病	T細胞リンパ芽球リンパ腫/白血病
末梢細胞腫瘍	慢性リンパ性白血病/小細胞性リンパ腫 B細胞前リンパ性白血病 リンパ形質細胞性リンパ腫 脾臓辺縁帯リンパ腫 ヘアリー細胞白血病 節外性濾胞辺縁帯B細胞リンパ腫 濾胞性リンパ腫 マントル細胞リンパ腫 節性濾胞辺縁帯B細胞リンパ腫 びまん大細胞型B細胞リンパ腫 縦隔（胸腺）大細胞型リンパ腫 血管内大細胞型リンパ腫 原発性滲出液リンパ腫 バーキットリンパ腫 形質細胞性腫瘍	T細胞性前リンパ性白血病 T細胞大顆粒リンパ性白血病 侵攻性NK細胞白血病 成人型T細胞リンパ腫/白血病 節外性NK/T細胞リンパ腫，鼻型 腸管症型T細胞リンパ腫 肝脾T細胞リンパ腫 皮下脂肪織炎様T細胞リンパ腫 菌状息肉腫/セザリー症候群 原発性皮膚CD30陽性T細胞増殖疾患群 末梢性T細胞リンパ腫，非特異型 血管免疫芽球型T細胞リンパ腫 未分化大細胞型リンパ腫

※注：2008年9月に改訂予定．

表2／ホジキンリンパ腫の病理組織分類（2001年WHO分類）

結節性リンパ球優位型ホジキンリンパ腫	
古典的ホジキンリンパ腫	結節硬化型
	混合細胞型
	リンパ球豊富型
	リンパ球減少型

アイコン：☀知っトク知識，⚠要注意！，■一口メモ

□ 全体像の観察としては，診断に必要十分な細胞量が採取されているか否かを確認する．1個あるいは少数の腫瘍細胞しか出現していない場合は，診断不可能なことが多い．
　　☀ 生検時捺印標本と穿刺吸引細胞診標本では細胞像が異なる場合がある．すなわち，リンパ節割面の捺印標本では組織構築が反映されることが多いのに対し，穿刺吸引細胞診標本ではその傾向が少ない．

□ 診断に際しては，パパニコロウ染色とともにギムザ染色を併用して診断することが望ましい[7]．とくにギムザ染色では，細胞の大きさや核形不整，好塩基性細胞質の染色態度，細胞質内顆粒，アウエル小体，背景の細菌，lymphoglandular bodies，粘液物質の有無などに関して，パパニコロウ染色に比べて確認しやすい．また，基底膜成分や間質の基質成分なども，メタクロマジー（異染性）によって赤紫に染色され，識別が容易である．

□ 実際の観察では，弱拡大でまず背景をみて，壊死やlymphoglandular bodies の有無，背景細胞の種類を捉える．出現細胞の増殖パターンをみて，上皮様結合の有無や出現細胞に多彩性があるのか，あるいは単調であるのかをみる．そして，個々の出現細胞の大きさや核，核小体，細胞質などの特徴を観察していく．

2 スクリーニング・鑑別診断の進め方：弱拡大

1 背景

❖**壊死**
□ 良性疾患としては，壊死性リンパ節炎（図1），あるいは結核性リンパ節炎をはじめとする特異性炎症などで認められる．
□ 悪性腫瘍としては，悪性リンパ腫をはじめ，上皮性や非上皮性腫瘍の転移などで認められる．

❖**Lymphoglandular bodies**
□ lymphoglandular bodies（図2）は，ギムザ染色で好塩基性の粒状構造として認識できる変性物質で，パパニコロウ染色においても認識可能である．核ではなく細胞質の破砕物といわれている[8〜10]．
　　⚠ lymphoglandular bodies は，悪性リンパ腫の約90％の症例で出現するといわれているが，reactive hyperplasia などの良性リンパ節疾患においても認められることがある．単に lymphoglandular

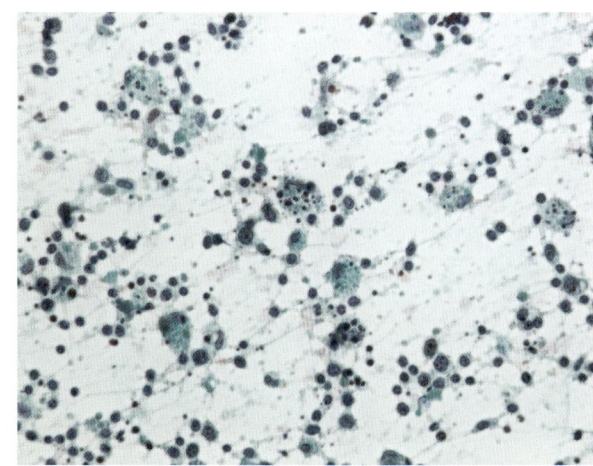

図1／壊死性リンパ節炎症例（壊死物質）
背景には壊死物質が認められ，核片を貪食する組織球が多数出現している．壊死物質の大きさはさまざまで lymphoglandular bodies と鑑別を要することがある．壊死性リンパ節炎症例では好中球の出現が認められないことも特徴の1つである．

2 実践的な細胞診の見方

bodies が存在するからといって，悪性リンパ腫と診断するのは早計であるし，逆に T-cell lymphoma や anaplastic large cell lymphoma などでは少量のことが多いとされている[11]．

❖ 腫瘍細胞以外の細胞
□ 悪性リンパ腫では，多かれ少なかれ非腫瘍性細胞の混在を認める．リンパ球のみならず，好酸球，形質細胞，組織球，好中球などの出現を伴う．このような背景細胞の詳細な観察は，亜型診断の推測の一助となるので注意が必要である．

2 出現細胞の種類および増殖パターン

❖ リンパ球
□ リンパ球と認識した場合は，出現しているリンパ球に多彩性がみられるか，あるいは単調であるかを観察する．
□ 多彩性がみられ，リンパ球の分化傾向がうかがわれれば反応性を考える（図3）．ただし，細胞異型を伴い，分化傾向がみられない場合はその限りではない．
☀ 出現細胞が単調である場合は腫瘍性であることが多い．
⚠ 成熟リンパ球が主体の場合は良性のことが多いが，ホジキンリンパ腫のこともあるので注意が必要である．

❖ 上皮性結合
□ 上皮性結合を示す細胞集塊を認めた場合は，まず癌の転移を考える．
⚠ 未分化大細胞型リンパ腫や，稀にびまん性大細胞型 B 細胞リンパ腫などで，上皮性結合を示すこともあるので注意が必要である（図4）[12]．これらの腫瘍では，未分化癌や悪性黒色腫のリンパ節転移との鑑別が問題となる．

❖ 小細胞癌との鑑別
□ 悪性リンパ腫と鑑別が必要な悪性腫瘍には種々の疾患があるが，とくに小細胞癌の転移症例では鑑別に苦慮することがある．小細胞癌の診断には，木目込み細工様配列や鋳型核を丹念に探すことが重要である．

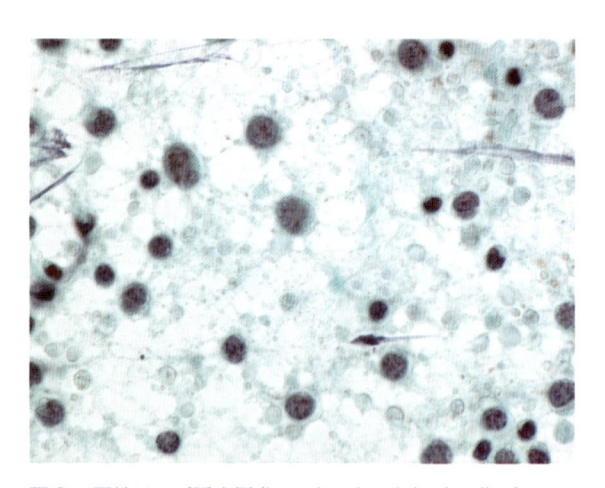

図2／悪性リンパ腫症例（lymphoglandular bodies）
lymphoglandular bodies は，背景に出現するライトグリーンに染色される変性物質で細胞質の破砕物と考えられている．円形から類円形でその粒は細かく大小不同がみられ，透明感がある．悪性リンパ腫症例に多くみられるが，良性の病変でも認められる．

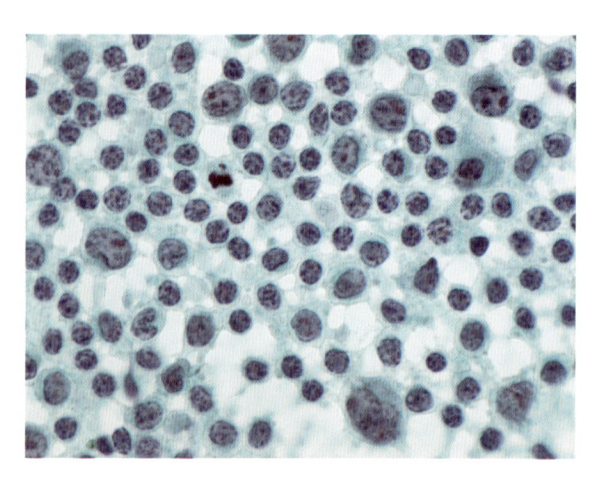

図3／非腫瘍性反応性リンパ節症例
小型リンパ球を主体とする細胞像．中型，大型リンパ球も混在し，分化傾向がうかがえる．核は円形から類円形で，クロマチンは凝集状から塊状，斑紋状を呈し均等分布を示す．大型細胞は胚中心芽細胞と思われる．

アイコン：☀知っトク知識，⚠要注意！，▶一口メモ

③ 病変の背景に出現する細胞

□ 背景に出現する細胞によって，しばしばその疾患を同定あるいは推測することができる．

❖組織球

1）組織球

□ 核片を貪食し三日月形の核を有する組織球（crescent macrophage）（図5）⇒ 壊死性リンパ節炎．

□ 核片などの貪食像のない，細胞質が顆粒状組織球（HE染色で好酸性であることから pink histiocyte と呼ばれる）（図6）⇒ マントル細胞リンパ腫[13]．

□ 単調な腫瘍細胞の中に核片を貪食する組織球が多数出現（組織標本では夜空に輝く星のようにみえることから starry sky appearance と表現される）⇒ バーキットリン

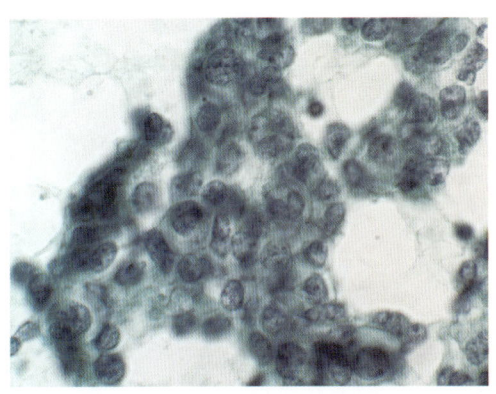

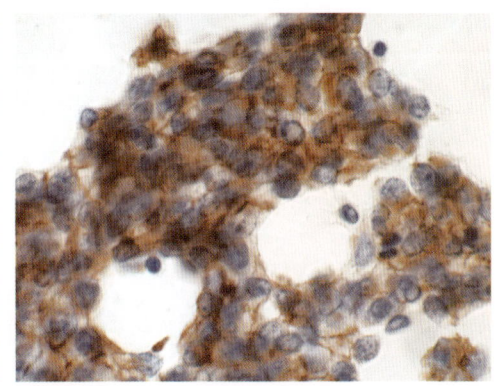

図4／上皮様結合を示す悪性リンパ腫症例（びまん性大細胞型B細胞リンパ腫）
腺腔様構造を呈し，腺癌と鑑別が必要である．免疫組織化学的検索ではCD20の発現が認められた（左：パパニコロウ染色，右：CD20抗体での免疫組織化学染色）．

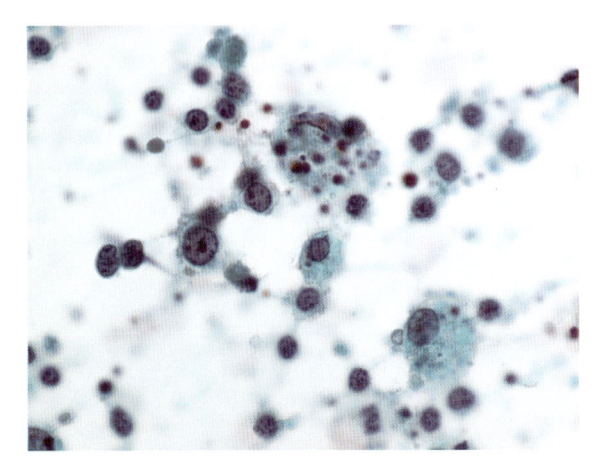

図5／壊死性リンパ節炎症例（crescent macrophage）
核片を貪食し三日月形の核を有する組織球のことを crescent macrophage という．壊死性リンパ節炎は悪性リンパ腫と鑑別を要する症例が多いが，crescent macrophage は壊死性リンパ節炎症例で認められることが多い．

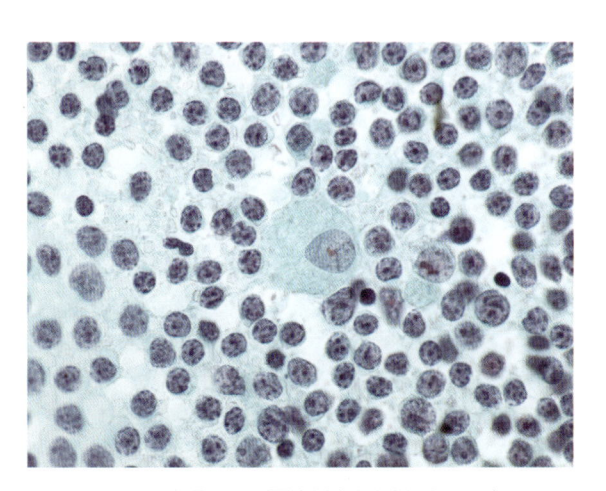

図6／マントル細胞リンパ腫症例（pink histiocyte）
Pink histiocyte は，核片を貪食していない組織球で，組織学的（HE染色）に細胞質が淡く好酸性に染色されピンクにみえることからその名がつけられた．パパニコロウ染色ではライトグリーンに染色され，マントル細胞リンパ腫ではこの組織球が比較的特徴的な所見といわれている．

2 実践的な細胞診の見方

パ腫．
- □ 類上皮細胞の集簇 ⇒ 特異性炎症（結核，サルコイドーシス，トキソプラズマ感染など），Lennert リンパ腫．

❖好酸球

2）好酸球
- □ 成熟リンパ球に混じて多数の好酸球を認める（稀にシャルコライデン結晶を認める）⇒ 木村病．
  - ▶ Angiolymphoid hyperplasia with eosinophilia（epithelioid hemangioma）は木村病と鑑別を要するが，多くは皮下組織病変である．
  - ☀ ホジキンリンパ腫では，好酸球の出現が多い組織亜型として混合細胞型や結節硬化型があるので，Hodgkin/Reed-Sternberg 細胞（HRS 細胞）の確認が必要である．
  - ⚠ T 細胞性リンパ腫では，好酸球や形質細胞，組織球，類上皮細胞などの非腫瘍性細胞との混在を認め，反応性病変との鑑別を要する．

❖形質細胞

3）形質細胞
- □ 関節リウマチに伴うリンパ節症，キャッスルマン病（plasma cell type），idiopathic plasmacytic lymphadenopathy with polyclonal hypergammaglobulinemia（IPL），T 細胞性リンパ腫（とくに血管免疫芽球型 T 細胞リンパ腫）でも形質細胞を認める．

❖好中球

4）好中球
- □ 非ホジキンリンパ腫では好中球を認めることは少ないが，ホジキンリンパ腫（とくに結節硬化型）で認められることがある．
- □ 反応性炎症性疾患では壊死性背景にしばしば好中球を伴う．
  - ☀ 壊死性リンパ節炎では好中球を認めないことが特徴である（図 1）．
- □ 組織球性類上皮細胞とともに好中球が出現する場合は，猫ひっかき病，野兎病，エルシニア腸間膜リンパ節炎などが鑑別にあがる．

3 スクリーニング・鑑別診断の進め方：強拡大

- □ 強拡大で，細胞の形態，細胞質形態，核の形，核小体の観察を行う．

1 出現細胞，とくに腫瘍細胞の大きさによる鑑別

- □ 通常，腫瘍細胞は小リンパ球より大きいと考えてよい．一般的には，組織球の核と同程度の大きさを中型，それよりも小さいものは小型，大きいものは大型と認識している．
  - ⚠ パパニコロウ染色標本では，腫瘍細胞が成熟リンパ球とほぼ同等の大きさにみえる症例もあるので注意が必要である．
  - ☀ 腫瘍細胞が小型である場合は，細胞の大きさとギムザ染色で核異型を確認することが大切である．
  - ☀ 単調な増殖を示す細胞の核に切れ込みや核の皺，核小体が認められる場合は，小型でも腫瘍細胞を念頭に置いて観察する必要がある．

❖分類

1）出現細胞の大きさによる分類
- □ 悪性リンパ腫症例では，出現細胞の大きさを小型，小型から中型，大型に分け，WHO 分類にしたがって亜型を考慮する（表 1〜3）．

❖巨細胞

2)巨細胞の出現
□ 巨細胞が腫瘍細胞として出現する亜型としては以下のものがある．
- Hodgkin/Reed-Sternberg 細胞（HRS 細胞）（図7）⇒ 古典的ホジキンリンパ腫．
- popcorn 細胞 ⇒ 結節性リンパ球優位型ホジキンリンパ腫，びまん性大細胞型B細胞性リンパ腫（T-cell/histocyte-rich variant）．
- HRS 様巨細胞 ⇒ 未分化大細胞型リンパ腫，成人型T細胞白血病/リンパ腫，EBV関連リンパ増殖性疾患，伝染性単核球症，低分化癌など種々あり．

❖亜型

3)発生・発育様式に特徴のある亜型について
□ 血管内大細胞型リンパ腫 intravascular large cell lymphoma（IVL）は，毛細血管を含む細い血管内に閉塞性に増殖するリンパ腫で，多くはB細胞型であり脳，皮膚，肺，腎，副腎，肝，骨髄など全身に及ぶ．
  ▶ IVL は，細胞診検査では同定することが困難な亜型の1つである．

表3／出現細胞の大きさからみた悪性リンパ腫の亜型と特徴

			亜型	特徴的所見	特徴的なマーカー
B細胞性腫瘍	腫瘍細胞の大きさ	小細胞型	T,B 細胞リンパ芽球リンパ腫/白血病	単調に出現する小型細胞の異型に注目	CD5，CD23
		中細胞型	マントル細胞リンパ腫	単調な腫瘍細胞　pink macrophageの出現	CD5，cyclin D1
			濾胞性リンパ腫	多彩	CD10，bcl-2
			節性濾胞辺縁帯B細胞リンパ腫	Plasm cell への分化，ダッチャー小体	(bcl-10)
			バーキットリンパ腫	脂肪染色にて脂肪の確認　starry sky appearance	CD10,bcl-6，(bcl-2-),MIB-1
		大細胞型	びまん大細胞型B細胞リンパ腫	胚中心芽球型が多く楕円〜類円形核を有し核辺縁に数個の核小体を示す	
		巨細胞型	ホジキンリンパ腫	HRS 細胞の出現，背景に小型リンパ球（正常）と好酸球	CD30，CD15
			びまん大細胞型B細胞リンパ腫	anaplastic variant	CD20,CD30
T/NK細胞性腫瘍			成人型T細胞リンパ腫/白血病	脳回状，クローバー状の核	
			節外性 NK/T細胞リンパ腫，鼻型	アズール顆粒，背景に壊死	CD3，CD56，EBER
			血管免疫芽球型T細胞リンパ腫	淡明な細胞質を有する腫瘍細胞に免疫芽球，形質細胞，好酸球，組織球が混在	CD3 CD10，BCL-6
			未分化大細胞型リンパ腫	核形は多彩で腎臓形，馬蹄形，ドーナツ形	CD30，ALK，EMA
			末梢性T細胞リンパ腫，非特異型	多彩	CD3

2 実践的な細胞診の見方

- 原発性滲出液リンパ腫 primary effusion lymphoma (PEL) は，主に体腔液（腹水，胸水，心嚢水）中に増殖するリンパ腫で，通常，腫瘤形成を認めない．免疫不全，AIDS，超高齢者に発生し，ヒトヘルペスウイルス8の関与が報告されており，細胞診検査が有用な亜型でもある．
- メソトレキセート methotrexate (MTX) 使用に関連したリンパ腫（免疫不全関連リンパ増殖性疾患）は，慢性関節リウマチなどの治療に使用される薬剤(MTX)投与で発生すると考えられている．組織亜型としては，びまん性大細胞性B細胞リンパ腫，ホジキンリンパ腫が大部分を占める[14]．臨床情報が診断に不可欠な亜型で，薬剤(MTX)投与を中止することでリンパ腫が消褪することがある．

2 細胞質

❖細胞質の特徴的所見

- 悪性リンパ腫症例では，比較的N/Cが高く，細胞質の所見がとりにくい．しかしながら，特徴的な性状を呈する亜型があり，そのことを認識しておくと亜型診断の推定に役立つ．
- アズール顆粒 azurophilic granule（アズール好染性顆粒で紫赤調を呈す．リンパ球，単球，前骨髄球，血小板，骨髄巨核球などで認められる）⇒ NK/T細胞リンパ腫（鼻型）（図8）．
  - ⚠ アズール顆粒は，血管免疫芽球性リンパ腫などでもみられることがあるので注意が必要である．
- アウエル小体 Auer rod（骨髄球系白血病細胞の細胞質にみられる針状の封入体）⇒ 急性骨髄性白血病．
- ラッセル小体 Russell's body（細胞質内に免疫グロブリン蛋白が凝集してみられる封入体）⇒ 形質細胞性腫瘍．
  - ⚠ ラッセル小体は非腫瘍性細胞でもみられることがある．

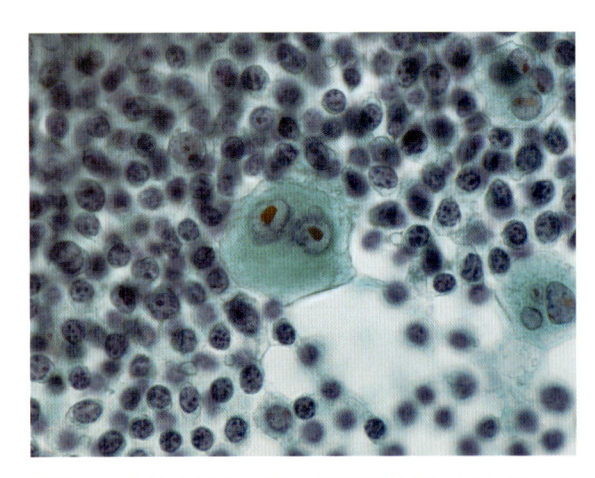

図7／古典的ホジキンリンパ腫症例［Hodgkin/Reed-Sternberg細胞（HRS細胞）］
単核細胞はHodgkin細胞，2核以上の多核細胞はReed-Sternberg細胞といわれ，それらを総称してHRS細胞という．中央にみられるHRS細胞は鏡面像（mirror image）を呈している．核小体は小型リンパ球の核程度の大きさを有し，核小体周辺には明庭を認める．

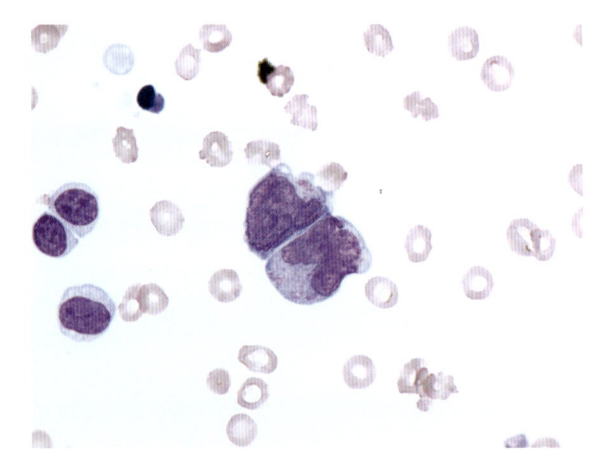

図8／NK/T細胞性腫瘍症例（アズール顆粒）
アズール顆粒はギムザ染色において細胞質に赤色の顆粒状物質として認められる．NK/T細胞リンパ腫に特徴的な所見といわれているが，反応性病変やその他の悪性リンパ腫に認められることがあり注意が必要である．

- □ cytoplasmic vacuole（ギムザ染色で細胞質に小空胞状に認められ，脂肪染色にて脂肪を確認できる）⇒ バーキットリンパ腫.
- □ 淡明な細胞質を示す腫瘍細胞 ⇒ 有毛細胞白血病，濾胞辺縁帯B細胞リンパ腫（単球様B細胞リンパ腫），血管免疫芽球型T細胞リンパ腫，肥満細胞症など.

3 核の形

❖ 核の形

- □ 核の形だけでは良悪性の鑑別は困難であるが，知っておくと役立つ核形やそれらが出現する代表的亜型があるので，以下に記す.
- □ 円形，類円形：小型で円形や類円形核を呈する細胞は非腫瘍性細胞の場合が多いが，慢性リンパ性白血病/小細胞性リンパ腫などとの鑑別を要することがある.
- □ くびれ，切れ込み：元来，くびれは胚中心芽細胞 centrocyte を想定してつけられた用語で，切れ込みはより立体的な核の切れ込みを表し，T細胞を想定した用語である．なお，より複雑な核を有するものは脳回状 cerebriform と称する.
- □ ドーナツ状 ⇒ 未分化大細胞型リンパ腫 anaplastic large cell lymphoma (ALCL)（図9）.
- □ 腎形，馬蹄形 ⇒ 未分化大細胞型リンパ腫 anaplastic large cell lymphoma (ALCL)（図9）.
- □ 脳回状 ⇒ 成人型T細胞白血病/リンパ腫 adult T-cell lymphoma/leukemia (ATLL).
- □ ポップコーン状 ⇒ ホジキンリンパ腫（結節性リンパ球優位型）.
- □ クローバー状，花弁状 ⇒ 成人型T細胞白血病／リンパ腫 adult T-cell lymphoma/leukemia (ATLL).
- □ 核内偽封入体（ダッチャー体 Dutcher body）⇒ リンパ形質細胞性リンパ腫，節外性濾胞辺縁帯B細胞リンパ腫（MALTリンパ腫）.

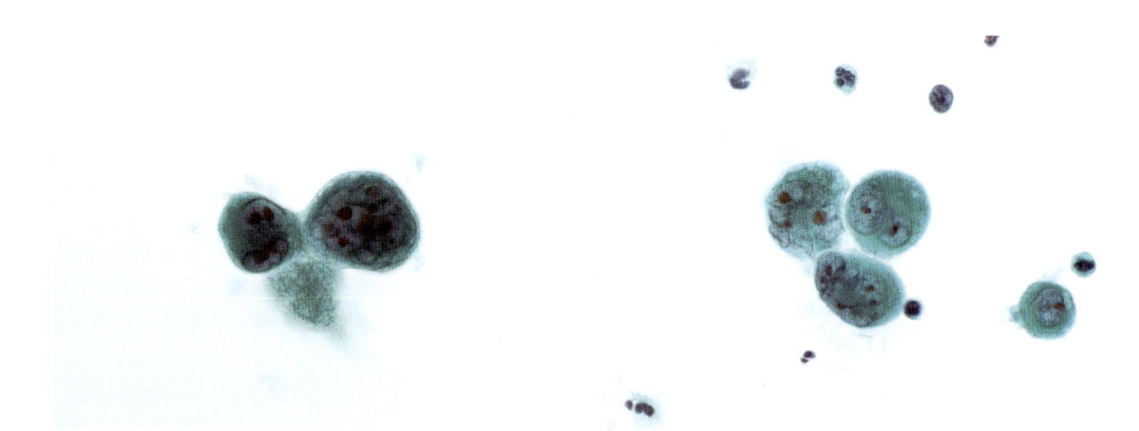

図9／未分化大細胞型リンパ腫 anaplastic large cell lymphoma (ALCL) 症例
背景の好中球と比較すると腫瘍細胞は非常に大型であることがわかる．核形は多彩で腎臓形や馬蹄形，ドーナツ形を呈している．Hodgkin/Reed-Sternberg 細胞（HRS細胞）様巨細胞が認められるが，核小体は典型的なHRS細胞に比べ小さい.

2 実践的な細胞診の見方

4 核クロマチンパターン

❖ **核クロマチンパターン**
- □ パパニコロウ染色やギムザ染色によって多少表現が異なるが，一般的にリンパ球のクロマチンパターンは，以下に示すように表現される[15〜18]．
- □ 凝集状 ⇒ 核全体的にクロマチン凝集が均等にみられる．
- □ 塊状，斑紋状 ⇒ クロマチン凝集が部分的に塊を呈し分布する．
- □ 顆粒状 ⇒ 微細，細，粗顆粒状：クロマチン凝集が顆粒状で，顆粒状構造が確認できる．
- □ 車軸状 ⇒ 塊状クロマチンが核膜周辺にみられ，車軸様を呈している．
- □ 網状 ⇒ 細〜粗網状：クロマチンによる網目様構造が明らかで，網状構造の細かいものから粗いもの．
  - ■ 小型から中型細胞では，凝集状や塊状，斑紋状を呈することが多く，細胞が大型になるにしたがって，網状（細〜粗網状），顆粒状（微細，細，粗顆粒状）となる傾向がうかがわれるが，これらのパターン認識のみで良悪性を鑑別することは困難である．
  - ● 前駆細胞腫瘍（T，B細胞リンパ芽球リンパ腫／白血病）やバーキットリンパ腫では微細顆粒状クロマチンパターンが特徴である．

5 核小体

❖ **核小体**
- □ 核小体の有無，大きさ，数，分布に注意して観察する．
- □ 小型リンパ球で核小体が不明瞭な場合，非腫瘍性の可能性が高い．
  - ⚠ 慢性リンパ性白血病／小細胞性リンパ腫では腫瘍細胞が小型であり，ホジキンリンパ腫の背景に出現するリンパ球と鑑別を要するので注意が必要である．
- □ 小型であっても核小体が認められれば，悪性の可能性もあり，詳細な観察が必要である．
  - ● 典型的なHRS細胞の核小体は，反応性リンパ球の核よりも大きく，周囲に明庭を伴う．

4 リンパ球系疾患の細胞診断における注意点および意義について

❖ **良悪性の判断**
- □ リンパ球系疾患において，細胞の良悪性を判断する際には，これまで述べてきた所見の1つのみで決定することは困難である．細胞の大きさ，細胞質の形態，核の形，核クロマチンパターン，核小体の有無などの所見を総合的に判断することが重要である．

❖ **意義**
- □ 体腔液や特定の臓器における病変の同定に関しては，細胞診の意義は非常に高いといえる．しかしながら，生検による病理組織検索が可能なリンパ節病変では，必ずしも細胞診が最終診断を反映しないことに留意し，診断業務に臨むべきである．

文 献

1) Jaffe ES et al ed: Tumours of Haematopoietic and Lymphoid Tissue. IARC Press, Lyon, France, 2001
2) 菊池昌弘，森 茂郎：最新・悪性リンパ腫アトラス．文光堂，東京，2004
3) 百瀬修二，田丸淳一：臨床腫瘍プラクティス 3: 16, 2007
4) 田丸淳一：臨床検査 51: 377, 2007
5) 田丸淳一：悪性リンパ腫診断におけるマーカーの有用性．組織細胞化学（日本組織化学会編），p.169, 2006
6) 田丸淳一，高久和子：病理と臨床 20: 685, 2002
7) 西 国広：Medical Technology 36: 452, 2008
8) Franders E et al: Am J Cin Pathol 99: 566, 1993
9) Das DK et al: Acta Cytol 41: 1035, 1997
10) Bangerter M et al: Ann Hematol 74: 175, 1997

11) 茅野秀一, 清水禎彦, 清水道生：病理と臨床 22: 88, 2004
12) 斉藤 忠ほか：日臨細胞誌 44: 309, 2005
13) Jaffe ES et al: Hum Pathol 18: 877, 1987
14) 花見恭太ほか：日臨細胞誌 47: 111, 2008
15) 田中 昇ほか：細胞診教本－その基礎と実際－. 宇宙堂八木書店, 東京, 1988
16) 栗田宗次, 蒲 貞行：造血器・網内系（リンパ節）細胞診の基本下巻 各論. 武藤化学株式会社, 東京, p.126, 1999
17) 舩本康申：リンパ節の細胞診 細胞診の基本下巻 各論. 武藤化学株式会社, 東京, p.139, 1999
18) 光谷俊幸ほか：カラーアトラス リンパ節細胞診－悪性リンパ腫を中心に－. 医歯薬出版株式会社, 東京, 2005

COLUMN　Lymphoglandular bodies について

本文中にもしばしば登場する lymphoglandular bodies（LGB）は, 細胞診において, リンパ節, 扁桃, 胸腺, 脾臓などを含む organoid lymphoid tissue を示唆する所見として報告された. 一般的には, 細胞診検体に異型細胞がみられた場合, malignant lymphoma と他の非リンパ系の悪性腫瘍との鑑別に有用とされている. LGB は, 穿刺吸引, 捺印などいずれの細胞診検体にもみられ, リンパ節の胚中心における turn over に由来する細胞質破砕物 cytoplasmic fragments とされている. ギムザ染色でもっとも明瞭に認められるが, 細胞診で通常使用されるパパニコロウ染色においても認識可能である. この場合, 緑色から灰色の円形, 類円形, 破砕状の形態を示し, 壊死物や破砕赤血球と鑑別する必要がある.

注意点：LGB は malignant lymphoma で特異的に出現する構造物ではなく, リンパ球の多い組織からの検体（carcinoma の転移があるリンパ節の穿刺吸引検体など）や良性のリンパ球に関連した病変からの検体でも出現する（図1）. LGB がみられたからといって, 即 malignant lymphoma の診断を下してはいけない. また, 注意深く観察すると HE 染色標本でも LGB の認識は可能といわれている[1]).

★文献
1) Murakami T et al: Ann Diagn Pathol 12: 249, 2008

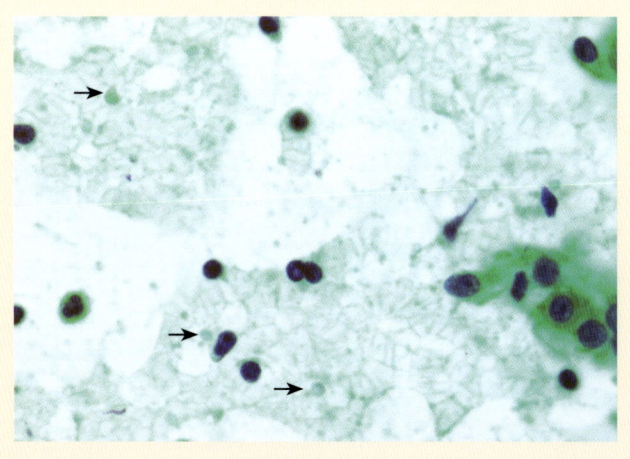

図1／唾液腺のワルチン腫瘍の穿刺吸引検体でみられる lymphoglandular bodies（→）

2 実践的な細胞診の見方

7 その他 ▶④脳腫瘍

1 脳腫瘍の細胞診の見方

□ 脳腫瘍の細胞診標本を鏡検する際には，弱拡大で背景，細胞量（細胞密度），細胞の出現様式（毛細血管など）を，強拡大で細胞形，細胞の大きさ，細胞質，核を観察する．

1 弱拡大での一般的な特徴

❖背景
- □ 石灰化は乏突起膠腫 oligodendroglioma，髄膜腫 meningioma，上衣腫 ependymoma，頭蓋咽頭腫 craniopharyngioma にみられることが多い．
- □ リンパ球はほとんどの脳腫瘍で少数出現するが，異型性が認められる場合には悪性リンパ腫 malignant lymphoma も疑われる．
- □ 壊死は膠芽腫 glioblastoma でしばしば認められる．

❖細胞量
- □ 細胞量（細胞密度）は良性腫瘍では少なく，悪性腫瘍では多い傾向がみられる．

❖細胞の出現様式
- □ 良性腫瘍では出現する毛細血管は細い．これに対して高悪性度腫瘍では内皮細胞が増殖して肥大し，微小血管増殖 microvascular proliferation と呼ばれる．

2 強拡大での一般的な特徴

❖細胞形・大きさ
- □ 細胞形や大きさは，良性腫瘍ではよく揃っており，不整形のものは少ない．一方，悪性腫瘍では大小不同が目立ち，不整形の細胞が出現してくる．

❖細胞質
- □ 神経膠腫 glioma では柔らかな細胞質を有することが多いが，髄膜腫の細胞質は固い印象を受ける．

❖核
- □ 良性腫瘍の核は淡染性でよく揃っているが，悪性腫瘍ではクロマチンが増量し，異型性が強い．

2 脳腫瘍の分類

❖分類
- □ 頭蓋内には脳実質，脳神経，脳を包む膜がある．
  - ■▶脳実質を構成する細胞には神経細胞，神経膠細胞（星細胞，乏突起膠細胞，上衣細胞など）がある．
- □ 脳腫瘍の多くは膠細胞への分化を示す腫瘍であり，星細胞腫 astrocytoma，乏突起膠腫，上衣腫などに分類されている．
- □ 神経細胞への分化を示す腫瘍には，神経節膠腫 ganglioglioma を代表として多くの組織型があるが，いずれも発生頻度は低い．
- □ 聴神経腫 acoustic neuroma は脳神経の髄鞘を形成する Schwann 細胞，髄膜腫は脳を包む膜を作るくも膜細胞への分化を示す腫瘍で，いずれも頻度の高い腫瘍である[1〜3]．

3 脳腫瘍の悪性度

❖悪性度
- □ 脳腫瘍も他臓器の腫瘍と同様で，良性から悪性まで種々の腫瘍がある．

アイコン：☀知っトク知識，⚠要注意！，■一口メモ

□ 脳腫瘍では，悪性度を表現する手段として grading が用いられている．2007 年の WHO 脳腫瘍分類[1]では，組織学的悪性度を grade Ⅰ から grade Ⅳ の 4 段階に分けている．grade Ⅰ は良性に，Ⅳ は高悪性度腫瘍に相当し，その間をさらに 2 段階に分けている（表 1）．

■ 組織学的悪性度を規定する所見は，細胞異型，細胞密度，核分裂像，壊死，血管増殖などである．組織型によって多少の違いがあるが，これらがみられるような腫瘍は悪性度の高い腫瘍と判断される．また組織学的悪性度が同じ腫瘍は，組織型を問わずほぼ同等の生物学的悪性度を示すと規定されている．

⚠ たとえば，星細胞腫 grade Ⅲ と髄膜腫 grade Ⅲ は，ほぼ同様の悪性度と判定できる．各腫瘍型がそれぞれ grade Ⅰ から Ⅳ に区分されているのではないことに注意する必要がある．

4 代表的脳腫瘍の細胞所見

1 毛様細胞性星細胞腫 pilocytic astrocytoma

❖**毛様細胞性星細胞腫**

□ 毛髪様の細長い突起をもつ紡錘形細胞からなる星細胞性腫瘍で，主に小児に発生し，小脳，脳幹部，視神経，視床下部に好発する grade Ⅰ の腫瘍である[1,2]．

□ 細胞診では，毛細血管の周囲に異型の弱い腫瘍細胞が放射状に配列し，紡錘形の核を持つ細胞から双極性に線維状の突起が伸びている（図 1）[3,4]．

☀ 好酸性の棍棒状あるいはソーセージ様の形状を示すローゼンタール線維や弱好酸性で微細顆粒状の好酸性顆粒小体を認めることがしばしばあり，毛様細胞性星細胞腫を考える手がかりとなる[5]．

2 浸潤性星細胞腫群

❖**浸潤性星細胞腫群**

□ 浸潤性星細胞腫群に含まれる腫瘍には，びまん性星細胞腫 diffuse astrocytoma（grade Ⅱ），退形成性星細胞腫 anaplastic astrocytoma（grade Ⅲ），膠芽腫 glioblastoma（grade Ⅳ）がある[1,2]．

表 1／主な脳腫瘍の Grade 分類

Grade Ⅰ	Grade Ⅱ	Grade Ⅲ	Grade Ⅳ
毛様細胞性星細胞腫	びまん性星細胞腫 主な亜型 ─ 原線維性 　　　　 ─ 肥胖細胞性	退形成性星細胞腫	膠芽腫
	乏突起膠腫	退形成乏突起膠腫	
粘液乳頭状上衣腫 上衣下腫	上衣腫 主な亜型 ─ 細胞性 　　　　 ─ 乳頭状 　　　　 ─ 明細胞	退形成性上衣腫	
低異型度髄膜腫 主な亜型 ─ 髄膜皮性 　　　　 ─ 線維性 　　　　 ─ 移行性 　　　　 ─ 砂粒腫性	中間異型度髄膜腫 主な亜型 ─ 明細胞 　　　　 ─ 異型性 　　　　 ─ 脊索腫様	高異型度髄膜腫 主な亜型 ─ ラブドイド 　　　　 ─ 退形成性 　　　　 ─ 乳頭状	

2 実践的な細胞診の見方

- 成人の大脳半球に好発する腫瘍で，高齢者ほど悪性度が高くなる．また頻度は低いが小児の脳幹部にも発生する．
  - びまん性星細胞腫では組織学的に原線維性，肥胖細胞性，原形質性の3つの亜型が知られている[6]．

- 原線維性星細胞腫 fibrillary astrocytoma
  - 主に白質に発生し星細胞腫中でもっとも頻度が高い．
  - 腫瘍細胞の核は類円形から紡錘形で，クロマチンの軽度の増量と核形の不整がみられる．
  - 細胞診では，毛細血管の周囲に腫瘍細胞が集簇して，核は軽度に濃染し，細長い細胞質突起が伸びている（図2）[3,4]．

- 肥胖細胞性星細胞腫 gemistocytic astrocytoma
  - 核は類円形で偏在して軽度の異型を示し，すりガラス様の広い細胞質を有している．
  - 太く短い細胞質突起を認める（図3）[3,4]．

- 原形質性星細胞腫 protoplasmic astrocytoma
  - 稀な亜型である．腫瘍細胞に異型性はみられるが，核分裂像は目立たない．

- 退形成星細胞腫 anaplastic astrocytoma
  - 星細胞の特徴を示す腫瘍細胞からなるが，分化型の星細胞腫に比べて細胞密度が高く，核異型が強くなり大小不同もみられる（図4）．さらに核分裂像を認めるようになる．
  - 毛細血管の内皮細胞も肥大しているが，壊死巣は認められない．

- 膠芽腫 glioblastoma
  - 細胞密度が高く，構成細胞は類円形から多核巨細胞までと多種多様の形態を示す．
  - 核は著明な大小不同，核形の不整，クロマチンの増加，核小体の腫大を示し，細胞質は緻密でライトグリーンに好染して突起様物を認めることもある．
  - 血管内皮細胞が増加して腫大した毛細血管を認める（図5）[3,4]．
  - 組織学的には地図状の壊死巣と，その周囲に核が柵状に配列する pseudopalisading necrosis が特徴的である．

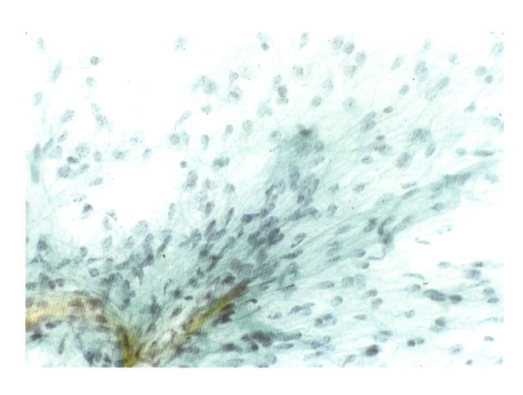

図1／毛様細胞性星細胞腫
毛細血管から放射状に広がる腫瘍細胞を認める．核は紡錘形で，双極性に伸びる細い線維状の細胞質突起を有している．

図2／原線維性星細胞腫
楕円形の核を有する腫瘍細胞が，細い線維状の細胞質突起を毛細血管に伸ばしている．

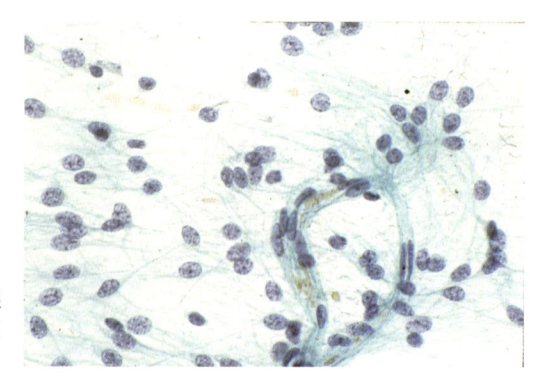

アイコン：☀知っトク知識，⚠要注意！，■一口メモ

3 乏突起膠腫群

❖乏突起膠腫群

- □ 中年成人の大脳半球，とくに前頭葉に発生することが多い．
- □ 皮質内に浸潤し，石灰化を伴うことが多い grade Ⅱ の乏突起膠腫と grade Ⅲ の退形成性乏突起膠腫に分けられる[1,2]．
- □ 乏突起膠腫 oligodendroglioma
  - 細胞診では，核は円形で大きさ，形ともに揃っており，クロマチンはやや増量してみえる．細胞質はやや淡明なものをわずかに認め，細胞質突起物は乏しい（図6）[3,4]．
- □ 退形成性乏突起膠腫 anaplastic oligodendroglioma
  - 細胞診では核の大小不同や不整が認められ，核小体も明瞭になる．分裂像がしばしば観察される．細胞質は狭小で突起は乏しい（図7）．

4 脳室上衣腫 ependymoma

❖脳室上衣腫

- □ 脳室の表面を覆っている上衣細胞の特徴を有する腫瘍で，grade Ⅱ の腫瘍である[1,2,7]．
- □ 小児から成人と好発年齢は幅広い．小児期には第4脳室，成人では脊髄に好発する．
- □ 細胞診では，腫瘍細胞が集塊状に出現し，腺管様の配列を示す上衣ロゼットが認められることがある[3,4]．
- □ 核は類円形でよく揃っており，比較的大きな核小体が認められる．
- □ 柔らかな細胞質を有しており，細胞境界は不明瞭である（図8）．

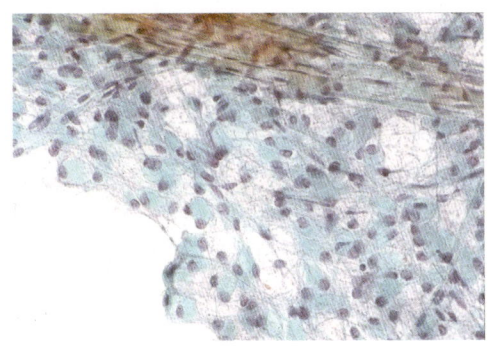

図3／肥胖細胞性星細胞腫
核は類円形で偏在し，軽度の異型がみられる．細胞質はすりガラス様で厚く，その細胞質から細胞突起が伸びている．

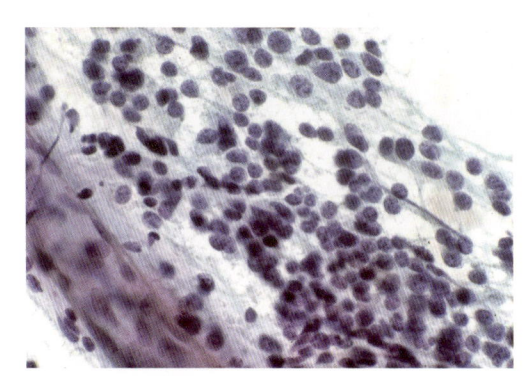

図4／退形成性星細胞腫
やや大小不同を示す円形の核が密に出現し，クロマチンも著明に増量している．

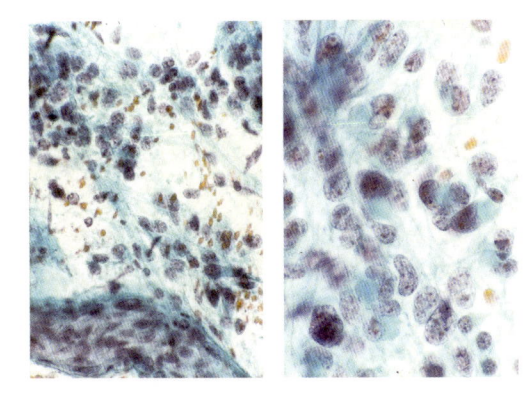

図5／膠芽腫
細胞密度が高く，大小不同を示す異型細胞がみられる．クロマチンは著明に増量し，核小体も認める．血管の内皮細胞が著明に増殖し，血管壁の肥厚がみられる．

2 実践的な細胞診の見方

5 髄芽腫 meduloblastoma

❖髄芽腫
- ☐ **小児の小脳に好発**する未分化神経外胚葉性腫瘍である[1,2,8]．水頭症で発症し，早期に髄液播種がみられる可能性のある grade Ⅳ の腫瘍である．
- ☐ 小型で未熟な腫瘍細胞が密に配列している．核はクロマチンに富み，細胞質が乏しいため裸核様にみえる（図9）[3,4]．
  - ☀ **Homer Wright 型ロゼット形成**をときに認める．このロゼットは腫瘍細胞が花冠状に配列し，中心に向かって繊細な突起を伸ばしているが，中心部には腺腔や血管は認められない．核分裂像がしばしば認められる．

6 髄膜腫 meningioma

❖髄膜腫
- ☐ 脳実質外に発生する髄外性腫瘍の代表である．**くも膜細胞 arachnoidal cell** への分化を示しており，硬膜に付着して発生する．大部分は grade Ⅰ の良性腫瘍である[1,2,9]．
- ☐ 中年の女性に多く，大脳円蓋部，傍矢状洞，蝶形骨縁，小脳テント部，トルコ鞍部などに好発する．
  - ☀ 組織学的には，多彩な所見を示す腫瘍群で多数の亜型が知られている（表1）．砂粒体や石灰小体も特徴である．

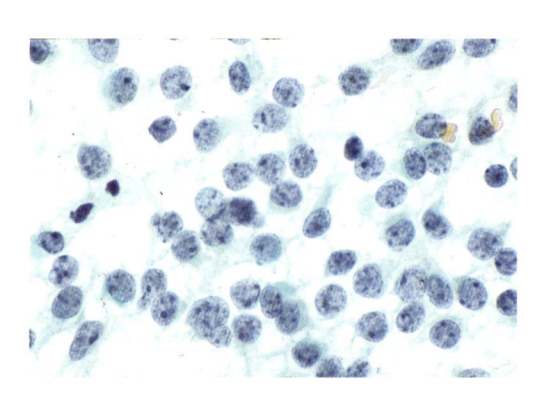

図6／乏突起膠腫
単調な小型円形細胞が出現し，クロマチンはやや増量してみえる．細胞質は狭く，細胞質突起は乏しい．

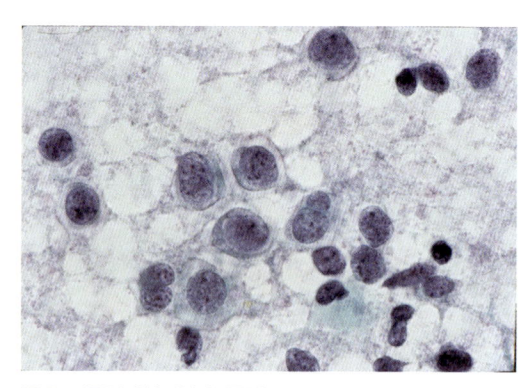

図7／退形成性乏突起膠腫
中型円形の腫瘍細胞が大小不同を示しながら出現している．核クロマチンは増量し，不整形の細胞もみられる．N/C 比の増大がみられ，淡い細胞質がわずかに認められる．

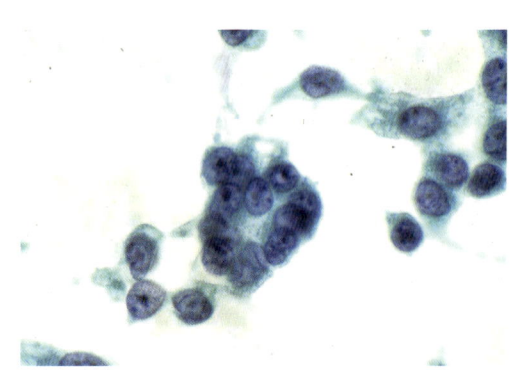

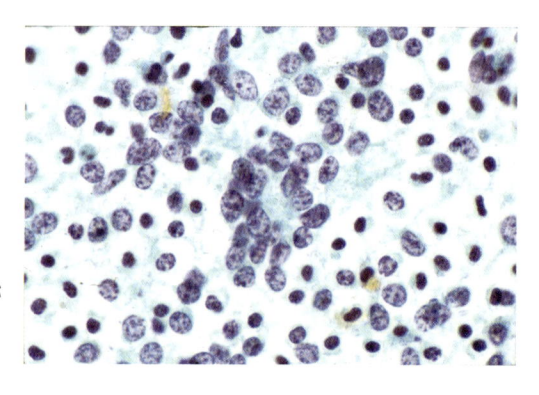

図8／上衣腫
円形の細胞が上衣ロゼットを形成している．核クロマチンの増量と核小体の腫大がみられる．柔らかな細胞質を有しており，細胞境界は不明瞭である．

図9／髄芽腫
核は円形から長楕円形で，クロマチンが濃染し，細胞質は乏しく裸核状にみえる．ロゼットが認められることもある．

アイコン：☀知っトク知識，⚠要注意！，▶一口メモ

- [ ] 細胞診では，核は楕円形から紡錘形と多彩で，クロマチンは微細で薄い．腫瘍細胞はシート状に配列し，特徴的な渦巻き状構造 whorl formation をみつけることが診断に有用である（図10）[3, 4]．

7 神経鞘腫 schwannoma（聴神経鞘腫 acoustic neurinoma）

❖神経鞘腫

- [ ] 末梢神経の鞘を構成する Schwann 細胞への分化を示す腫瘍で，脳神経では第Ⅷ神経（聴神経）から発生するため聴神経腫と言われ，小脳橋角部腫瘍の代表的疾患である[1, 2]．WHO grade Ⅰの良性腫瘍である．
- [ ] 細胞診では，細長い細胞が密に配列し，紡錘形の核がシート状に出現している[3, 4]．核クロマチンは微細で淡染性を示し核小体はみられない．核の一端が鋭角に尖る所見がしばしばみられる．
- [ ] 細胞質はライトグリーンに淡く染まり，線維性であるが細胞境界は不明瞭なことが多い（図11）．

8 下垂体腺腫 pituitary adenoma

❖下垂体腺腫

- [ ] 下垂体前葉の腺細胞由来で，grade Ⅰの良性腫瘍で成人に好発する．
  - ☀ 産生されるホルモンにより，prolactin (PRL) 産生腺腫，growth hormone (GH) 産生腺腫，corticotropic (ACTH) 産生腺腫などと診断される[10]．
- [ ] 細胞診では，小型で大小不同がない類円形の細胞がシート状に認められる[3, 4]．また，散在性，腺腔状，乳頭状に出現することもある（図12）．
  - ▶ ホルモン活性のない腺腫（null cell adenoma）もあり，この型の約半数はエオジン好性の細胞質を特徴とする pituitary oncocytoma である（図13）．

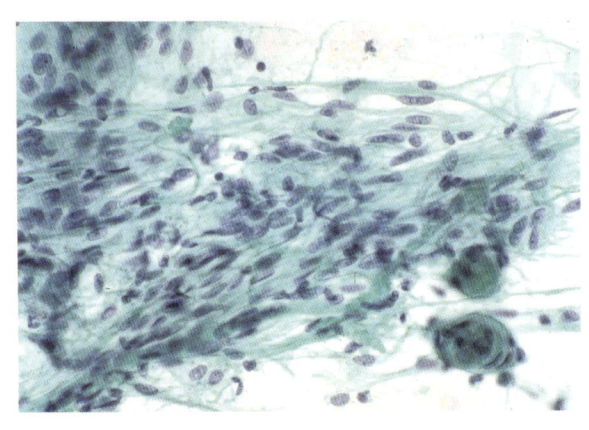

図10／髄膜腫
紡錘形の核でクロマチンは微細である．細長い細胞がシート状に出現し，渦巻き状構造 whorl formation を認める．

図11／神経鞘腫
紡錘形の細胞がシート状に出現している．核クロマチンは微細で淡染性を示し，核の一端が鋭角に尖る所見がしばしばみられる．細胞質はライトグリーンに淡く染まり，線維性であるが細胞境界は不明瞭である．

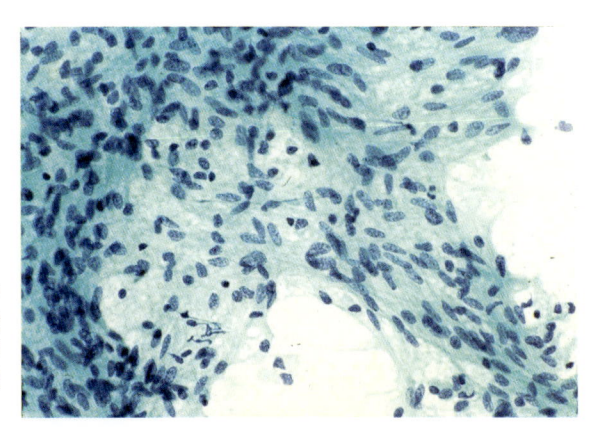

2 実践的な細胞診の見方

9 転移性脳腫瘍

❖ 転移性脳腫瘍
- □ 転移性脳腫瘍も頭蓋内腫瘍の 25 ～ 30%を占める頻度の高い腫瘍である[1].
- □ 脳に転移を来す頻度の高いものとしては,乳癌,肺癌,消化器癌,腎癌,悪性黒色腫等がある.
- □ 細胞所見は原発巣のそれに類似しているので,既往歴等を参考に診断すれば迷うことは少ない.

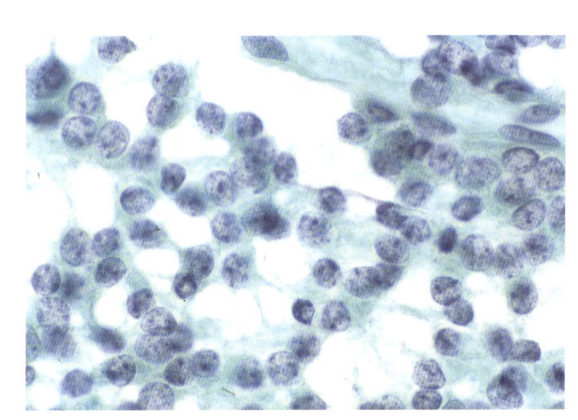

図 12 ／下垂体腺腫
小型で揃った類円形の腫瘍細胞がシート状に出現している.狭小な細胞質の中央に円形核が位置している.

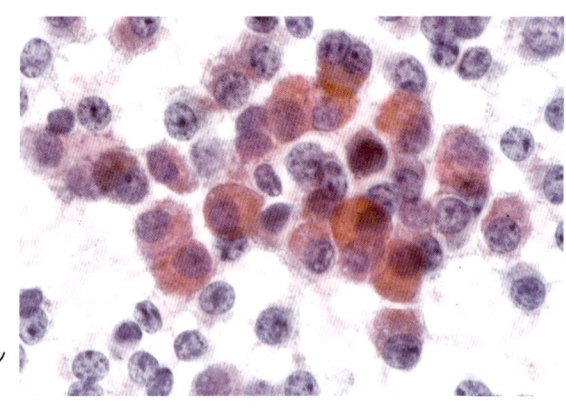

図 13 ／下垂体腺腫
pituitary oncocytoma は,エオジン好性で均質な細胞質を特徴とする.

文 献

1) Louis DN, Ohgaki H, Wiestler WK ed: WHO Classification of Tumours of the Central Nervous System, 4th ed.. IARC, Lyon, 2007
2) 脳腫瘍全国統計委員会・日本病理学会編：脳腫瘍取り扱い規約, 第 2 版. 金原出版, 東京, 2002
3) 廣瀬隆則：日臨細胞埼玉会誌 23（別冊）：39, 2005
4) Moss TH, Nicoll JAR, Ironside JM: Intra-operative Diagnosis of CNS Tumours. Arnold, London, 1997
5) 渡辺みかほか：病理と臨床 18: 1043, 2000
6) 渡辺みか, 森谷卓也, 笹野公伸：病理と臨床 22: 910, 2004
7) 安倍雅人, 黒田 誠：病理と臨床 22: 926, 2004
8) 岡 秀宏, 藤井清孝：病理と臨床 22: 994, 2004
9) 船田信顕：病理と臨床 22: 1023, 2004
10) 佐野壽昭：病理と臨床 22: 1037, 2004

診断clue ★ 脳：minigemistocytes → 【診断名】anaplastic oligodendroglioma

乏突起膠腫 oligodendroglioma は，成人の大脳皮質，とくに前頭葉に好発する腫瘍で，WHO grade II に分類される．均一な円形の核と核周囲に淡明な細胞質（核周囲明暈 perinuclear halo）をもつ腫瘍細胞からなる．細胞境界は明瞭で，腫瘍細胞は敷石状に配列し，細胞密度は高い．この独特の組織像は，蜂の巣構造 honey-comb structure，目玉焼き像 fried egg appearance などと呼ばれ，oligodendroglioma の診断においてきわめて有力な組織像である．間質では，鶏小屋の金網像 chiken-wire pattern と呼ばれる分岐と吻合を示す毛細血管網がみられる．

退形成性乏突起膠腫 anaplastic oligodendroglioma は，退形成性変化を伴う oligodendroglioma で，WHO grade III に分類される．退形成性変化を明確に規定することはむずかしいが，細胞密度の増加，核異型，核分裂像の増加，狭く暗調な細胞質，微小血管増殖，壊死巣の6項目のうち，3項目以上が該当するときは anaplastic oligodendroglioma とみなしてよいとされているが，その線引きがむずかしい症例もある．

ここで紹介する minigemistocytes は，核が偏在し，好酸性硝子様の細胞質を有する丸みを帯びた細胞（図1）で，免疫染色では GFAP に陽性を示す．こういった特徴は，肥胖性星細胞腫 gemistocytic astrocytoma に出現する gemistocytes と同様であるが，細胞の大きさが小さいことから minigemistocytes と呼ばれる．Minigemistocytes は WHO grade II の oligodendroglioma でも出現するが，anaplastic oligodendroglioma や退形成性のものを含めた乏突起星細胞腫 oligoastrocytoma でより出現頻度が高いといわれる．Anaplastic oligodendroglioma を診断するうえで，minigemistocytes がどのくらいの意義があるかは議論のあるところだが，細胞診検体では，細胞密度の増加，核異型，核分裂像の増加，微小血管増殖，壊死巣といった退形成変化に加え，この minigemistocytes を見出すことが，anaplastic oligodendroglioma の診断に重要である[1]．

Anaplastic oligodendroglioma 症例の細胞診検体に遭遇することは少ないが，迅速診断時に捺印標本や圧挫標本を作製して，鏡検すると多くの情報が得られる．核分裂像や，壊死に加え，とくにこの minigemistocytes は HE 染色による細胞診検体で好酸性の細胞質がわかりやすく（図2），この細胞が多数出現する場合には anaplastic oligodendroglioma の可能性が高いと考えられ，診断を行ううえで有用な情報となる．

★ 文献
1) Mitsuhashi T et al: Acta Cytol 51: 657, 2007

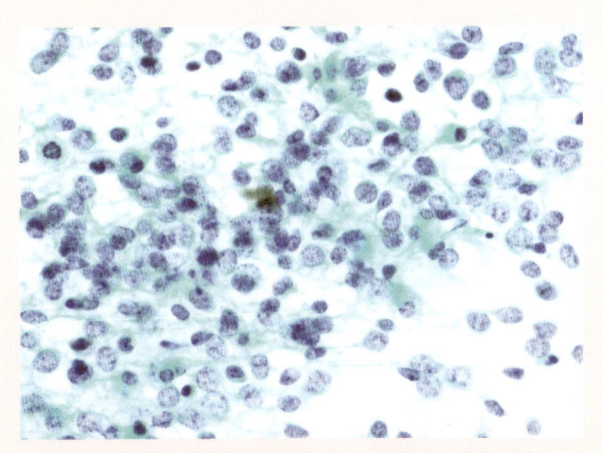

図1／anplastic oligodendroglioma の腫瘍捺印細胞診検体（パパニコロウ染色）．
核形不整を示す細胞質の少ない腫瘍細胞に混在して細胞質がライトグリーンに好染する minigemistocytes が認められる．

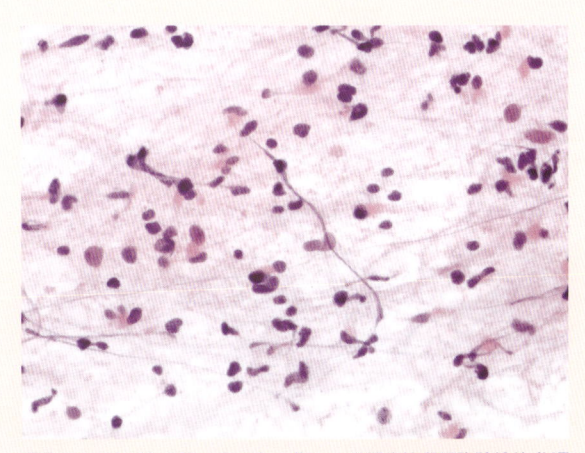

図2／anplastic oligodendroglioma の腫瘍捺印細胞診検体（HE染色）．
核偏在性で，好酸性細胞質を有する minigemistocytes を散在性に認める．

2 実践的な細胞診の見方

7 その他 ▶⑤骨軟部

1 基本事項

1 細胞診で診断対象となる骨軟部疾患と判定区分

❖基本事項
- □ 骨軟部病変の細胞診断はむずかしい．その理由として以下の点があげられる．
  ①同じ組織型でも，複数の亜型があり，症例によって組織像や細胞像が多彩である[1]
  ②細胞異型の強い良性病変や細胞異型の弱い悪性病変が存在する

- □ 骨軟部病変の細胞診では，組織型推定が困難なことが多い．そこで，ただちに組織型推定や良悪性判定をするのではなく，まず紡錘形細胞腫瘍や円形細胞腫瘍といった細胞形態に基づく記述的分類を行い，次に良悪性の判定（良性，良悪性判定困難，悪性疑い，および悪性）を行う．さらに，特徴的所見があれば組織型推定診断を行う．

2 臨床事項の重要性

- □ 骨軟部腫瘍では，好発年齢や好発部位によって組織亜型が異なることが少なくなく，患者年齢，性別，採取部位，罹病期間，画像所見が重要である[2,3]．

2 所見の取り方および診断の進め方

1 パターン的細胞診断の手順

❖パターン的細胞診断
- □ パターン的細胞診断では，まず細胞所見に基づき総論的診断を行い，ついで各論的診断へと進む（図1）．
- □ 細胞所見
  - ①細胞数と細胞密度，②構造的所見（弱拡像），③細胞所見（強拡像），④背景というように一定の順序および基準で所見を取ることが大切である．

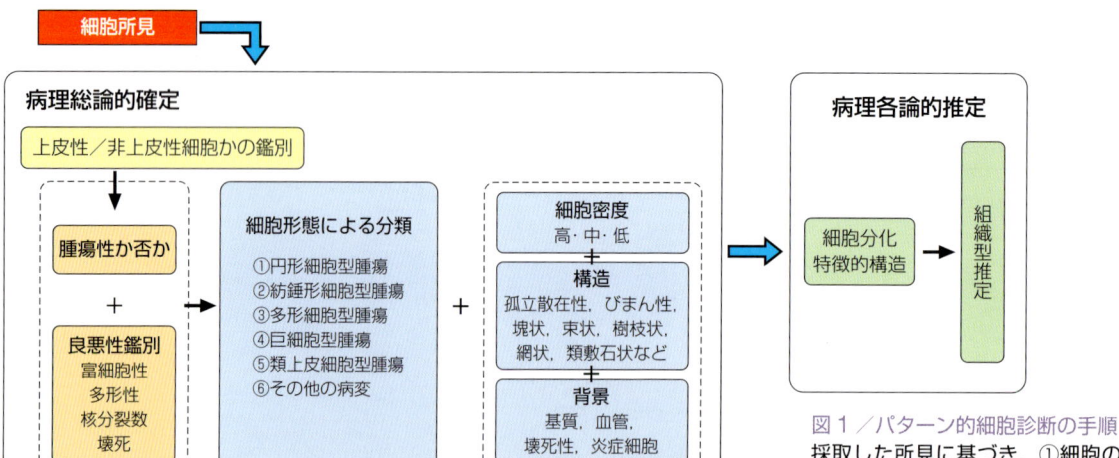

図1／パターン的細胞診断の手順
採取した所見に基づき，①細胞の形態的分類，良悪性および背景所見に基づいた総論的診断，②各疾患の診断基準に基づいた各論的診断に分けて，診断を行う．

アイコン：☀知っトク知識，⚠要注意！，■─一口メモ

□ 診断
- 採取した所見に基づき，①細胞の形態的分類，良悪性および背景所見に基づいた総論的診断，②各疾患の診断基準に基づいた各論的診断を行う．

2 パターン的な所見の取り方

❖細胞数および構造的所見

1）細胞数および構造的所見（弱拡大）
□ 弱拡大で，散在性細胞や細胞集団の数，細胞密度をチェックする（図2）．

❖構造的所見

2）構造的所見（弱拡大）
□ 出現細胞のパターン：①孤立散在性パターン，②細胞集塊パターン，③それらの混在，のいずれかをみる．
  ■▶ 細胞集塊パターンの場合，フォーカスを上下に移動させて，その細胞集塊の構造を観察し，びまん性，塊状，束状，柵状，樹枝状，網状，類上皮状などの構造に分類する（図3）．

□ 集塊の性状：細胞の分布および重積の強弱および規則性・不規則性をみる．
□ 特徴的配列の有無：柵状配列など特徴的配列がないかを観察する（図3）．

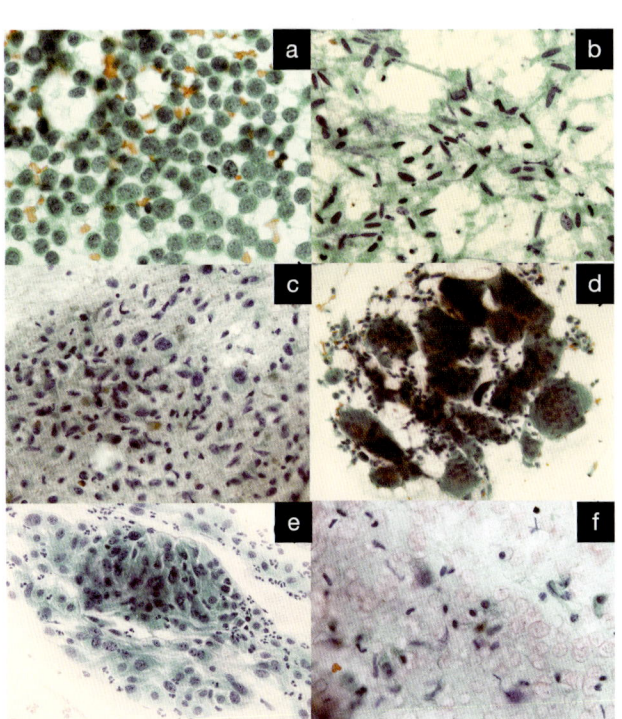

図2／細胞形態に基づいた病理総論的腫瘍分類
細胞形態によって，a）円形細胞型，b）紡錘形細胞型，c）多形細胞型，d）巨細胞型，e）類上皮細胞型，f）その他に分類される．例示した症例はそれぞれ，a）Ewing肉腫，b）軟部明細胞肉腫，c）骨肉腫，d）骨巨細胞腫，e）平滑筋肉腫，f）軟骨肉腫である．

図3／骨軟部腫瘍にみられる代表的な構造的所見
骨軟部腫瘍では，特徴的所見に乏しいびまん性パターン（a）を示すことが多いが，束状（b），柵状（c），胞巣状（d）など特徴的なパターン（構造）を示すこともある．腫瘍細胞が集塊状になった場合，上皮細胞集団に見誤らないよう注意する必要がある．例示した症例はそれぞれ，a）悪性末梢神経鞘腫瘍，b）滑膜肉腫，c）神経鞘腫，d）胞巣型横紋筋肉腫である．

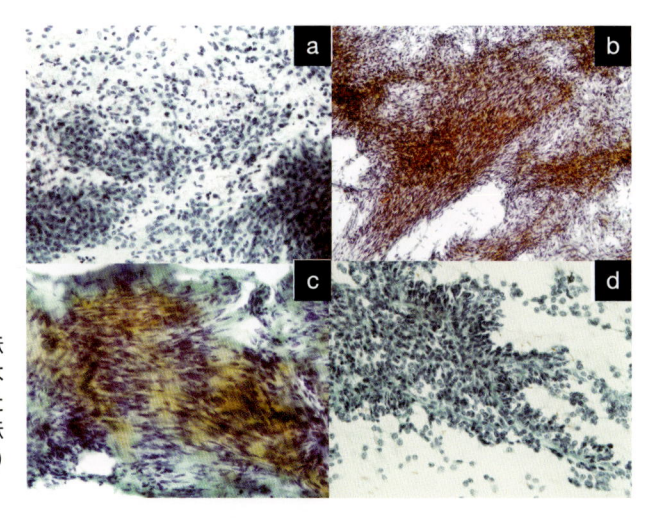

2 実践的な細胞診の見方

❖細胞所見

3）細胞所見（強拡大）
- 観察ポイント：①細胞全体，②細胞質，③核形，④クロマチン，⑤核小体の所見，に分けて所見をとる．
- 細胞形態による分類：主体となる出現細胞の形態により分類する（図2）．
  - ①円形細胞型，②紡錘形細胞型，③多形細胞型，④巨細胞型，⑤類上皮細胞型，⑥その他
- 細胞質の所見：厚さ，脂肪などの空胞，顆粒，メラニンなどの色素，横紋，特殊な細胞内物質の有無について観察する（図4）．
- 核所見：核形，クロマチン，核小体の所見をとる．

❖背景

4）背景
- 壊死物質，炎症細胞，基質および血管について観察する（図5）．
  - 基質には線維性，類粘液性，軟骨性，類骨性などがある．
  - 血管については，量，形，配列，腫瘍細胞との関係などを観察する．

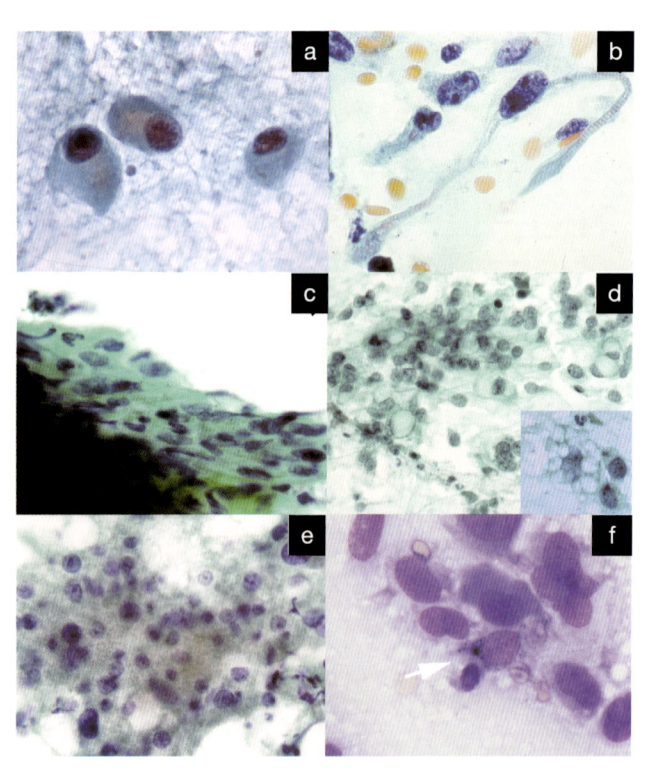

図4／骨軟部腫瘍にみられる特徴的な細胞所見
a）偏在核で厚い胞体をもつ細胞で，横紋筋肉腫にみられることが多い，b）細胞質内に横紋が認められる（多形型横紋筋肉腫症例）．c）厚く線維性の細胞質をもつ紡錘形細胞である（平滑筋肉腫症例）．d）脂肪細胞への分化を認める．挿入図のような多房性の細胞は脂肪芽細胞といわれ，脂肪肉腫に特徴的である．e）細胞質に顆粒を認める細胞である（顆粒細胞腫症例）．f）ギムザ染色で細胞質内にメラニン顆粒がみられる（軟部明細胞肉腫症例）．

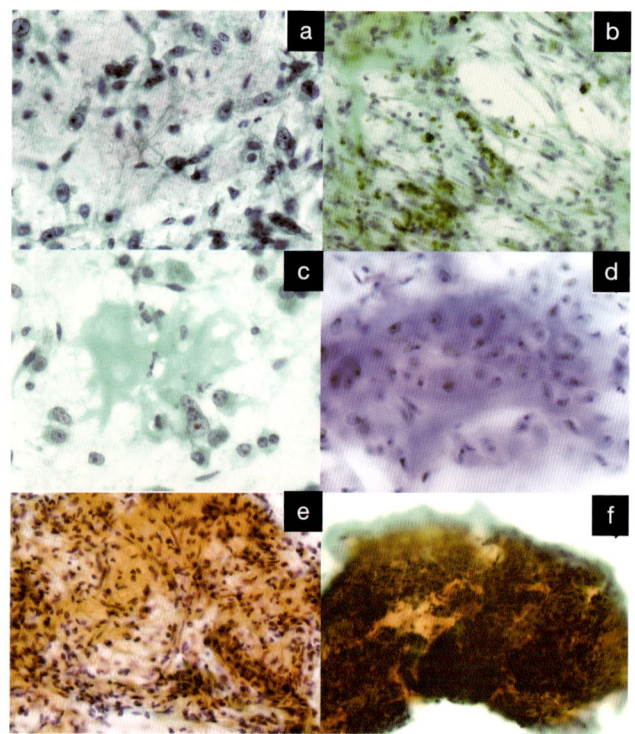

図5／骨軟部腫瘍にみられる代表的な背景所見
a）類粘液性背景（骨肉腫症例），b）浮腫およびマクロファージ，リンパ球を含む炎症性背景（神経鞘腫症例），c）類骨（骨肉腫症例），d）軟骨（軟骨肉腫症例），e）網状血管（脂肪肉腫症例），f）拡張し，不規則な形をした血管（孤在性線維性腫瘍〔血管周皮腫〕症例）．

3 パターン的な診断の進め方

☐ 上記の方法で得られた細胞所見をもとに，記述的診断である総論的診断および組織推定をする各論的診断に分けて診断を進めていく．

❖総論的診断

1) 総論的診断

☐ 総論的診断は以下の順で診断を進める（図1）．
①上皮性か非上皮性かの鑑別
②腫瘍性か否かおよび良悪性の鑑別
③細胞形態＋細胞密度＋構造＋背景所見に基づく細胞形態分類

☐ 上皮性・非上皮性の鑑別
- 非上皮性細胞であることの特徴として，下記があげられる[4]．
①孤立散在性のことが多く，細胞集塊として出現している場合も敷石状配列を示さない
②細胞形態は紡錘形，多形，巨細胞など上皮細胞では稀な細胞形態である
③核所見として，核膜の強い陥入や平滑で薄い核膜を認める

☐ 良悪性の鑑別
- 骨軟部腫瘍における良悪性鑑別のポイントは，強い細胞増殖性（富細胞性，核分裂数），細胞異型および壊死である．
  - ☀ 神経鞘腫などの良性腫瘍や結節性あるいは虚血性筋膜炎などの炎症性疾患でも細胞異型が出現する．このような場合，一部の強い細胞異型にとらわれないことが大切である．また，逆に低悪性度腫瘍の場合は細胞異型が弱いことがある．細胞異型が乏しくても，単調な細胞像を示す場合は腫瘍性病変を念頭に置く．

☐ 細胞形態分類（図1）
- 組織型を推定する前に，細胞形態＋細胞密度＋構造所見＋背景所見に基づく細胞形態分類を行う[5]．
- ☞ 細胞形態：①円形細胞型腫瘍，②紡錘形細胞型腫瘍，③多形細胞型腫瘍，④巨細胞型腫瘍，⑤類上皮細胞型腫瘍，⑥その他の病変に分類する（図2）．
- ☞ 細胞密度：富細胞性・乏細胞性に亜分類する．
- ☞ 構造所見：びまん性，束状，樹枝状などに亜分類する．
- ☞ 基質の有無や血管所見により亜分類する．
- 以上より，たとえば，良性紡錘形細胞型腫瘍（乏細胞性，束状，類粘液性基質），悪性円形細胞腫瘍（富細胞性，びまん性，富血管性）等の記述的診断を行う．

❖各論的診断

2) 各論的診断

☐ 総論的診断で行った記述的診断を基に，組織型推定を行う（図1）[5]．
- 骨腫瘍では，類骨形成性や軟骨形成性の基質形成性腫瘍か否かが重要である[6]．
  - ▶ 免疫細胞染色により細胞の分化や形質が明らかになり，組織型推定が容易になることが多い[7]．
  - ⚠ 骨軟部組織では，とくに成人の場合，原発性腫瘍よりも転移性腫瘍が高頻度であることや肉腫様形態を示す未分化癌腫の存在を忘れてはならない．

☐ 円形細胞型腫瘍
- 横紋筋肉腫，脂肪肉腫，神経芽細胞腫，Ewing肉腫，悪性リンパ腫などが含まれる．
- 鑑別ポイント：横紋筋肉腫（厚い細胞質），脂肪肉腫（細胞質内脂肪滴，網状血管や類粘液基質），神経芽細胞腫（細網状の神経線維），Ewing肉腫（基質形成や血管に乏しい），

2 実践的な細胞診の見方

悪性リンパ腫（lymphoglandular bodies）.

☐ 紡錘形細胞型腫瘍
- 良性では，結節性筋膜炎，肉芽組織，平滑筋腫，神経鞘腫，神経線維腫，良性線維性組織球腫，悪性では，平滑筋肉腫，横紋筋肉腫，滑膜肉腫などが含まれる．
- 鑑別ポイント[8〜10]：神経鞘腫（核の柵状配列），横紋筋肉腫（細胞質内横紋），平滑筋腫瘍（厚い細胞質），結節性筋膜炎や肉芽組織などの反応性病変（束状構造をとることは稀）．

☐ 多形細胞型腫瘍
- 多形性未分化肉腫（いわゆる悪性線維性組織球腫），骨肉腫および多くの低分化な肉腫が含まれる．
- 多形細胞型腫瘍の場合，高悪性度の腫瘍であることの診断には苦慮しないが，組織型診断は困難なことが多い．

☐ 巨細胞型腫瘍
- 良性では肉芽腫性炎症，組織球関連病変，腱鞘巨細胞腫が，悪性では骨肉腫や多形性未分化肉腫が含まれる．
- 巨細胞以外の単核細胞の種類や細胞異型を観察することが大切である．

☐ 類上皮細胞型腫瘍
- 滑膜肉腫，中皮腫，類上皮肉腫，gastrointestinal stromal tumor（GIST）などが含まれる．
- 癌腫の転移との鑑別が重要であり，混在する単個の細胞の特徴に注目する．
- GISTでは紡錘形細胞型の細胞形態を示すこともある．

☐ その他
- 脂肪組織への分化を示す脂肪腫や高分化型脂肪肉腫[11]，血管構造を示す血管系腫瘍，著明な類粘液性基質を伴う乏細胞性腫瘍である粘液腫などが含まれる．

文献

1) Fletcher C, Unni K, Mertens F: Pathology and Genetics of Tumours of Soft Tissues and Bone, WHO（IARC International Agency for Research on Cancer）, Lyon, 2002
2) Layfield L et al: Acta Cytol 31: 177, 1987
3) Gonzalez-Campora R: Acta Cytol 44: 337, 2000
4) 矢谷隆一：非上皮性腫瘍細胞の見方，鑑別を主体とした細胞診断学，初版．名古屋大学出版会，愛知, p.3, 1989
5) Gonzalez-Campora R et al: Acta Cytol 36: 905, 1992
6) Wahane RN, Lele VR, Bobhate SK: Acta Cytol 51: 711, 2007
7) Mitteldorf C et al: Acta Cytol 43: 218, 1999
8) Ferretti M et al: Acta Cytol 41: 450, 1997
9) Domanski HA et al: Diagn Cytopathol 34: 597, 2006
10) Domanski HA et al: Diagn Cytopathol 34: 403, 2006
11) Kapila K et al: Acta Cytol 47: 555, 2003

診断 clue ★　骨軟部：physaliferous (physaliphorous) cell →【診断名】chordoma

脊索腫 chordomaは，胎生期の脊索 notochordの遺残に由来する腫瘍で，40～60歳代の中高齢者に発生する．体の正中線上に生じ，頭蓋底の斜台領域と仙尾骨部が好発部位として知られている．発育は緩徐であるが，周囲骨組織を浸潤性に破壊して増殖する．ときに遠隔転移を来す症例もみられる．肉眼的には灰白色調で，粘液状，ゼラチン様の形状を示す．組織学的には，粘液性の基質内に腫瘍細胞の索状，シート状の配列がみられ，腫瘍細胞の胞巣は，種々の厚さの線維性間質で囲まれ，分葉状の構造を示す（図1）．腫瘍細胞は，円形の核と豊富な好酸性の細胞質あるいは空胞状の細胞質を有している．この空胞状の細胞質を有する細胞は，**担空胞細胞 physaliferous（physaliphorous）cell**と呼ばれ，chordomaに特徴的な細胞である．

Chordomaの細胞像は，組織像を反映して，ヘマトキシリンに淡染する粘液物質を背景にライトグリーンに淡染する細胞質を有する腫瘍細胞が上皮様に結合を示して出現し（図2），この中に空胞状の細胞質をもつ大型の細胞（physaliferous cell）が同様の結合を示して認められる（図3）．出現細胞の核は円形～類円形で，核クロマチンは細顆粒状を示し，小型の核小体が1～数個みられる．

骨破壊性の増殖を示す疾患であるため，臨床的に悪性疾患が疑われ，細胞像からも粘液様基質を有することから軟骨肉腫，上皮様の結合を示し，粘液を認めることから転移性の腺癌等が鑑別にあがる．しかしながら，ここで取り上げたphysaliferous cellは軟骨肉腫や腺癌では出現することはなく，鑑別上きわめて重要な細胞であり，chordomaの診断クルーとなる細胞である．

細胞診検体で，chordoma症例に遭遇する機会は少ないが，ときに仙骨部腫瘍からの穿刺吸引検体や術中迅速時の切除材料からの捺印検体を鏡検することがある．こういった場合，発生部位や年齢を考慮し，このphysaliferous cellを見出すことができれば，chordomaの診断を下すことが可能である．

注意点：免疫染色においてchordomaは，サイトケラチン，EMA等の上皮性マーカーが陽性となり，CEAが陽性を示す症例もあるので，免疫染色の結果から腺癌と誤診しないように注意する必要がある．また，免疫染色では，S-100蛋白が陽性であり，他のS-100蛋白陽性の腫瘍と誤認しないことも重要である．

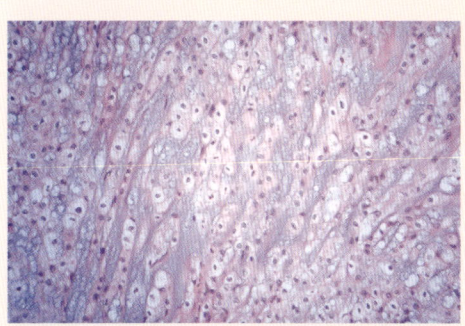

図1／Chordomaの組織像
粘液基質を背景に好酸性あるいは空胞状の広い細胞質を有する腫瘍細胞が認められる．

図2／Chordomaの細胞像
粘液を背景にライトグリーンに淡染する細胞質を有する腫瘍細胞が結合性をもって出現している．

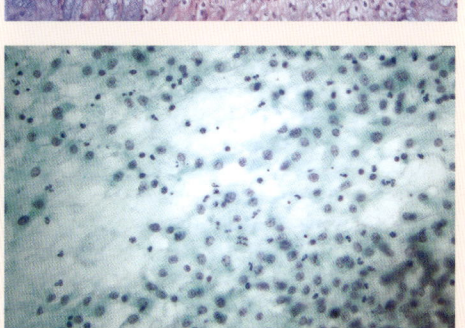

図3／Physaliferous cell
細胞質内に空胞を有する．

第3章

演習問題

この章では，5択の演習問題を合計207題，出題します．年齢・性別・臨床情報・検体・染色法・倍率などを参考に，5つの選択肢の中から，もっとも適切と思われる診断名を選んでください．解答と解説は p.233 以降を参照．

3 演習問題

1 問題篇

1 婦人科（子宮頸部）

50歳代，女性．臨床情報：不正出血，検体：子宮頸部ブラシ採取（Pap. 染色，左：弱拡大，右：強拡大）
①修復細胞，②良性頸管腺細胞，③傍基底型扁平上皮細胞集塊，④大細胞性非角化型扁平上皮癌，⑤内頸部型腺癌

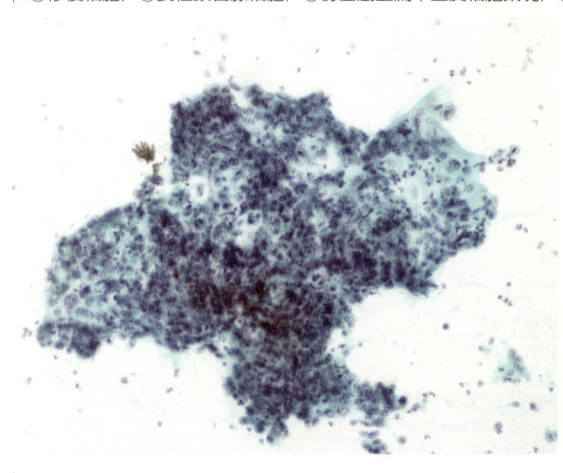

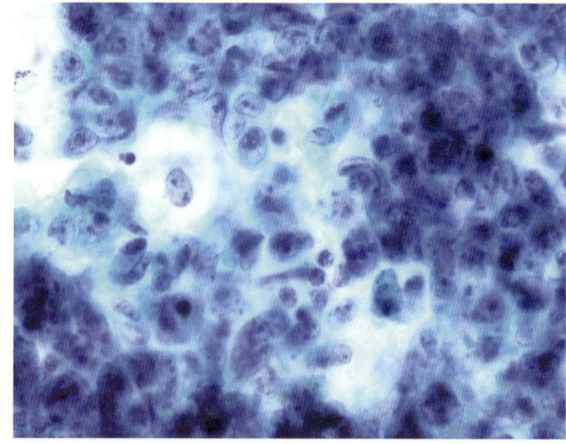

2 婦人科（子宮頸部）

40歳代，女性．臨床情報：子宮腟部びらん，検体：子宮腟・頸部ブラシ採取（Pap. 染色，左：弱拡大，右：強拡大）
①扁平上皮化生細胞，②良性頸管腺細胞，③傍基底型扁平上皮細胞集塊，④上皮内癌，⑤微小浸潤扁平上皮癌

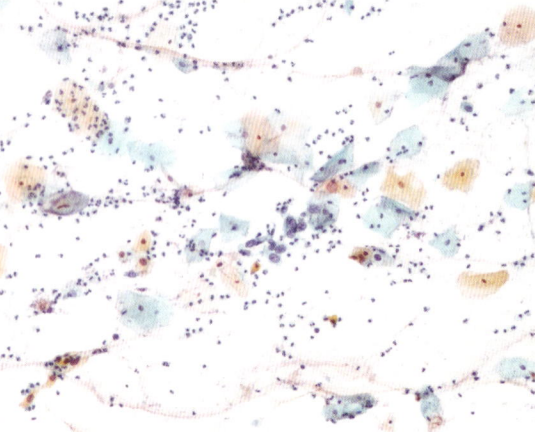

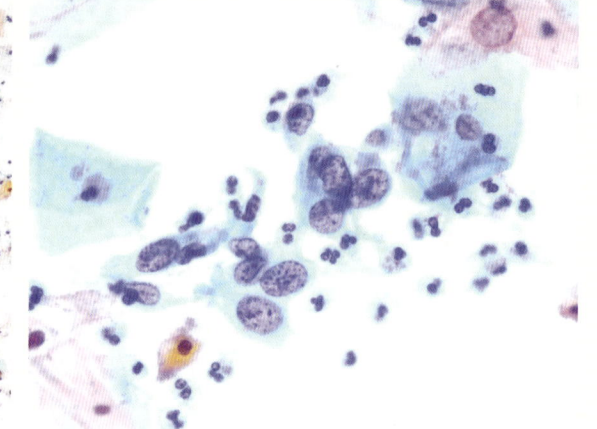

3 婦人科（子宮頸部）

60歳代，女性．臨床情報：子宮腟部びらん，検体：子宮頸部ブラシ採取（Pap. 染色，左：弱拡大，右：強拡大）
①良性頸管腺細胞，②最小偏倚型腺癌，③内頸部型粘液性腺癌，④類内膜腺癌，⑤内頸部型腺癌（低分化型）

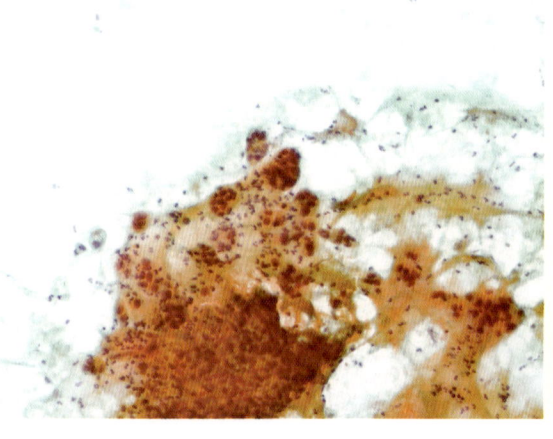

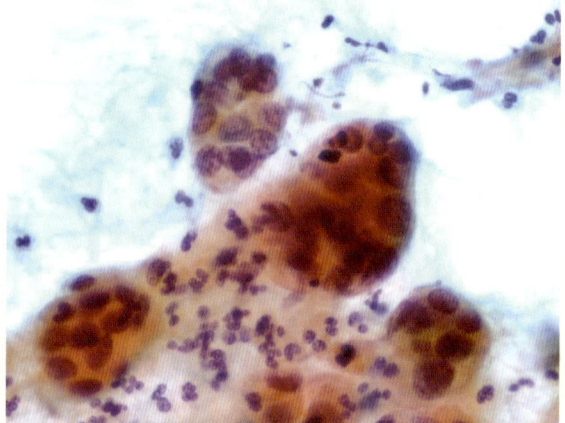

4 婦人科（子宮頸部）

50歳代，女性．臨床情報：子宮頸癌放射線治療後，検体：子宮腟断端部綿棒採取（Pap.染色，左：弱拡大，右：強拡大）
①良性頸管腺細胞，②修復細胞，③中等度異形成，④非角化型扁平上皮癌，⑤明細胞腺癌

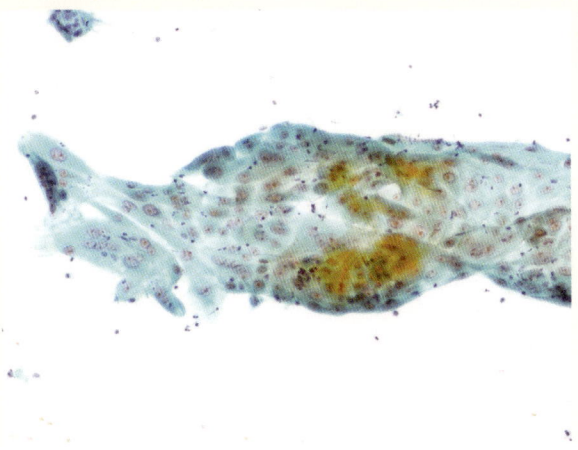

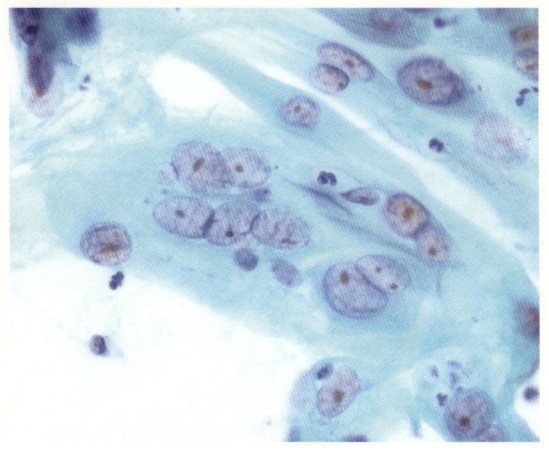

5 婦人科（子宮頸部）

40歳代，女性．臨床情報：水様性帯下，検体：子宮頸部ブラシ採取（Pap.染色，左：弱拡大，右：強拡大）
①正常頸部腺細胞，②頸管ポリープ由来の頸管腺細胞，③類内膜型上皮内腺癌，④最小偏倚型腺癌，⑤転移性腺癌

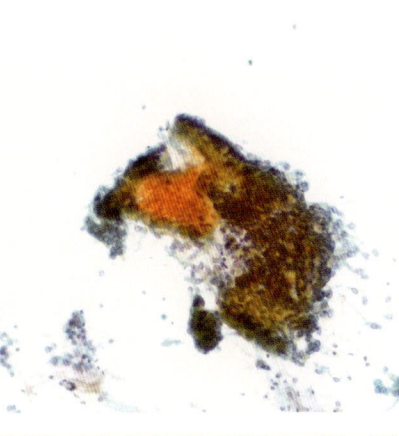

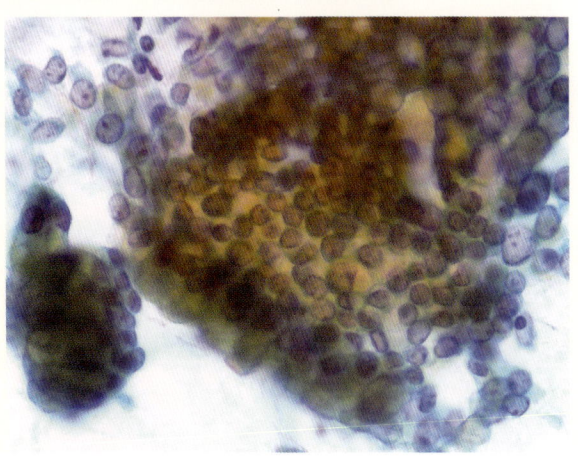

6 婦人科（子宮頸部）

70歳代，女性．臨床情報：不正出血，検体：子宮腟部綿棒採取（Pap.染色，左：弱拡大，右：強拡大）
①HPV感染細胞（koilocytosis），②高度異形成，③微小浸潤扁平上皮癌，④角化型扁平上皮癌，⑤非角化型扁平上皮癌

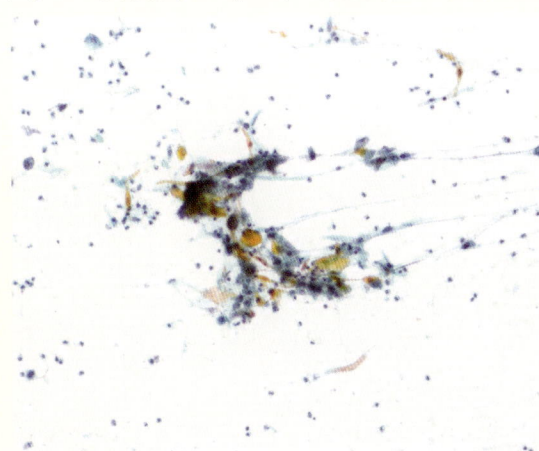

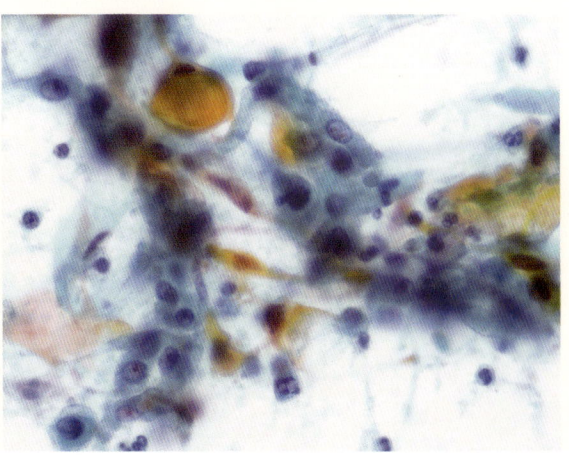

3 演習問題

7　婦人科（子宮頸部）

30歳代，女性．臨床情報：膣部びらん，検体：子宮頸部ブラシ採取（Pap.染色，左：弱拡大，右：強拡大）
①良性頸管腺細胞，②良性体内膜腺細胞，③上皮内癌（扁平上皮癌），④上皮内腺癌，⑤浸潤性内頸部型腺癌（高分化型）

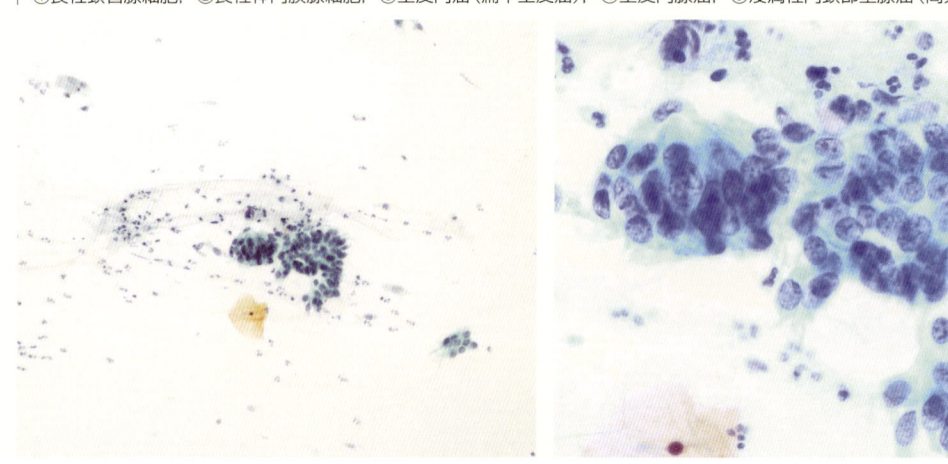

8　婦人科（子宮頸部）

50歳代，女性．臨床情報：不正出血，検体：子宮頸部ブラシ採取（Pap.染色，左：弱拡大，右：強拡大）
①修復細胞，②中等度異形成，③上皮内癌，④非角化型扁平上皮癌，⑤内頸部型腺癌

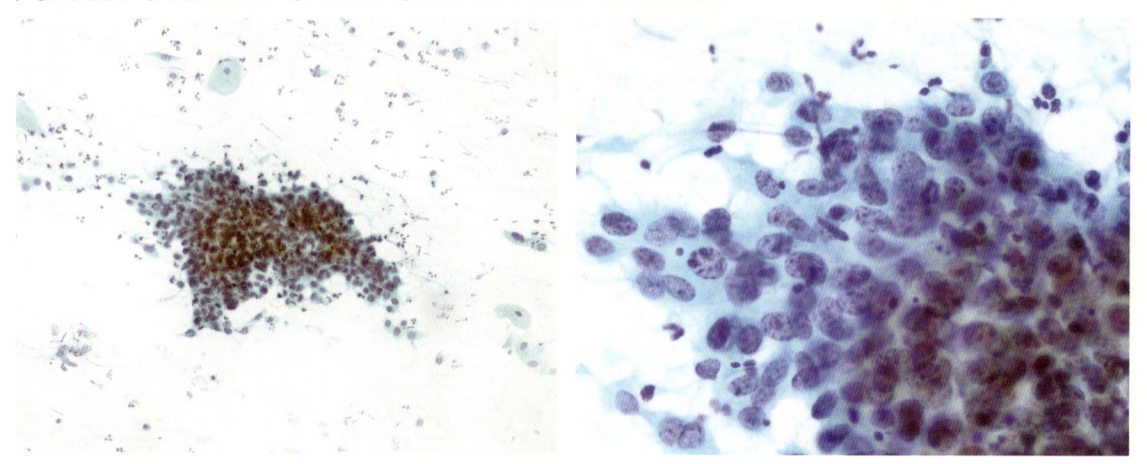

9　婦人科（子宮頸部）

30歳代，女性．臨床情報：頸管炎，検体：子宮腟部ブラシ採取（Pap.染色，左：中拡大，右：中拡大）
①多核組織球，②修復細胞，③クラミジア感染細胞，④ヘルペス＋HPV感染細胞，⑤角化型扁平上皮癌

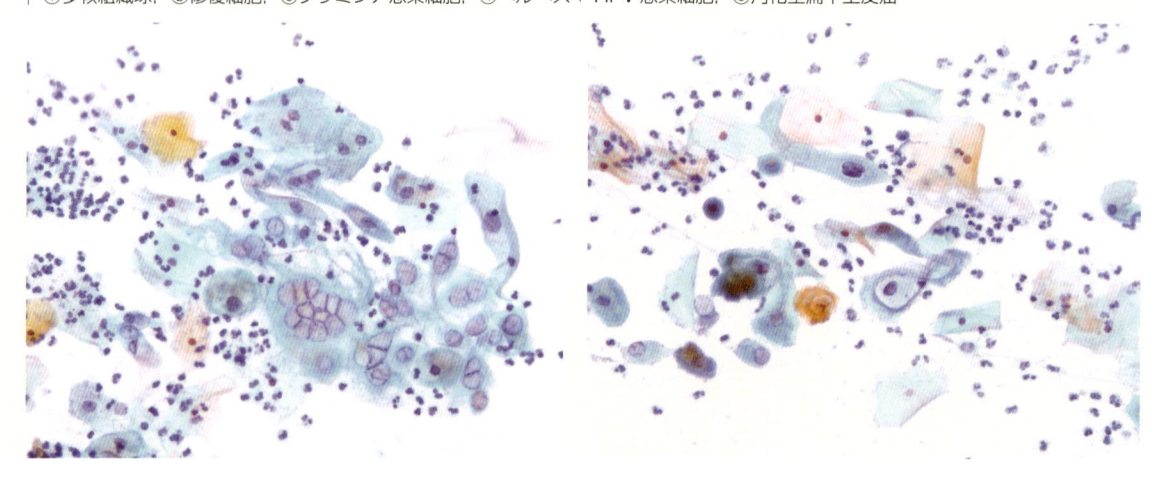

10 婦人科（子宮頸部）

40歳代，女性．臨床情報：子宮癌検診，検体：子宮腟・頸部ヘラ採取（Pap. 染色，左：弱拡大，右：強拡大）
①頸管腺細胞，②傍基底細胞，③扁平上皮化生細胞，④高度異形成，⑤上皮内癌

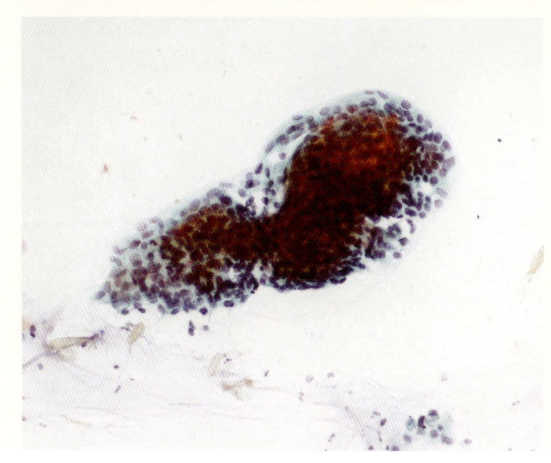

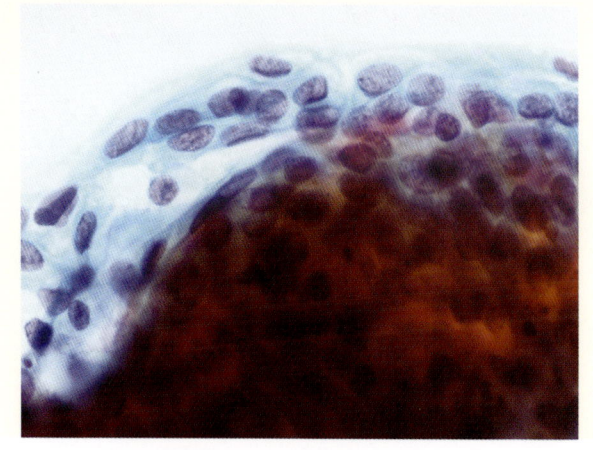

11 婦人科（子宮頸部）

50歳代，女性，臨床情報：子宮出血，検体：子宮頸部ブラシ採取（Pap. 染色，左：弱拡大，右：強拡大）
①良性頸管腺細胞，②上皮内癌，③非角化型扁平上皮癌，④絨毛管状腺癌，⑤漿液性腺癌

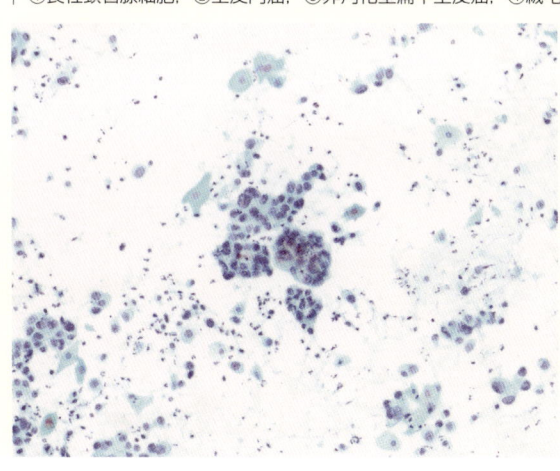

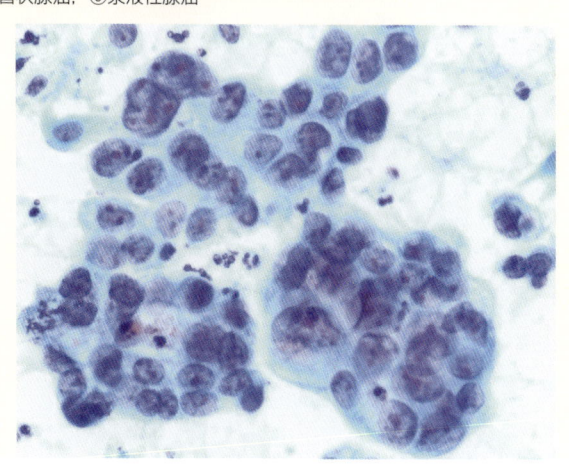

12 婦人科（子宮頸部）

30歳代，女性．臨床情報：頸管ポリープ，検体：子宮頸部ブラシ採取（Pap. 染色，左：弱拡大，右：強拡大）
①正常頸管腺細胞，②扁平上皮化生細胞，③高度異形成，④高分化内頸部型腺癌，⑤非角化型扁平上皮癌

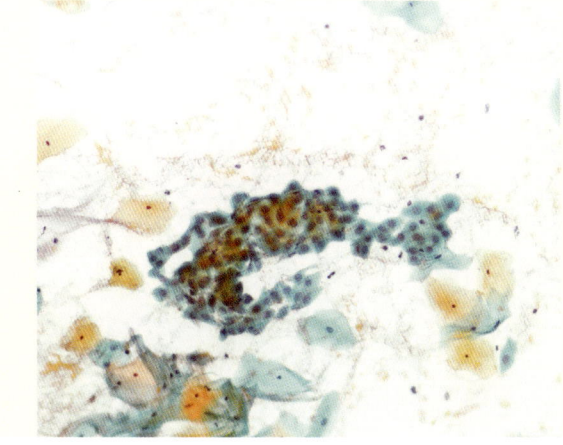

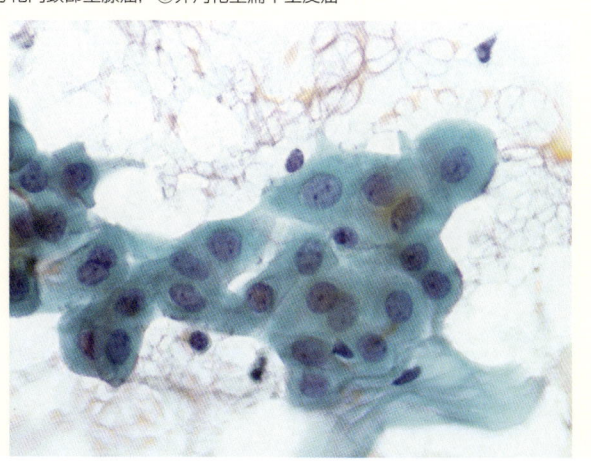

3 演習問題

13 婦人科（子宮頸部）

40歳代，女性．臨床情報：子宮癌検診，検体：子宮頸部ブラシ採取（Pap.染色，左：弱拡大，右：強拡大）
①扁平上皮化生細胞，②修復細胞，③軽度異形成，④中等度異形成，⑤上皮内癌

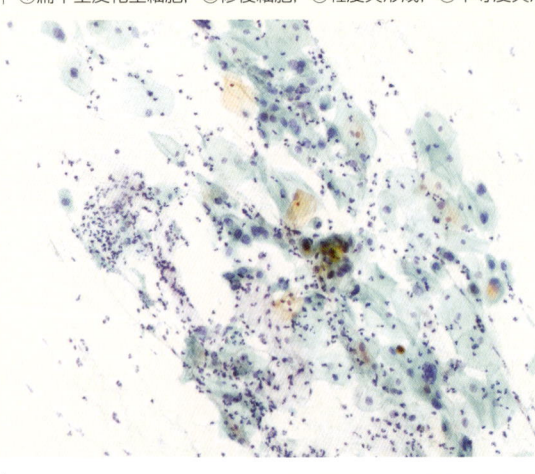

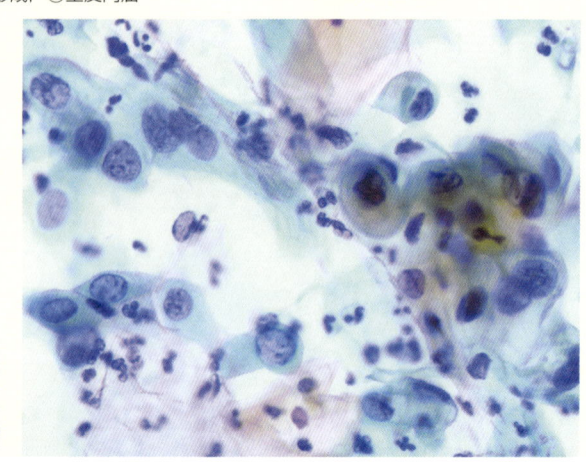

14 婦人科（子宮頸部）

40歳代，女性．臨床情報：子宮癌検診，検体：子宮頸部綿棒採取（Pap.染色，左：弱拡大，右：強拡大）
①頸管腺細胞，②未熟型扁平上皮化生細胞，③高度異形成，④上皮内癌，⑤小細胞癌

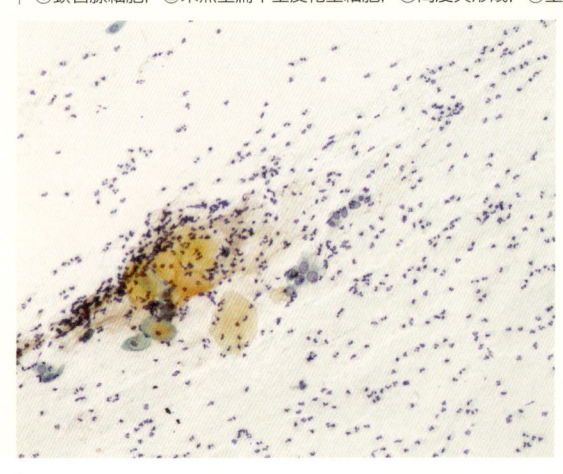

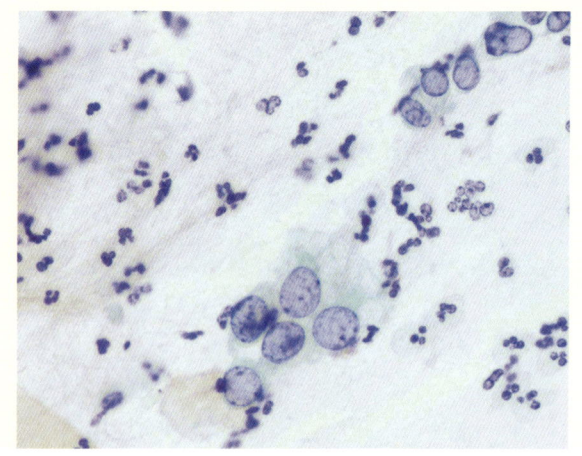

15 婦人科（子宮頸部）

60歳代，女性．臨床情報：子宮出血，検体：子宮腟・頸部ブラシ採取（Pap.染色，左：弱拡大，右：強拡大）
①萎縮性腟炎，②良性頸管腺細胞，③高度異形成，④非角化型扁平上皮癌，⑤中分化型内頸部腺癌

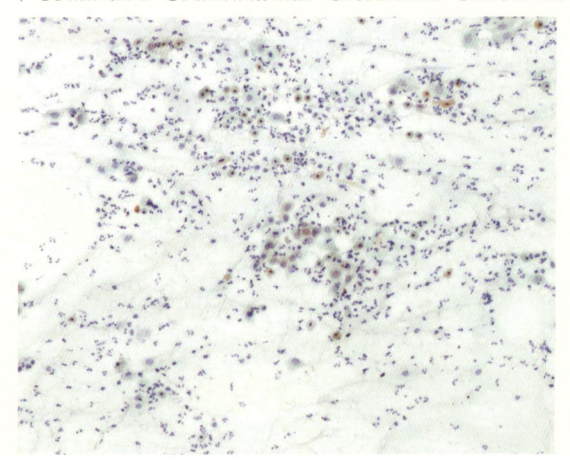

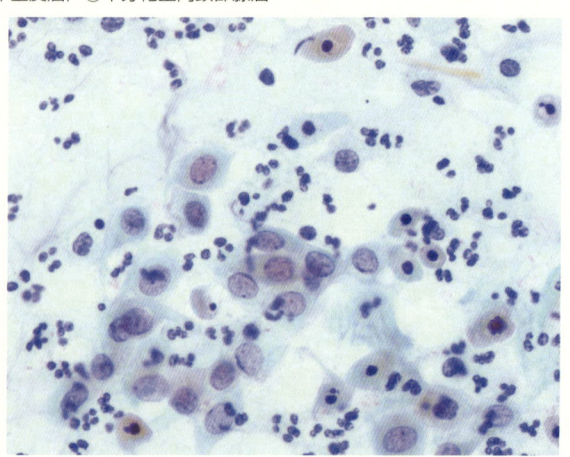

16 婦人科(子宮頸部)

20歳代, 女性. 臨床情報：子宮腟部びらん, 検体：子宮腟・頸部サイトピック採取（Pap. 染色, 左：弱拡大, 右：強拡大）
①正常表層・中層型扁平上皮細胞, ②扁平上皮細胞の炎症性変化, ③舟状細胞, ④軽度異形成（HPV感染）, ⑤角化型扁平上皮癌

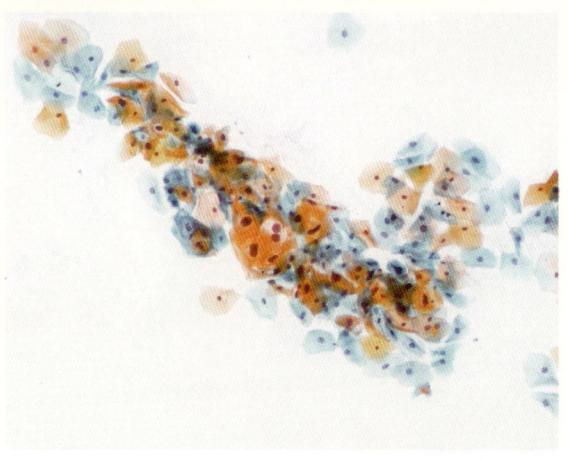

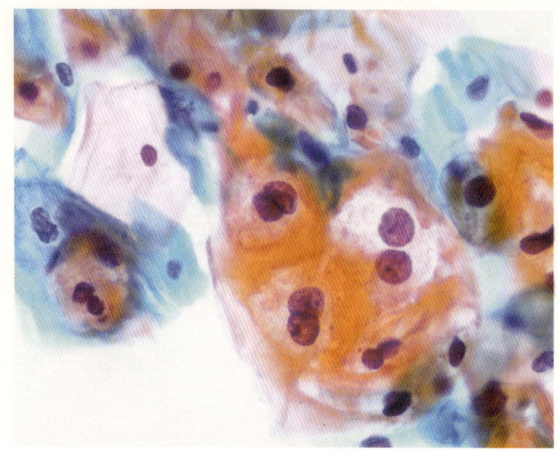

17 婦人科(子宮頸部)

50歳代, 女性. 臨床情報：子宮頸癌, 検体：子宮頸部ブラシ採取（Pap. 染色, 左：弱拡大, 右：強拡大）
①良性頸管腺細胞, ②良性内膜細胞, ③内頸部型腺癌（高分化型）, ④類内膜腺癌, ⑤明細胞腺癌

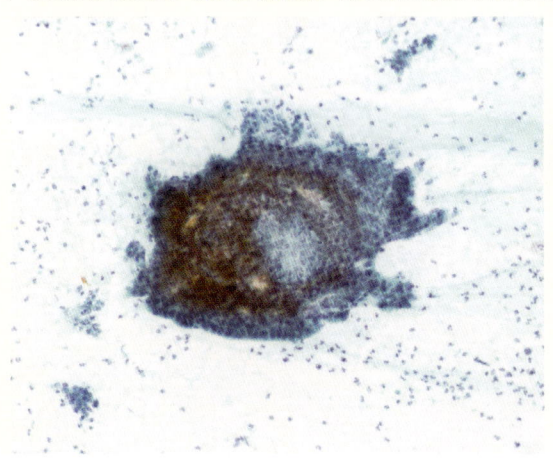

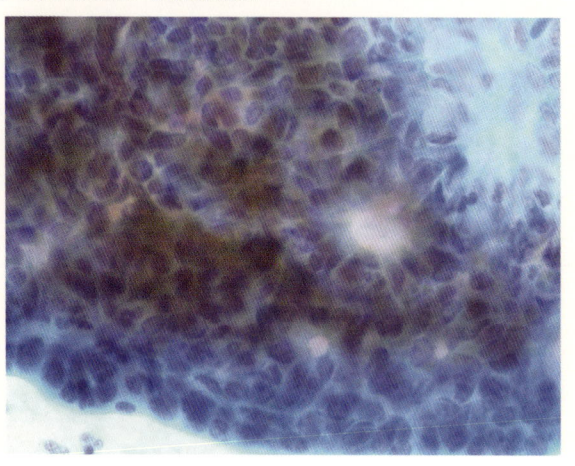

18 婦人科(子宮頸部)

30歳代, 女性. 臨床情報：帯下, 検体：子宮腟部綿棒採取（Pap. 染色, 左：弱拡大, 右：強拡大）
①カンジタ腟炎, ②ヘルペス感染, ③トリコモナス腟炎, ④壊死物質, ⑤軽度異形成

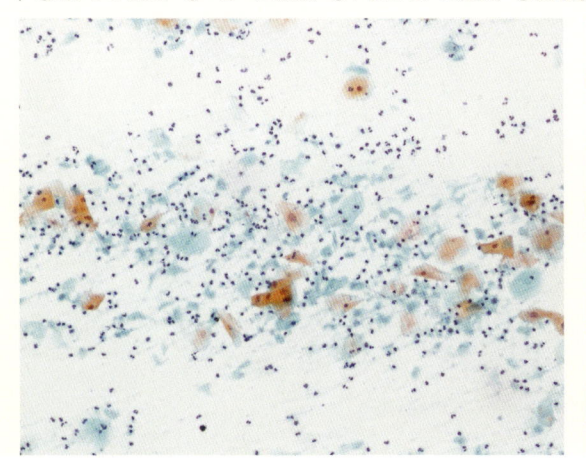

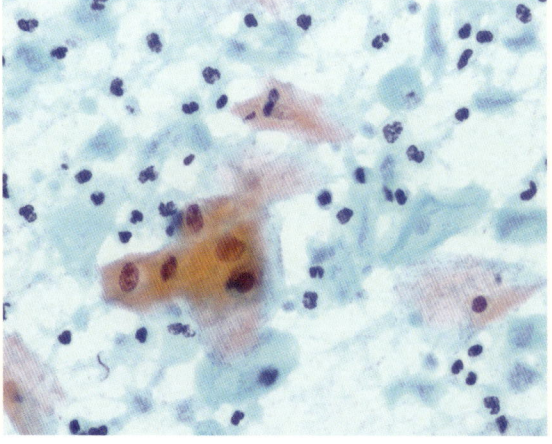

3 演習問題

19 婦人科（子宮頸部）

50歳代，女性．臨床情報：乳頭状腫瘤，検体：子宮腟・頸部ブラシ採取（Pap. 染色，左：弱拡大，右：強拡大）
①正常扁平上皮細胞，②良性異型扁平上皮細胞，③軽度異形成，④高度異形成，⑤疣状癌

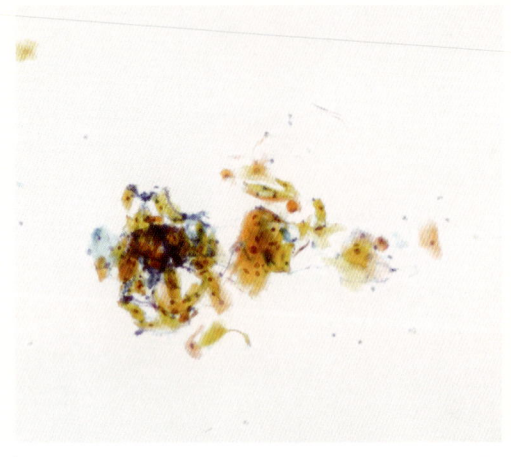

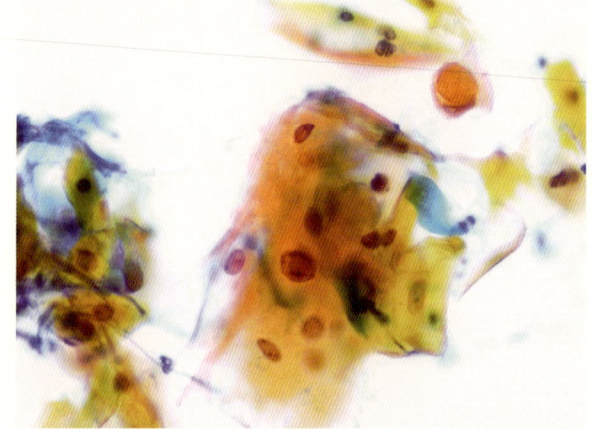

20 婦人科（子宮頸部）

30歳代，女性．臨床情報：子宮癌検診，検体：子宮頸部綿棒採取（Pap. 染色，左：弱拡大，右：強拡大）
①内膜腺細胞，②変性内膜間質細胞，③上皮内癌，④小細胞癌，⑤悪性リンパ腫

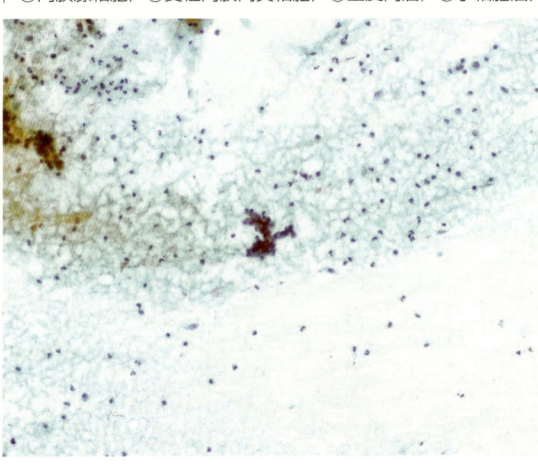

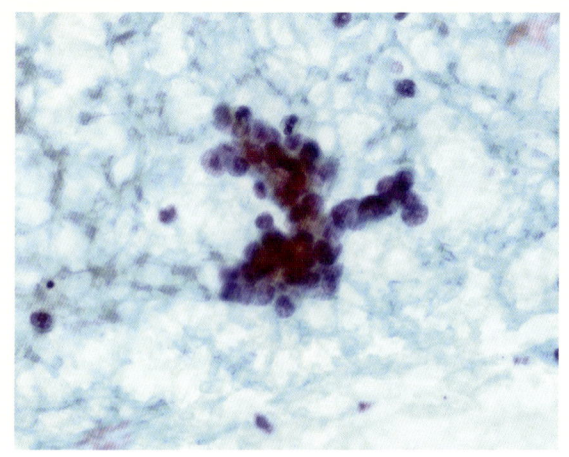

21 婦人科（子宮頸部）

60歳代，女性．臨床情報：子宮癌検診，検体：子宮頸部サイトピック採取（Pap. 染色，左：弱拡大，右：強拡大）
①修復細胞，②良性頸管腺細胞，③非角化型扁平上皮癌，④内頸部型腺癌（低分化型），⑤明細胞腺癌

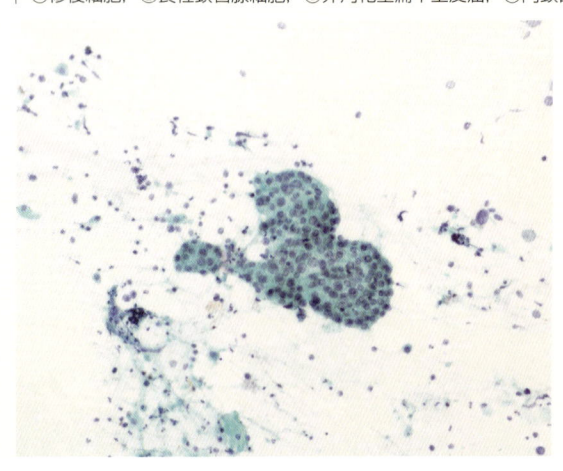

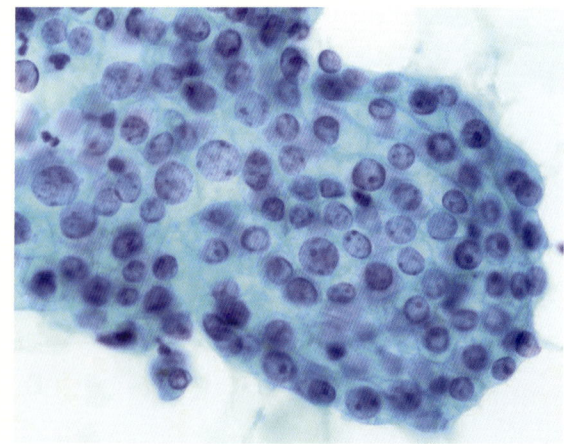

22 婦人科（子宮頸部）

20歳代，女性．臨床情報：帯下．検体：子宮腟部綿棒採取（Pap. 染色，左：弱拡大，右：強拡大）
①レプトトリックス，②ガードネレラ，③カンジダ，④放線菌，⑤淋菌

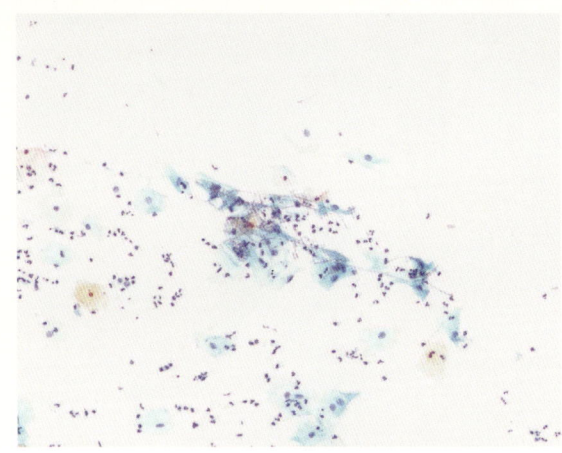

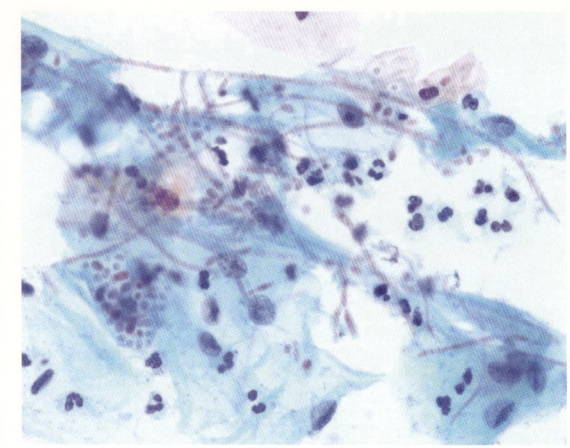

23 婦人科（子宮内膜）

50歳代，女性．臨床情報：不正出血．検体：ウテロブラシ（Pap. 染色，左：弱拡大，右：強拡大）
①増殖期内膜，②萎縮内膜，③内膜間質細胞，④類内膜腺癌，⑤内膜間質肉腫

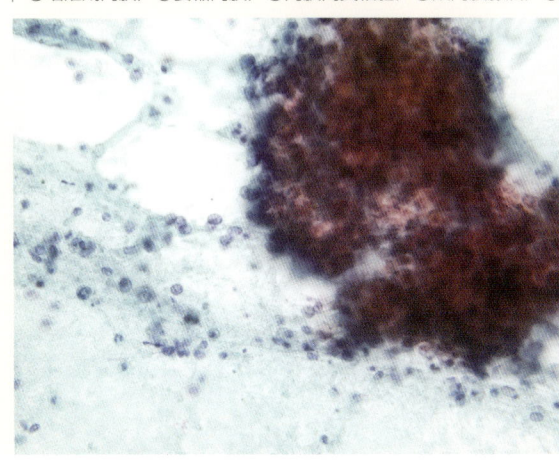

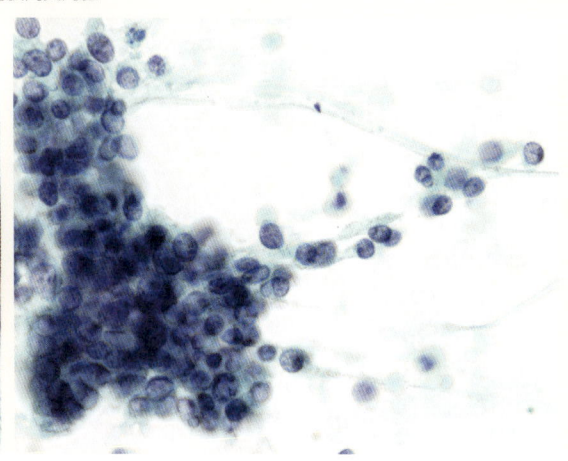

24 婦人科（子宮内膜）

60歳代，女性．臨床情報：不正出血．検体：エンドサーチ（Pap. 染色，左：弱拡大，右：強拡大）
①分泌期内膜，②出血時内膜，③複雑型子宮内膜増殖症，④高分化型類内膜腺癌，⑤低分化型類内膜腺癌

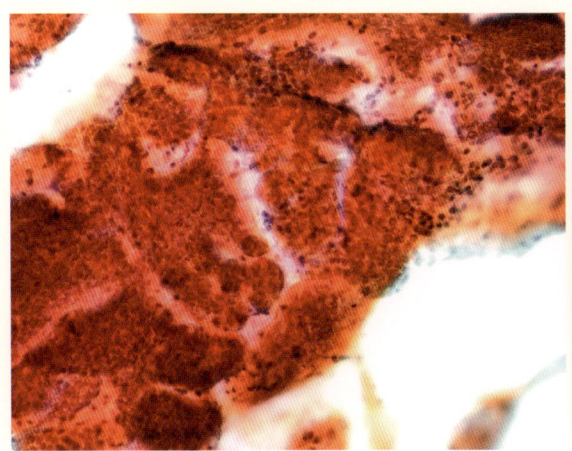

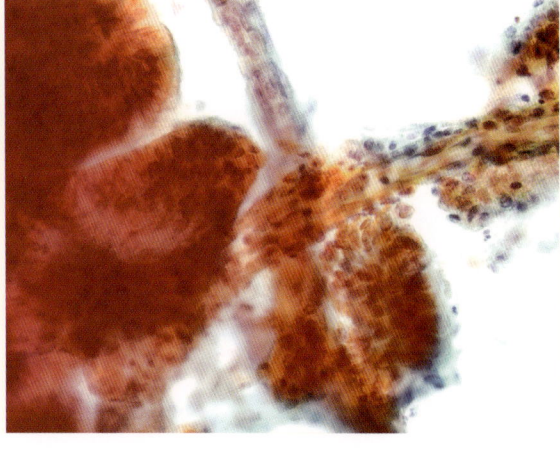

3 演習問題

25 婦人科（子宮内膜）

40歳代，女性．臨床情報：出血持続，検体：エンドサイト（Pap. 染色，左：弱拡大，右：強拡大）
①増殖期内膜，②月経期内膜，③複雑型子宮内膜増殖症，④高分化型類内膜腺癌，⑤低分化型類内膜腺癌

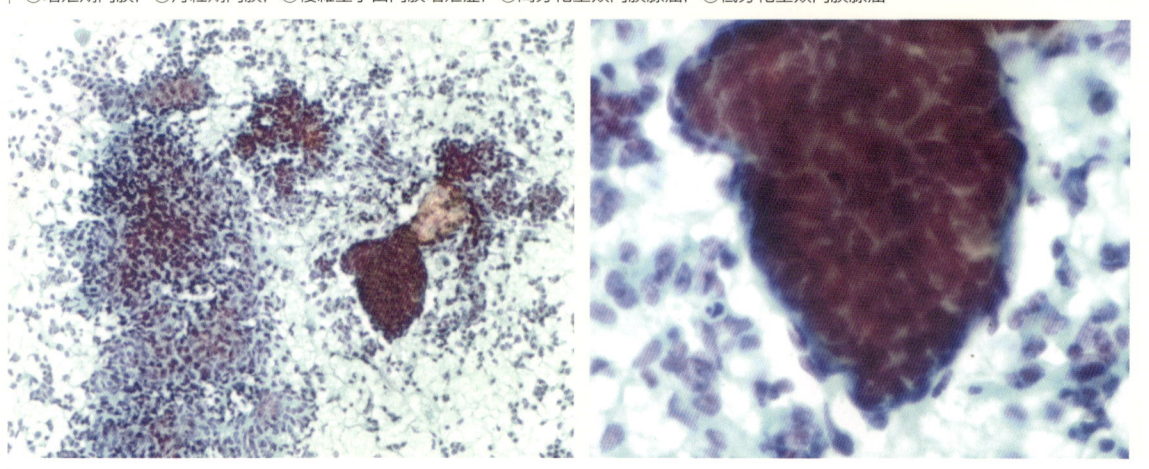

26 婦人科（子宮内膜）

50歳代，女性．臨床情報：不正出血持続，検体：エンドサーチ（Pap. 染色，左：弱拡大，右：強拡大）
①分泌期内膜，②不規則増殖内膜，③複雑型子宮内膜増殖症，④類内膜腺癌，⑤癌肉腫

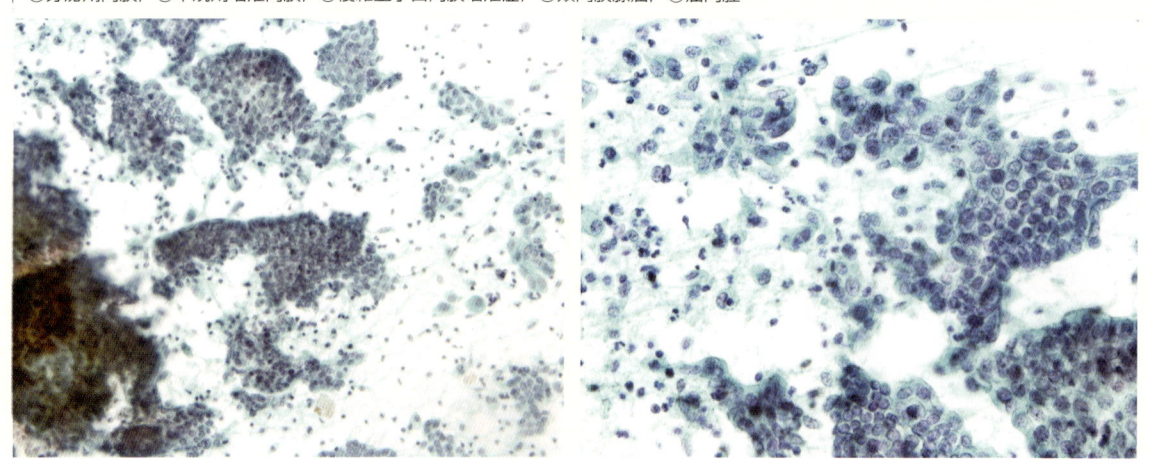

27 婦人科（子宮内膜）

30歳代，女性．臨床情報：不正出血，検体：エンドサイト（Pap. 染色，左：弱拡大，右：強拡大）
①多核組織球，②流産，③複雑型子宮内膜増殖症，④低分化型類内膜腺癌，⑤平滑筋肉腫

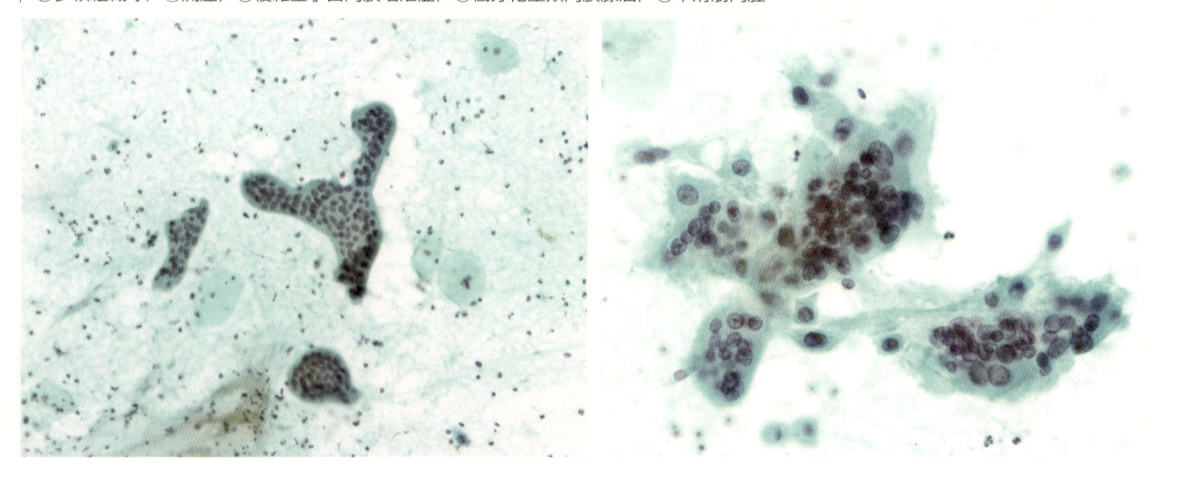

28 婦人科（子宮内膜）

60歳代，女性．臨床情報：不正出血，検体：エンドサーチ（Pap. 染色，左：弱拡大，右：強拡大）
①頸管腺細胞，②萎縮内膜にみられた粘液性化生，③複雑型子宮内膜異型増殖症，④粘液性腺癌，⑤明細胞腺癌

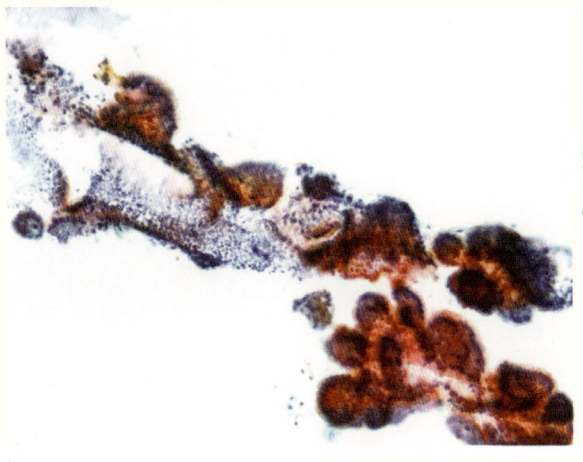

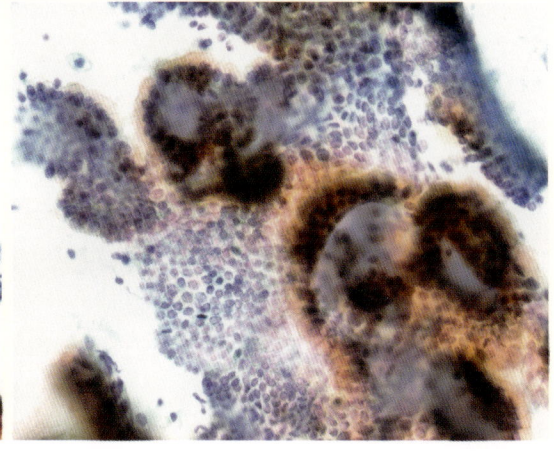

29 婦人科（子宮内膜）

50歳代，女性．臨床情報：体癌検診，検体：エンドサーチ（Pap. 染色，左：弱拡大，右：強拡大）
①分泌期内膜，②いわゆる再生性変化，③低分化型類内膜腺癌，④明細胞腺癌，⑤平滑筋肉腫

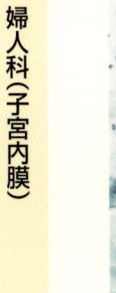

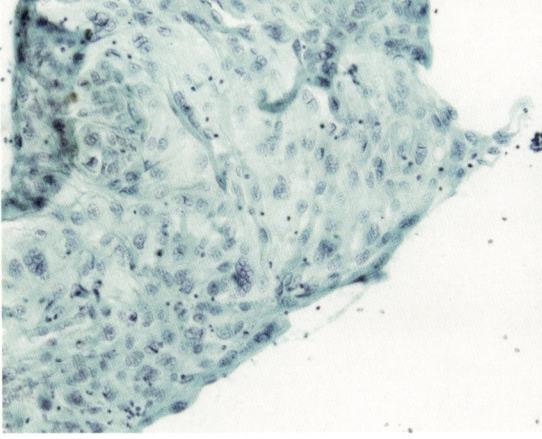

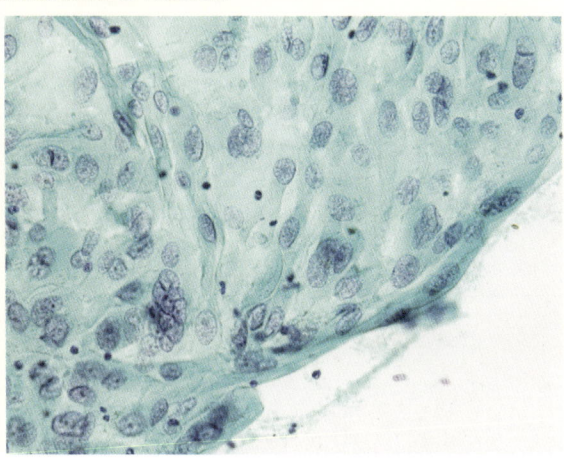

30 婦人科（子宮内膜）

40歳代，女性．臨床情報：不正出血，検体：エンドサーチ（Pap. 染色，左：中拡大，右：強拡大）
①分泌期内膜，②増殖期内膜，③複雑型子宮内膜増殖症，④高分化型類内膜腺癌，⑤漿液性腺癌

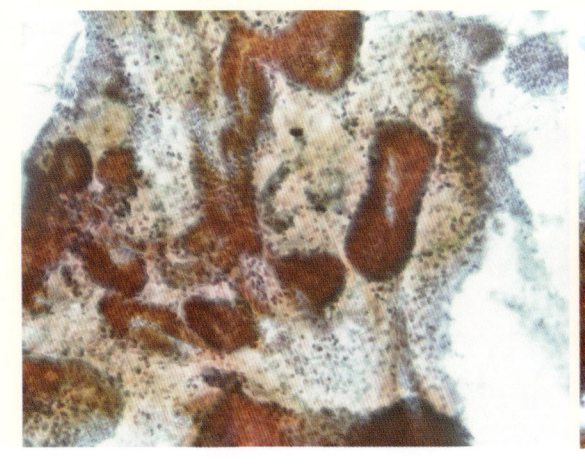

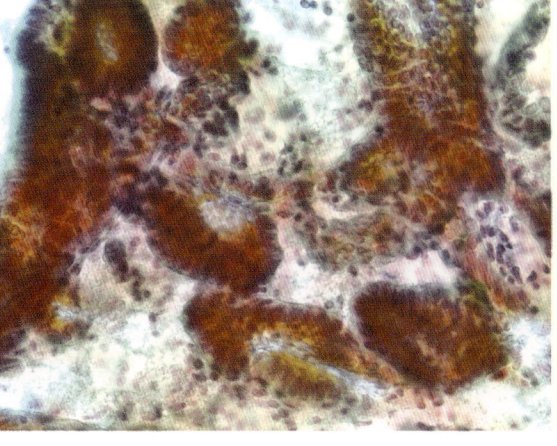

3 演習問題

31 婦人科（子宮内膜）

30歳代，女性．臨床情報：不正出血，検体：エンドサイト（Pap.染色，左：弱拡大，右：強拡大）
①分泌期内膜，②増殖期内膜，③頸管腺細胞，④複雑型子宮内膜増殖症，⑤高分化型類内膜腺癌

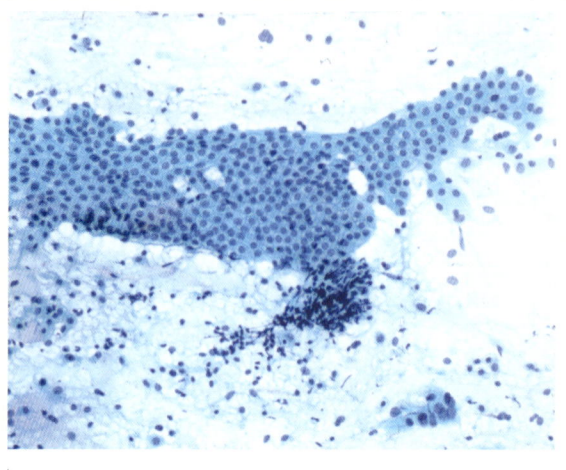

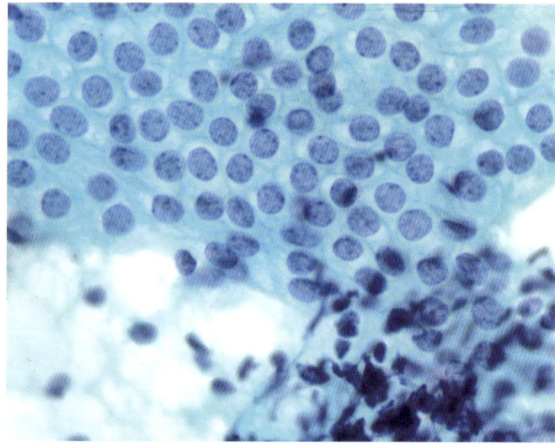

32 婦人科（子宮内膜）

50歳代，女性．臨床情報：卵巣腫瘍，検体：エンドサーチ（Pap.染色，左：弱拡大，右：中拡大）
①増殖期内膜，②粘液性化生，③中分化型類内膜腺癌，④明細胞腺癌，⑤卵巣癌の流入

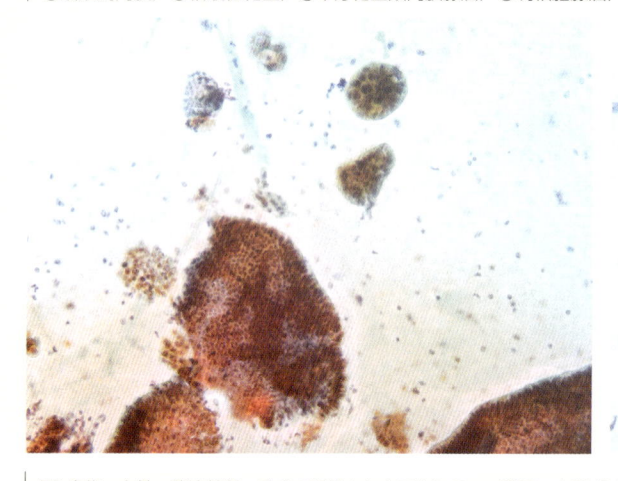

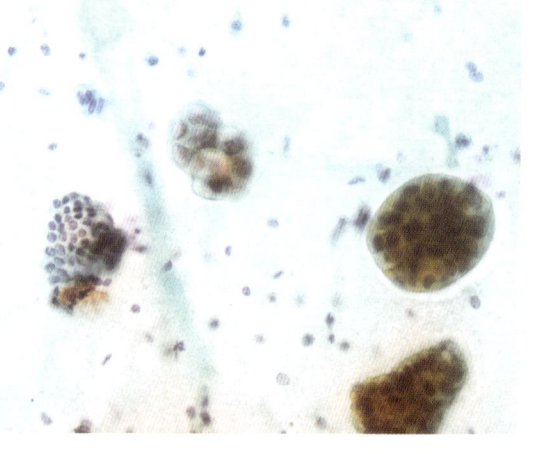

33 婦人科（子宮内膜）

70歳代，女性．臨床情報：乳癌の既往ありタモキシフェン服用，内膜ポリープ，検体：エンドサーチ（Pap.染色，左：弱拡大，右：強拡大）
①増殖期内膜，②ポリープ由来の良性異型細胞，③高分化型類内膜腺癌，④低分化型類内膜腺癌，⑤漿液性腺癌

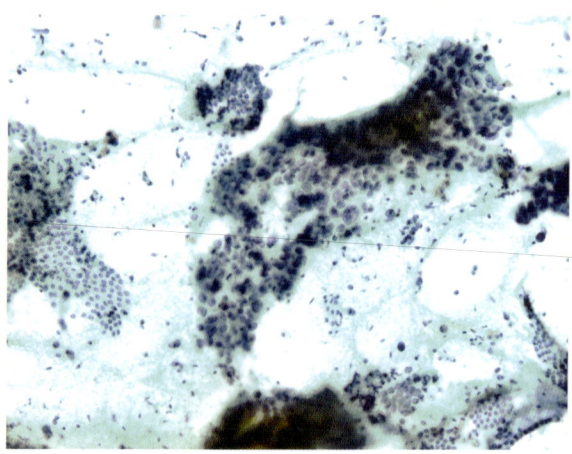

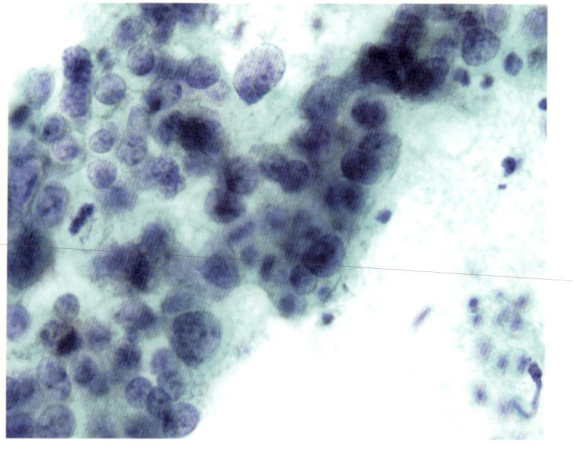

34 婦人科（子宮内膜）

50歳代，女性．臨床情報：不正出血，検体：エンドサーチ（Pap. 染色，左：弱拡大，右：強拡大）
①頸管腺細胞，②分泌期内膜腺細胞，③複雑型子宮内膜増殖症，④高分化型類内膜腺癌，⑤粘液性腺癌

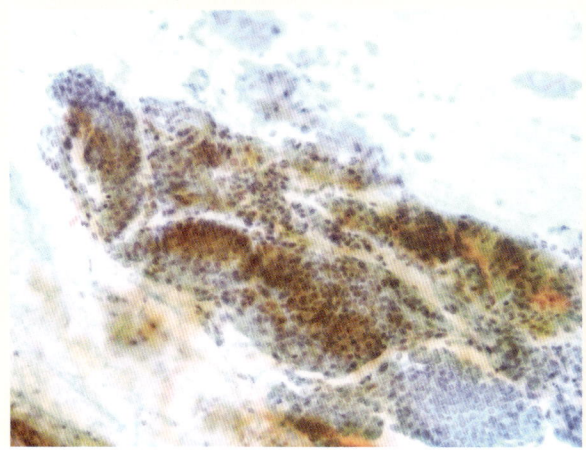

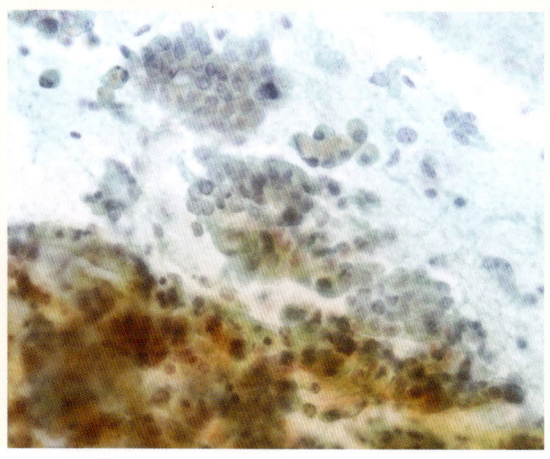

35 婦人科（子宮内膜）

50歳代，女性．臨床情報：不正出血，検体：エンドサイト（Pap. 染色，左：弱拡大，右：強拡大）
①萎縮内膜，②月経期内膜，③低分化型類内膜腺癌，④癌肉腫，⑤内膜間質肉腫

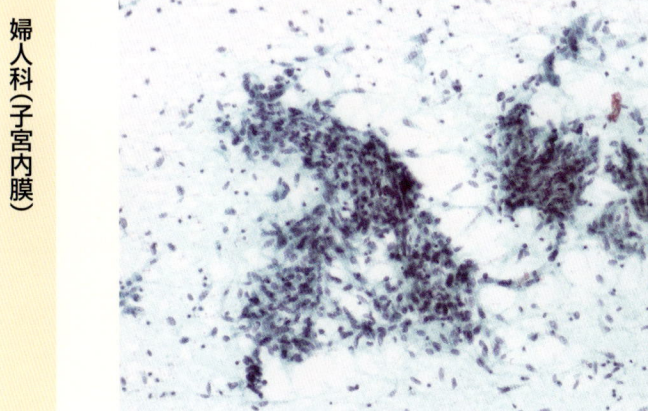

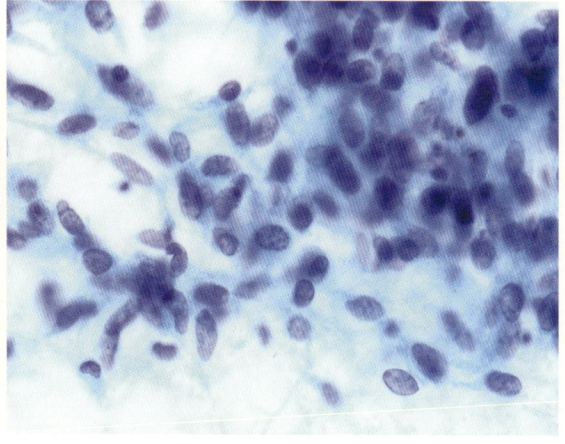

36 婦人科（子宮内膜）

30歳代，女性．臨床情報：不正出血，検体：エンドサイト（Pap. 染色，左：弱拡大，右：中拡大）
①分泌期内膜，②増殖期内膜，③不規則増殖内膜，④複雑型子宮内膜増殖症，⑤高分化型類内膜腺癌

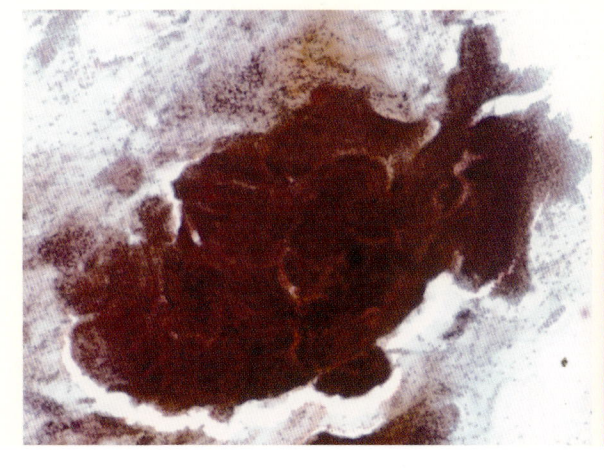

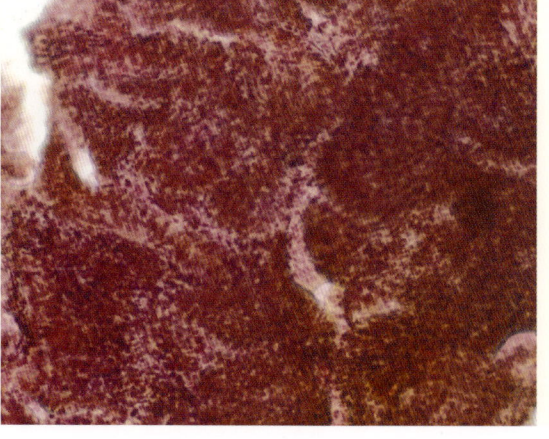

3 演習問題

37　婦人科（子宮内膜）

40歳代，女性．臨床情報：不正出血，検体：エンドサイト（Pap. 染色，左：中拡大，右：強拡大）
①頸管腺細胞，②扁平上皮化生，③粘液性化生，④線毛上皮化生，⑤好酸性化生

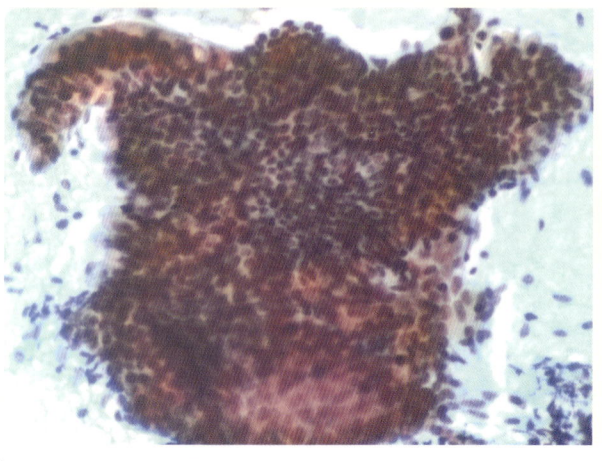

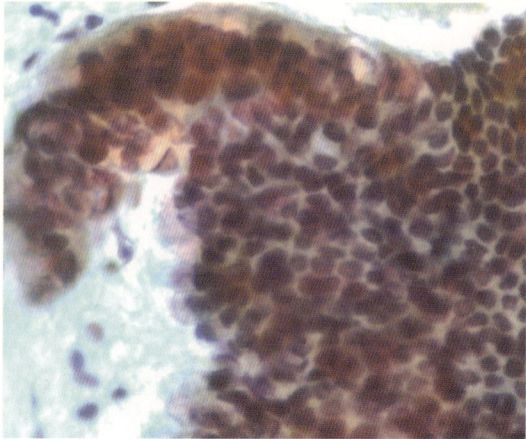

38　婦人科（子宮内膜）

50歳代，女性．臨床情報：出血持続，検体：エンドサイト（Pap. 染色，左：弱拡大，右：強拡大）
①萎縮内膜，② Endometrial glandular and stromal breakdown，③子宮内膜異型増殖症，④類内膜腺癌，⑤漿液性腺癌

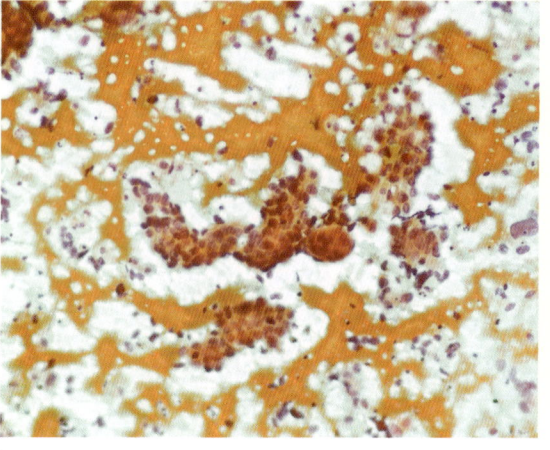

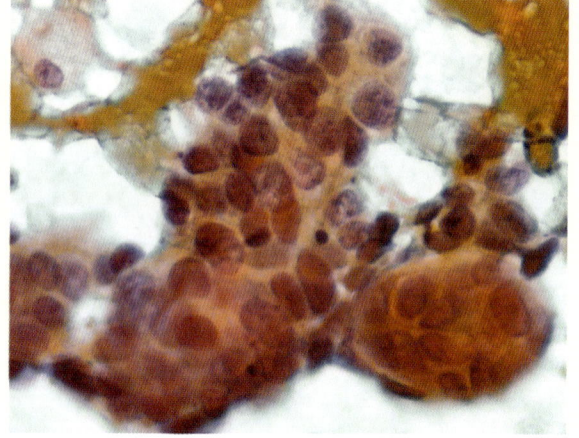

39　婦人科（子宮内膜）

50歳代，女性．臨床情報：体癌検診，検体：エンドサーチ（Pap. 染色，左：弱拡大，右：中拡大）
①増殖期内膜，②月経期内膜，③複雑型子宮内膜増殖症，④高分化型類内膜腺癌，⑤内膜間質肉腫

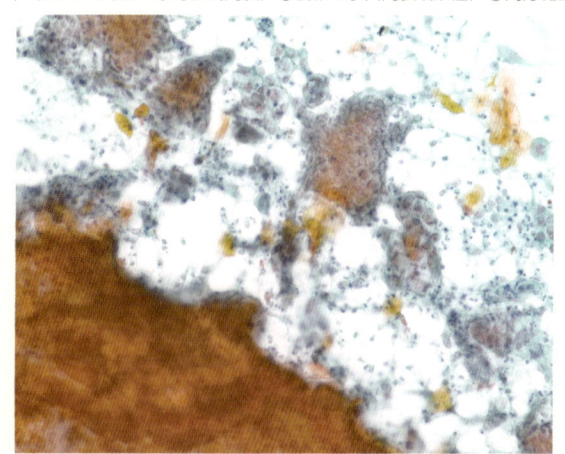

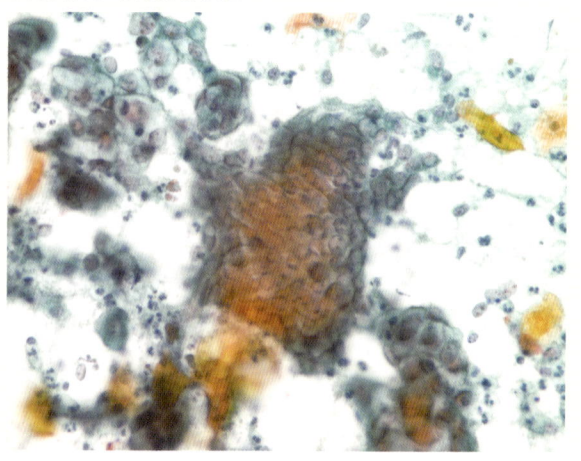

40 婦人科（卵巣）

30歳代，女性．臨床情報：卵巣腫瘍．検体：腫瘍捺印（Pap. 染色，左：弱拡大，右：強拡大）
①漿液性嚢胞腺腫，②粘液性嚢胞腺腫，③明細胞腺癌，④類内膜腺癌，⑤癌肉腫

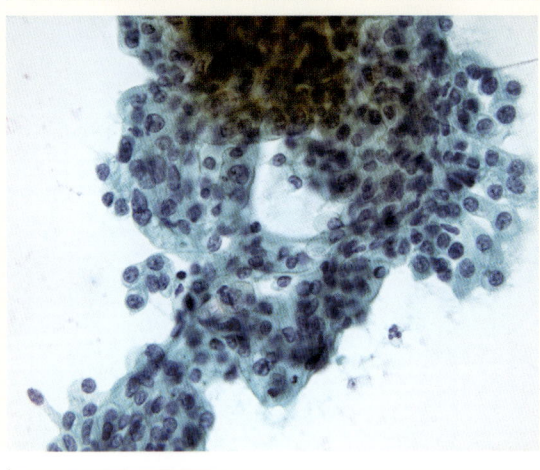

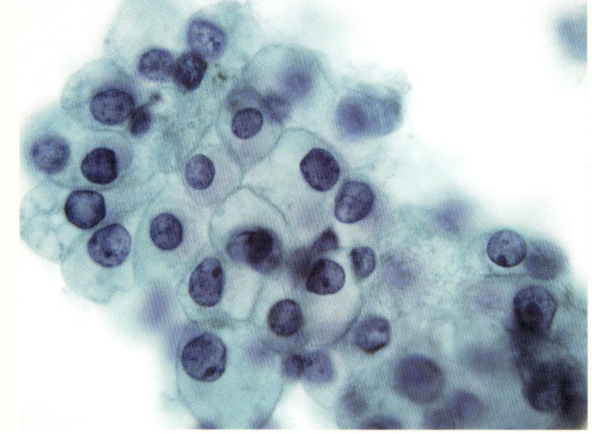

41 婦人科（卵巣）

10歳代，女性．臨床情報：卵巣腫瘍．検体：腫瘍捺印（Pap. 染色，左：弱拡大，右：強拡大）
①漿液性嚢胞腺腫，②奇形腫，③明細胞腺癌，④未分化胚細胞腫，⑤悪性リンパ腫

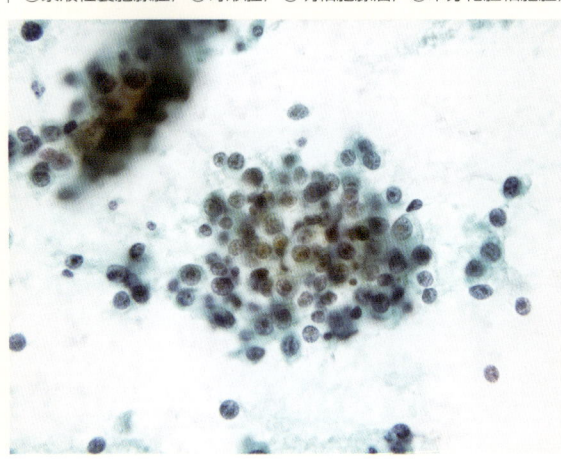

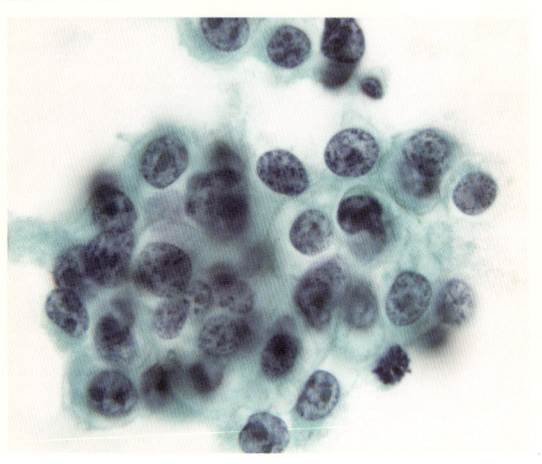

42 婦人科（卵巣）

60歳代，女性．臨床情報：卵巣腫瘍．検体：腫瘍捺印（Pap. 染色，左：弱拡大，右：強拡大）
①漿液性嚢胞腺腫，②奇形腫，③粘液性嚢胞腺癌，④顆粒膜細胞腫，⑤類内膜腺癌

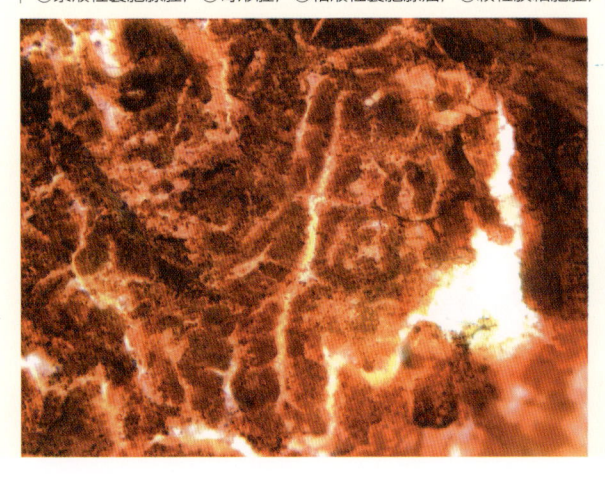

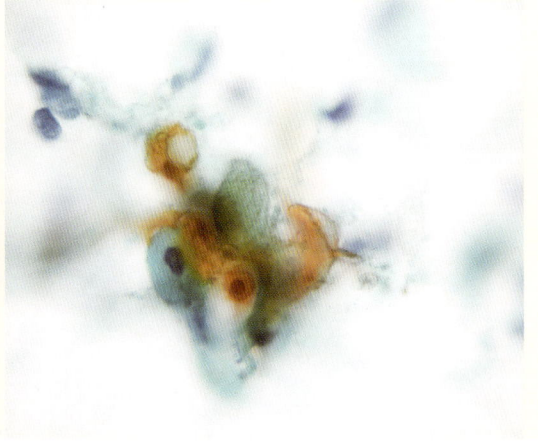

3 演習問題

43 婦人科（卵巣）

40歳代，女性．臨床情報：卵巣腫瘍，検体：腫瘍捺印（Pap. 染色，左：弱拡大，右：強拡大）
①漿液性嚢胞腺腫，②粘液性嚢胞腺腫，③粘液性嚢胞腺癌，④類内膜腺癌，⑤明細胞腺癌

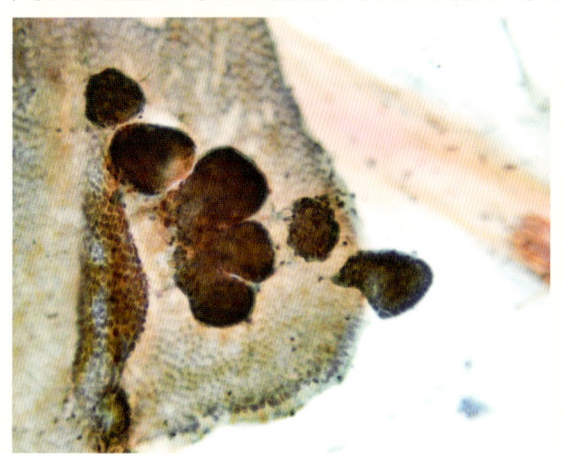

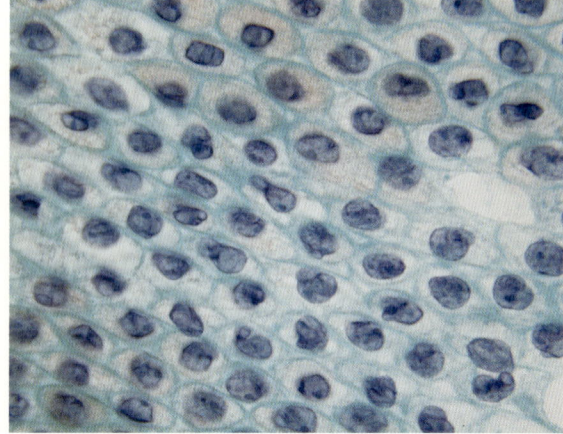

44 婦人科（卵巣）

80歳代，女性．臨床情報：卵巣腫瘍，検体：腫瘍捺印（Pap. 染色，左：強拡大，右：強拡大）
①乳頭状嚢胞腺腫，②粘液性嚢胞腺腫，③類内膜腺癌，④明細胞腺癌，⑤癌肉腫

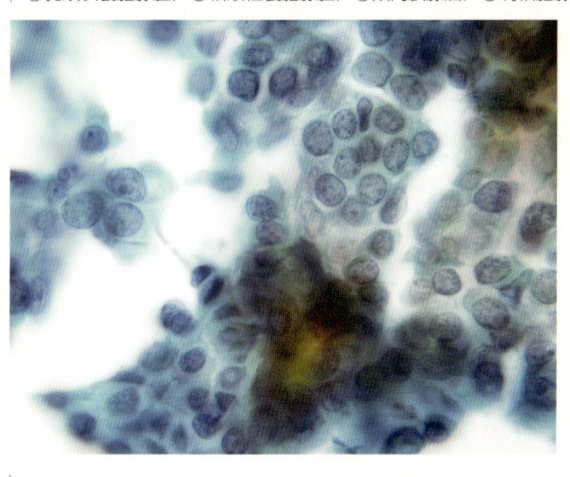

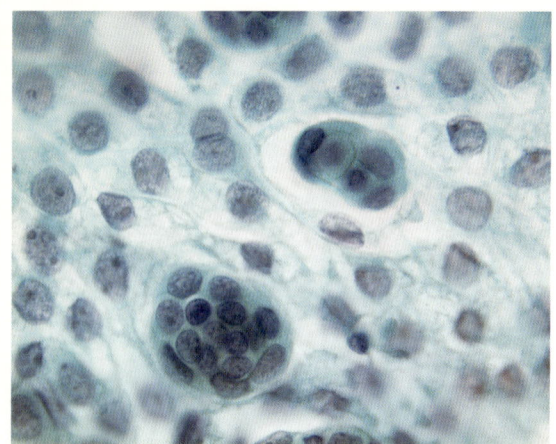

45 婦人科（卵巣）

50歳代，女性．臨床情報：卵巣腫瘍，検体：腫瘍捺印（Pap. 染色，左：弱拡大，右：強拡大）
①漿液性嚢胞腺腫，②粘液性嚢胞腺腫，③漿液性嚢胞腺癌，④類内膜腺癌，⑤癌肉腫

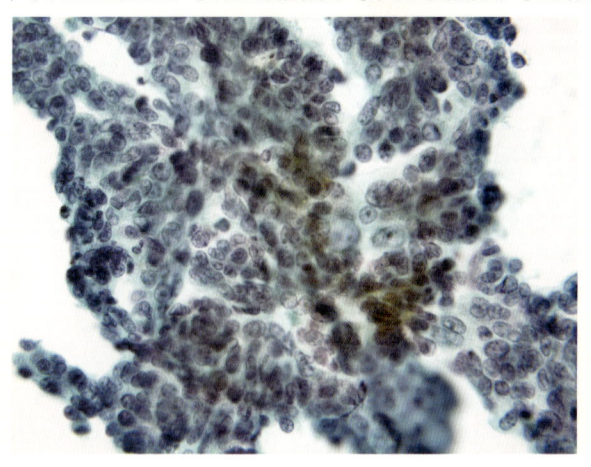

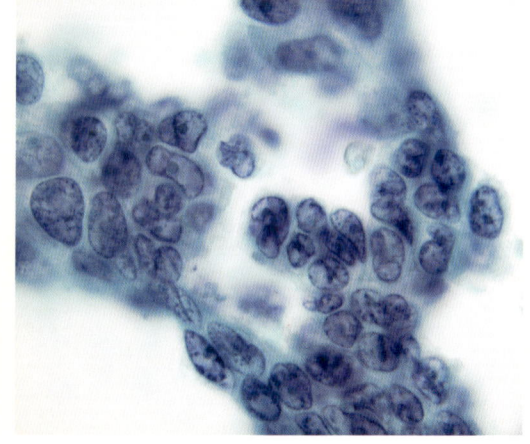

46 婦人科（卵巣）

50歳代，女性．臨床情報：卵巣腫瘍，検体：腫瘍擦過（Pap. 染色，左：強拡大，右：強拡大）
①漿液性嚢胞腺腫，②粘液性嚢胞腺腫，③粘液性嚢胞腺癌，④明細胞腺癌，⑤Krukenberg 腫瘍（胃癌の転移）

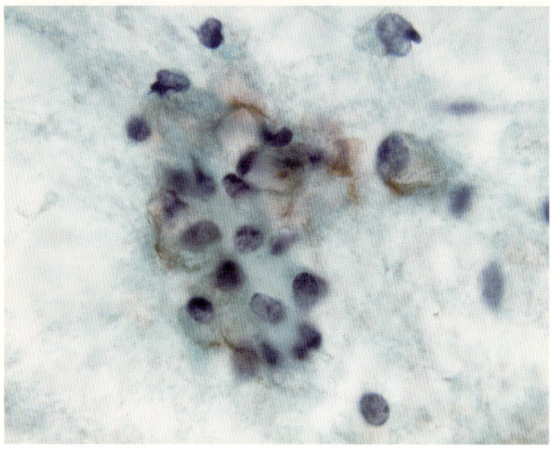

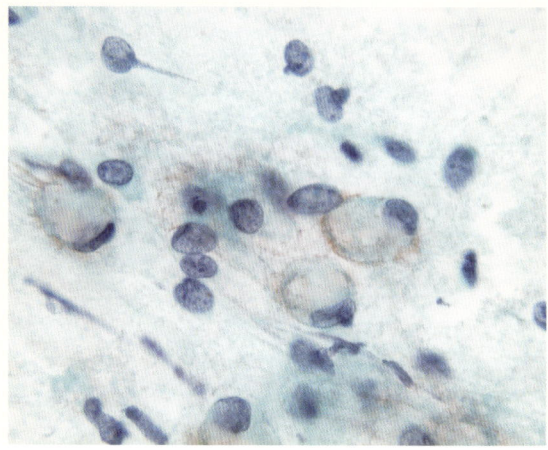

47 婦人科（卵巣）

70歳代，女性．臨床情報：卵巣腫瘍，検体：腫瘍擦過（Pap. 染色，左：弱拡大，右：強拡大）
①平滑筋腫，②線維腫，③莢膜細胞腫，④類内膜腺癌，⑤明細胞腺癌

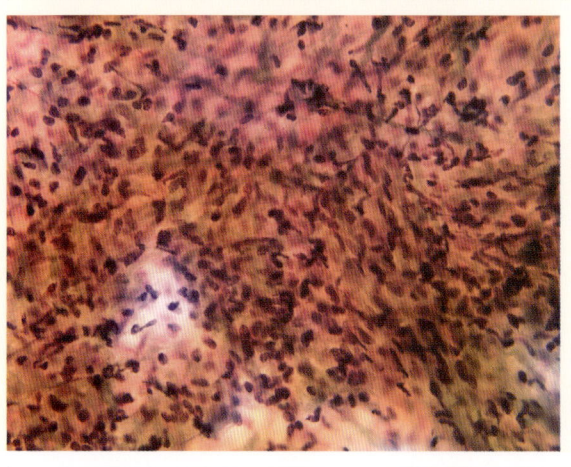

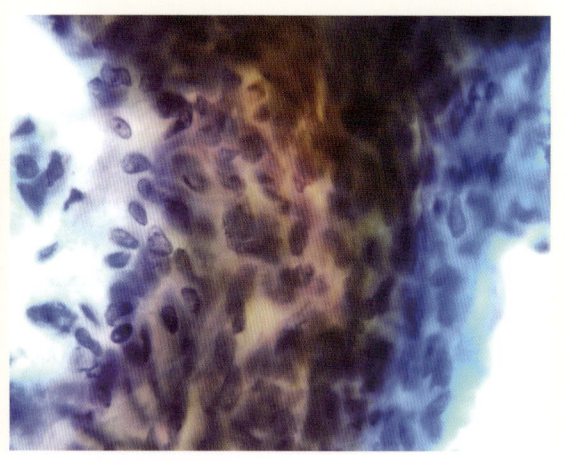

48 婦人科（卵巣）

60歳代，女性．臨床情報：卵巣腫瘍，検体：腫瘍擦過（Pap. 染色，左：弱拡大，右：強拡大）
①漿液性嚢胞腺腫，②粘液性嚢胞腺腫，③顆粒膜細胞腫，④類内膜腺癌，⑤明細胞腺癌

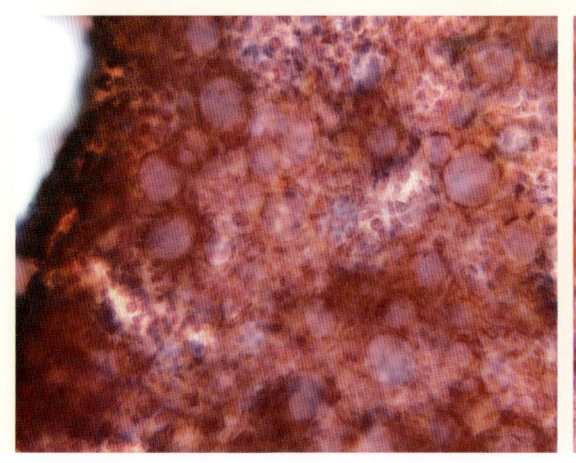

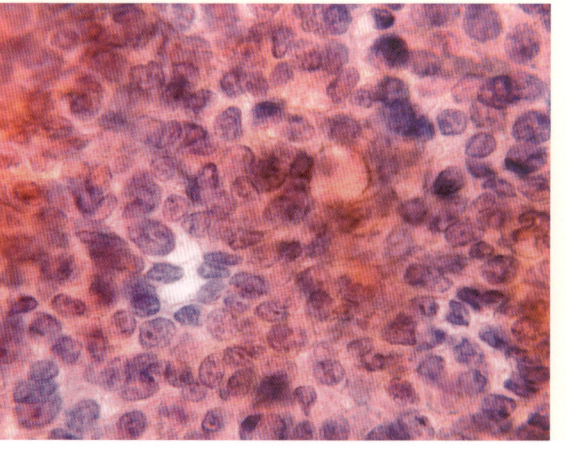

3 演習問題

49 婦人科（卵巣）

50歳代，女性．臨床情報：卵巣腫瘍，検体：腫瘍擦過（Pap. 染色，左：弱拡大，右：強拡大）
①成熟型奇形腫，②粘液性嚢胞腺腫，③粘液性嚢胞腺癌，④類内膜腺癌，⑤明細胞腺癌

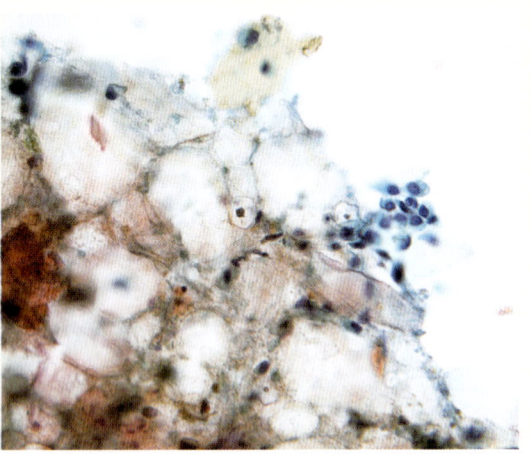

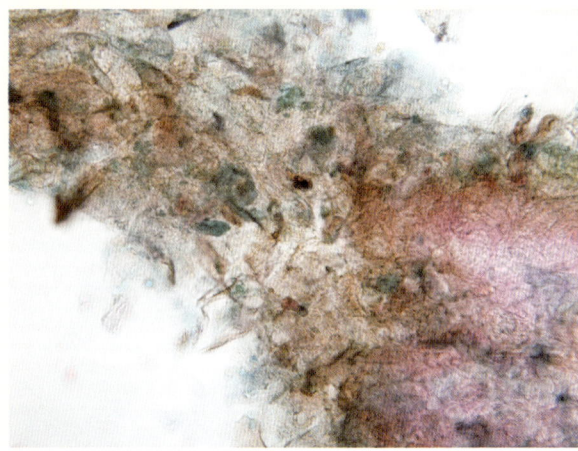

50 婦人科（卵巣）

60歳代，女性．臨床情報：卵巣腫瘍，検体：腫瘍擦過（Pap. 染色，左：弱拡大，右：強拡大）
①漿液性嚢胞腺腫，②粘液性嚢胞腺腫，③漿液性嚢胞腺癌，④明細胞腺癌，⑤癌肉腫

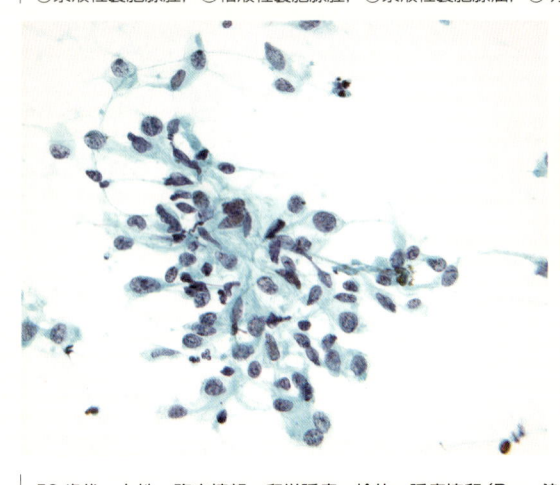

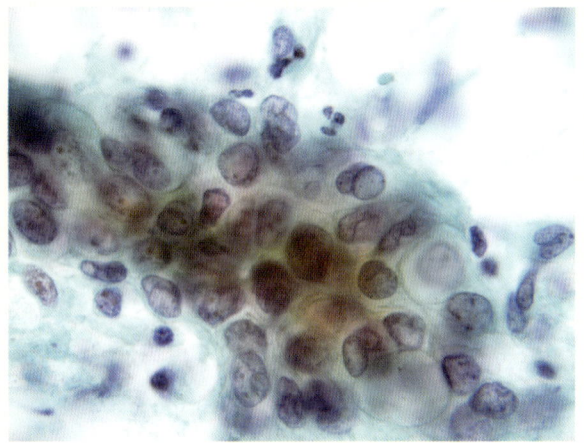

51 婦人科（卵巣）

50歳代，女性．臨床情報：卵巣腫瘍，検体：腫瘍捺印（Pap. 染色，左：強拡大，右：強拡大）
①漿液性嚢胞腺腫，②粘液性嚢胞腺腫，③粘液性嚢胞腺癌，④類内膜腺癌，⑤ Krukenberg 腫瘍（直腸癌の転移）

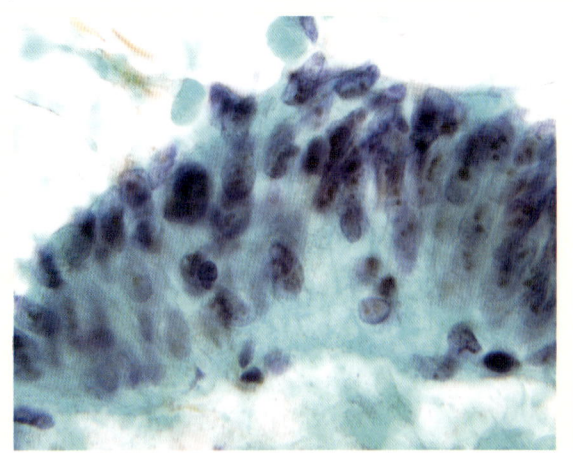

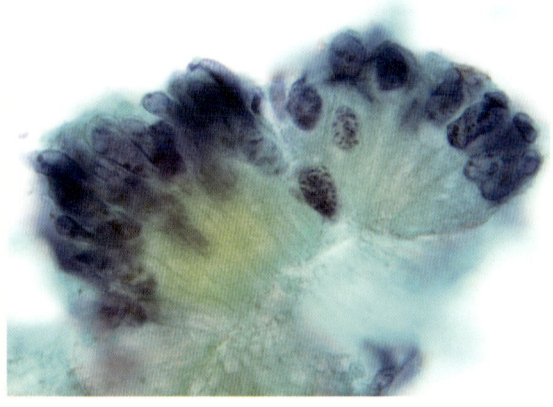

52 呼吸器

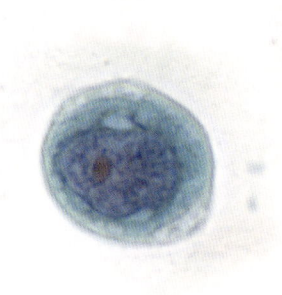

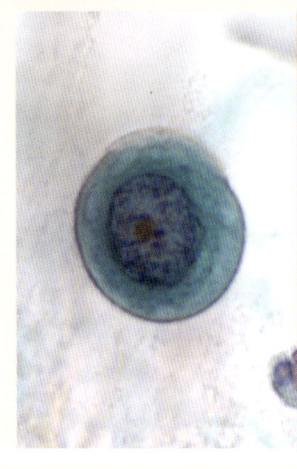

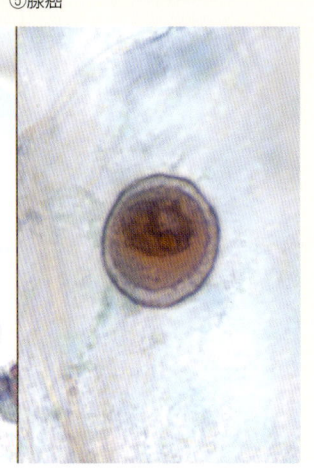

80歳代，男性．臨床情報：咳嗽，検体：喀痰（Pap.染色，左右：強拡大）
①軽度異型扁平上皮細胞，②中等度異型扁平上皮細胞，③高度異型扁平上皮細胞，④扁平上皮癌，⑤腺癌

53 呼吸器

70歳代，男性．臨床情報：左肺野に異常陰影，検体：喀痰（Pap.染色，左右：強拡大）
①ヘルペスウイルス感染細胞，②硬化性血管腫，③扁平上皮癌，④大細胞癌，⑤粘表皮癌

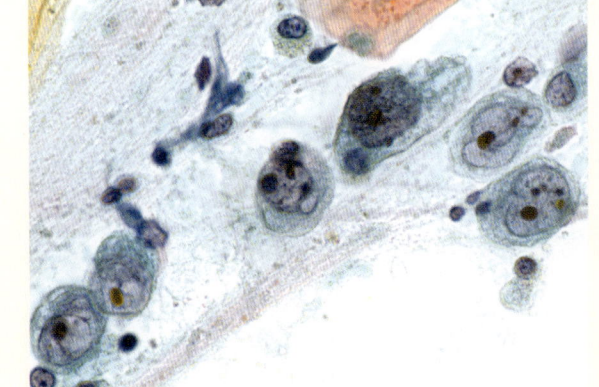

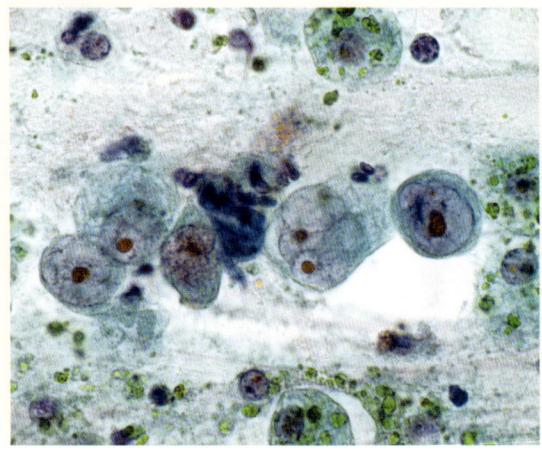

54 呼吸器

70歳代，男性．臨床情報：間質性肺炎，検体：気管支洗浄液，喀痰（Pap.染色，左右：強拡大）
①ヘルペスウイルス感染細胞，②扁平上皮癌，③腺癌，④大細胞癌，⑤粘表皮癌

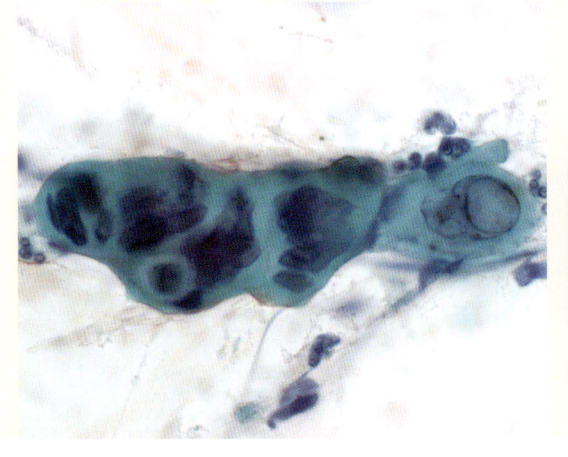

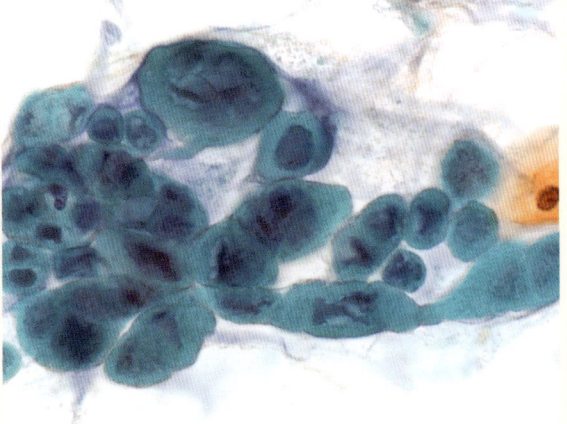

3 演習問題

55 呼吸器

30歳代，女性．臨床情報：胸部異常陰影，検体：気管支擦過（Pap. 染色，左右：強拡大）
①杯細胞増生，②細気管支肺胞上皮癌，③乳頭型腺癌，④腺房型腺癌，⑤粘表皮癌

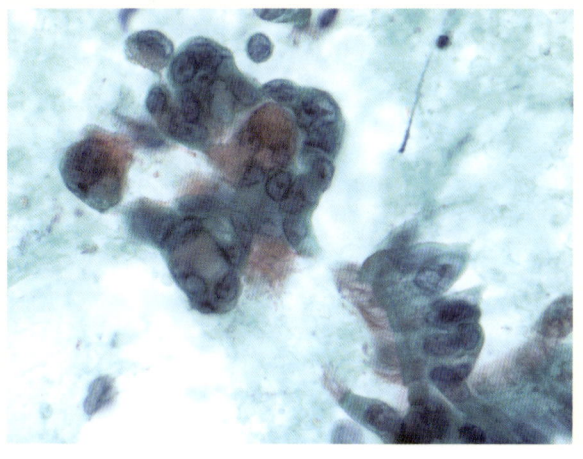

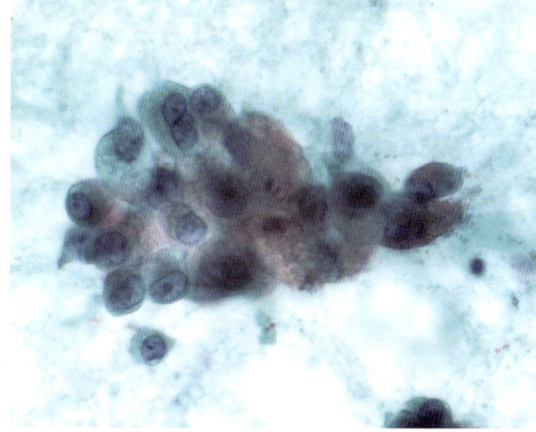

56 呼吸器

50歳代，男性．臨床情報：気管支喘息，検体：喀痰（Pap. 染色，左：弱拡大と強拡大，右：強拡大）
①杯細胞増生，②細気管支肺胞上皮癌，③腺房型腺癌，④粘表皮癌，⑤大腸癌の転移

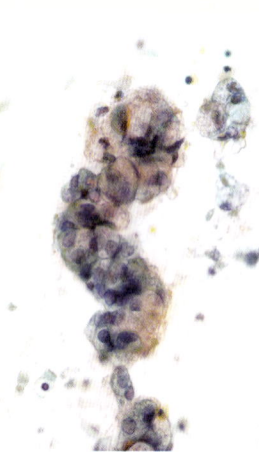

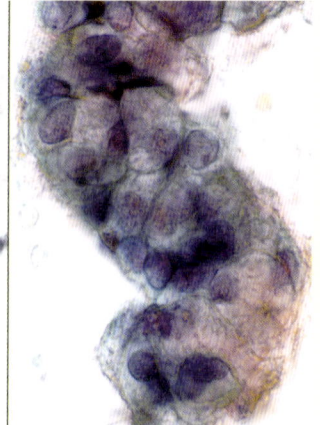

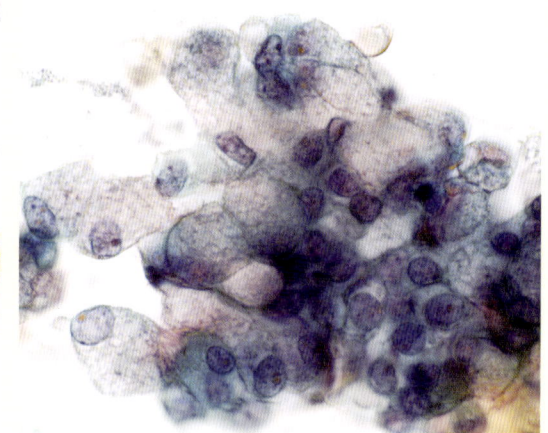

57 呼吸器

30歳代，男性．臨床情報：肺炎，気管支閉塞，検体：気管支擦過（Pap. 染色，左右：強拡大）
①杯細胞増生，②定型的カルチノイド，③細気管支肺胞上皮癌，④腺房型腺癌，⑤粘表皮癌

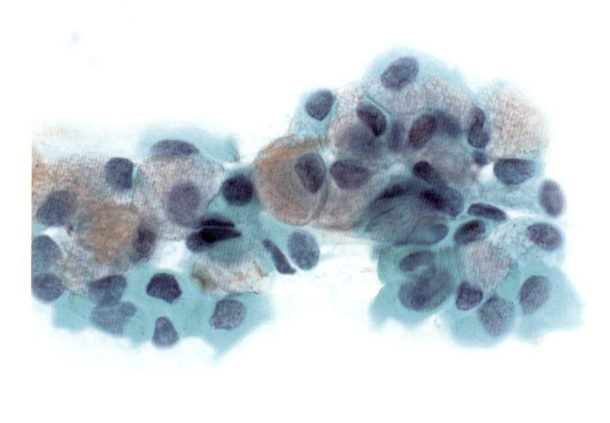

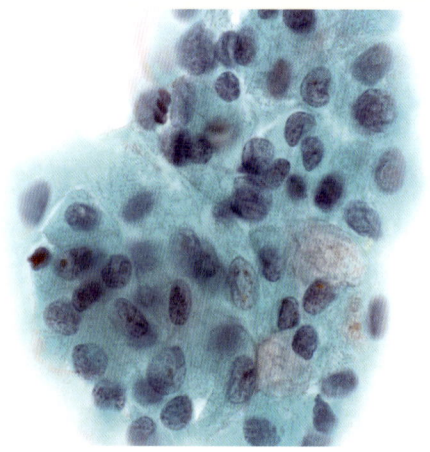

58 呼吸器

70歳代，男性．臨床情報：胸部異常陰影，検体：腫瘍捺印（Pap. 染色，左：弱拡大，枠内：PAS染色，右：強拡大）
①杯細胞増生，②細気管支肺胞上皮癌（粘液産生性），③腺房型腺癌，④淡明細胞腺癌，⑤粘表皮癌

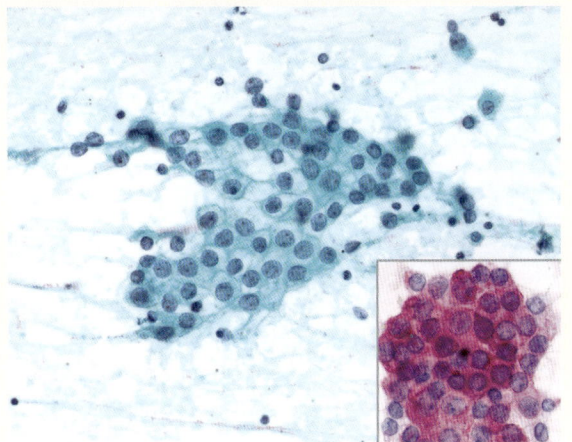

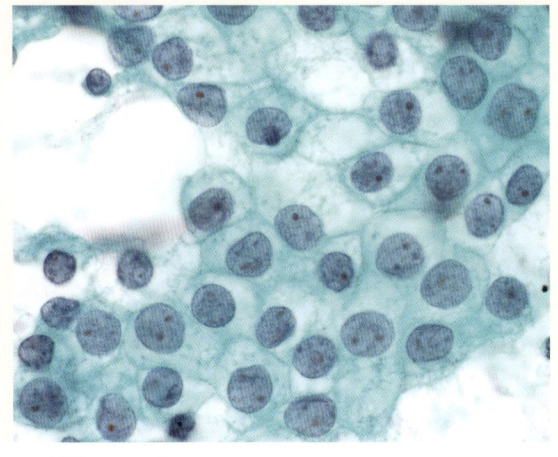

59 呼吸器

40歳代，男性．臨床情報：間質性肺炎，検体：喀痰（Pap. 染色，左右：強拡大）
①良性異型腺細胞，②細気管支肺胞上皮癌，③乳頭型腺癌，④腺房型腺癌，⑤粘表皮癌

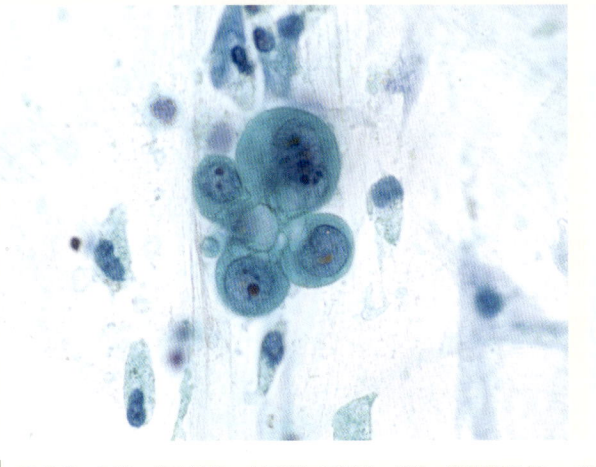

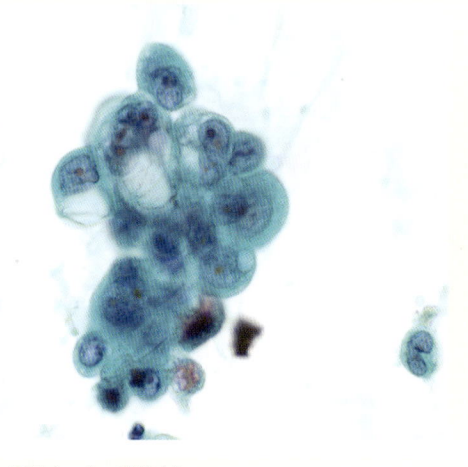

60 呼吸器

70歳代，男性．臨床情報：右下葉に浸潤影，検体：腫瘍捺印（Pap. 染色，左：弱拡大，右：強拡大）
①硬化性血管腫，②異型腺腫様過形成，③乳頭型腺癌，④腺房型腺癌，⑤大腸癌の転移

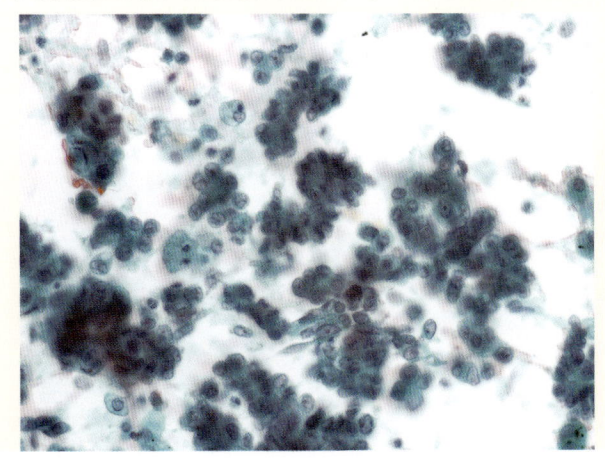

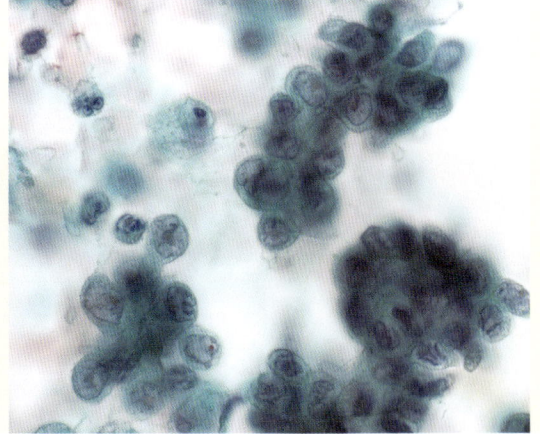

3 演習問題

61 呼吸器

70歳代，男性．臨床情報：胸部異常陰影，検体：気管支擦過（Pap. 染色，左：弱拡大，右：強拡大）
①再生上皮細胞，②扁平上皮癌，③腺癌，④紡錘細胞癌，⑤大腸癌の転移

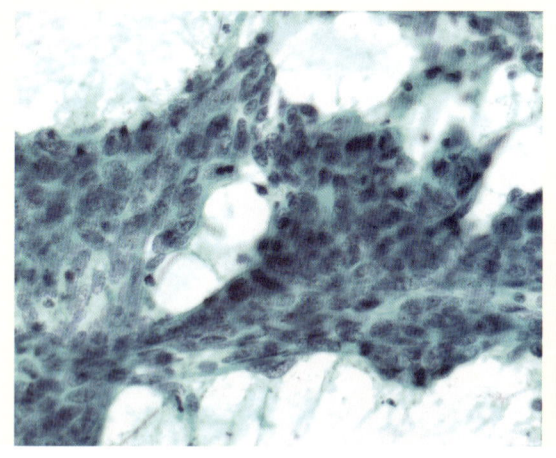

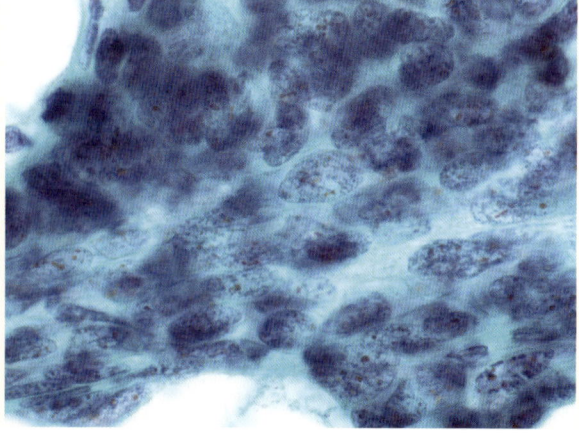

62 呼吸器

40歳代，男性．臨床情報：胸部異常陰影，検体：気管支擦過（Pap. 染色，左：弱拡大，右：強拡大）
①扁平上皮癌，②腺癌，③腺扁平上皮癌，④多形癌，⑤癌肉腫

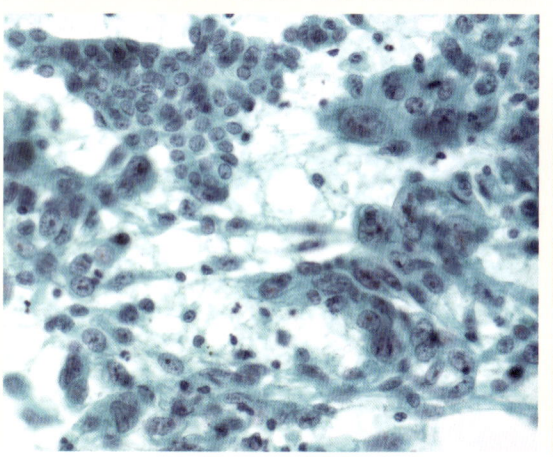

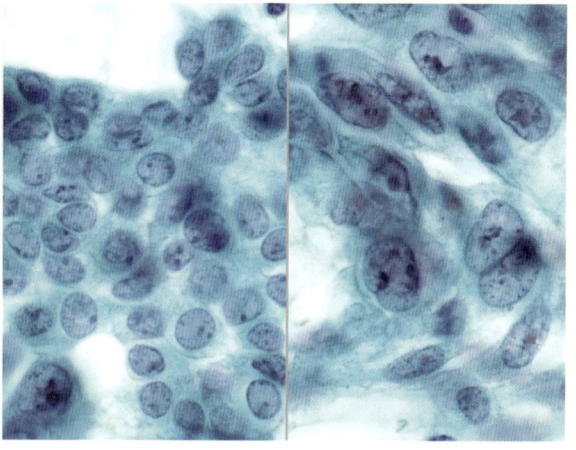

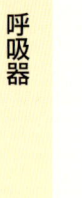

63 呼吸器

60歳代，女性．臨床情報：左上葉腫瘤，検体：肺穿刺吸引（Pap. 染色，左：弱拡大，右：強拡大）
①サルコイドーシス，②結核，③過誤腫，④扁平上皮癌，⑤多形癌

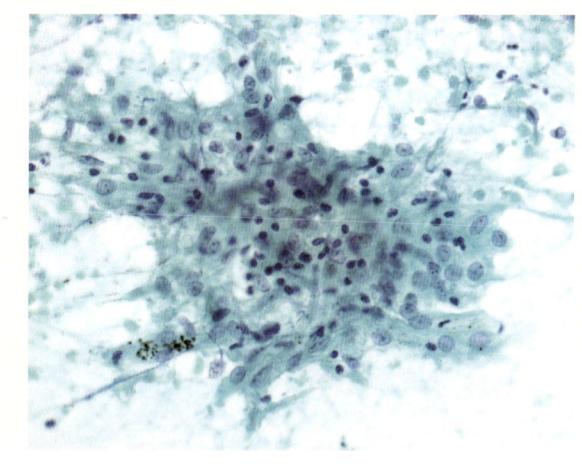

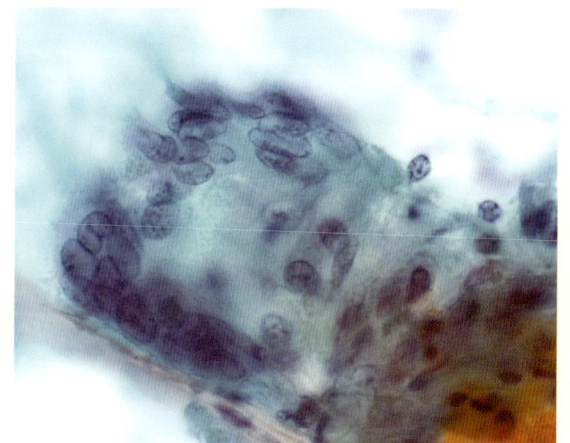

64 呼吸器

70歳代，女性．臨床情報：胸部異常陰影，検体：腫瘍捺印（Pap. 染色，左：弱拡大，右：強拡大）
①腺扁平上皮癌，②混合型小細胞癌，③大細胞神経内分泌癌，④多形癌，⑤癌肉腫

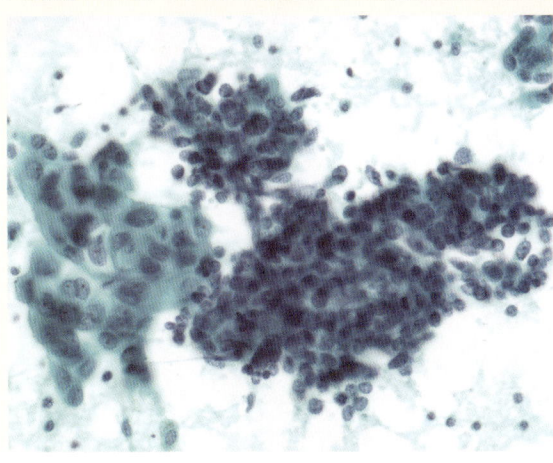

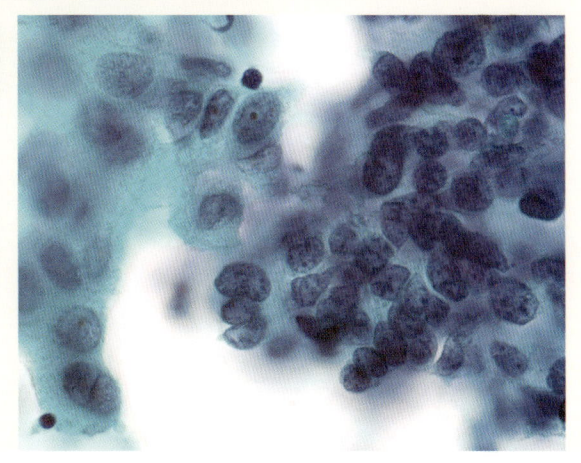

65 呼吸器

60歳代，男性．臨床情報：胸部異常陰影，検体：腫瘍捺印（Pap. 染色，左：弱拡大と強拡大，右：強拡大）
①結核，②扁平上皮癌，③腺癌，④小細胞癌，⑤大細胞神経内分泌癌

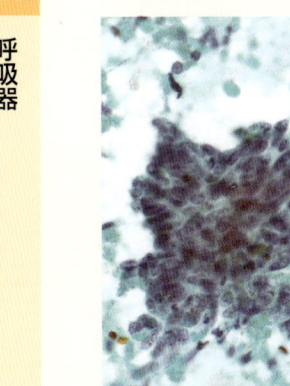

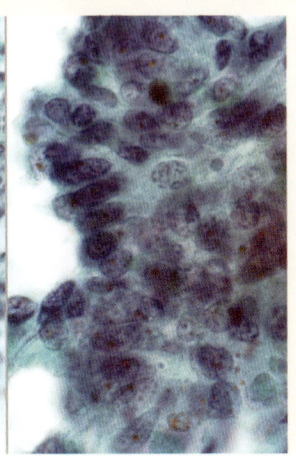

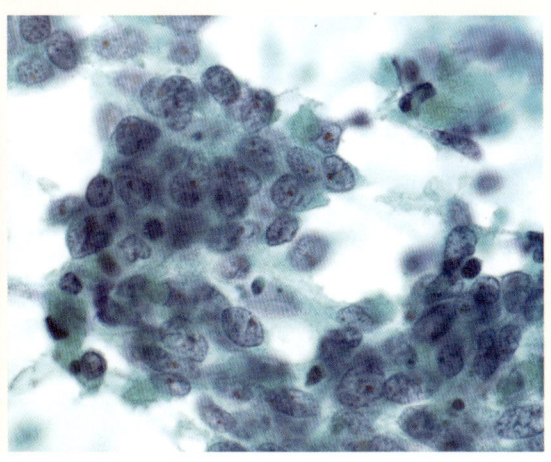

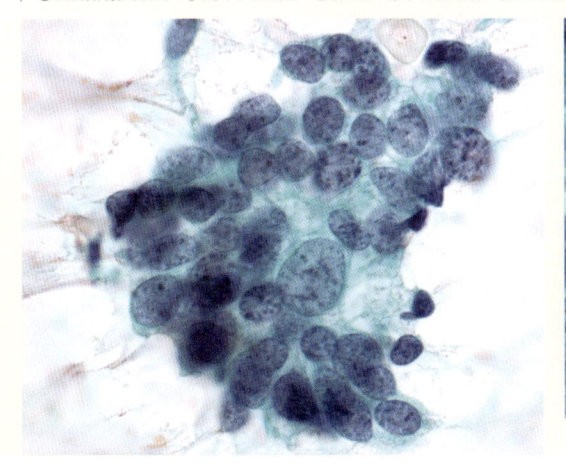

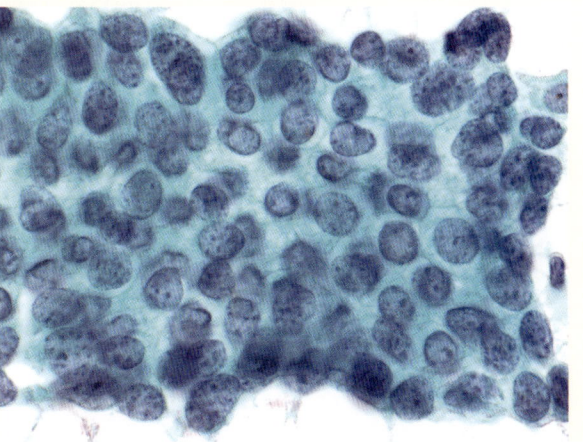

66 呼吸器

70歳代，女性．臨床情報：胸部異常陰影，検体：気管支擦過（Pap. 染色，左右：強拡大）
①基底細胞増生，②扁平上皮癌，③腺癌，④小細胞癌，⑤大細胞神経内分泌癌

3 演習問題

67 呼吸器

50歳代，男性．臨床情報：胸部異常陰影．検体：気管支擦過（Pap. 染色，左右：強拡大）
①硬化性血管腫，②異型腺腫様過形成，③定型的カルチノイド，④非定型的カルチノイド，⑤細気管支肺胞上皮癌

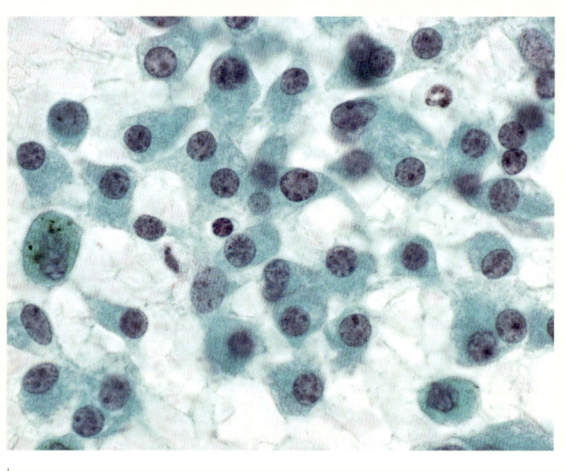

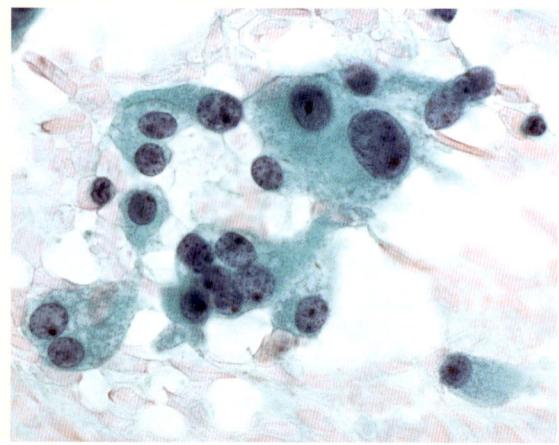

68 呼吸器

60歳代，男性．臨床情報：慢性閉塞性肺疾患．検体：気管支擦過（Pap. 染色，左：弱拡大，右：強拡大）
①良性異型腺細胞，②硬化性血管腫，③定型的カルチノイド，④非定型的カルチノイド，⑤腺癌

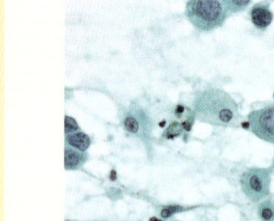

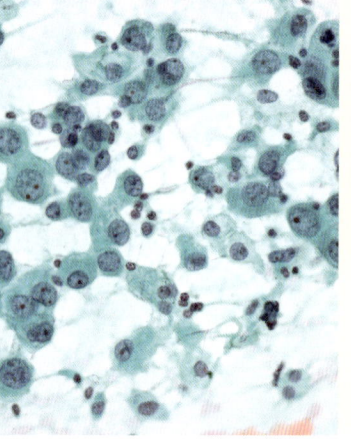

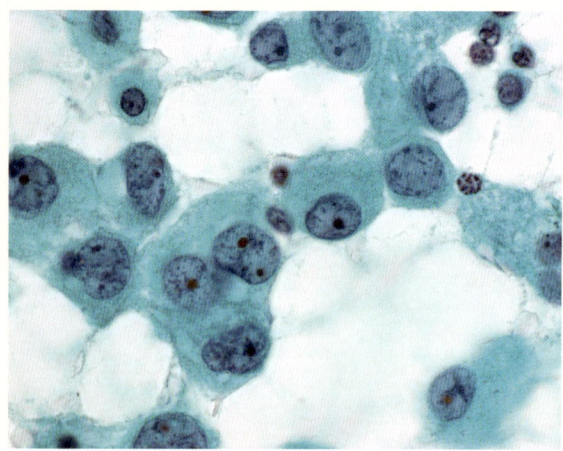

69 呼吸器

40歳代，女性．臨床情報：胸部異常陰影．検体：腫瘤捺印（Pap. 染色，左右：強拡大）
①硬化性血管腫，②異型腺腫様過形成，③定型的カルチノイド，④非定型的カルチノイド，⑤腺癌

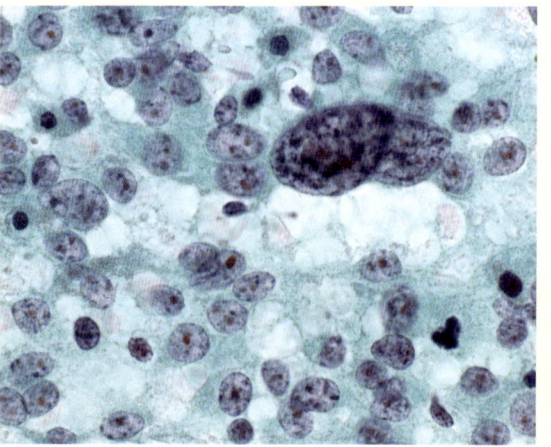

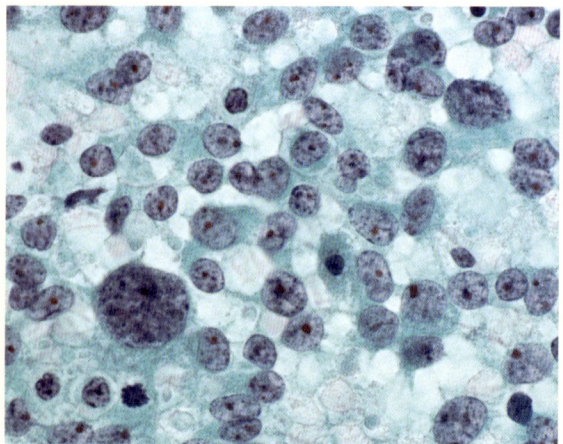

70 呼吸器

40歳代，女性．臨床情報：胸部異常陰影，検体：腫瘤捺印（Pap. 染色，左：弱拡大，右：強拡大）
①扁平上皮化生，②硬化性血管腫，③腺癌，④扁平上皮癌，⑤多形癌

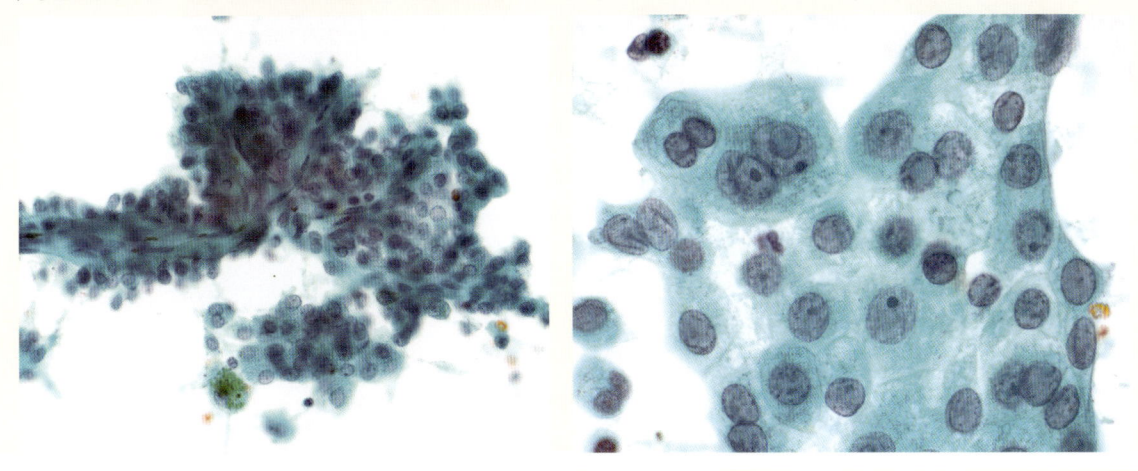

71 呼吸器

30歳代，女性．臨床情報：左上葉異常陰影，検体：腫瘤捺印（Pap. 染色，左右：強拡大）
①ウイルス感染細胞，②過誤腫，③異型腺腫様過形成，④カルチノイド，⑤細気管支肺胞上皮癌

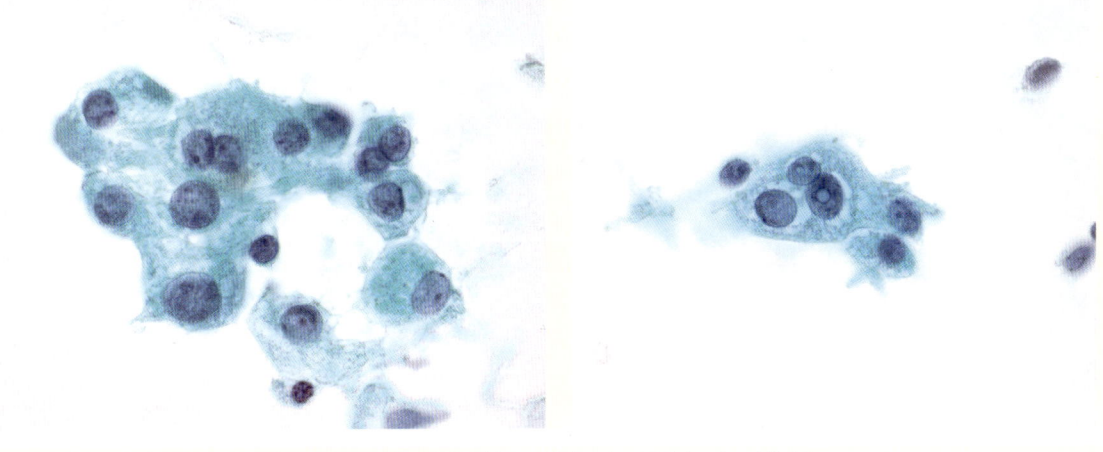

72 乳腺

20歳代，女性．臨床情報：乳腺腫瘤，検体：腫瘤穿刺吸引（Pap. 染色，左：弱拡大，右：中拡大）
①乳腺症，②乳管内乳頭腫，③線維腺腫，④非浸潤性乳管癌，⑤小葉癌

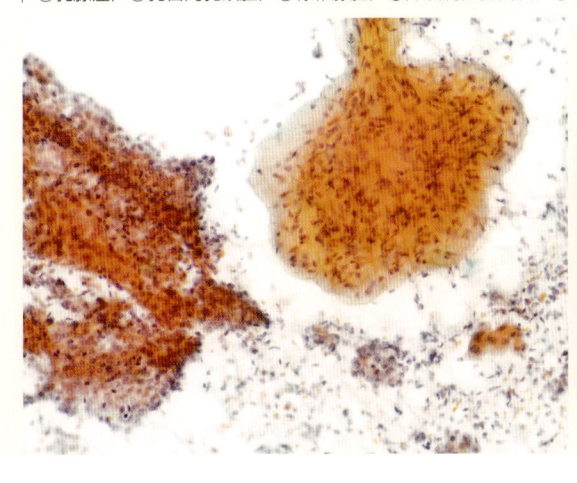

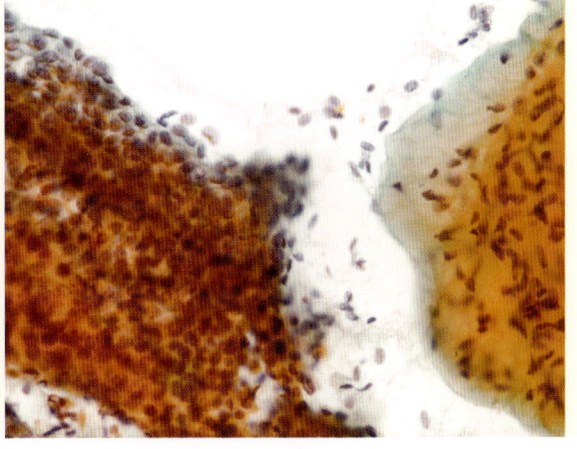

3 演習問題

73 乳腺

20歳代，女性．臨床情報：乳腺腫瘤，検体：腫瘤穿刺吸引（Pap. 染色，左：弱拡大，右：強拡大）
①線維腺腫，②乳管内乳頭腫，③非浸潤性乳管癌，④浸潤性乳管癌，⑤浸潤性小葉癌

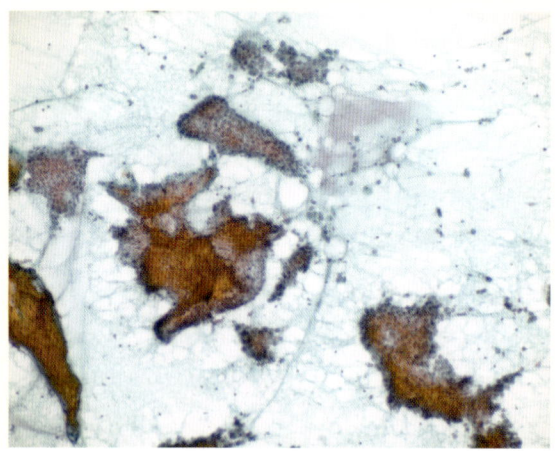

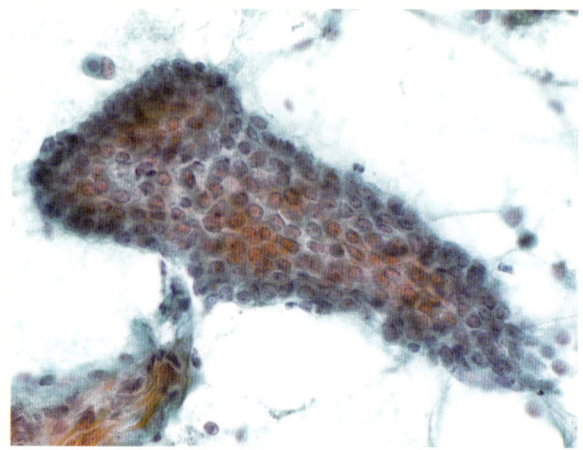

74 乳腺

30歳代，女性．臨床情報：乳腺腫瘤，検体：腫瘤穿刺吸引（Pap. 染色，左：中拡大，右：強拡大）
①線維腺腫，②乳管内乳頭腫，③充実腺管癌，④硬癌，⑤小葉癌

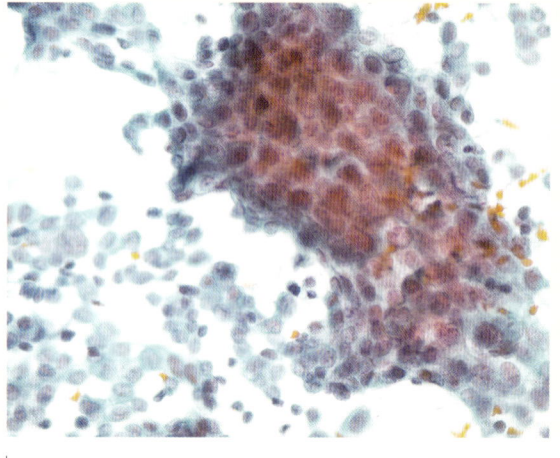

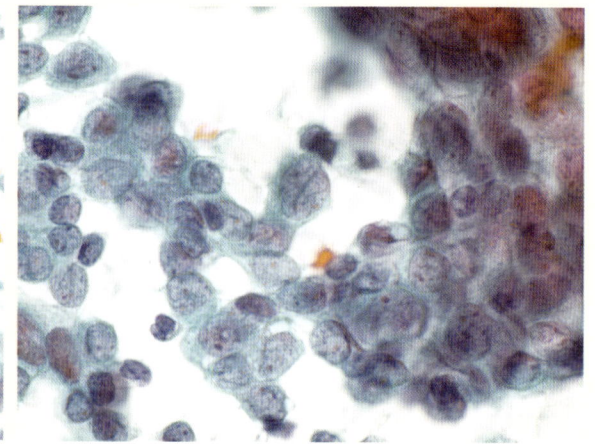

75 乳腺

30歳代，女性．臨床情報：授乳中，乳腺硬結，検体：穿刺吸引（Pap. 染色，左：弱拡大，右：中拡大）
①乳腺炎，②線維腺腫，③乳管内乳頭腫，④乳頭腺管癌，⑤間質肉腫

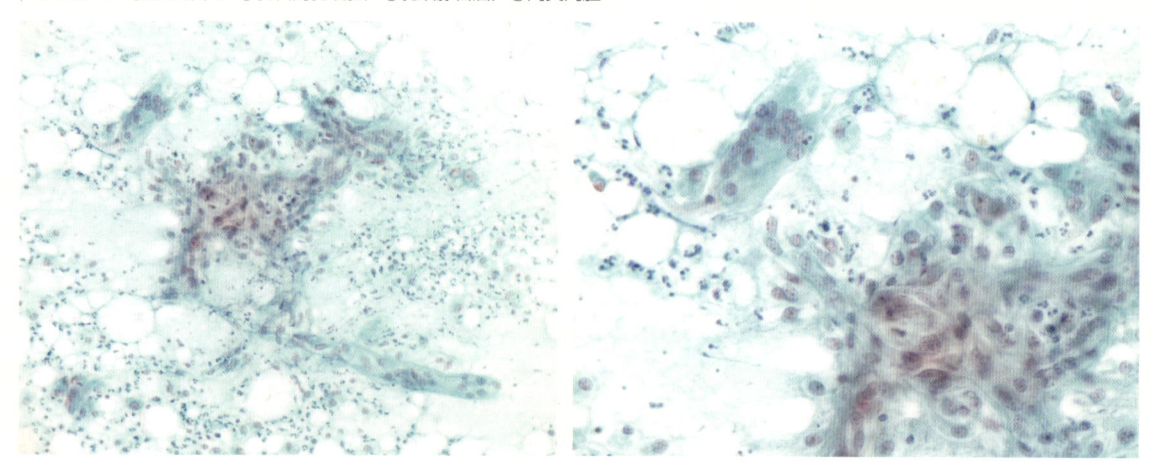

76 乳腺

60歳代，女性．臨床情報：乳腺腫瘤，検体：腫瘤穿刺吸引（Pap. 染色，左：弱拡大，右：強拡大）
①線維腺腫，②乳管内乳頭腫，③ mucocele-like lesion，④乳頭腺管癌，⑤粘液癌

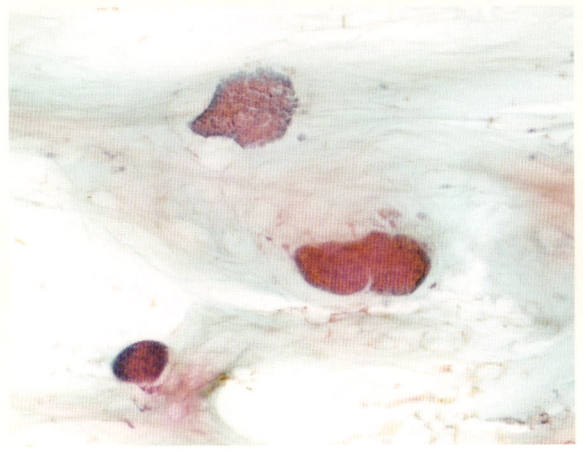

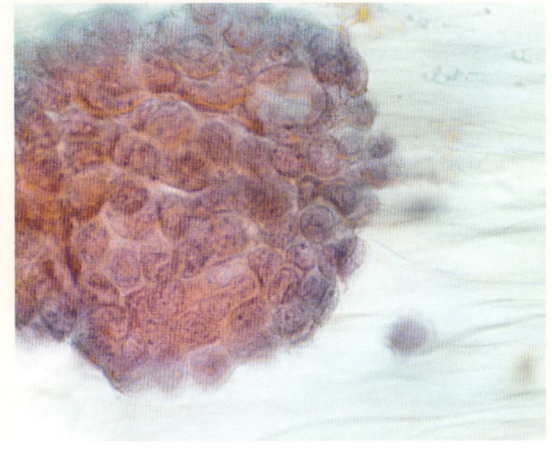

77 乳腺

40歳代，女性．臨床情報：乳腺腫瘤，検体：腫瘤穿刺吸引（Pap. 染色，左：中拡大，右：強拡大）
①線維腺腫，②乳管内乳頭腫，③乳頭腺管癌，④充実腺管癌，⑤小葉癌

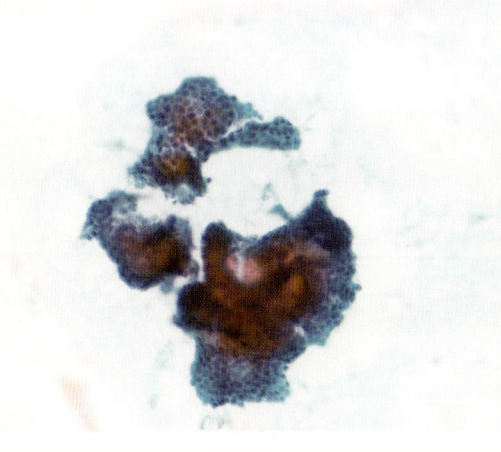

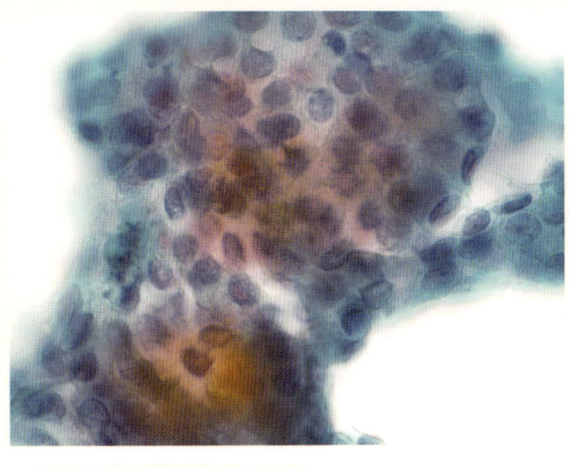

78 乳腺

40歳代，女性．臨床情報：乳腺腫瘤，検体：嚢胞吸引（Pap. 染色，左：中拡大，右：強拡大）
①線維腺腫，②乳管内乳頭腫，③乳汁嚢胞，④充実腺管癌，⑤アポクリン癌

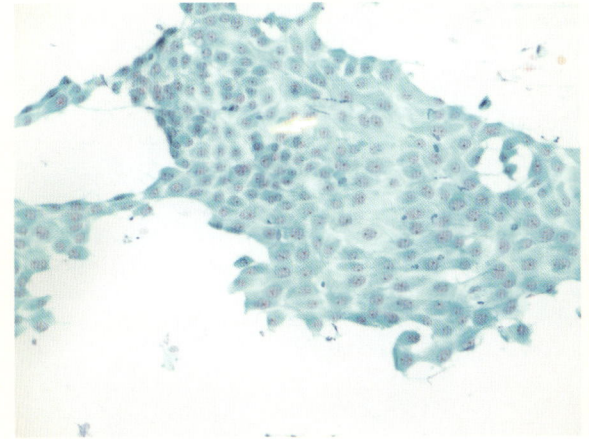

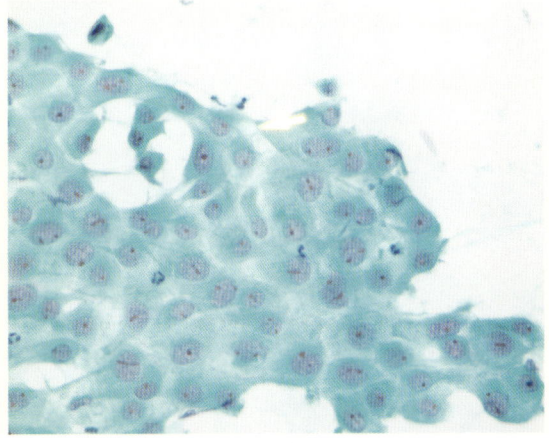

3 演習問題

79 乳腺

50歳代，女性．臨床情報：乳腺腫瘤．検体：腫瘤穿刺吸引（Pap.染色，左右：中拡大）
①線維腺腫，②乳管内乳頭腫，③乳管腺腫，④充実腺管癌，⑤管状癌

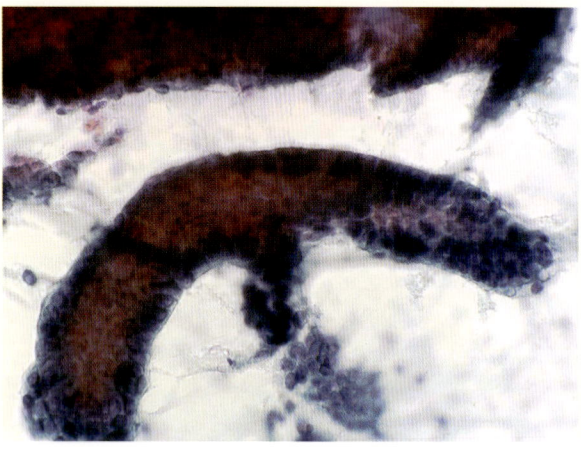

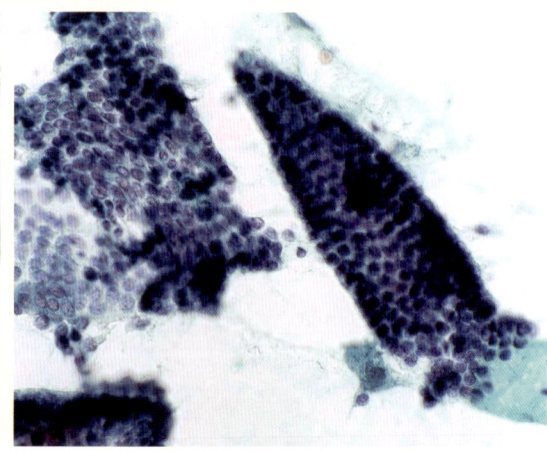

80 乳腺

30歳代，女性．臨床情報：乳腺腫瘤．検体：腫瘤穿刺吸引（Pap.染色，左：中拡大，右：強拡大）
①線維腺腫，②乳管内乳頭腫，③アポクリン化生，④充実腺管癌，⑤アポクリン癌

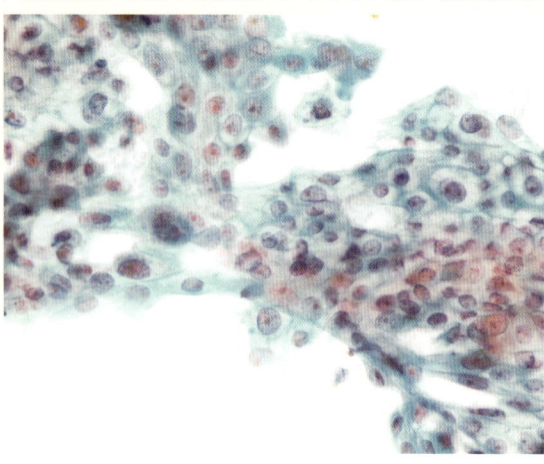

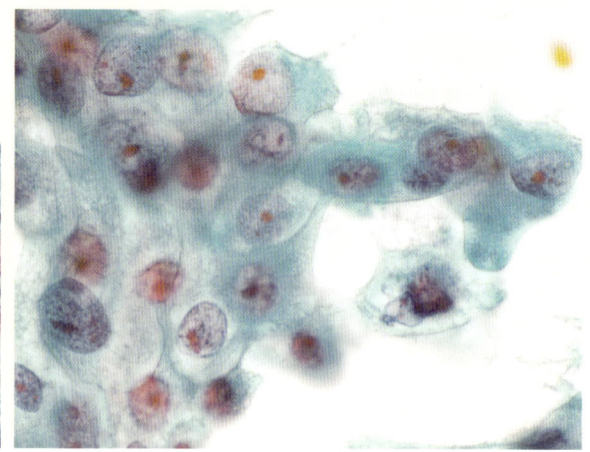

81 乳腺

40歳代，女性．臨床情報：乳腺腫瘤．検体：腫瘤穿刺吸引（Pap.染色，左：中拡大，右：強拡大）
①線維腺腫，②乳管内乳頭腫，③乳頭腺管癌，④硬癌，⑤浸潤性小葉癌

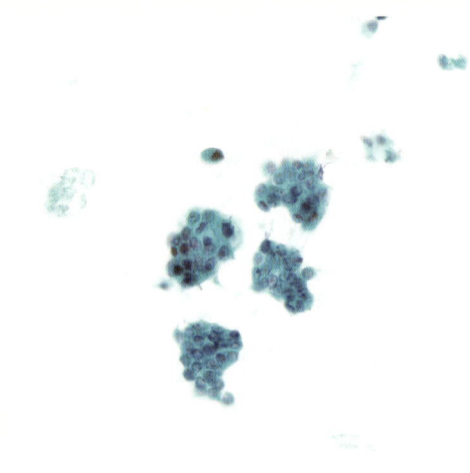

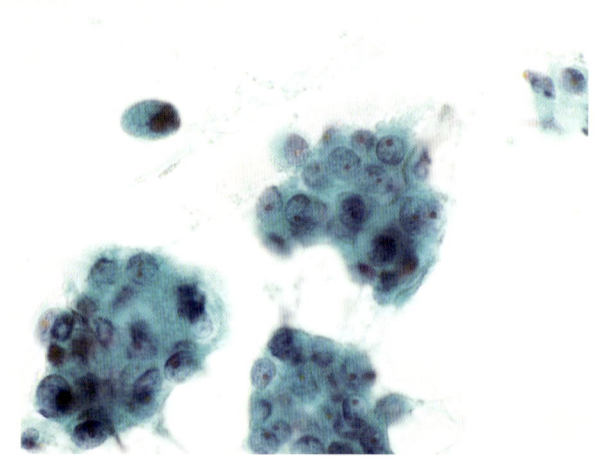

82 乳腺

40歳代，女性．臨床情報：乳腺腫瘤．検体：腫瘤穿刺吸引（Pap. 染色，左：弱拡大，右：中拡大）
①線維腺腫，②授乳性腺腫，③充実腺管癌，④髄様癌，⑤悪性葉状腫瘍

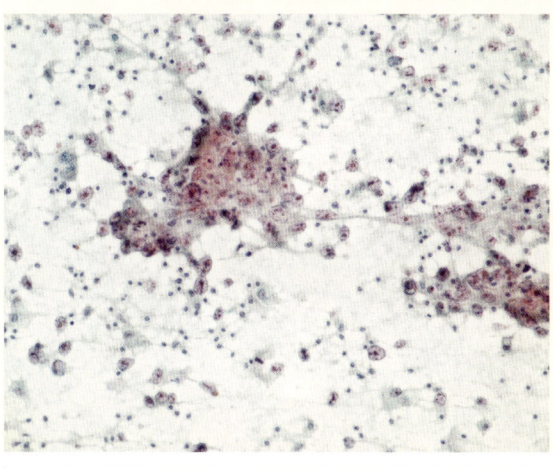

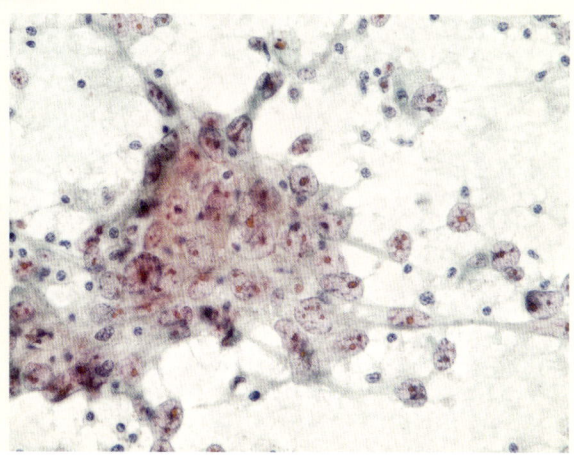

83 乳腺

50歳代，女性．臨床情報：乳腺腫瘤．検体：腫瘤穿刺吸引（Pap. 染色，左：中拡大，右：強拡大）
①線維腺腫，②乳腺症（上皮増生），③乳頭腺管癌，④腺様嚢胞癌，⑤浸潤性小葉癌

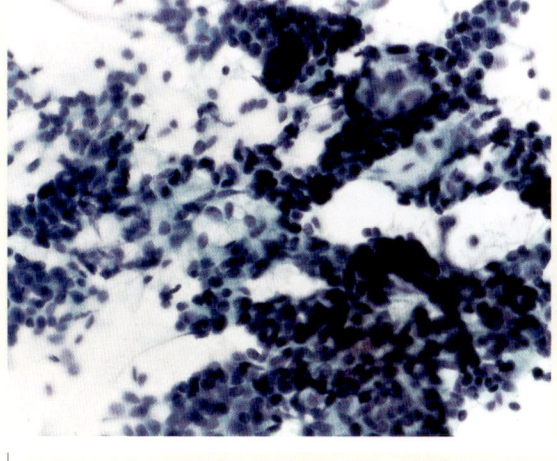

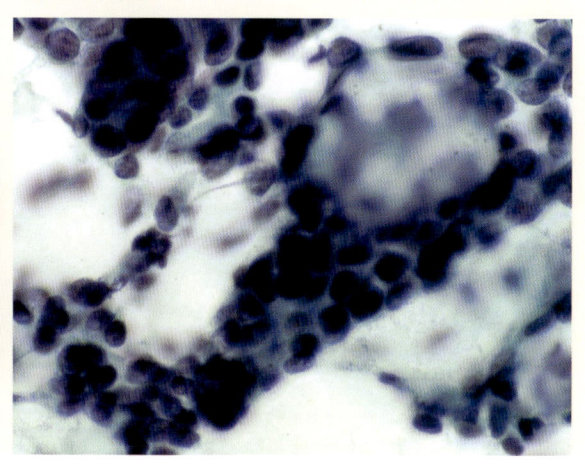

84 乳腺

40歳代，女性．臨床情報：乳腺腫瘤．検体：腫瘤穿刺吸引（Pap. 染色，左：弱拡大，右：中拡大）
①線維腺腫，②乳頭腺管癌，③充実腺管癌，④浸潤性小葉癌，⑤浸潤性微小乳頭状癌

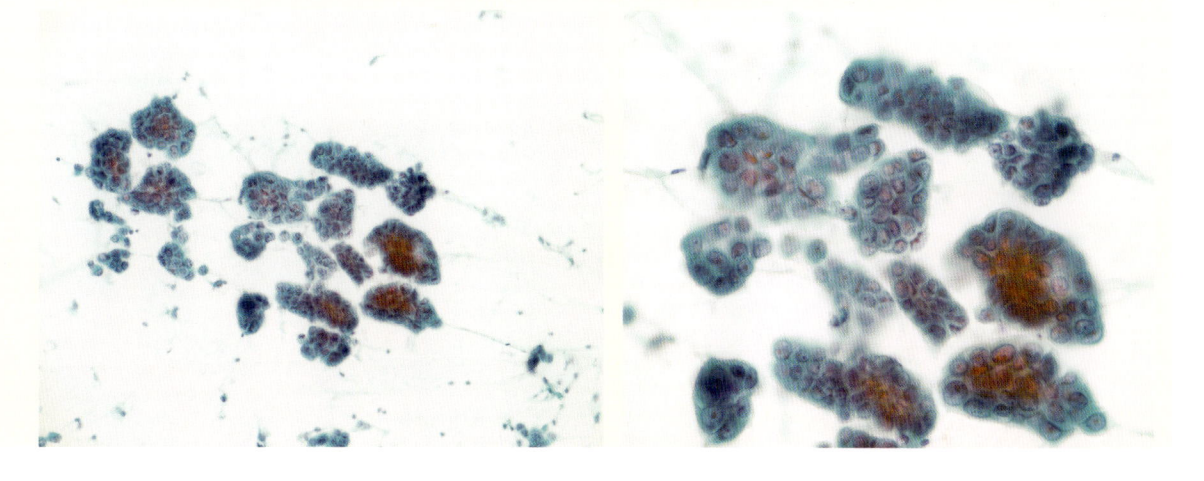

3 演習問題

85 乳腺

20歳代，女性．臨床情報：乳腺腫瘍，検体：腫瘤穿刺吸引（Pap. 染色，左：弱拡大，右：中拡大）
①腺症，②乳管内乳頭腫，③線維腺腫，④非浸潤性乳管癌，⑤充実腺管癌

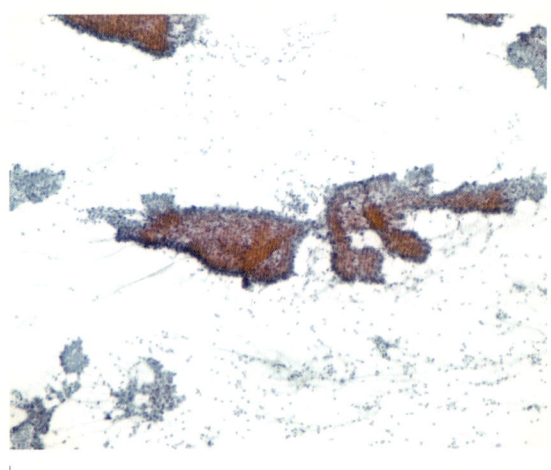

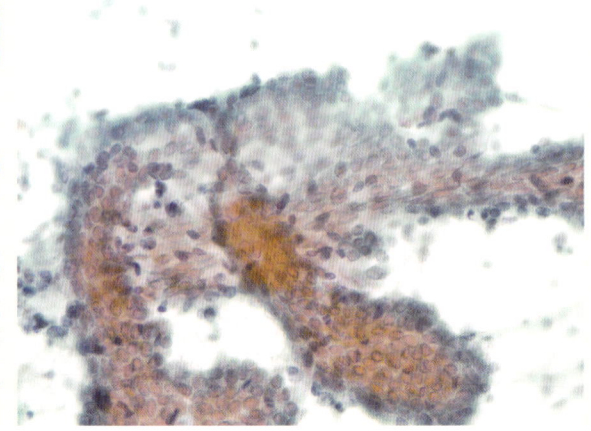

86 乳腺

30歳代，女性．臨床情報：乳腺腫瘍，検体：腫瘤穿刺吸引（Pap. 染色，左：中拡大，右：強拡大）
①線維腺腫，②乳管内乳頭腫，③嚢胞内乳頭癌，④乳頭腺管癌，⑤管状癌

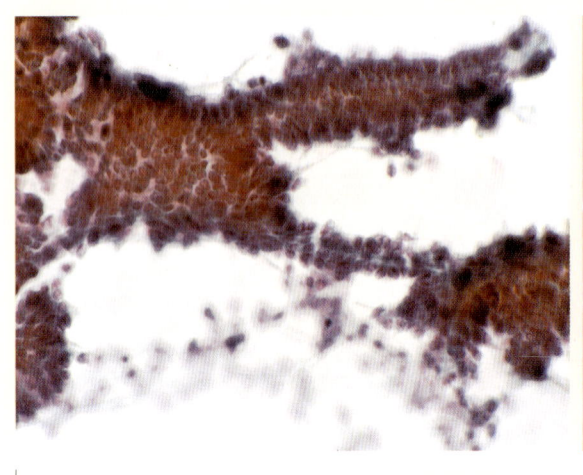

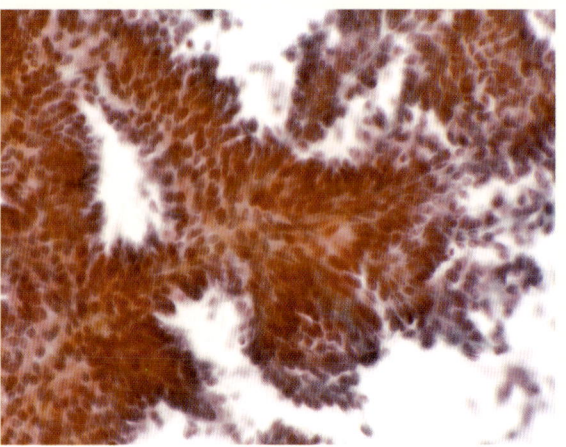

87 乳腺

60歳代，女性．臨床情報：乳腺腫瘍，検体：腫瘤穿刺吸引（Pap. 染色，左右：強拡大）
①炎症性変化，②乳管内乳頭腫，③乳頭腺管癌，④アポクリン癌，⑤扁平上皮癌

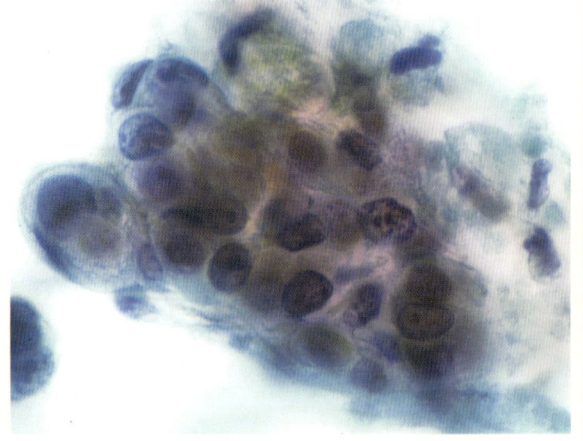

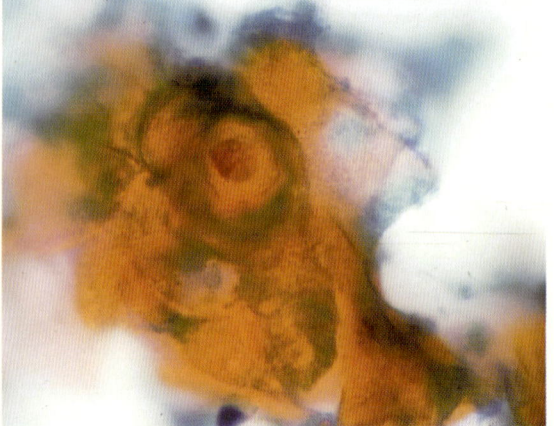

88 乳腺

40歳代，女性．臨床情報：乳腺腫瘤，検体：腫瘤穿刺吸引（Pap. 染色，左：弱拡大，右：中拡大）
①線維腺腫，②乳管内乳頭腫，③腺筋上皮腫，④葉状腫瘍，⑤乳頭腺管癌

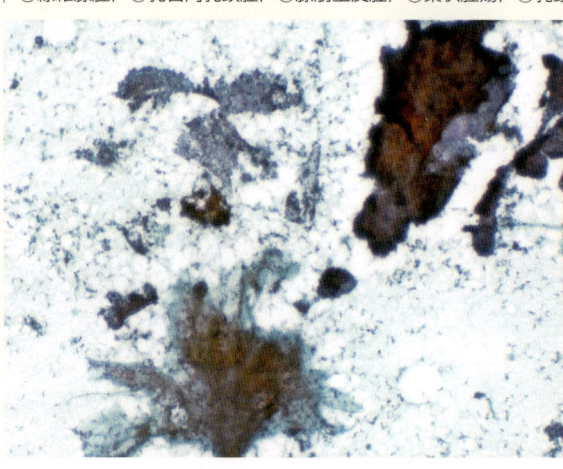

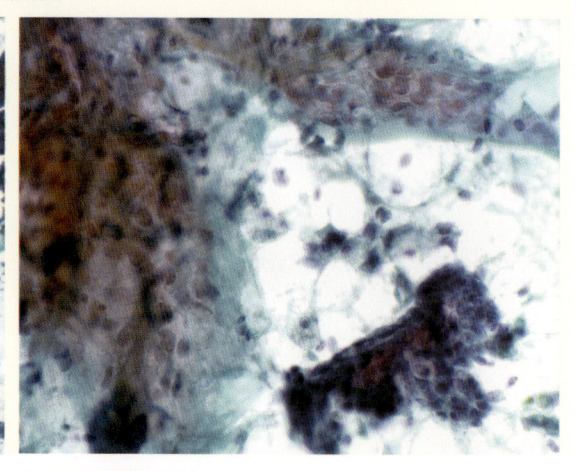

89 乳腺

30歳代，女性．臨床情報：乳腺腫瘤，検体：腫瘤穿刺吸引（Pap. 染色，左：弱拡大，右：中拡大）
①乳管内乳頭腫，②線維腺腫，③非浸潤性乳管癌，④乳頭腺管癌，⑤硬癌

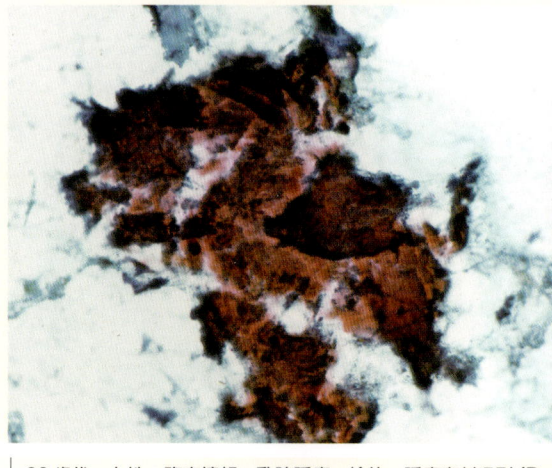

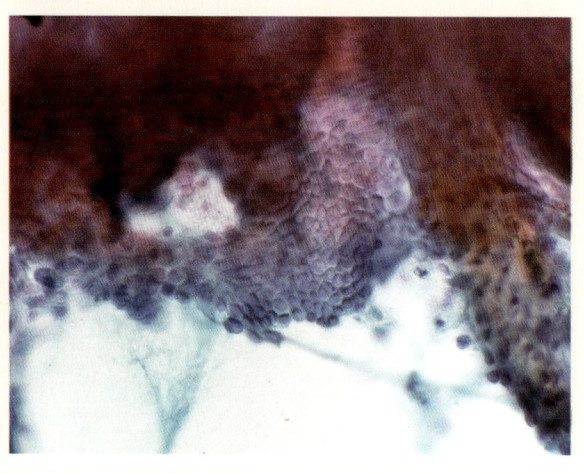

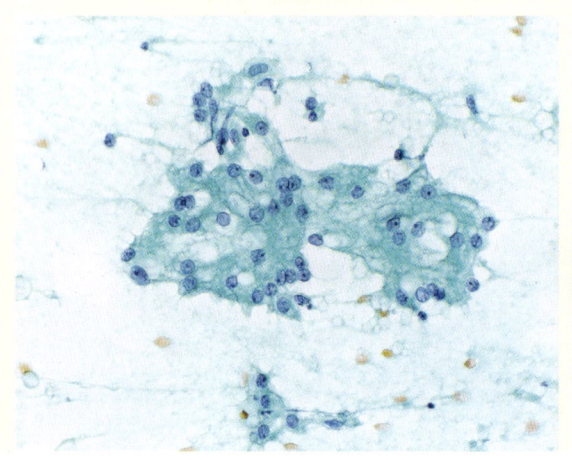

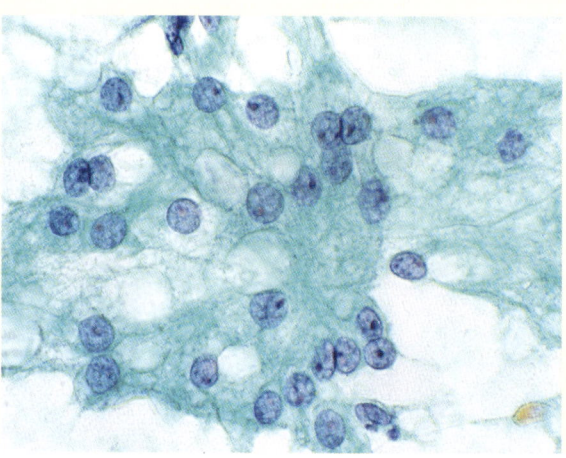

90 乳腺

20歳代，女性．臨床情報：乳腺腫瘤，検体：腫瘤穿刺吸引（Pap. 染色，左：中拡大，右：強拡大）
①線維腺腫，②授乳性腺腫，③腺筋上皮腫，④充実腺管癌，⑤分泌癌

3 演習問題

91 乳腺

50歳代, 女性. 臨床情報：乳腺腫瘤, 検体：腫瘤穿刺吸引 (Pap. 染色, 左：中拡大, 右：強拡大)
①線維腺腫, ②乳管内乳頭腫, ③乳頭腺管癌, ④充実腺管癌, ⑤硬癌

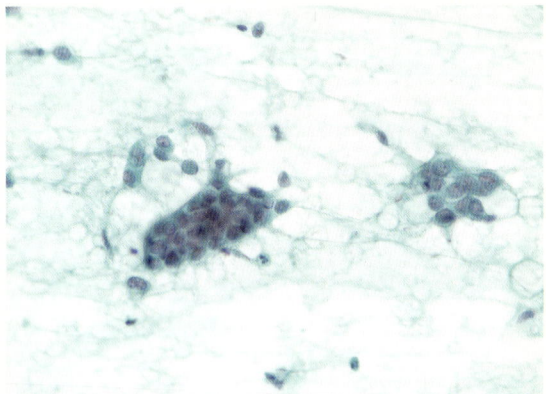

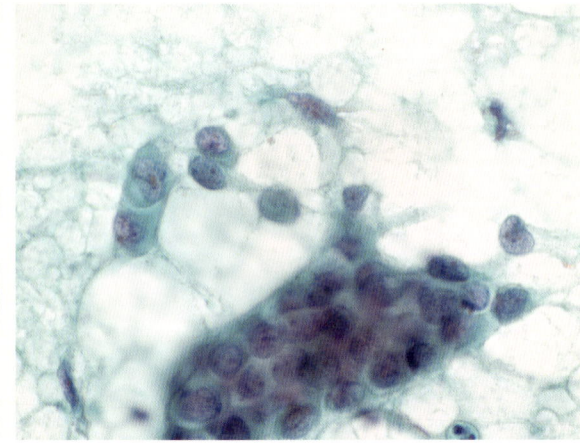

92 乳腺

20歳代, 女性. 臨床情報：乳腺腫瘤, 検体：腫瘤穿刺吸引 (Pap. 染色, 左：弱拡大, 右：強拡大)
①線維腺腫, ②乳管内乳頭腫, ③腺筋上皮腫, ④葉状腫瘍, ⑤乳頭腺管癌

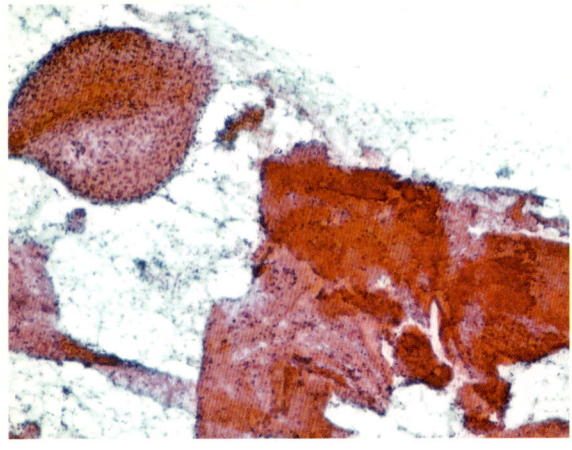

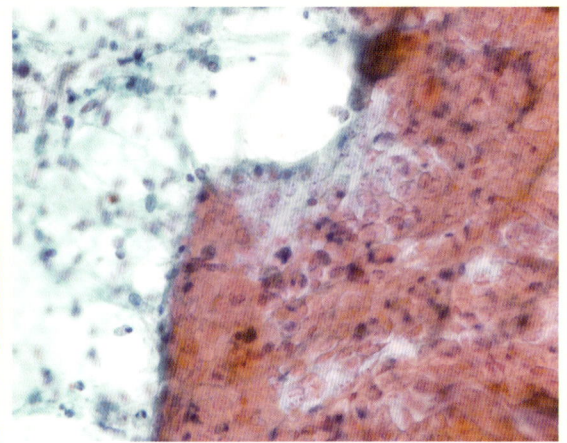

93 甲状腺

30歳代, 女性. 臨床情報：甲状腺腫瘤, 検体：腫瘤穿刺吸引 (Pap. 染色, 左：弱拡大, 右：強拡大)
①橋本病, ②腺腫様甲状腺腫, ③濾胞性腫瘍, ④乳頭癌, ⑤髄様癌

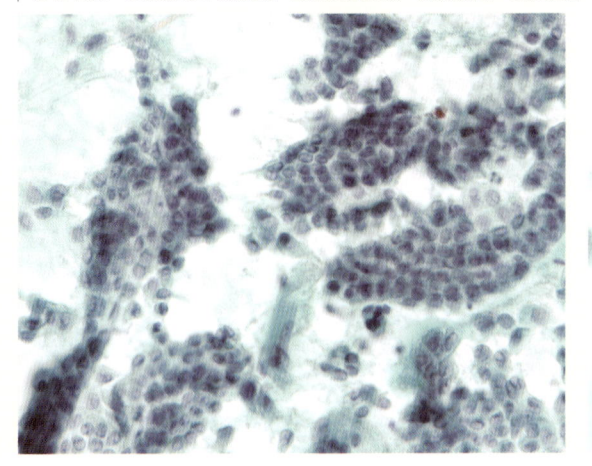

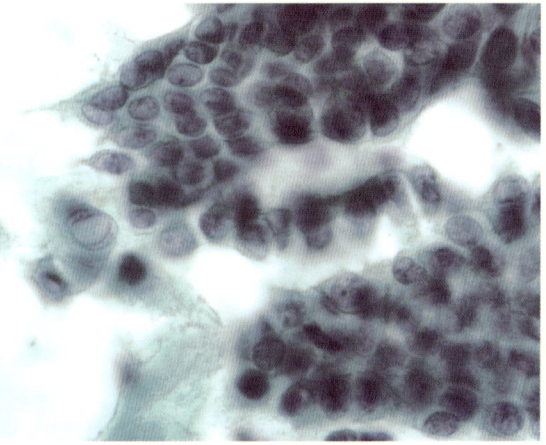

94 甲状腺

50歳代，男性．臨床情報：甲状腺腫瘤，検体：腫瘤穿刺吸引（Pap. 染色，左：弱拡大，右：強拡大）
①腺腫様甲状腺腫，②濾胞性腫瘍，③乳頭癌，④髄様癌，⑤悪性リンパ腫

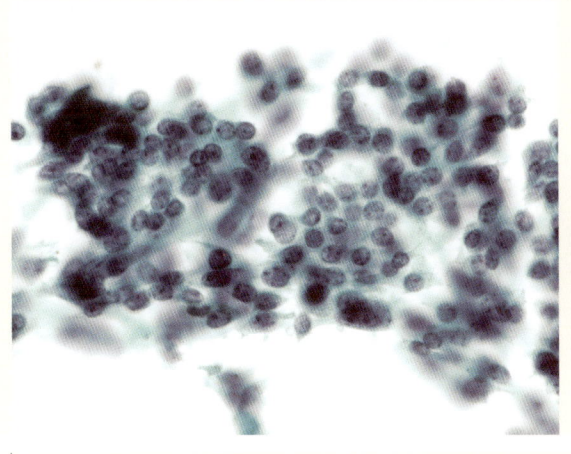

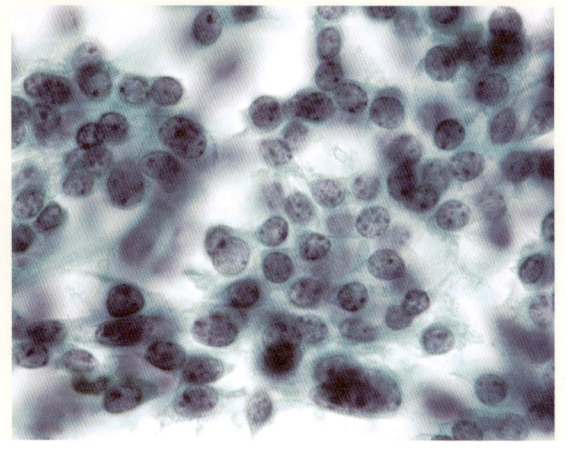

95 甲状腺

50歳代，女性．臨床情報：甲状腺腫瘤，検体：腫瘤穿刺吸引（Pap. 染色，左：弱拡大，右：強拡大）
①橋本病，②腺腫様甲状腺腫，③濾胞性腫瘍，④乳頭癌，⑤髄様癌

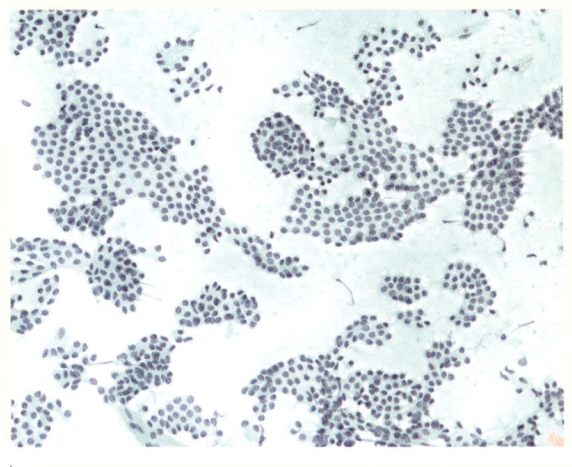

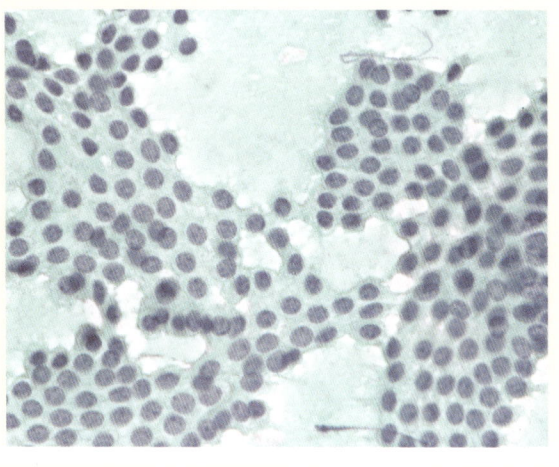

96 甲状腺

50歳代，女性．臨床情報：甲状腺腫瘤，検体：腫瘤穿刺吸引（Pap. 染色，左：弱拡大，右：強拡大）
①橋本病，②腺腫様甲状腺腫，③乳頭癌，④髄様癌，⑤悪性リンパ腫

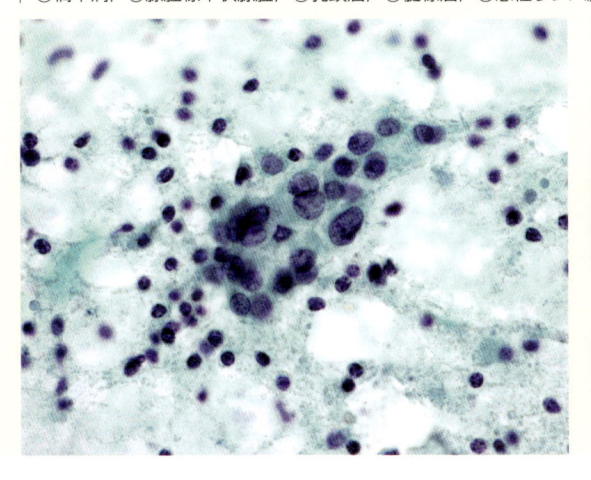

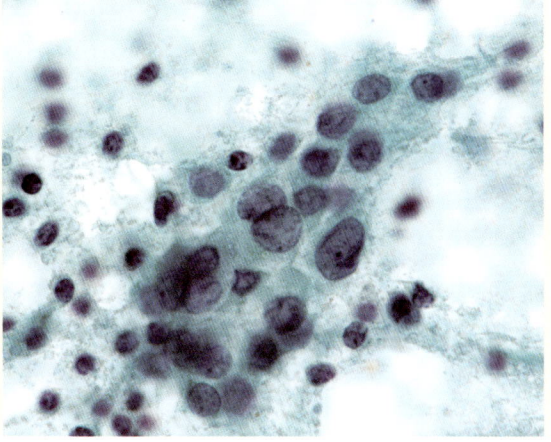

3 演習問題

97 甲状腺

40歳代，女性．臨床情報：甲状腺腫瘍，検体：腫瘍穿刺吸引（Pap. 染色，左：弱拡大，右：強拡大）
①橋本病，②亜急性甲状腺炎，③濾胞性腫瘍，④髄様癌，⑤未分化癌

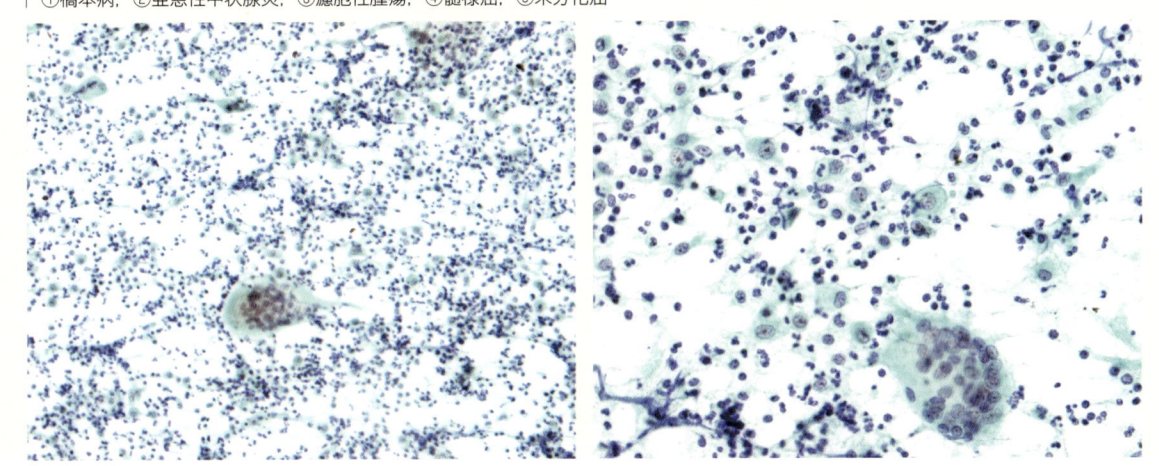

98 甲状腺

20歳代，男性．臨床情報：甲状腺腫瘍，検体：腫瘍穿刺吸引（Pap. 染色，左：弱拡大，右：強拡大）
①腺腫様甲状腺腫，②亜急性甲状腺炎，③濾胞性腫瘍，④乳頭癌，⑤髄様癌

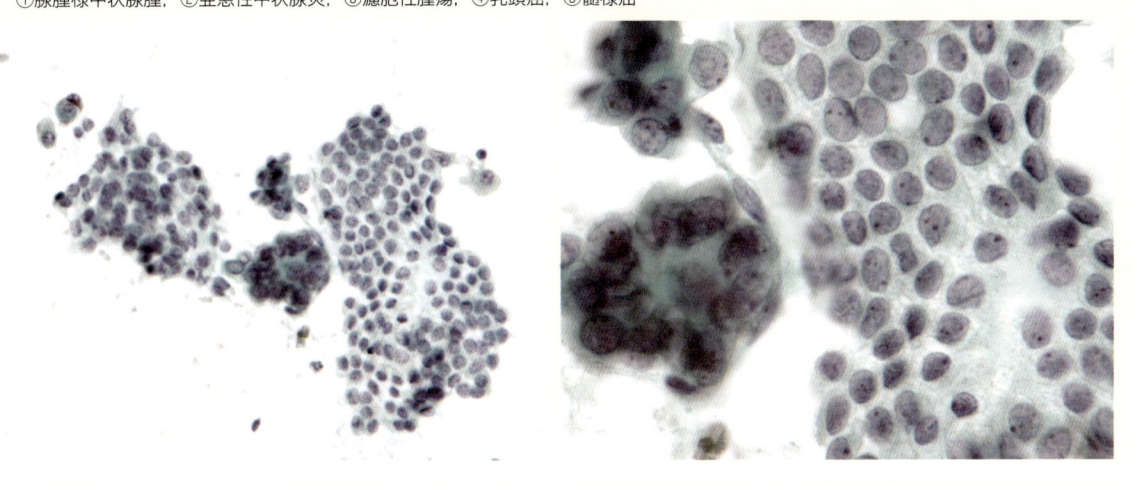

99 甲状腺

50歳代，男性．臨床情報：甲状腺腫瘍，検体：腫瘍穿刺吸引（Pap. 染色，左：中拡大，右：強拡大）
①腺腫様甲状腺腫，②濾胞性腫瘍，③乳頭癌，④髄様癌，⑤未分化癌

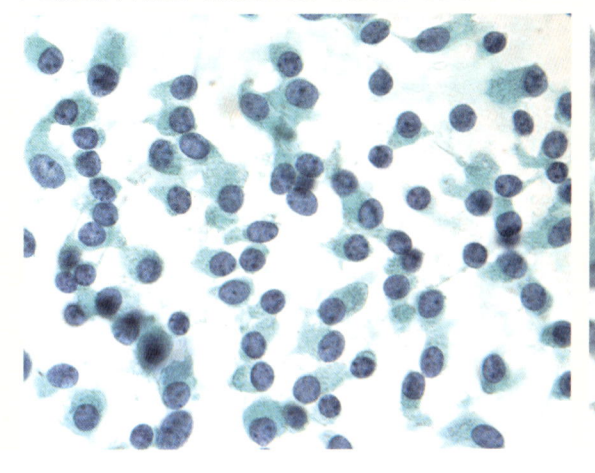

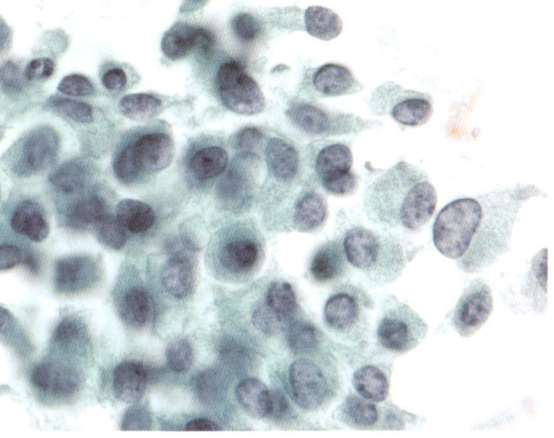

100 甲状腺

30歳代，女性．臨床情報：甲状腺腫瘤，検体：腫瘤穿刺吸引（Pap. 染色，左：弱拡大，右：強拡大）
①橋本病，②腺腫様甲状腺腫，③濾胞性腫瘍，④乳頭癌，⑤髄様癌

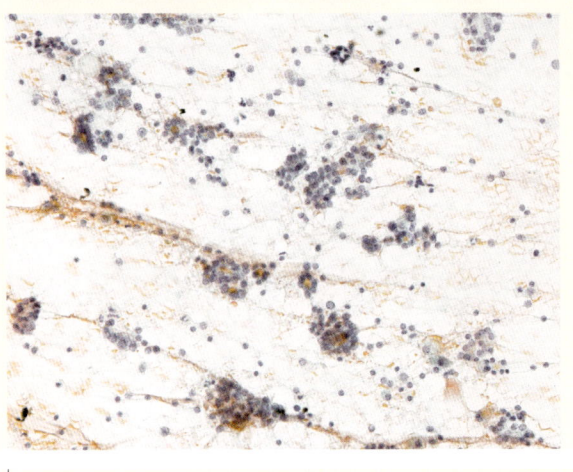

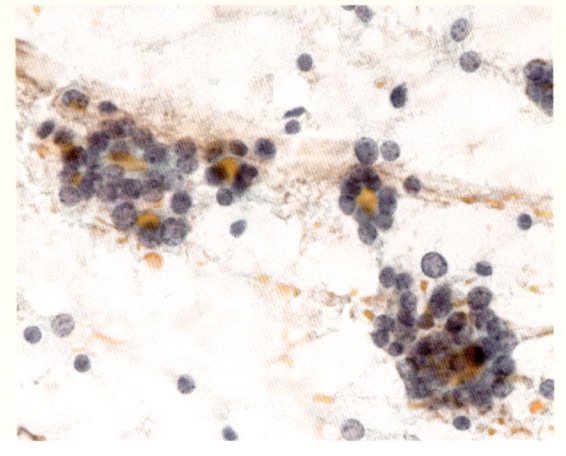

101 甲状腺

50歳代，女性．臨床情報：甲状腺腫瘤，検体：腫瘤穿刺吸引（Pap. 染色，左：弱拡大，右：強拡大）
①橋本病，②亜急性甲状腺炎，③髄様癌，④未分化癌，⑤悪性リンパ腫

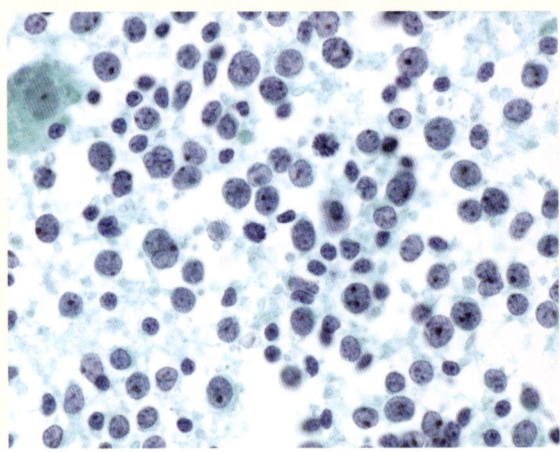

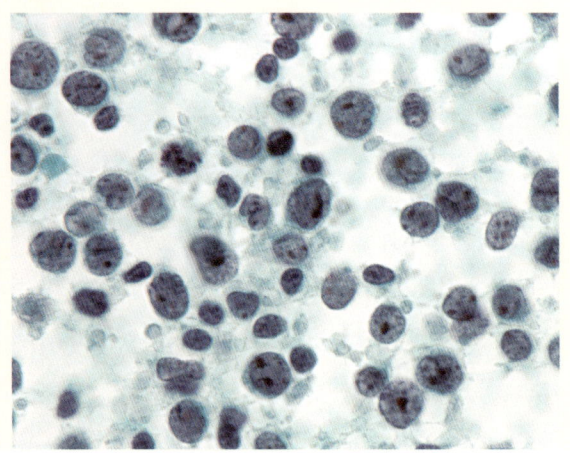

102 甲状腺

60歳代，男性．臨床情報：甲状腺腫瘤，検体：腫瘤穿刺吸引（Pap. 染色，左：弱拡大，右：強拡大）
①橋本病，②濾胞性腫瘍，③乳頭癌，④髄様癌，⑤未分化癌

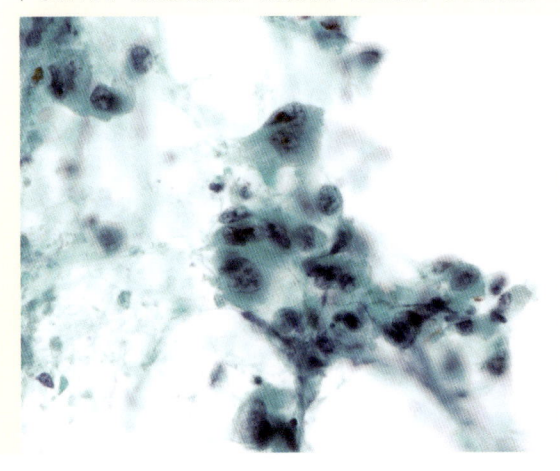

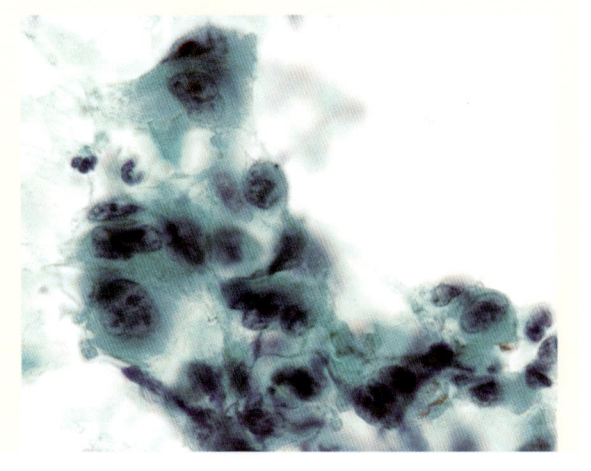

3 演習問題

103 甲状腺
30歳代，女性．臨床情報：甲状腺腫瘍，検体：腫瘍穿刺吸引（Pap. 染色，左右：弱拡大）
①橋本病，②腺腫様甲状腺腫，③濾胞性腫瘍，④乳頭癌，⑤髄様癌

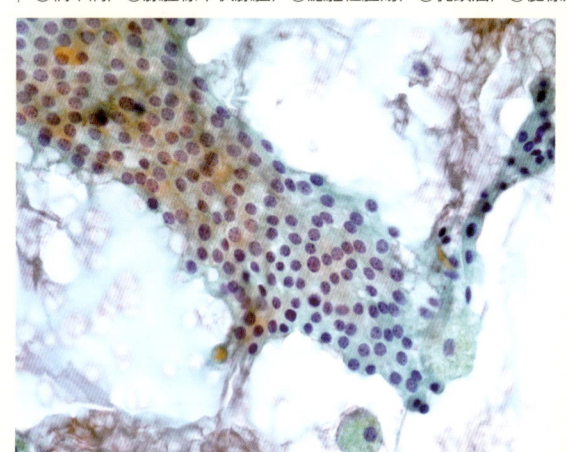

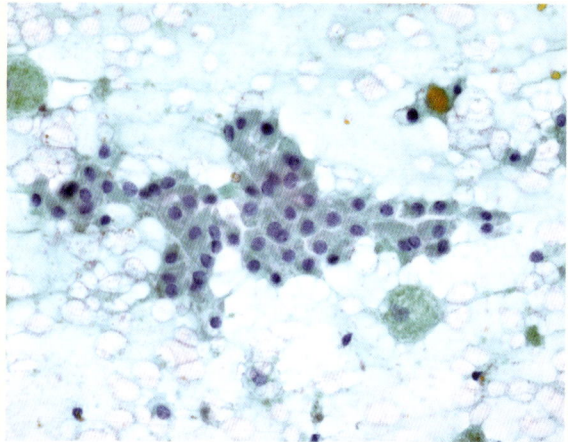

104 甲状腺
30歳代，女性．臨床情報：甲状腺腫瘍，検体：腫瘍穿刺吸引，（Pap. 染色，左：弱拡大，右：強拡大）
①橋本病，②腺腫様甲状腺腫，③濾胞性腫瘍，④乳頭癌，⑤髄様癌

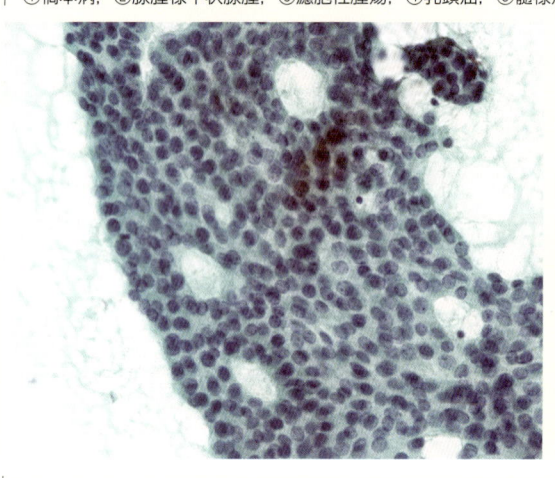

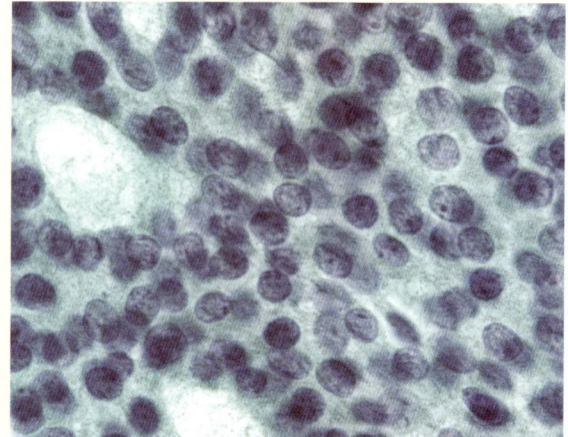

105 甲状腺
50歳代，女性．臨床情報：甲状腺腫瘍，検体：腫瘍穿刺吸引（Pap. 染色，左：弱拡大，右：強拡大）
①橋本病，②腺腫様甲状腺腫，③濾胞性腫瘍，④髄様癌，⑤悪性リンパ腫

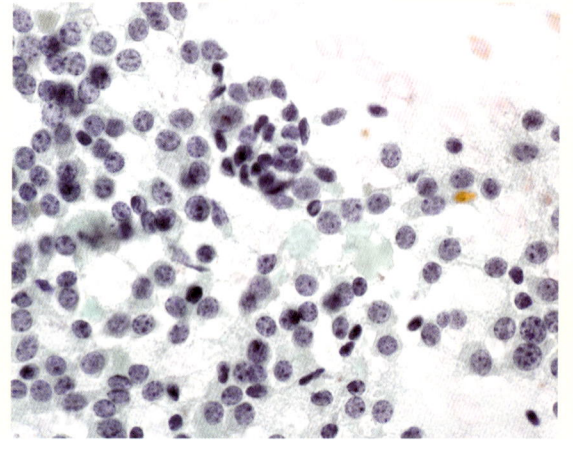

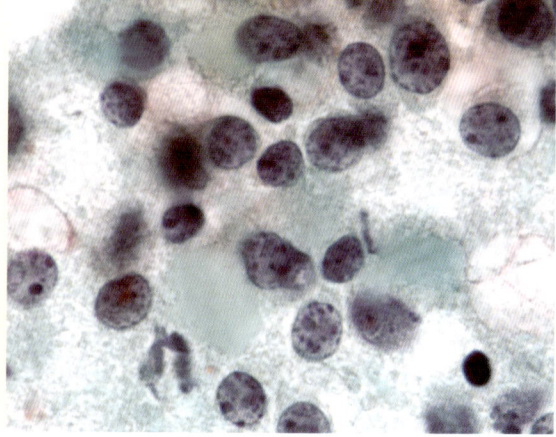

106 甲状腺

40歳代，女性．臨床情報：甲状腺腫瘤，検体：腫瘤穿刺吸引（Pap.染色，左：弱拡大，右：強拡大）
①橋本病，②濾胞性腫瘍，③乳頭癌，④髄様癌，⑤未分化癌

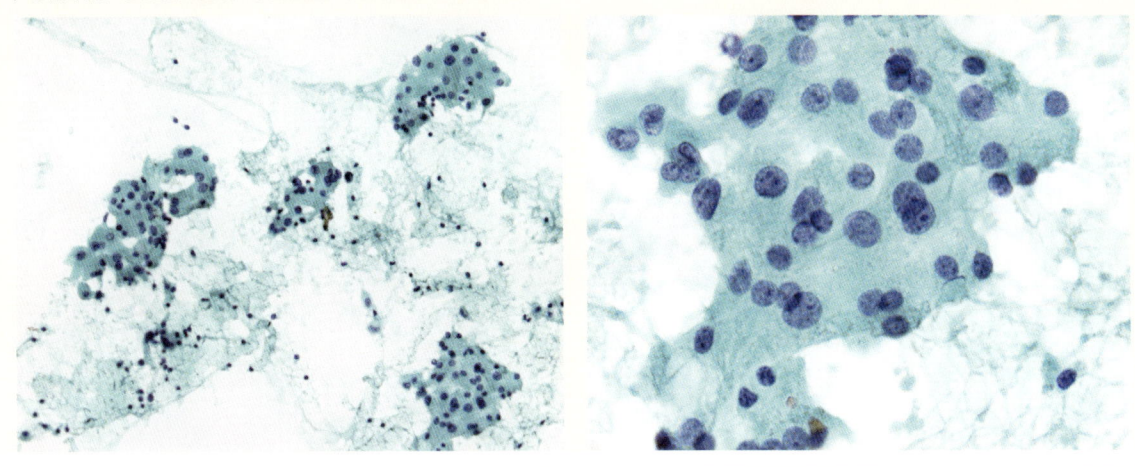

107 甲状腺

40歳代，女性．臨床情報：甲状腺腫瘤，検体：腫瘤穿刺吸引（Pap.染色，左：弱拡大，右：強拡大）
①橋本病，②腺腫様甲状腺腫，③濾胞性腫瘍，④乳頭癌，⑤髄様癌

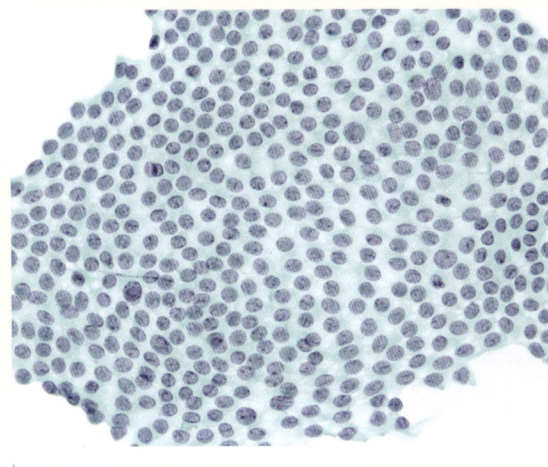

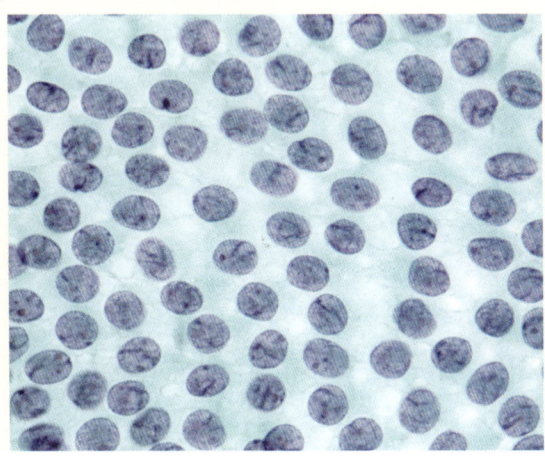

108 甲状腺

30歳代，男性．臨床情報：甲状腺腫瘤，検体：腫瘤穿刺吸引（Pap.染色，左：弱拡大，右：強拡大）
①硝子化索状腺腫，②腺腫様甲状腺腫，③乳頭癌，④濾胞癌，⑤未分化癌

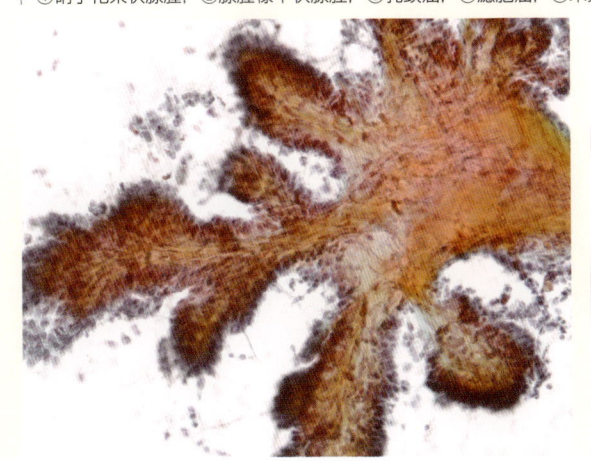

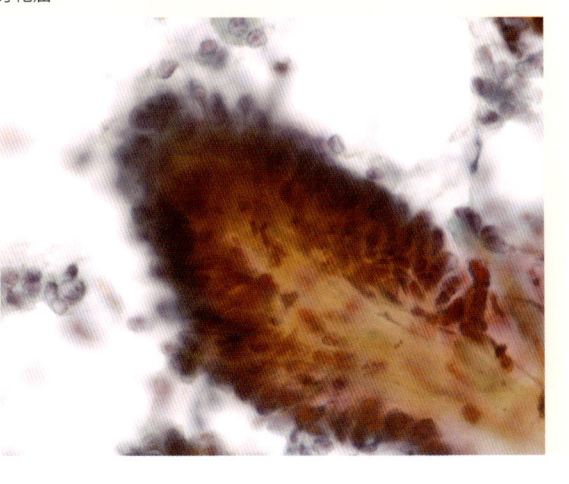

3 演習問題

109 甲状腺

40歳代, 女性. 臨床情報：甲状腺腫瘤, 検体：腫瘤穿刺吸引（Pap. 染色, 左右：弱拡大）
①腺腫様甲状腺腫, ②濾胞性腫瘍, ③乳頭癌, ④髄様癌, ⑤未分化癌

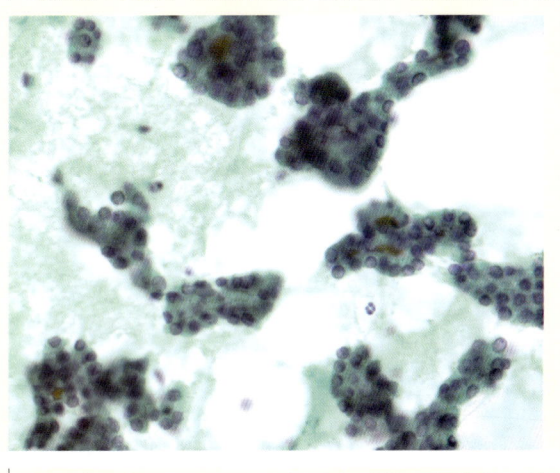

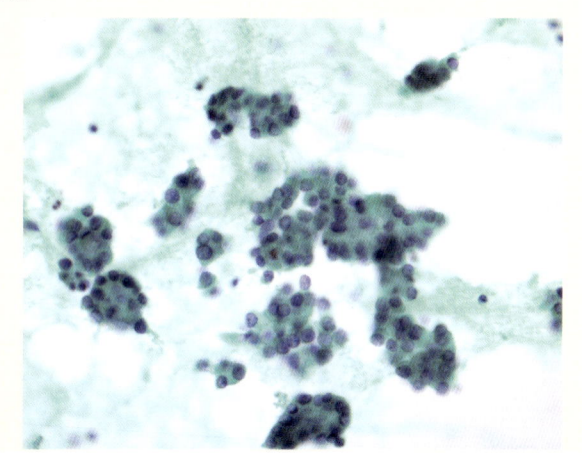

110 甲状腺

40歳代, 女性. 臨床情報：甲状腺腫瘤, 検体：腫瘤穿刺吸引（Pap. 染色, 左：弱拡大, 右：強拡大）
①橋本病, ②亜急性甲状腺炎, ③好酸性細胞型腺腫, ④乳頭癌, ⑤髄様癌

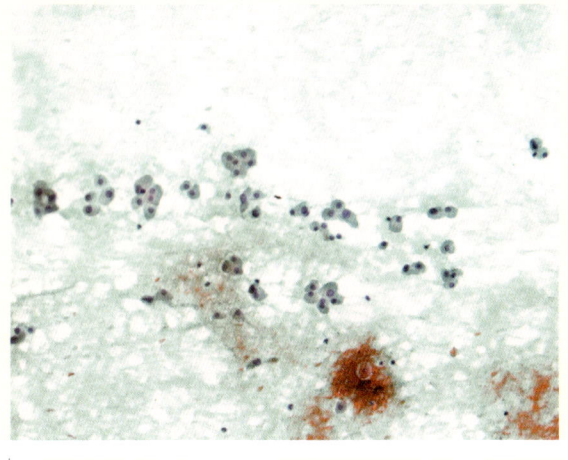

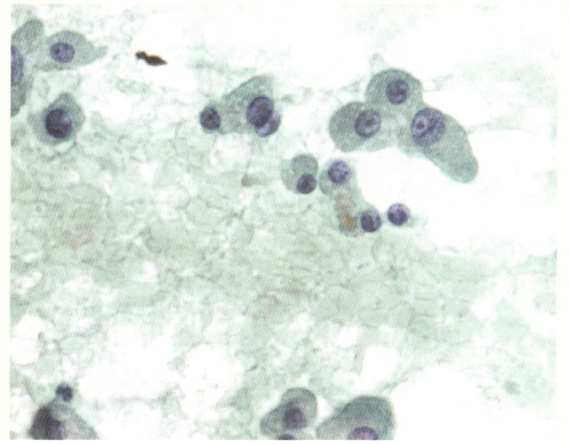

111 泌尿器

60歳代, 男性. 臨床情報：両側水腎症, 検体：尿管カテーテル尿（Pap. 染色, 左：弱拡大, 右：中拡大）
①良性尿路上皮細胞, ②腎尿細管上皮細胞, ③ウイルス感染細胞, ④低異型度尿路上皮癌, ⑤高異型度尿路上皮癌

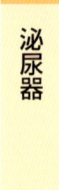

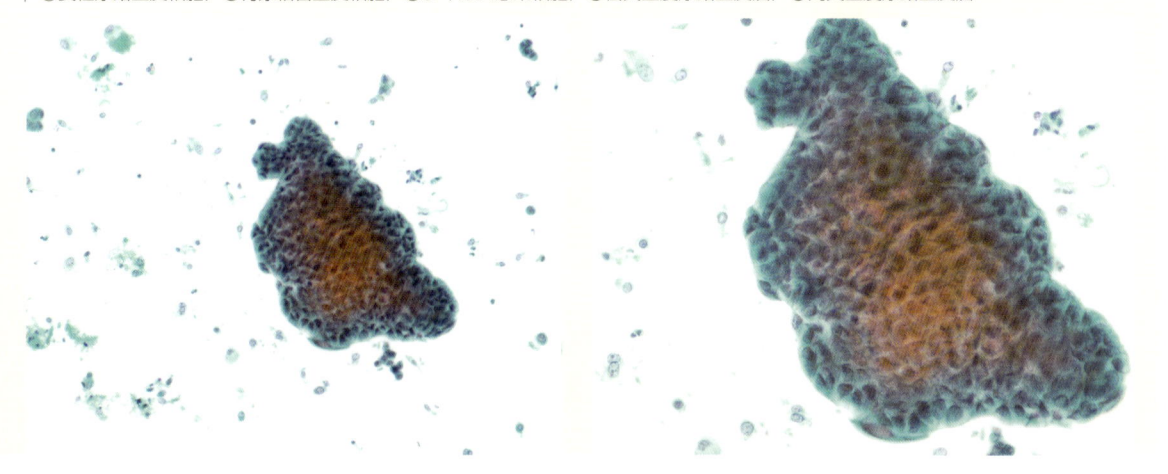

112 泌尿器

50歳代，男性．臨床情報：血尿．検体：自然尿（Pap. 染色，左右：強拡大）
①良性異型尿路上皮細胞，②ウイルス感染細胞，③低異型度尿路上皮癌，④高異型度尿路上皮癌，⑤前立腺癌

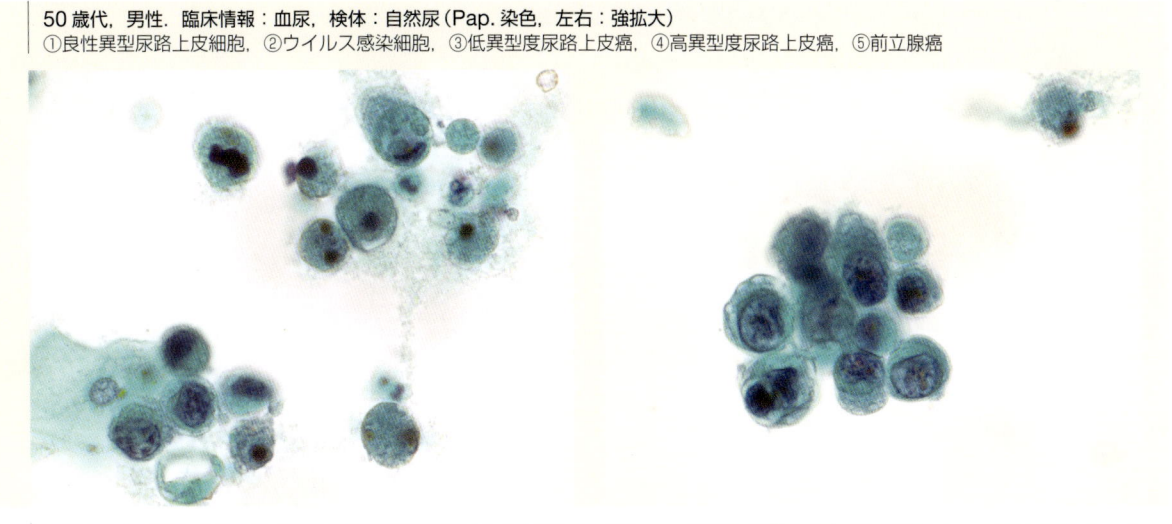

113 泌尿器

80歳代，男性．臨床情報：血尿．検体：自然尿（左：Pap. 染色，強拡大，右：ギムザ染色，強拡大）
①良性異型尿路上皮細胞，②リンパ球，③マラコプラキア，④尿路上皮癌，⑤悪性リンパ腫

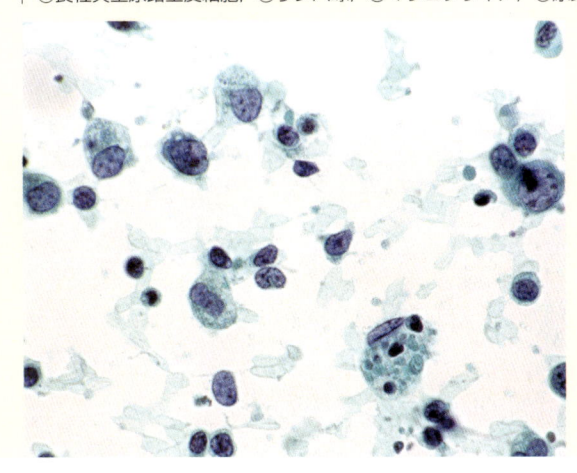

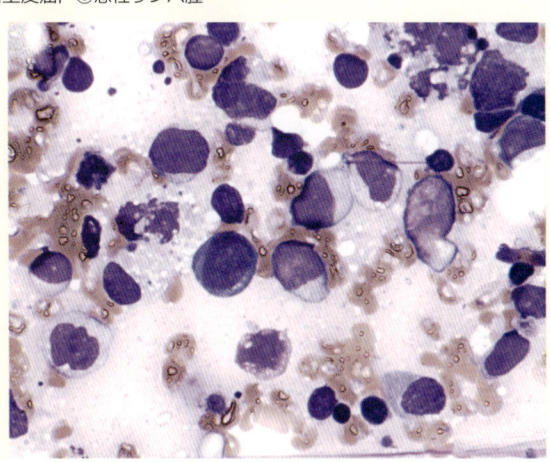

114 泌尿器

50歳代，男性．臨床情報：血尿．検体：自然尿（Pap. 染色，左：中拡大，右：強拡大）
①良性異型尿路上皮細胞，②腎尿細管上皮細胞，③ウイルス感染細胞，④低異型度尿路上皮癌，⑤高異型度尿路上皮癌

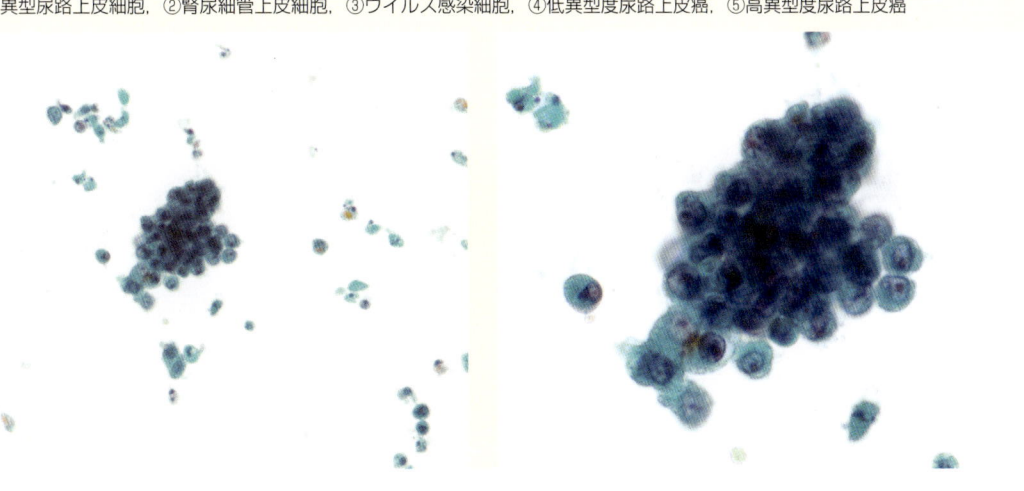

3 演習問題

115 泌尿器

40歳代，女性．臨床情報：血尿，検体：自然尿（Pap. 染色，左：中拡大，右：強拡大）
①良性異型尿路上皮細胞，②子宮内膜細胞，③低異型度尿路上皮癌，④小細胞癌，⑤尿膜管癌

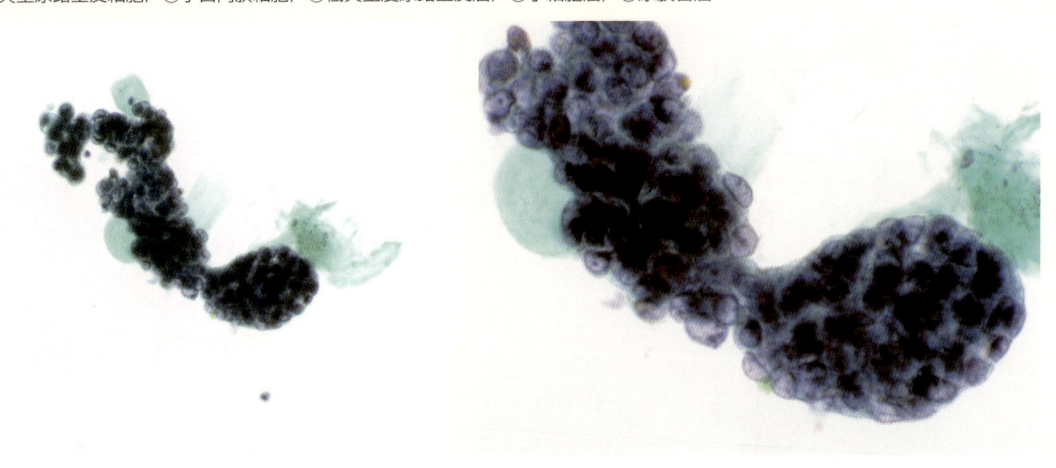

116 泌尿器

60歳代，男性．臨床情報：血尿，検体：自然尿（Pap. 染色，左：中拡大，右：強拡大）
①良性異型尿路上皮細胞，②腎尿細管上皮細胞，③ウイルス感染細胞，④高異型度尿路上皮癌，⑤悪性リンパ腫

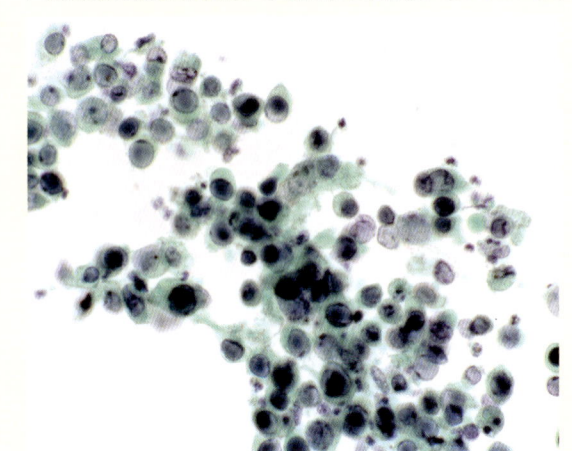

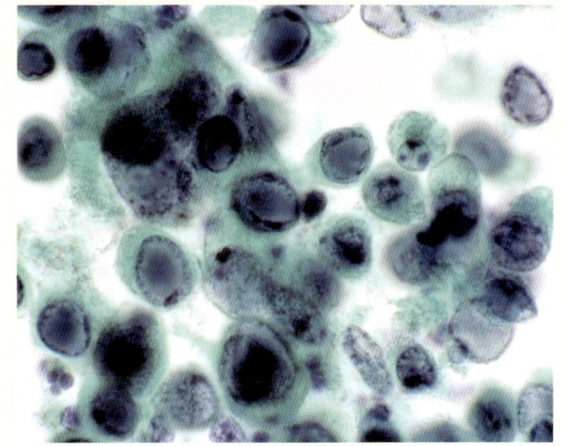

117 泌尿器

70歳代，男性．臨床情報：血尿，検体：膀胱洗浄液（Pap. 染色，左：中拡大，右：強拡大）
①良性異型尿路上皮細胞，②低異型度尿路上皮癌，③高異型度尿路上皮癌，④扁平上皮癌，⑤前立腺癌

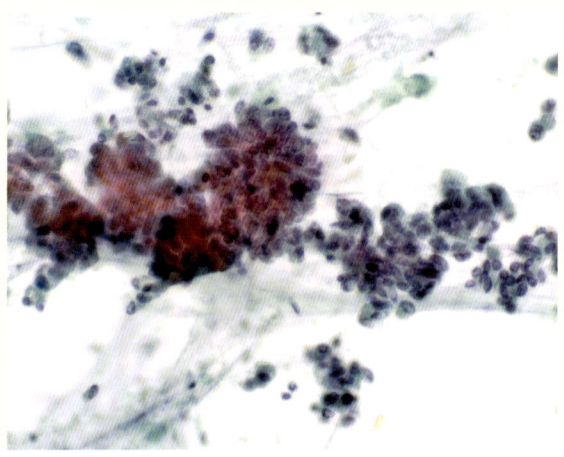

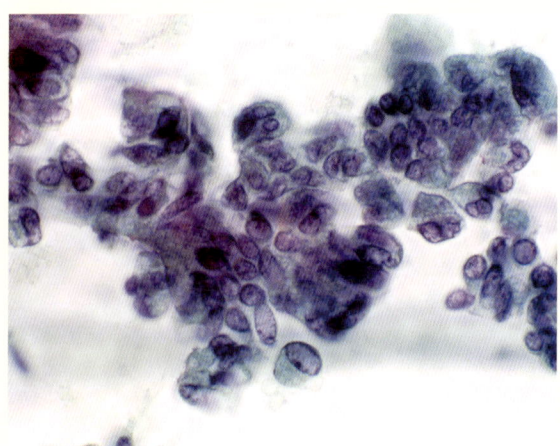

118 泌尿器

50歳代，男性．臨床情報：血尿，検体：自然尿（Pap. 染色，左右：強拡大）
①良性異型尿路上皮細胞，②ウイルス感染細胞，③異形成，④尿路上皮癌CIS，⑤扁平上皮癌

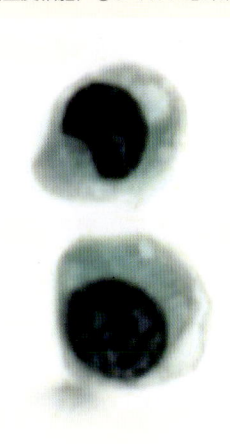

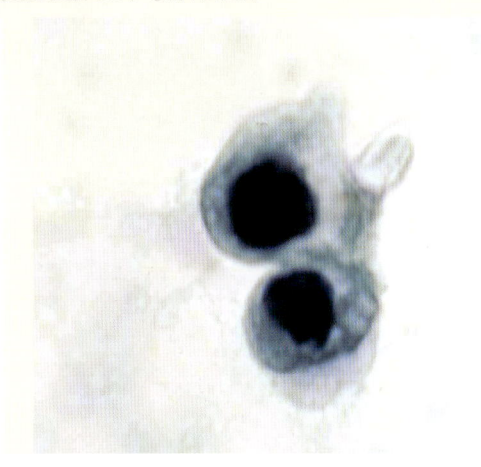

119 泌尿器

60歳代，男性．臨床情報：血尿，検体：自然尿（Pap. 染色，左右：強拡大）
①良性尿路上皮細胞，②リンパ球の集団，③腎尿細管上皮細胞，④低異型度尿路上皮癌，⑤小細胞癌

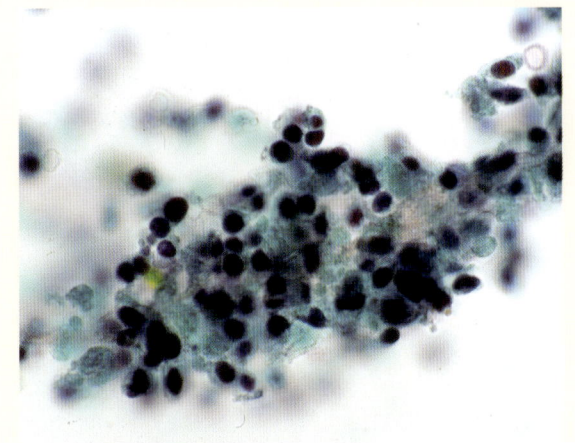

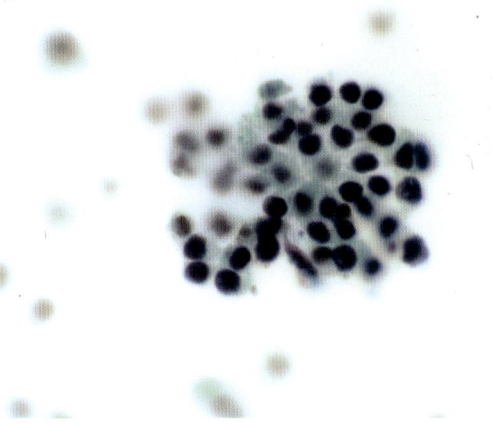

120 泌尿器

50歳代，女性．臨床情報：血尿，検体：自然尿（Pap. 染色，左：中拡大，右：強拡大）
①良性異型尿路上皮細胞，②腎尿細管上皮細胞，③尿路上皮癌，④尿膜管癌，⑤腎淡明細胞癌

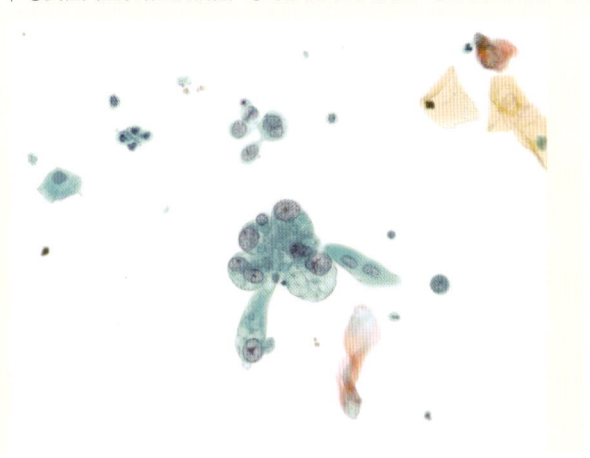

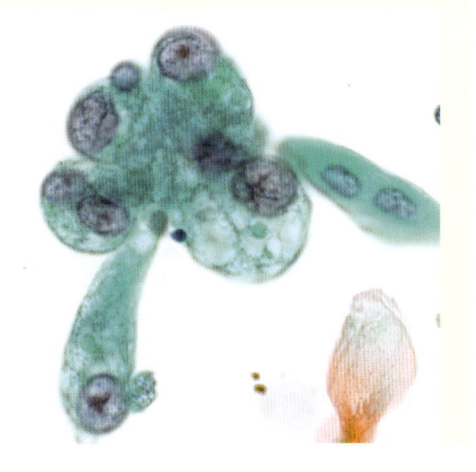

3 演習問題

121 泌尿器
40歳代，男性．臨床情報：結石・血尿，検体：自然尿（Pap. 染色，左右：強拡大）
①良性異型尿路上皮細胞，②低異型度尿路上皮癌，③高異型度尿路上皮癌，④扁平上皮癌，⑤前立腺癌

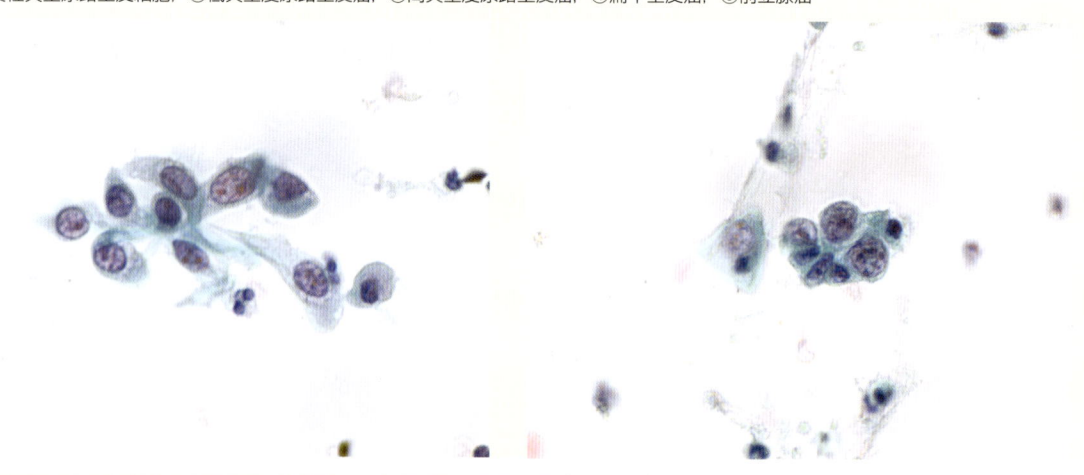

122 泌尿器
60歳代，男性．臨床情報：血尿，検体：自然尿（Pap. 染色，左右：強拡大）
①再生異型尿路上皮細胞，②腎尿細管上皮細胞，③高異型度尿路上皮癌，④前立腺癌，⑤大腸癌

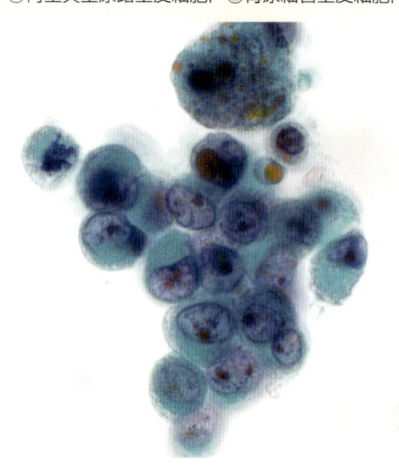

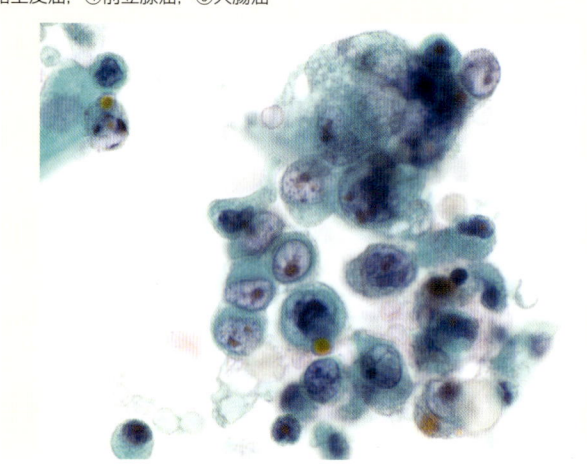

123 泌尿器
60歳代，女性．臨床情報：血尿，検体：自然尿（Pap. 染色，左右：強拡大）
①良性尿路上皮細胞，②腎尿細管上皮細胞，③高異型度尿路上皮癌，④扁平上皮癌，⑤腎細胞癌

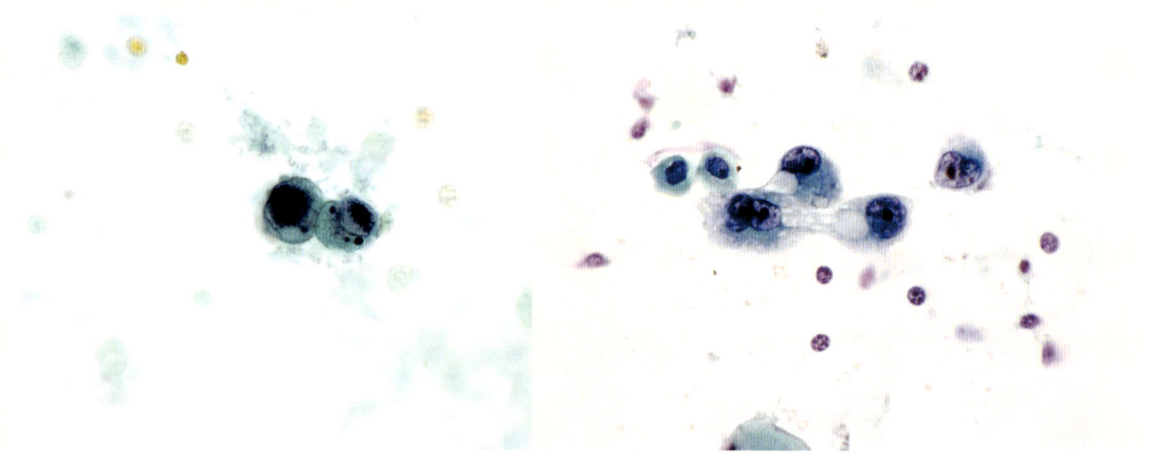

124 泌尿器

80歳代，女性．臨床情報：血尿，検体：自然尿（Pap. 染色，左：中拡大，右：強拡大）
①良性尿路上皮細胞，②トリコモナス感染細胞，③コンジローマ由来の細胞，④高異型度尿路上皮癌，⑤扁平上皮癌

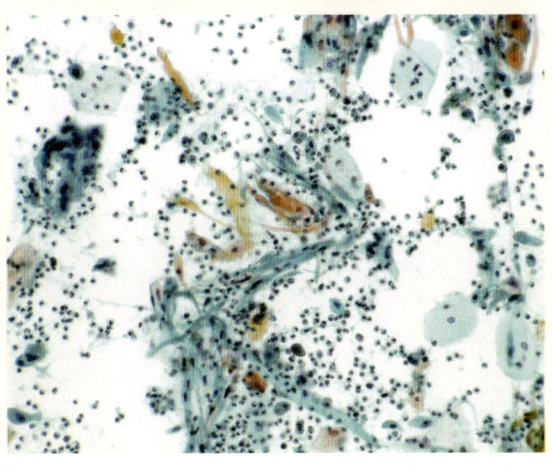

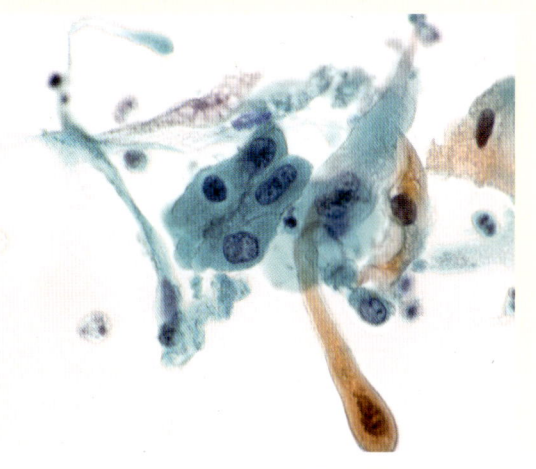

125 泌尿器

70歳代，男性．臨床情報：血尿，検体：自然尿（Pap. 染色，左：中拡大，右：強拡大）
①良性異型尿路上皮細胞，②腎尿細管上皮細胞，③尿路上皮癌，④前立腺癌，⑤大腸癌

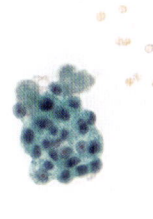

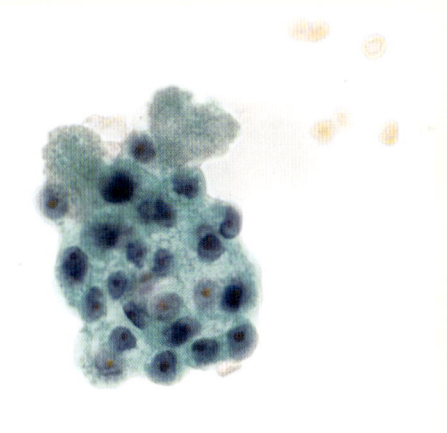

126 泌尿器

50歳代，男性．臨床情報：BCG治療中，検体：自然尿（Pap. 染色，左：中拡大，右：強拡大）
①良性異型尿路上皮細胞，②類上皮細胞，③ウイルス感染細胞，④尿路上皮癌，⑤未分化癌

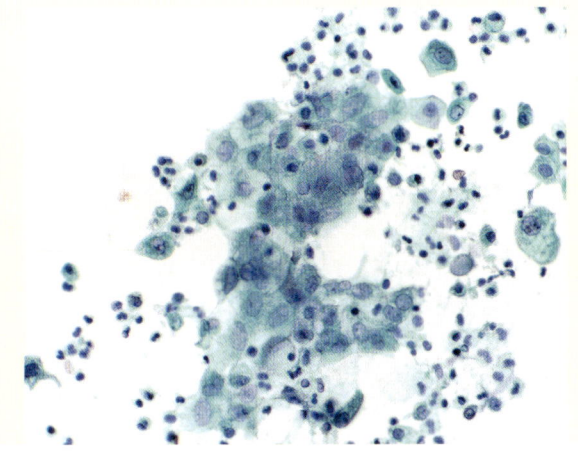

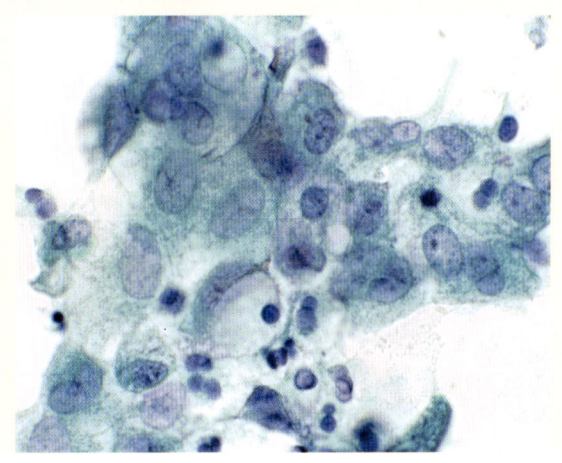

3 演習問題

127 泌尿器

50歳代, 女性. 臨床情報:血尿, 検体:自然尿(Pap.染色, 左右:強拡大)
①良性尿路上皮細胞, ②子宮内膜細胞, ③低異型度尿路上皮癌, ④尿膜管癌, ⑤明細胞癌

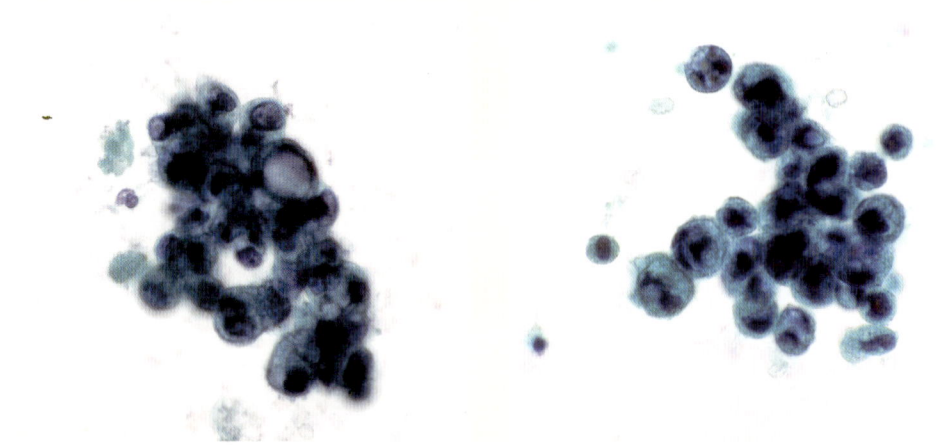

128 体腔液(体腔液)

70歳代, 男性. 臨床情報:肺腫瘍, 検体:胸水(左:Pap.染色, 右:ギムザ染色, 強拡大)
①反応性中皮細胞, ②低分化腺癌, ③扁平上皮癌, ④悪性中皮腫, ⑤肝細胞癌

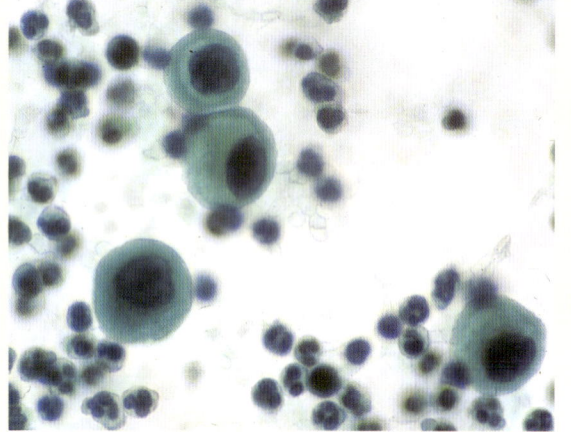

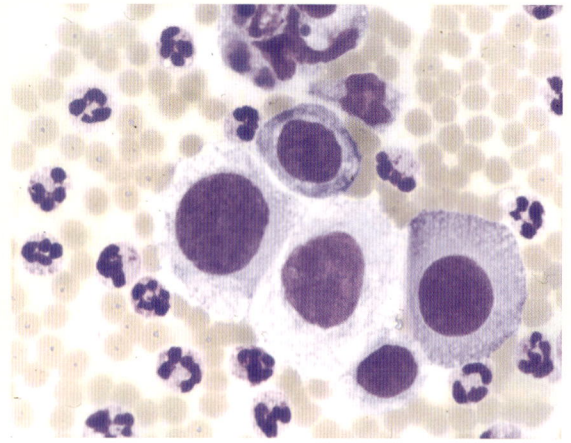

129 体腔液(体腔液)

50歳代, 男性. 臨床情報:食道腫瘍術後, 検体:胸水(Pap.染色, 左右:強拡大)
①反応性中皮細胞, ②低分化腺癌, ③肝細胞癌, ④悪性中皮腫, ⑤悪性黒色腫

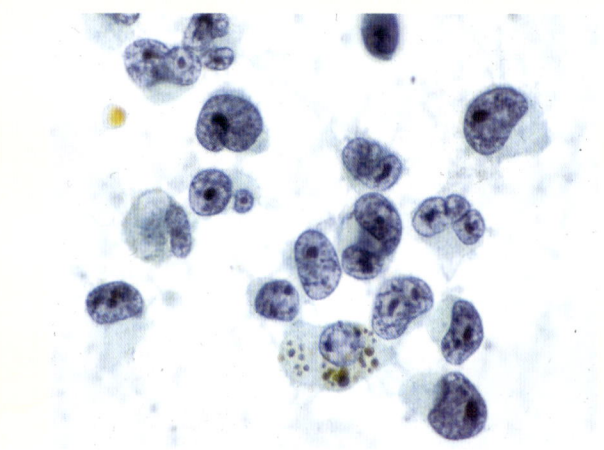

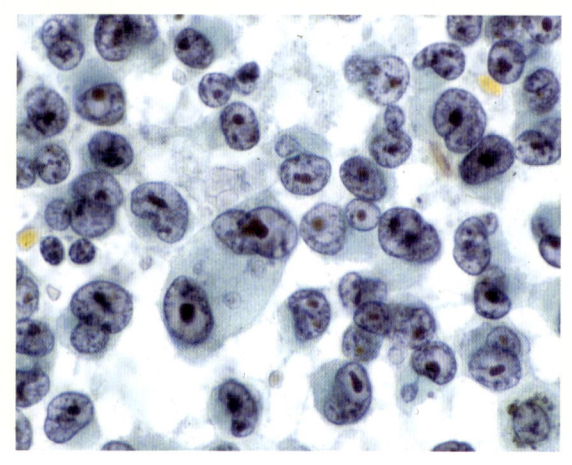

130 体腔液（体腔液）

60歳代，男性．臨床情報：肝腫瘍疑い，検体：胸水（Pap. 染色，左：弱拡大，右：強拡大）
①反応性中皮細胞，②扁平上皮癌，③低分化腺癌，④肝細胞癌，⑤悪性中皮腫

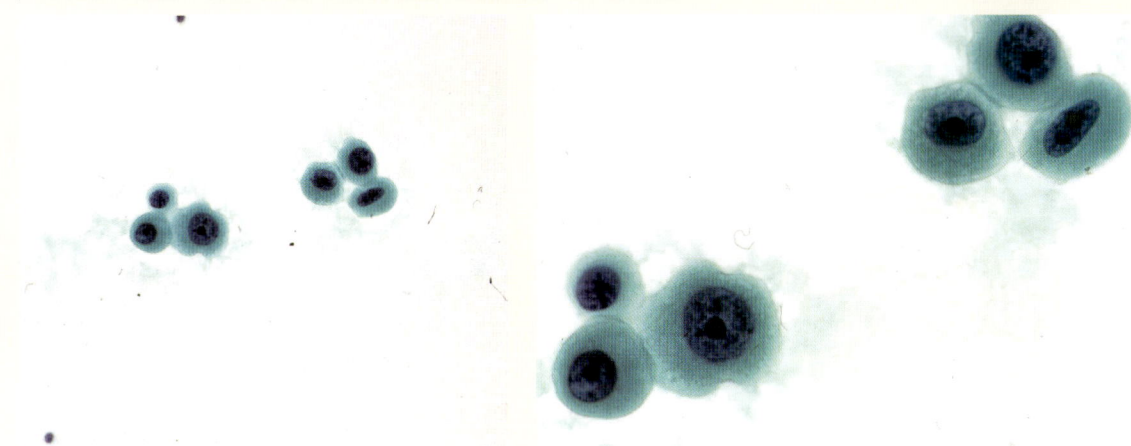

131 体腔液（体腔液）

60歳代，男性．臨床情報：腹水貯留，検体：腹水（左：Pap. 染色，右：ギムザ染色，強拡大）
①組織球，②反応性中皮細胞，③扁平上皮癌，④粘液癌，⑤悪性中皮腫

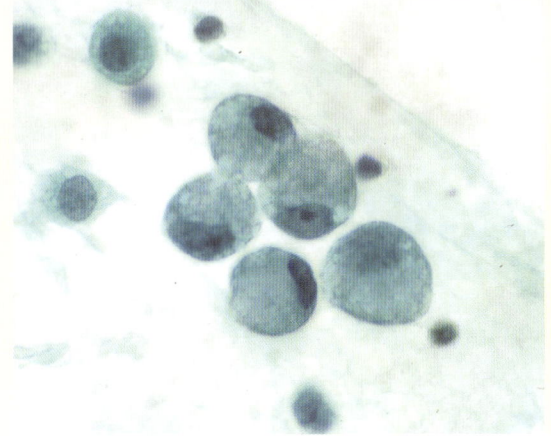

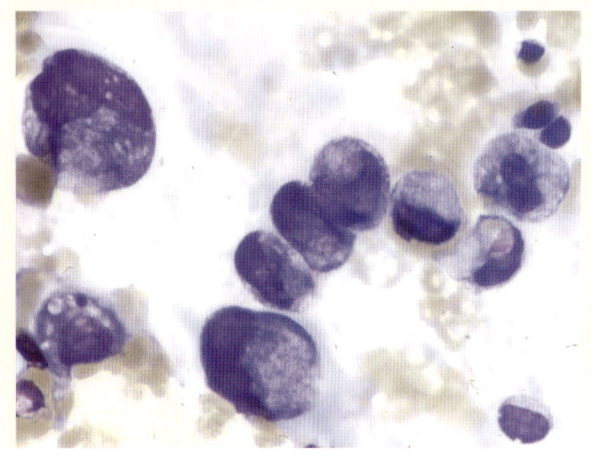

132 体腔液（体腔液）

50歳代，男性．臨床情報：腹水貯留，検体：腹水（左：Pap. 染色，右：ギムザ染色，強拡大）
①反応性中皮細胞，②腺癌，③扁平上皮癌，④肝細胞癌，⑤悪性中皮腫

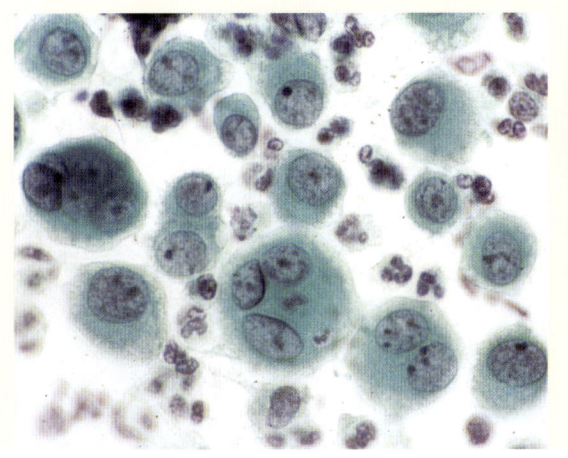

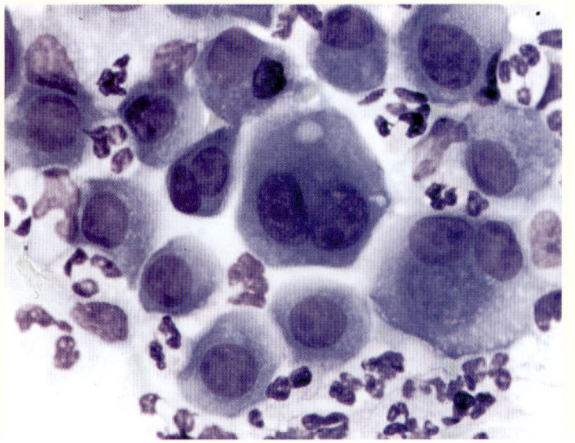

3 演習問題

133 体腔液(体腔液)

70歳代，男性．臨床情報：胸水貯留，検体：胸水(Pap. 染色，左：弱拡大，右：強拡大)
①反応性中皮細胞，②乳腺の腺癌，③肺の腺癌，④悪性中皮腫，⑤肺の扁平上皮癌

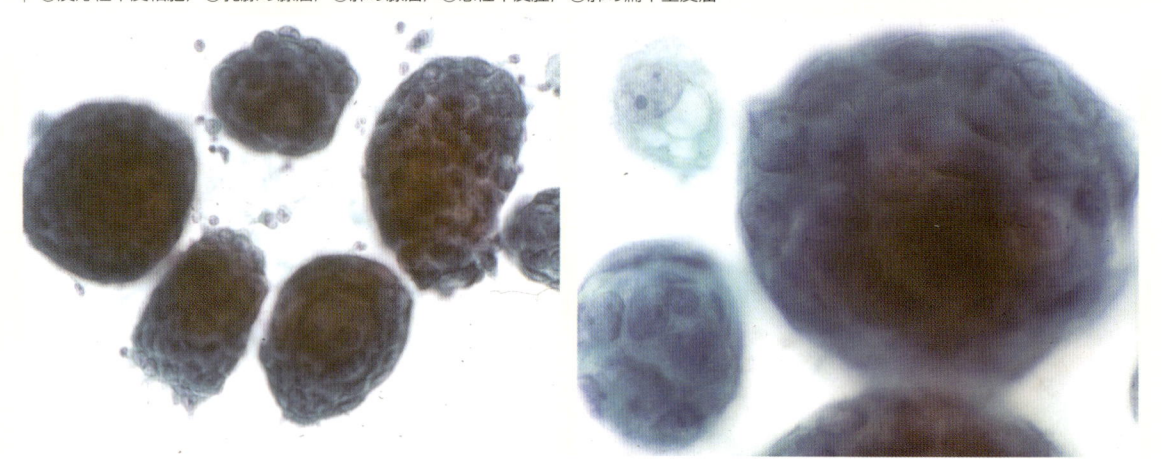

134 体腔液(体腔液)

20歳代，女性．臨床情報：卵巣腫瘍，検体：腹水(左：Pap. 染色，弱拡大，右：強拡大)
①反応性中皮細胞，②未分化胚細胞腫，③低分化腺癌，④悪性リンパ腫，⑤卵黄嚢腫瘍

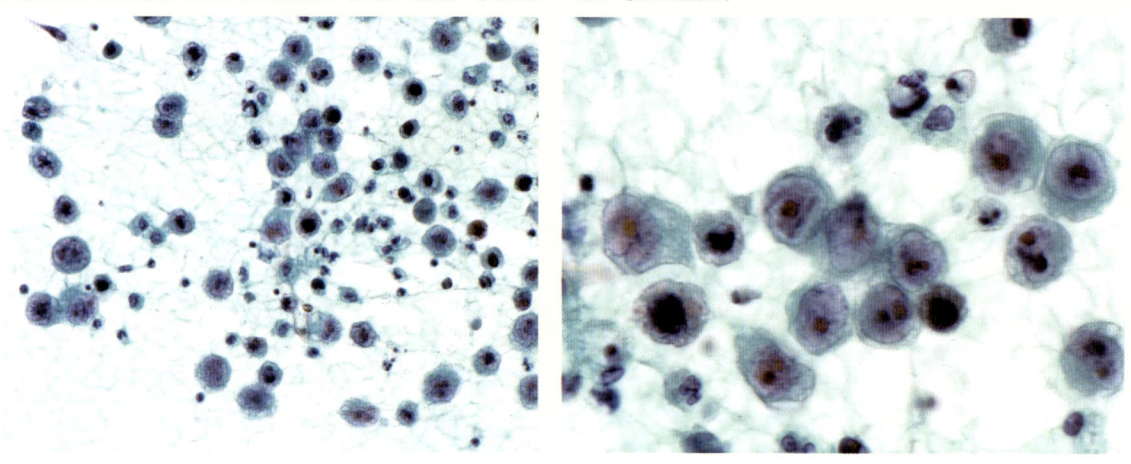

135 体腔液(体腔液)

70歳代，男性．臨床情報：胸水貯留，検体：胸水(左：Pap. 染色，右：ギムザ染色，左右：強拡大)
①反応性中皮細胞，②扁平上皮癌，③腺癌，④肝細胞癌，⑤悪性中皮腫

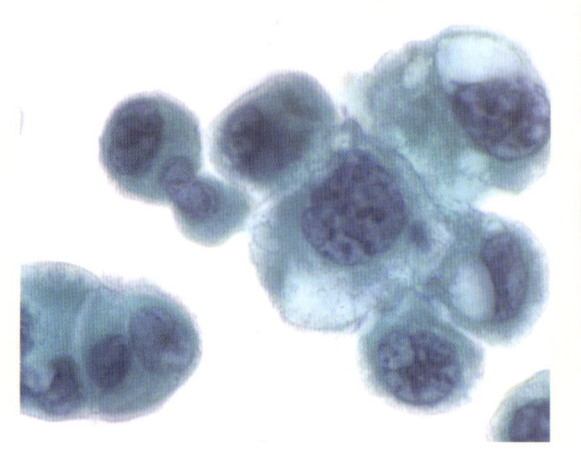

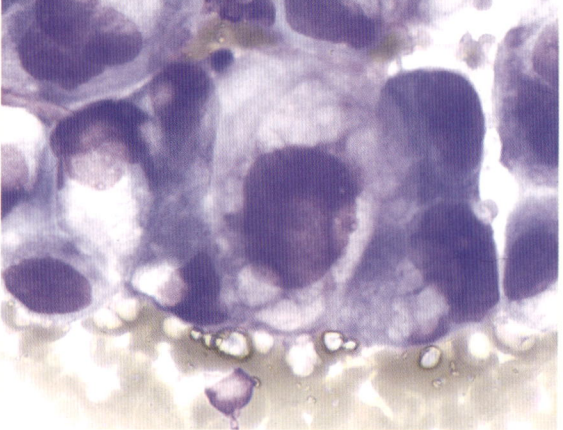

136 体腔液（体腔液）

50歳代，男性．臨床情報：腹水貯留，検体：腹水（左：Pap. 染色，右：ギムザ染色，左右：強拡大）
①組織球，②反応性中皮細胞，③悪性リンパ腫，④低分化腺癌，⑤骨髄腫

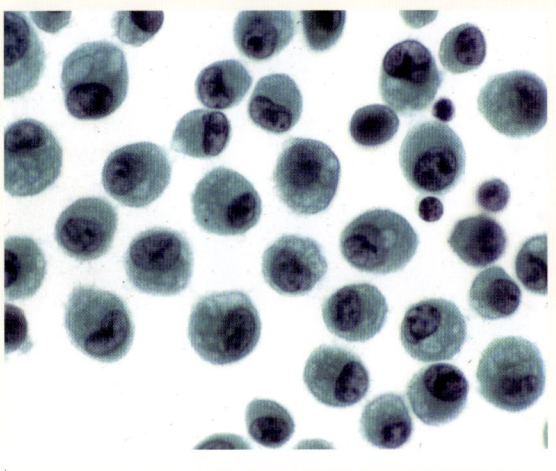

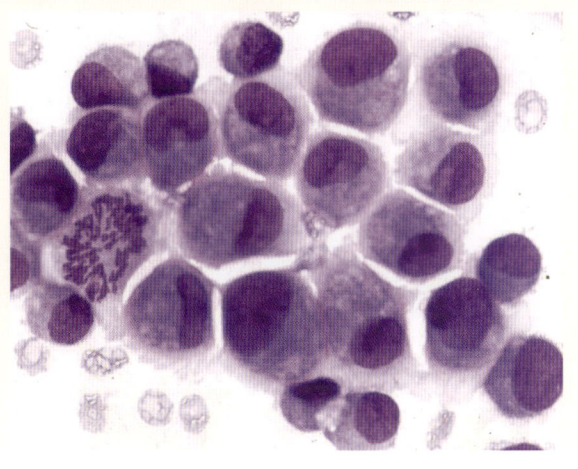

137 体腔液（体腔液）

60歳代，男性．臨床情報：肺腫瘍，検体：心嚢水（Pap. 染色，左：弱拡大，右：強拡大）
①反応性中皮細胞，②腺癌，③扁平上皮癌，④悪性中皮腫，⑤乳癌のまりも状集塊

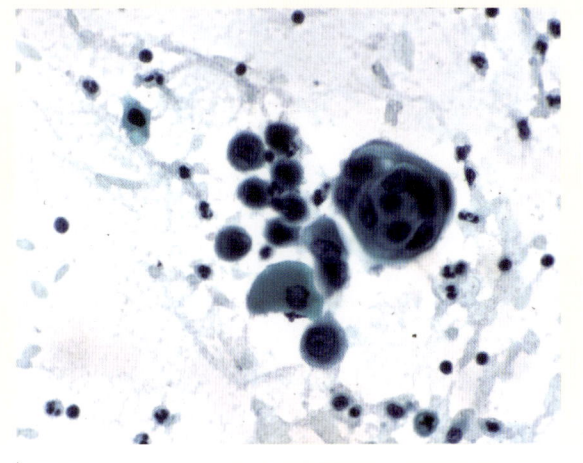

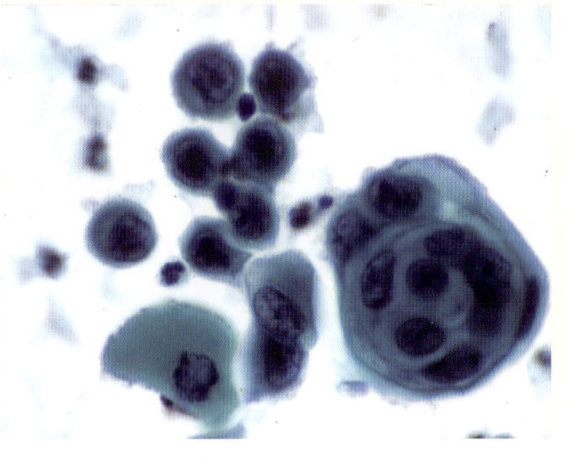

138 体腔液（体腔液）

60歳代，男性．臨床情報：胸水貯留，検体：胸水（左：Pap. 染色，右：ギムザ染色，左右：強拡大）
①リンパ球，②反応性中皮細胞，③低分化腺癌，④悪性リンパ腫，⑤骨髄腫

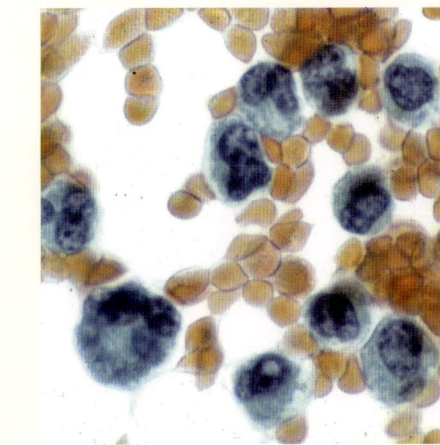

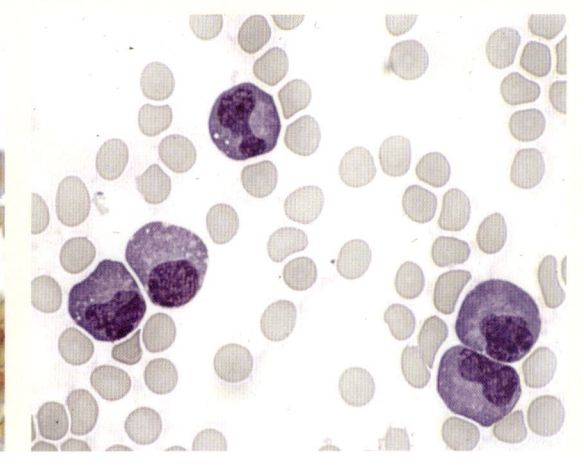

3 演習問題

139 体腔液（体腔液）

70歳代，女性．臨床情報：腹水貯留，検体：腹水（左：Pap.染色，右：ギムザ染色，左右：強拡大）
①反応性中皮細胞，②乳癌，③肺の腺癌，④扁平上皮癌，⑤悪性中皮腫

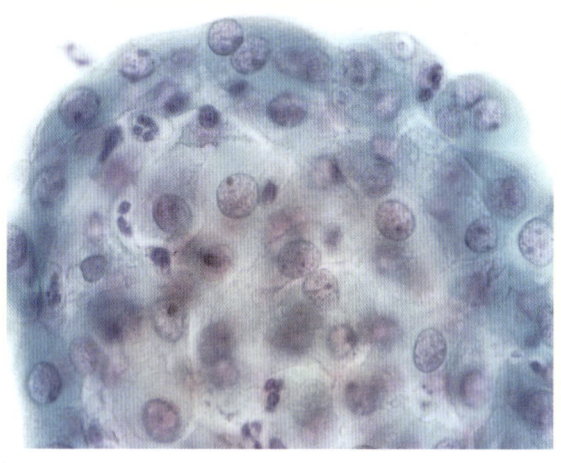

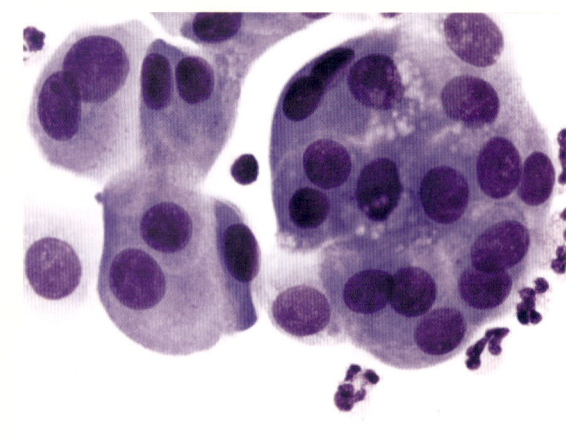

140 体腔液（体腔液）

60歳代，女性．臨床情報：腹水貯留，検体：腹水（左：Pap.染色，右：ギムザ染色，左右：強拡大）
①組織球，②反応性中皮細胞，③悪性中皮腫，④腺癌，⑤悪性リンパ腫

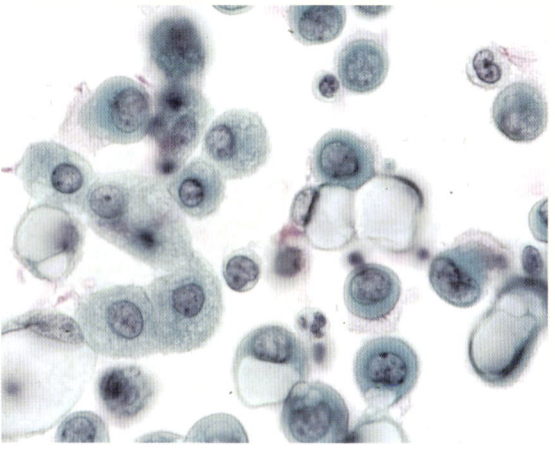

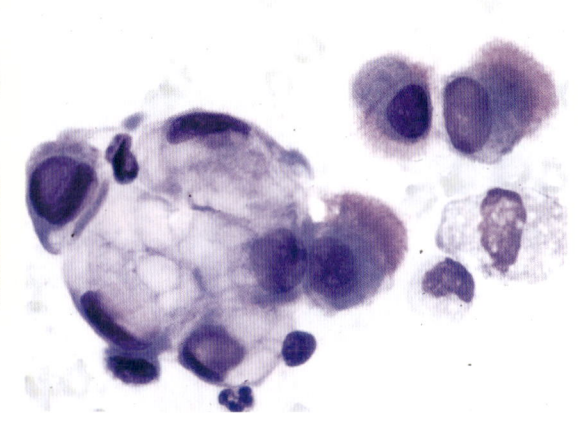

141 体腔液（体腔液）

60歳代，男性．臨床情報：胸水貯留，検体：胸水（左：Pap.染色，右：ギムザ染色，左右：強拡大）
①反応性中皮細胞，②腺癌，③扁平上皮癌，④肝細胞癌，⑤悪性中皮腫

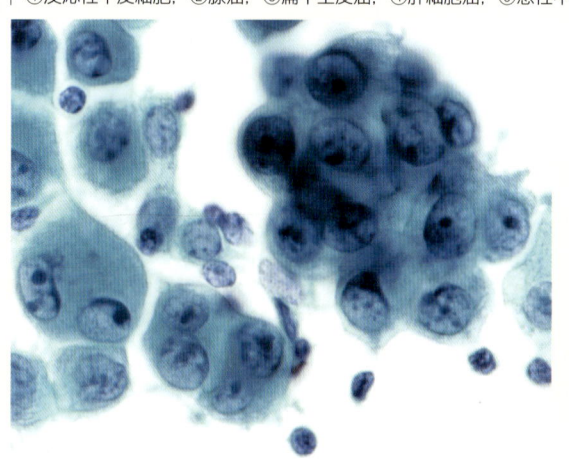

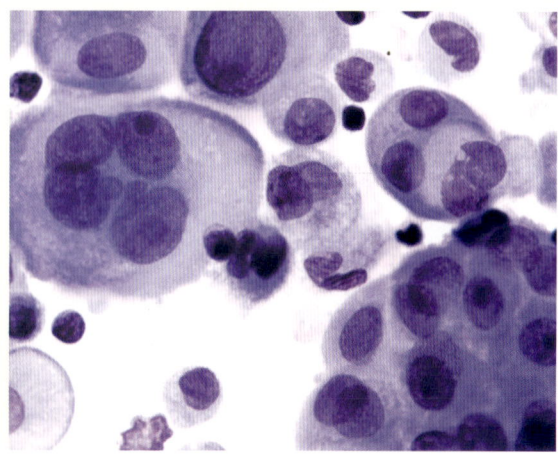

142 体腔液（脳脊髄液）

6歳，男児．臨床情報：発熱，頭痛．検体：髄液（ギムザ染色，左：弱拡大，右：強拡大）
①ウイルス性髄膜炎，②結核性髄膜炎，③急性骨髄性白血病細胞の浸潤，④急性リンパ性白血病細胞の浸潤，⑤髄芽細胞腫

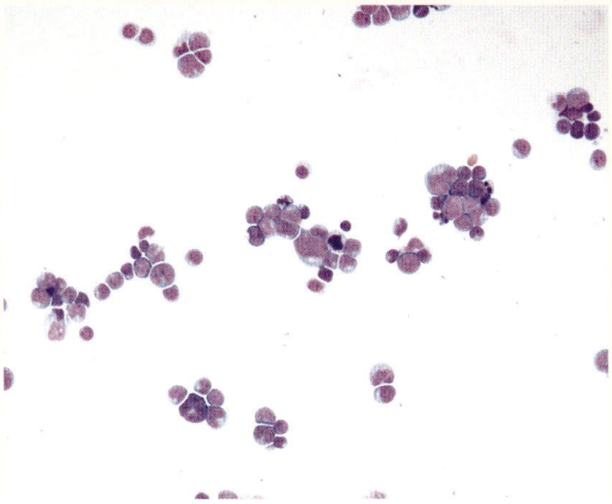

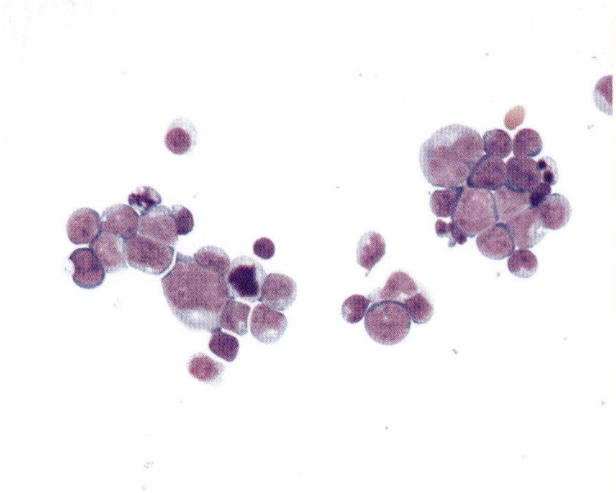

143 体腔液（脳脊髄液）

50歳代，男性．臨床情報：脳腫瘍疑い．検体：髄液（Pap.染色，左：中拡大，右：強拡大）
①結核性髄膜炎，②膠芽細胞腫，③悪性リンパ腫の脳転移，④小細胞癌の脳転移，⑤腺癌の脳転移

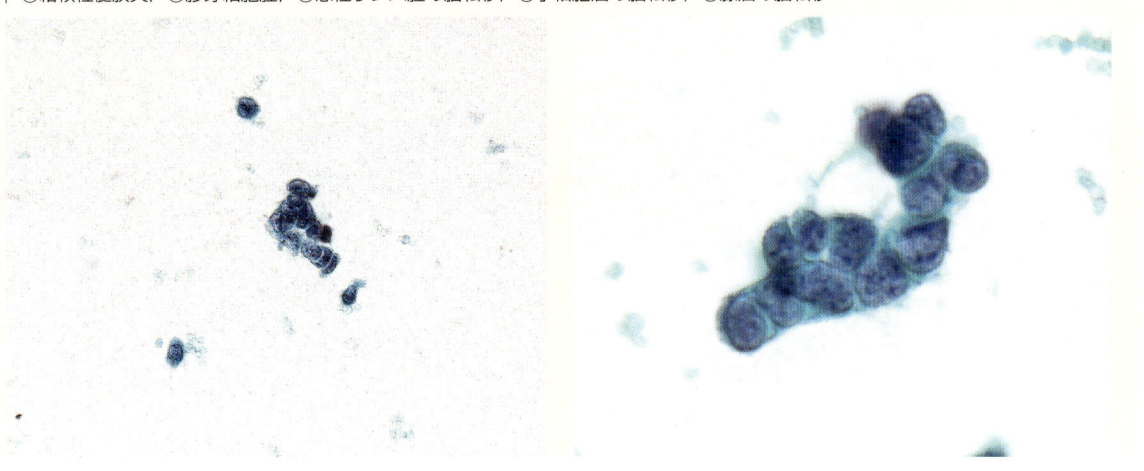

144 体腔液（脳脊髄液）

60歳代，女性．臨床情報：頭痛．検体：髄液（Pap.染色，左：中拡大，右：強拡大）
①細菌性髄膜炎，②結核性髄膜炎，③膠芽細胞腫，④腺癌の脳転移，⑤悪性リンパ腫の脳転移

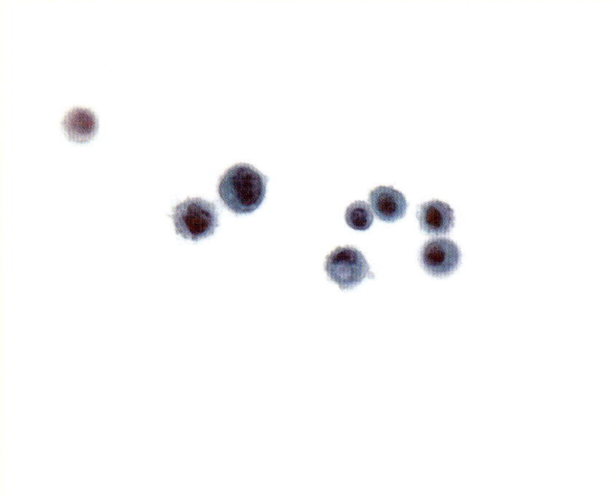

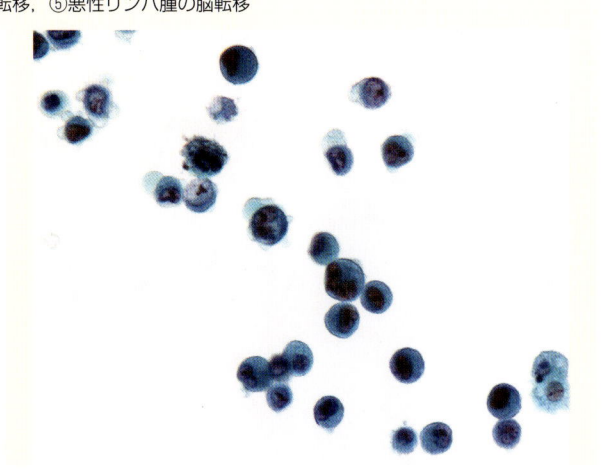

3 演習問題

145 体腔液（脳脊髄液）

50歳代，男性．臨床情報：脳腫瘍疑い．検体：髄液（Pap.染色，左：中拡大，右：強拡大）
①星膠細胞腫，②膠芽細胞腫，③頭蓋咽頭腫，④低分化腺癌の脳転移，⑤悪性リンパ腫の脳転移

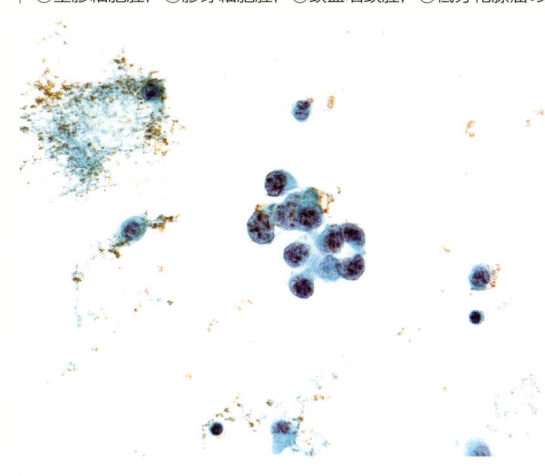

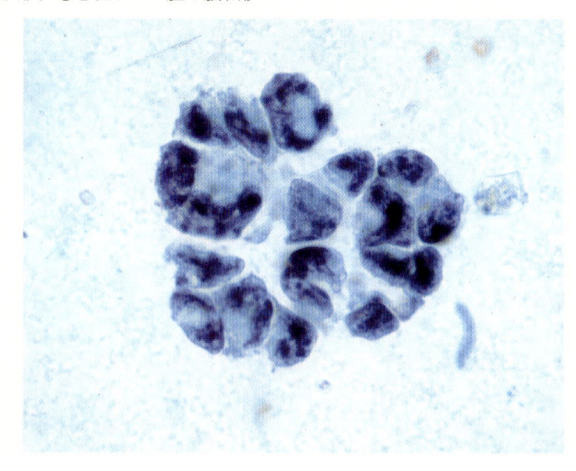

146 その他（唾液腺）

60歳代，男性．臨床情報：右耳下腺腫瘤．検体：腫瘤穿刺吸引（Pap.染色，左：弱拡大，右：強拡大）
①多形腺腫，②ワルチン腫瘍，③嚢胞腺腫，④オンコサイトーマ，⑤腺房細胞癌

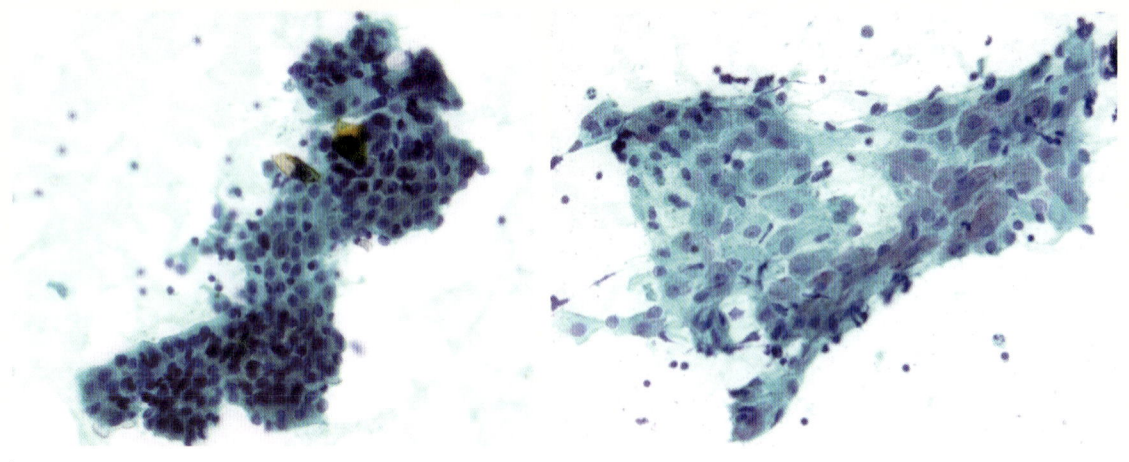

147 その他（唾液腺）

70歳代，男性．臨床情報：右耳下腺腫瘤．検体：腫瘤穿刺吸引（Pap.染色，左：弱拡大，右：強拡大）
①壊死性唾液腺炎，②多形腺腫，③腺房細胞癌，④腺様嚢胞癌，⑤腺癌

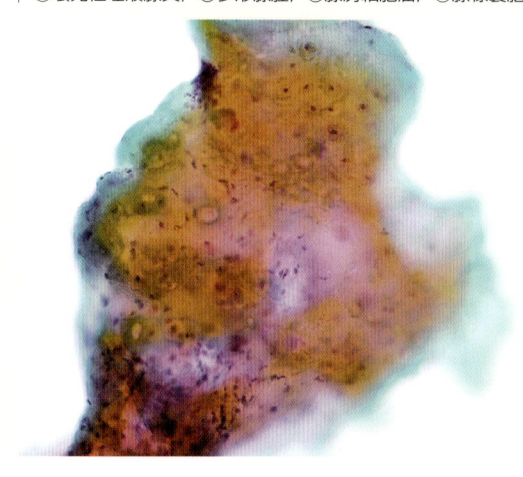

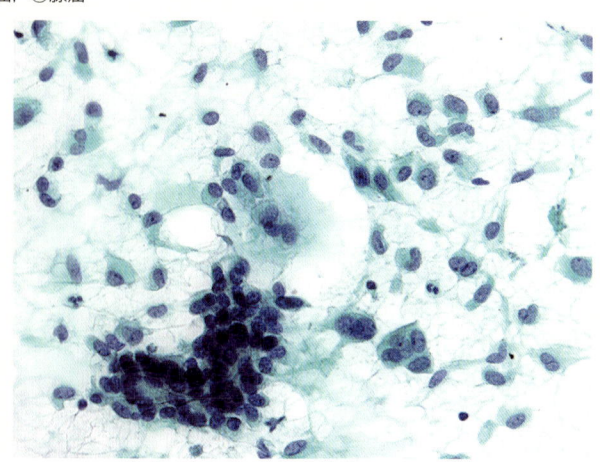

148 その他（唾液腺）

50歳代，男性．臨床情報：急激に増大した右耳下腺腫瘤．検体：腫瘤穿刺吸引（ギムザ染色，左：弱拡大，右：強拡大）
①筋上皮腫，②腺様嚢胞癌，③粘表皮癌，④筋上皮癌，⑤腺癌

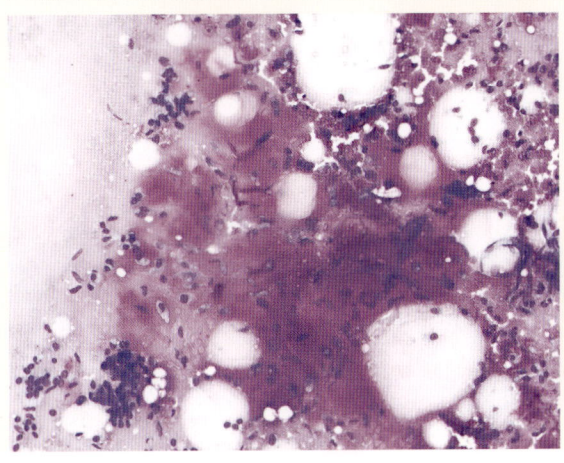

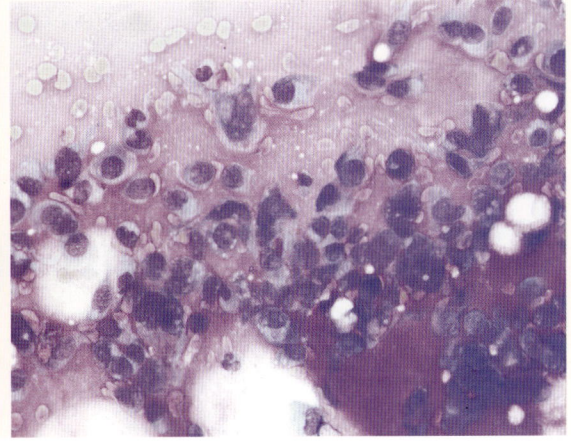

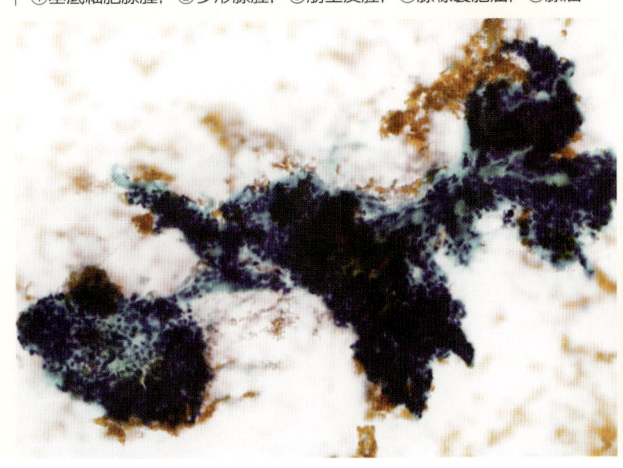

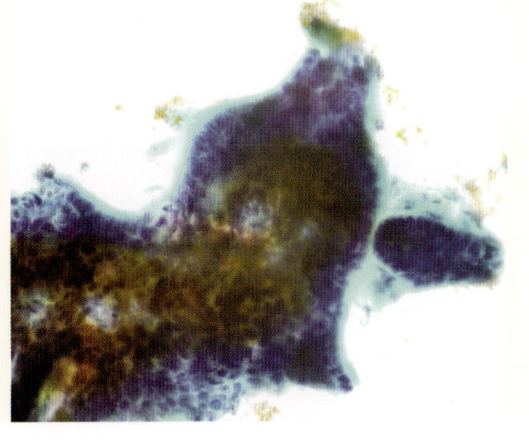

149 その他（唾液腺）

60歳代，男性．臨床情報：左上顎洞腫瘤．検体：腫瘤穿刺吸引（Pap.染色，左：弱拡大，右：強拡大）
①多形腺腫，②ワルチン腫瘍，③腺房細胞癌，④腺様嚢胞癌，⑤粘表皮癌

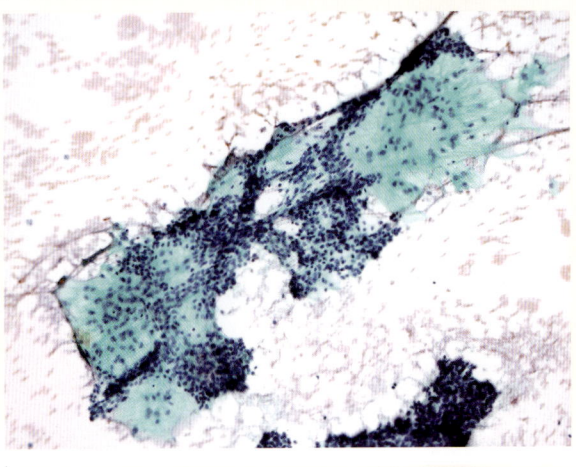

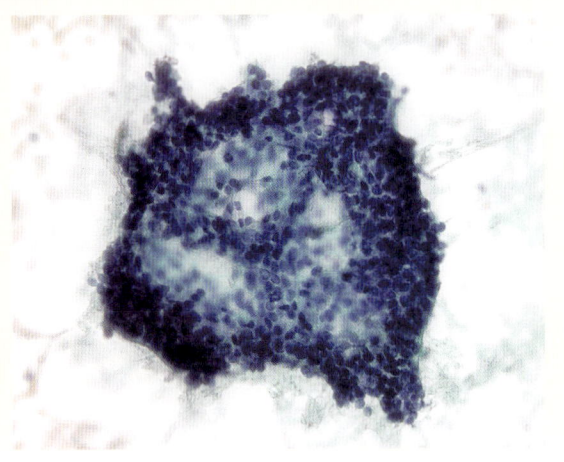

150 その他（唾液腺）

50歳代，女性．臨床情報：耳下腺腫瘤．検体：腫瘤穿刺吸引（Pap.染色，左：弱拡大，右：強拡大）
①基底細胞腺腫，②多形腺腫，③筋上皮腫，④腺様嚢胞癌，⑤腺癌

3 演習問題

151 その他（唾液腺）

70歳代，男性．臨床情報：口腔底嚢胞性腫瘍．検体：腫瘍穿刺吸引（Pap. 染色，左：弱拡大，右：強拡大）
①多形腺腫，②低悪性型粘表皮癌，③腺房細胞癌，④腺様嚢胞癌，⑤唾液腺導管癌

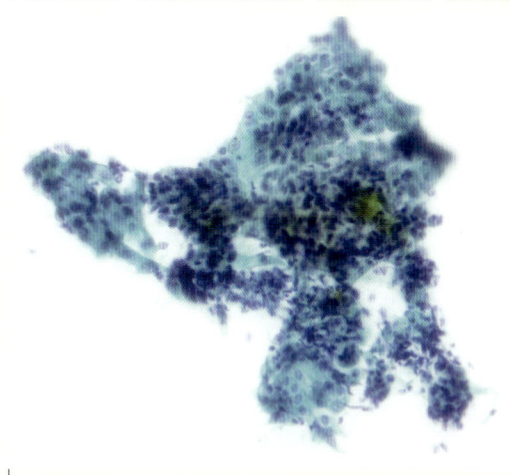

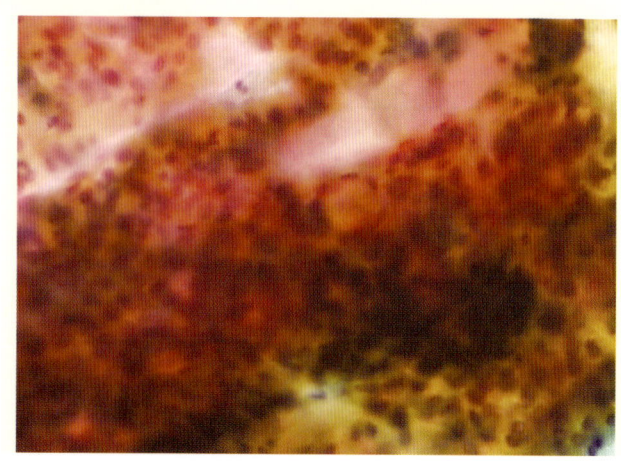

152 その他（唾液腺）

50歳代，男性．臨床情報：左耳下腺腫瘍．検体：腫瘍穿刺吸引（Pap. 染色，左：弱拡大，右：強拡大）
①神経鞘腫，②筋上皮腫，③上皮筋上皮癌，④粘表皮癌，⑤粘液癌

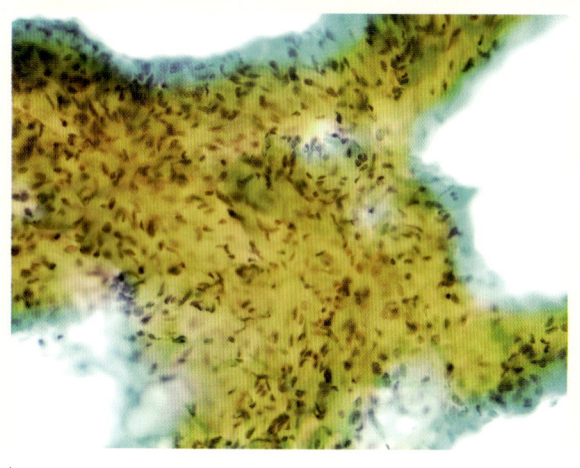

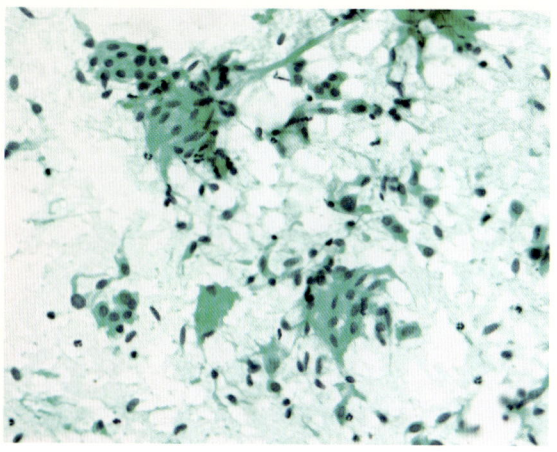

153 その他（唾液腺）

80歳代，男性．臨床情報：右耳下腺腫瘍切除後再発．検体：腫瘍穿刺吸引（Pap. 染色，左右：強拡大，右はやや焦点をずらしたもの）
①多形腺腫，②ワルチン腫瘍，③粘表皮癌，④上皮筋上皮癌，⑤扁平上皮癌

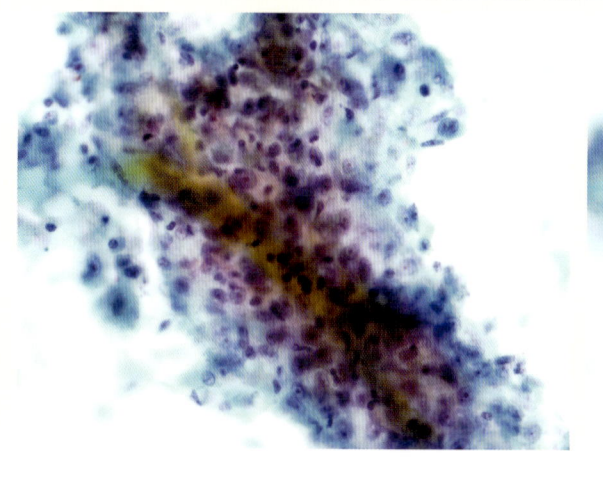

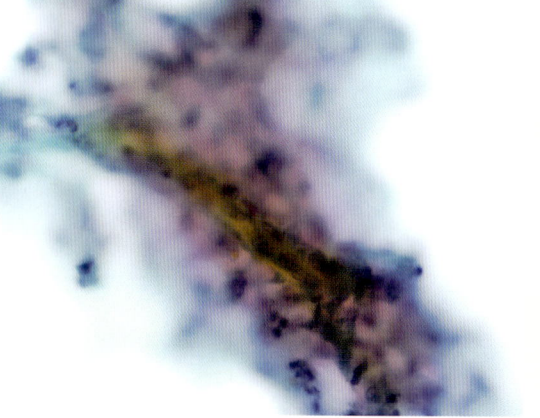

154 その他（唾液腺）

70歳代，女性．臨床情報：右耳下腺腫瘍，検体：腫瘍穿刺吸引（Pap. 染色，左：弱拡大，右：強拡大）
①ワルチン腫瘍，②囊胞腺腫，③オンコサイトーマ，④腺房細胞癌，⑤唾液腺導管癌

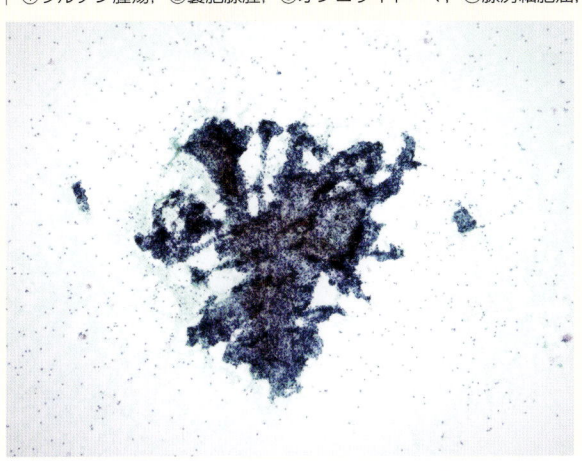

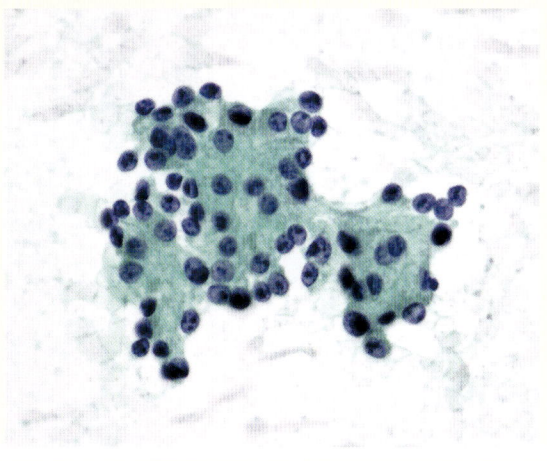

155 その他（唾液腺）

70歳代，男性．臨床情報：右耳下腺腫瘍，検体：腫瘍穿刺吸引（Pap. 染色，左右：強拡大）
①多形腺腫，②ワルチン腫瘍，③上皮筋上皮癌，④腺癌，⑤扁平上皮癌

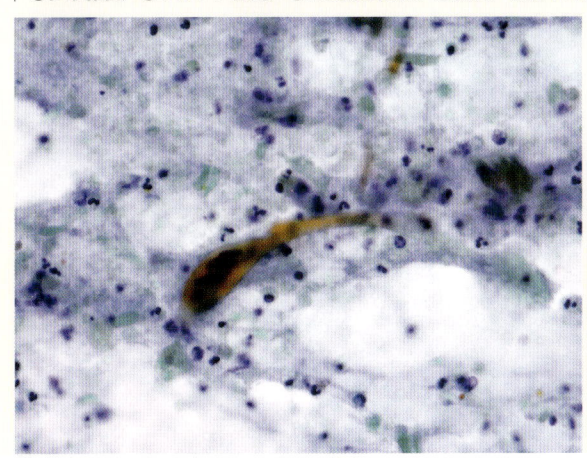

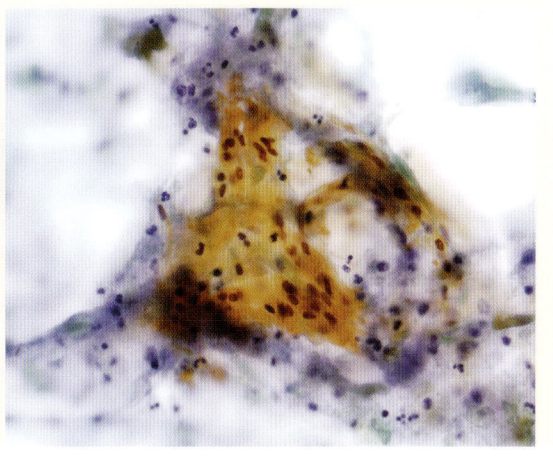

156 その他（唾液腺）

30歳代，男性．臨床情報：右顎下部腫瘍，検体：腫瘍穿刺吸引（Pap. 染色，左：弱拡大，右：強拡大）
①多形腺腫，②ワルチン腫瘍，③腺様囊胞癌，④高悪性型粘表皮癌，⑤高分化型扁平上皮癌

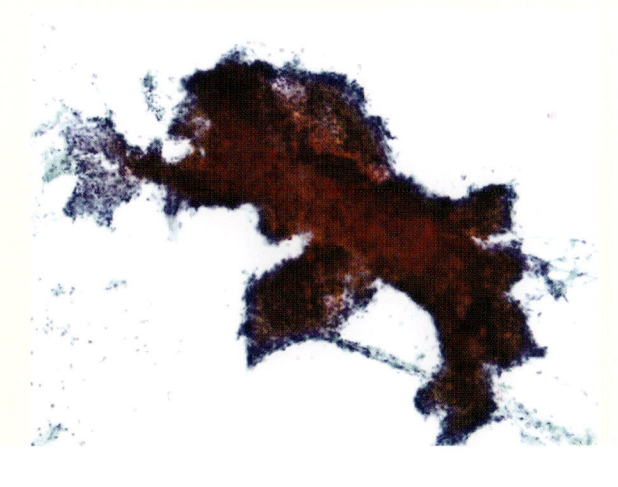

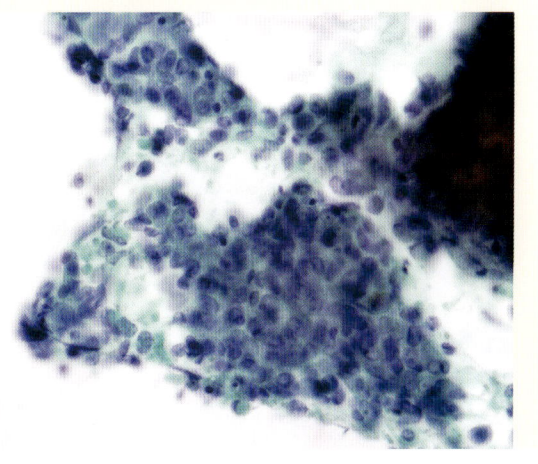

3 演習問題

157 その他（唾液腺）

60歳代，男性．臨床情報：左耳下腺腫瘤，検体：腫瘤穿刺吸引（Pap.染色，左：弱拡大，右：強拡大）
①多形腺腫，②ワルチン腫瘍，③腺様嚢胞癌，④粘表皮癌，⑤唾液腺導管癌

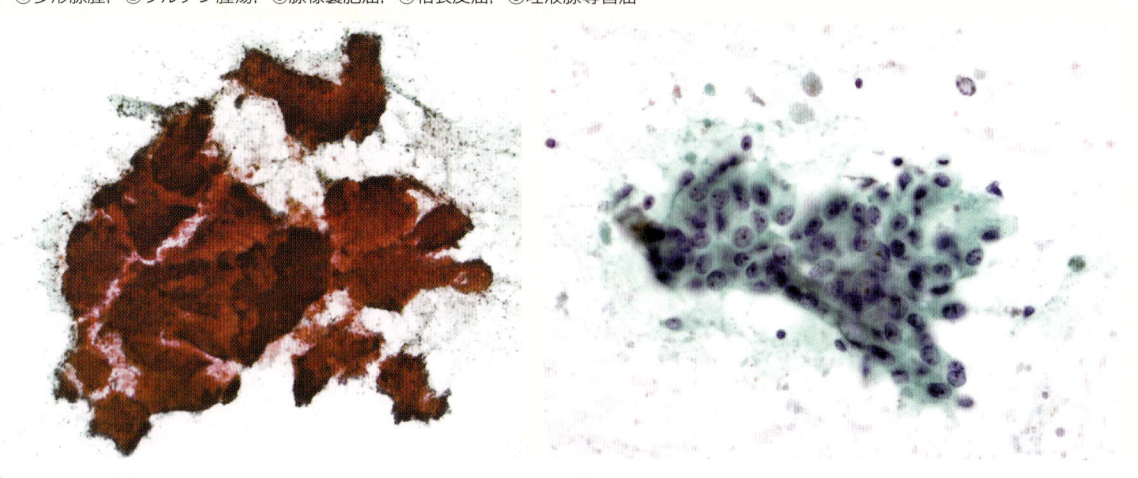

158 その他（肝・胆・膵）

60歳代，男性．臨床情報：肝腫瘤，検体：腫瘤穿刺吸引（Pap.染色，左右：強拡大）
①肝硬変，②血管腫，③肝細胞癌，④肝内胆管癌，⑤癌肉腫

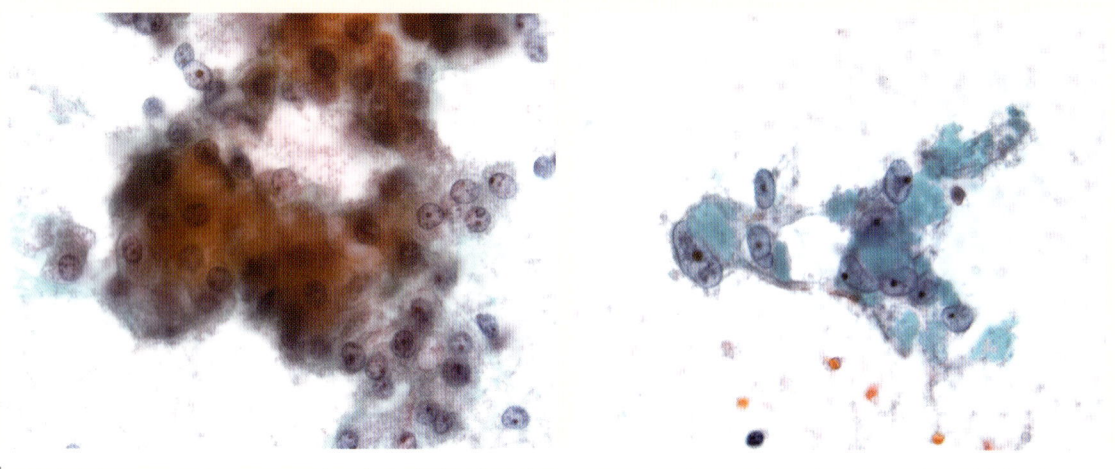

159 その他（肝・胆・膵）

50歳代，男性．臨床情報：腹水貯留，検体：肝生検捺印（Pap.染色，左：弱拡大，右：強拡大）
①脂肪肝，②肝硬変，③高分化型肝細胞癌，④低分化型肝細胞癌，⑤扁平上皮癌の転移

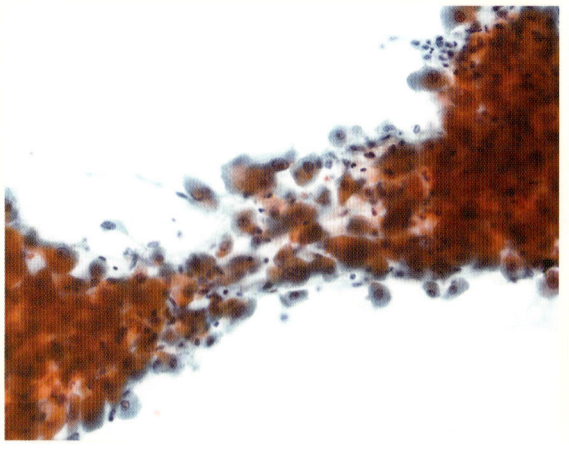

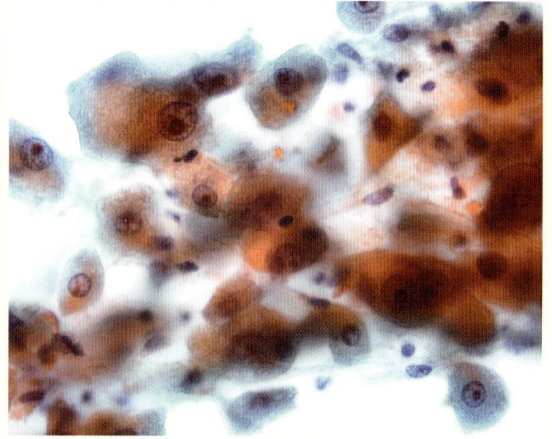

160 その他（肝・胆・膵）

70歳代，女性．臨床情報：肝腫瘤，検体：腫瘍穿刺吸引（Pap. 染色，左：弱拡大，右：強拡大）
①肝内胆管上皮細胞，②肝硬変，③高分化型肝細胞癌，④低分化型肝細胞癌，⑤肝内胆管癌

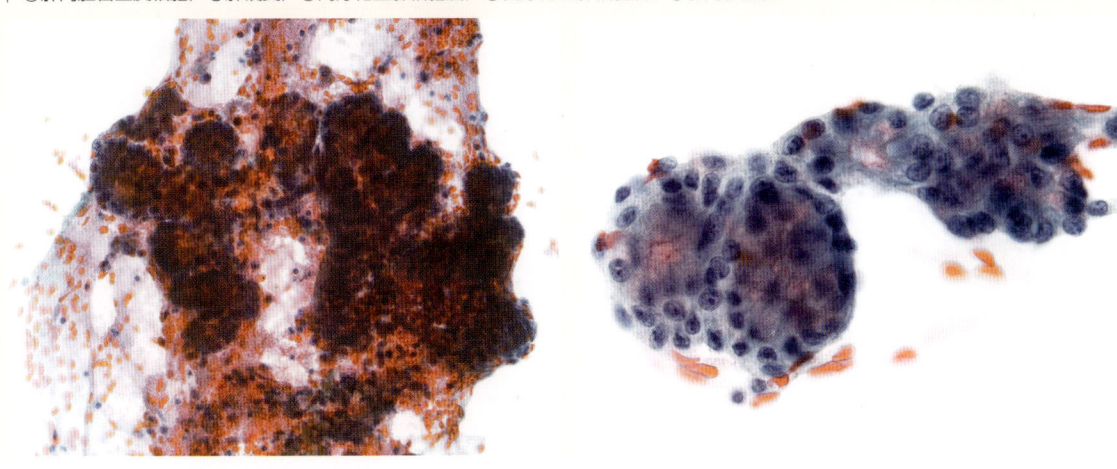

161 その他（肝・胆・膵）

60歳代，男性．臨床情報：肝腫瘤，検体：腫瘍穿刺吸引（Pap. 染色，左：弱拡大，右：強拡大）
①血管腫，②高分化型肝細胞癌，③低分化型肝細胞癌，④肝内胆管癌，⑤扁平上皮癌の転移

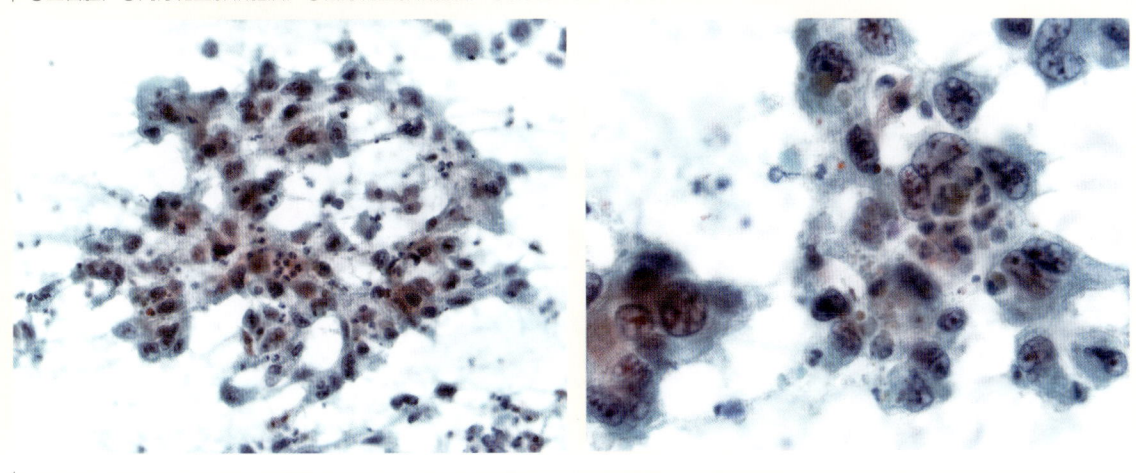

162 その他（肝・胆・膵）

30歳代，男性．臨床情報：閉塞性黄疸，検体：胆汁（Pap. 染色，左：弱拡大，右：強拡大）
①胆嚢上皮細胞，②良性異型腺細胞，③高分化型腺癌，④低分化型腺癌，⑤腺扁平上皮癌

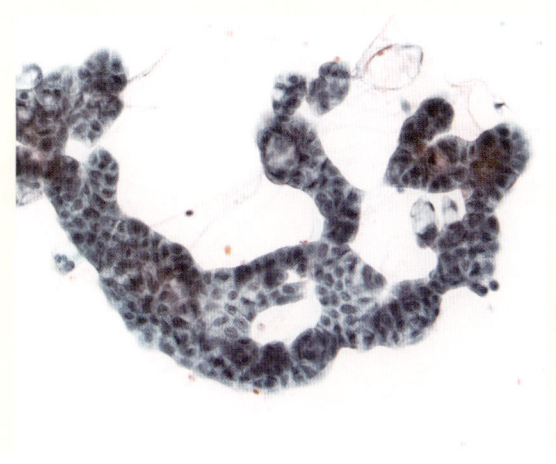

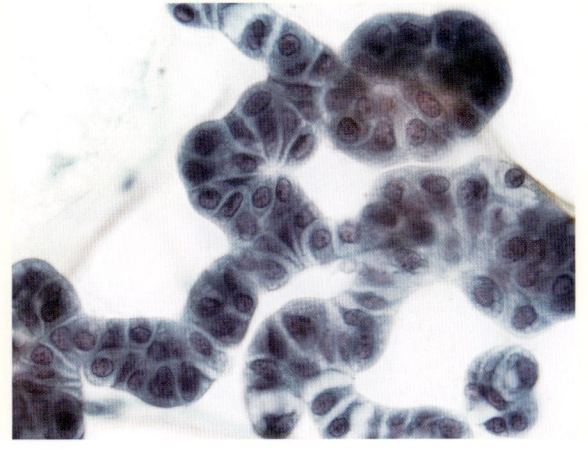

3 演習問題

その他（肝・胆・膵）

163 60歳代，女性．臨床情報：閉塞性黄疸，検体：胆汁（Pap. 染色，左右：強拡大）
①胆管上皮細胞，②化生細胞，③高分化型腺癌，④低分化型腺癌，⑤悪性リンパ腫

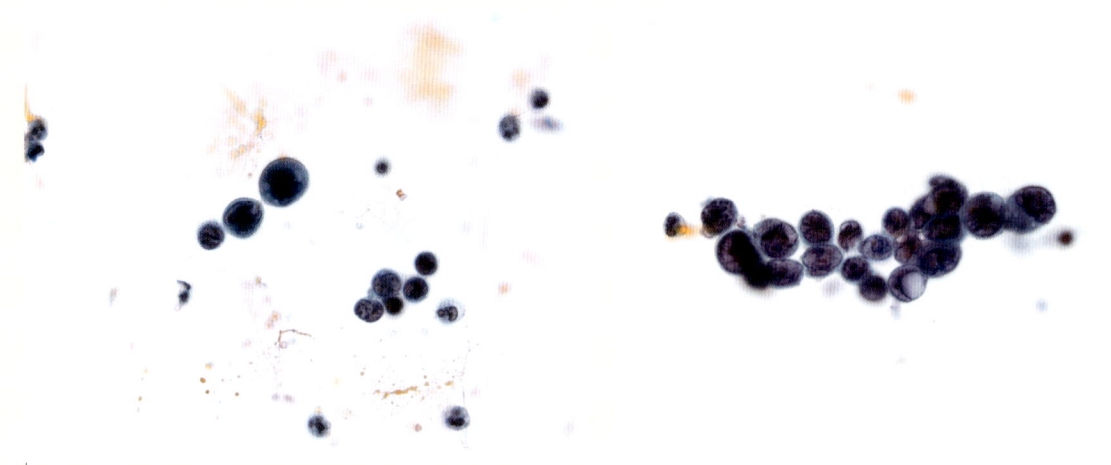

164 60歳代，男性．臨床情報：膵管内腫瘍，検体：腫瘤捺印（Pap. 染色，左：弱拡大，右：強拡大）
①膵管上皮細胞，②慢性膵炎，③膵管内乳頭粘液性腫瘍（腺腫），④膵管内乳頭粘液性腫瘍（腺癌），⑤粘液癌

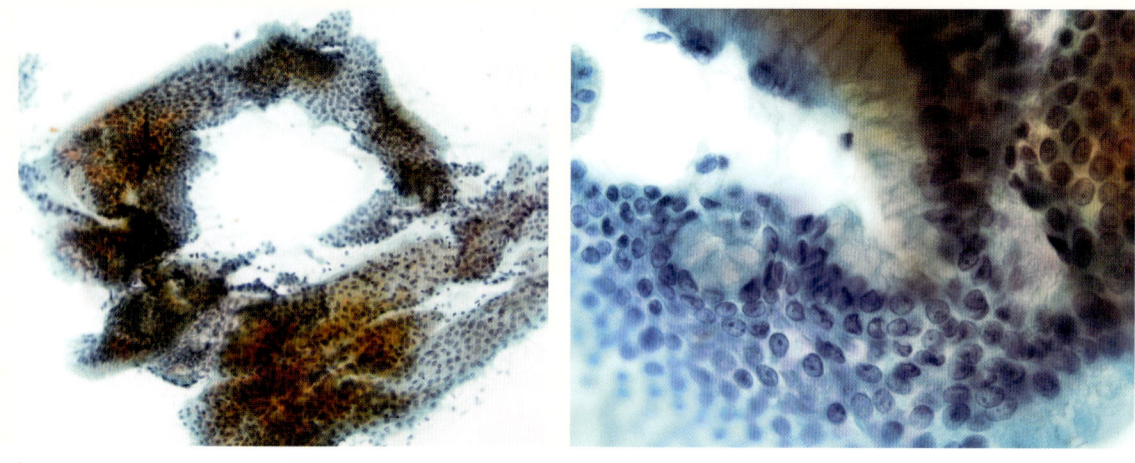

165 70歳代，女性．臨床情報：胆嚢腫瘤疑い，検体：胆汁（Pap. 染色，左右：強拡大）
①胆管上皮細胞，②扁平上皮化生細胞，③高分化型腺癌，④扁平上皮癌，⑤腺扁平上皮癌

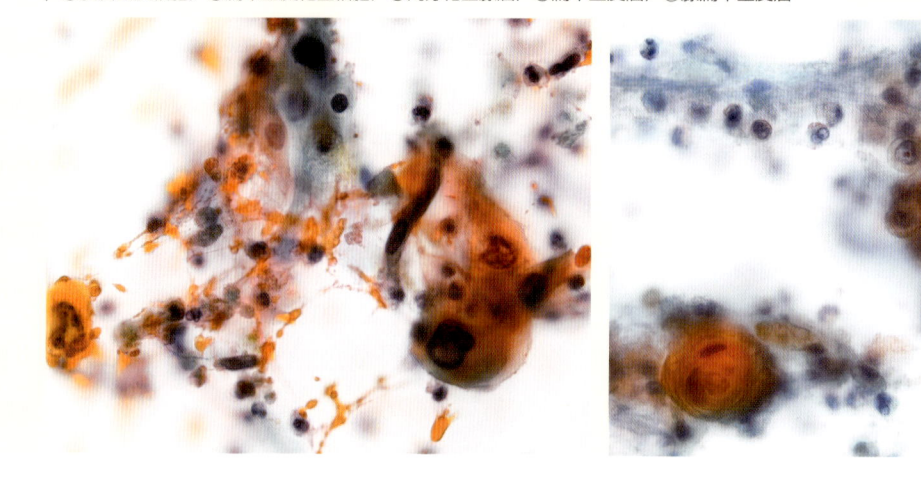

166 その他（肝・胆・膵）

40歳代，男性．臨床情報：肝腫瘤，検体：肝腫瘤穿刺吸引（左：Pap. 染色，右：PAS 染色，左右：強拡大）
①花粉の混入，②組織球，③赤痢アメーバ栄養体，④赤痢アメーバ嚢子，⑤印環細胞癌

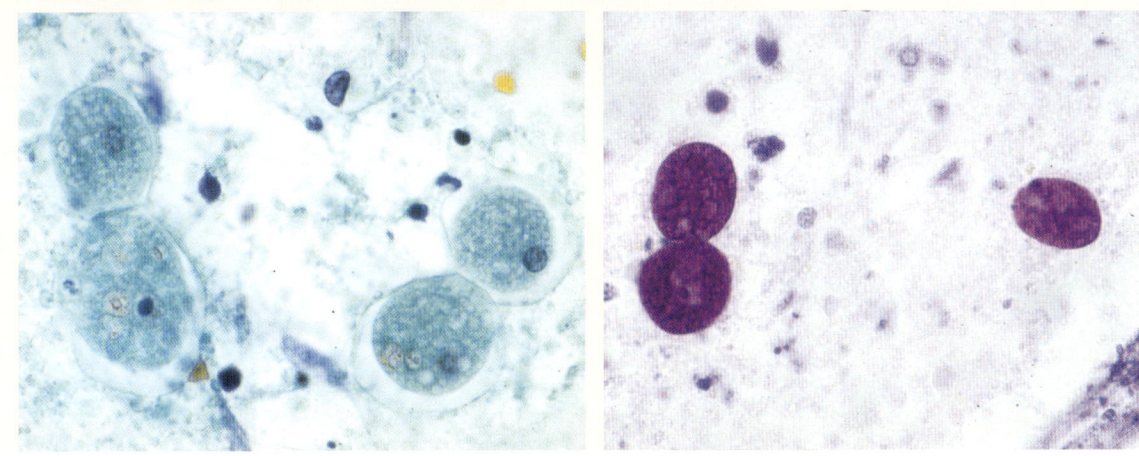

167 その他（肝・胆・膵）

40歳代，男性．臨床情報：肝腫瘤，検体：腫瘤穿刺吸引（Pap. 染色，左：弱拡大，右：強拡大）
①間質細胞，②血管腫，③低分化型肝細胞癌，④扁平上皮癌の転移，⑤ gastrointestinal stromal tumor (GIST) の転移

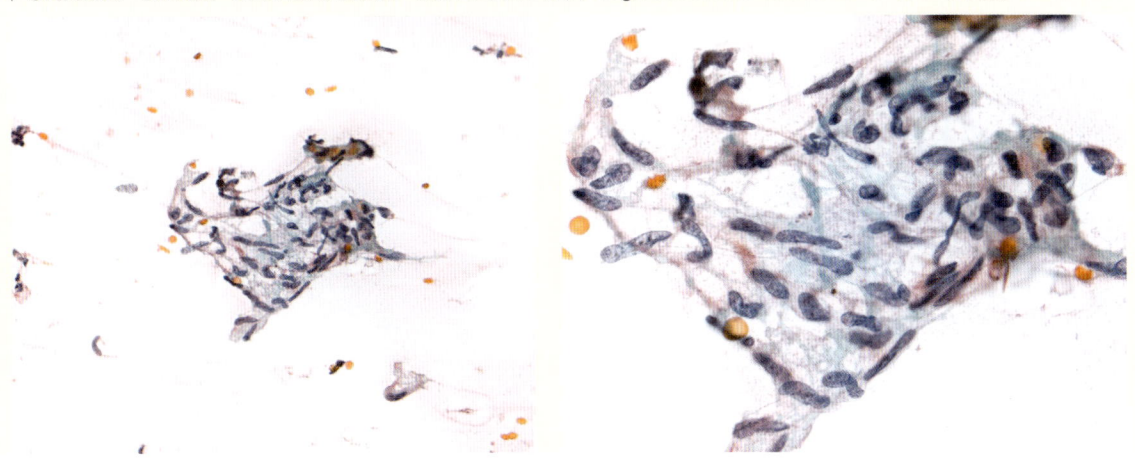

168 その他（肝・胆・膵）

70歳代，女性．臨床情報：胆管閉塞性症状，検体：胆汁（Pap. 染色，左右：強拡大）
①胆管上皮細胞，②再生上皮細胞，③化生細胞，④腺癌細胞とパウダーの混入，⑤腺癌細胞と肝吸虫卵

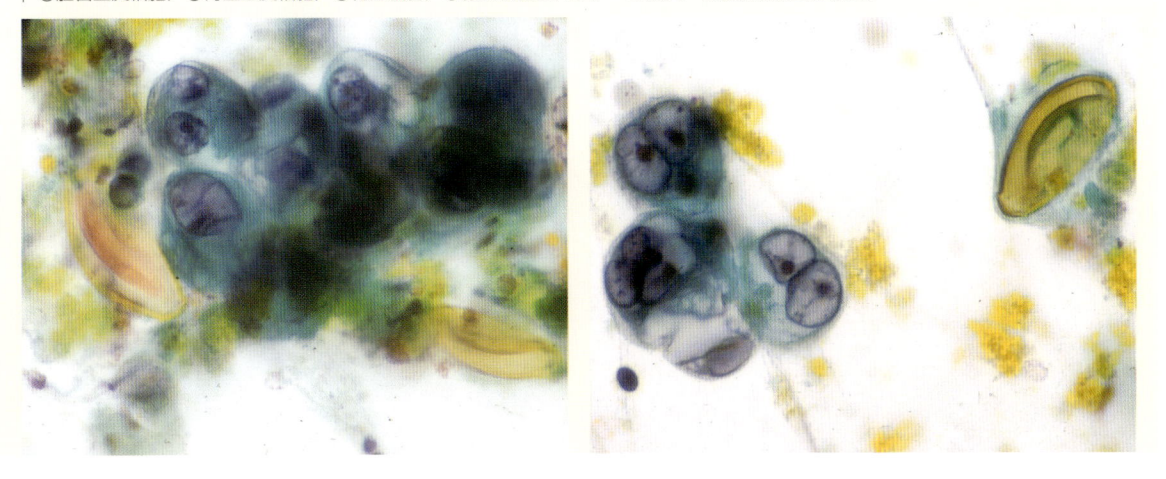

3 演習問題

169 その他(肝・胆・膵)

50歳代，女性．臨床情報：転移性肝腫瘍，検体：腫瘍穿刺吸引（Pap. 染色，左：弱拡大，右：強拡大）
①肝囊胞，②高分化型肝細胞癌，③低分化型肝細胞癌，④肝内胆管癌，⑤胃癌の転移

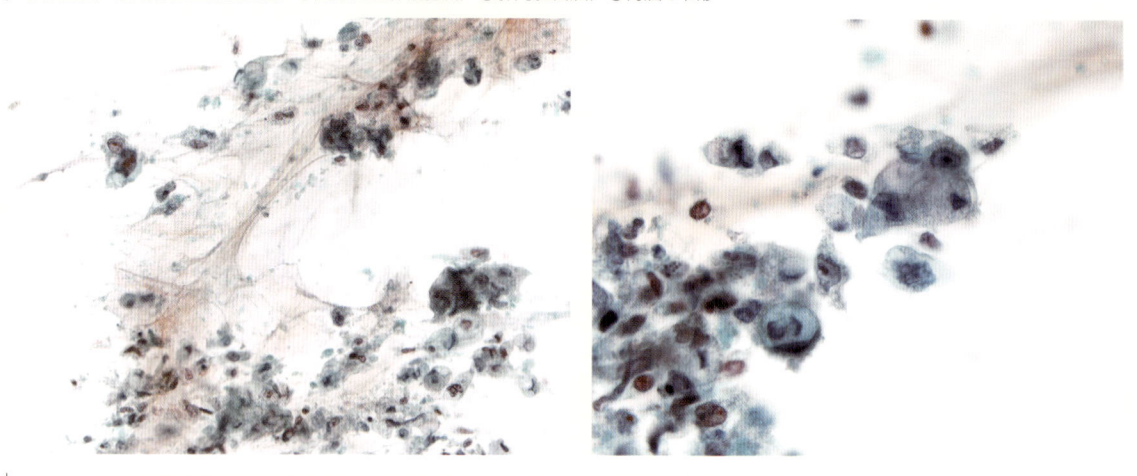

170 その他(肝・胆・膵)

70歳代，女性．臨床情報：肝腫瘤，検体：腫瘤擦過（Pap. 染色，左：弱拡大，右：強拡大）
①肝硬変，②高分化型肝細胞癌，③低分化型肝細胞癌，④肝内胆管癌，⑤転移性腺癌

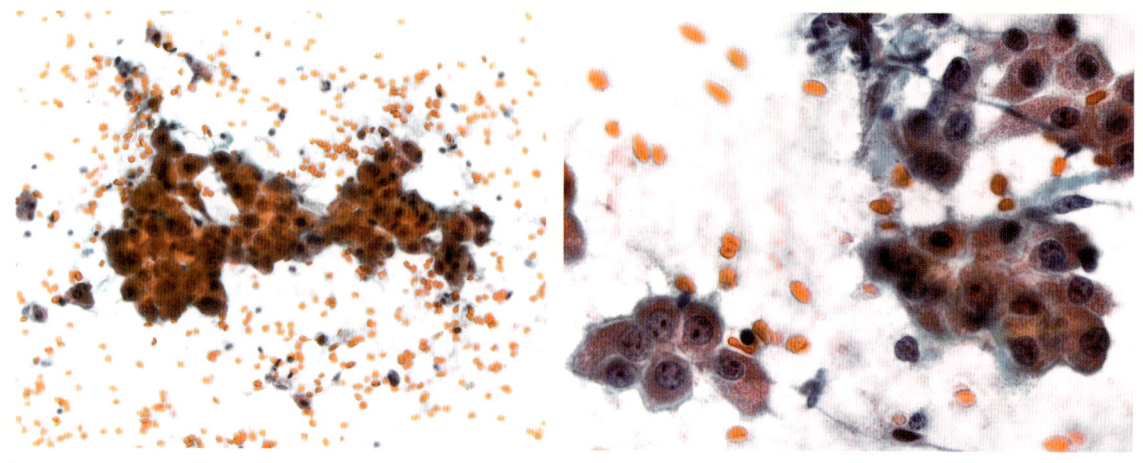

171 その他(肝・胆・膵)

70歳代，男性．臨床情報：膵腫瘤，検体：膵管ブラシ（Pap. 染色，左：弱拡大，右：強拡大）
①膵管上皮細胞，②化生細胞，③ solid-pseudopapillary tumor，④膵管内乳頭粘液性腫瘍（腺腫），⑤膵管内乳頭粘液性腫瘍（腺癌）

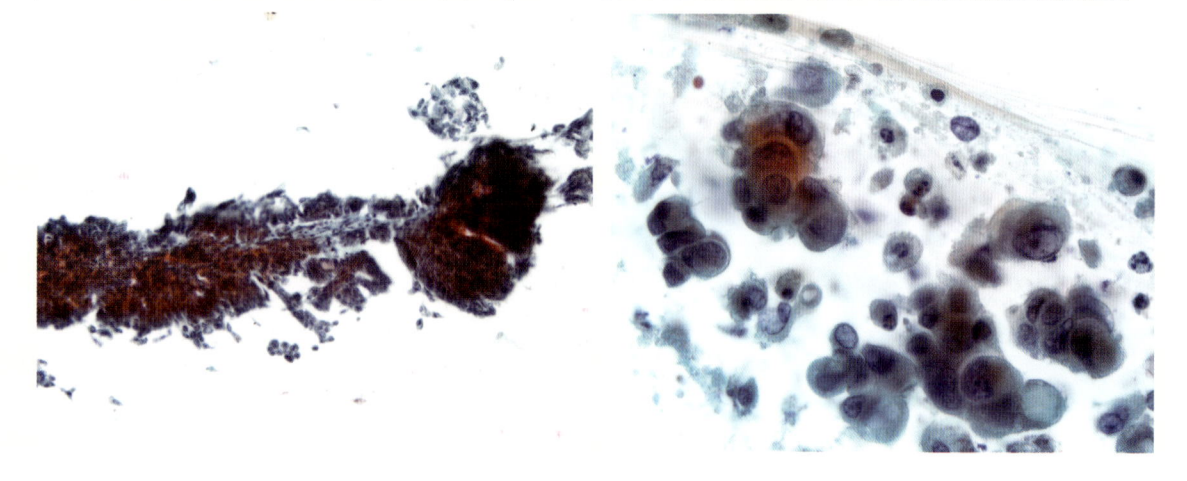

172

50歳代，女性．臨床情報：胆石症，検体：胆嚢内胆汁（Pap. 染色，左：弱拡大，右：強拡大）
①胆嚢上皮細胞，②良性異型腺細胞，③高分化型腺癌，④低分化型腺癌，⑤腺扁平上皮癌

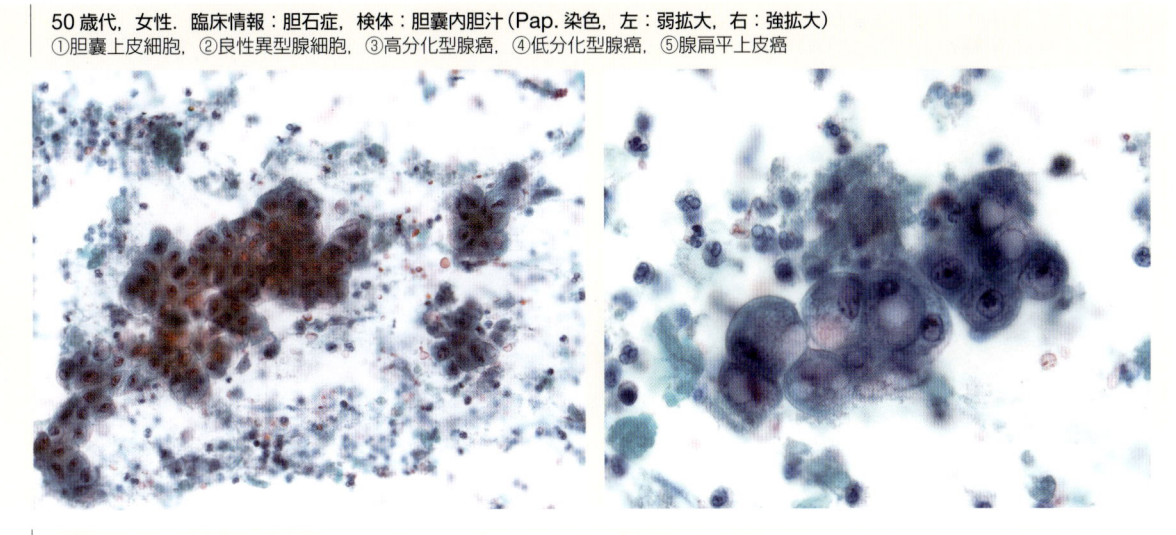

その他（肝・胆・膵）

173

50歳代，男性．臨床情報：膵癌疑い，検体：膵液（Pap. 染色，左：弱拡大，右：強拡大）
①膵管上皮細胞，②再生上皮細胞，③化生細胞，④膵管内乳頭粘液性腫瘍（腺腫），⑤浸潤性膵管癌

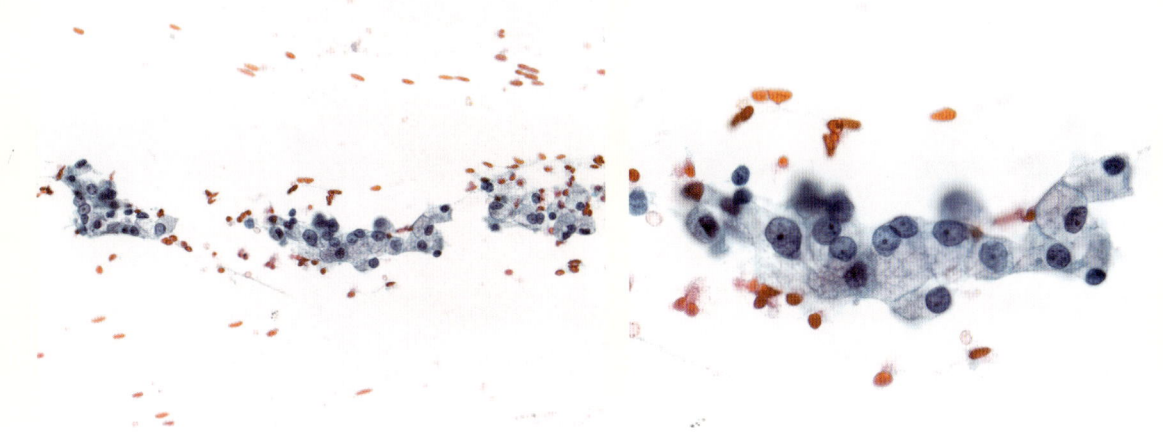

その他（肝・胆・膵）

174

60歳代，男性．臨床情報：膵腫瘍，検体：腫瘤穿刺吸引（Pap. 染色，左：弱拡大，右：強拡大）
①組織球，②慢性膵炎，③ solid-pseudopapillary tumor，④内分泌腫瘍，⑤浸潤性膵管癌

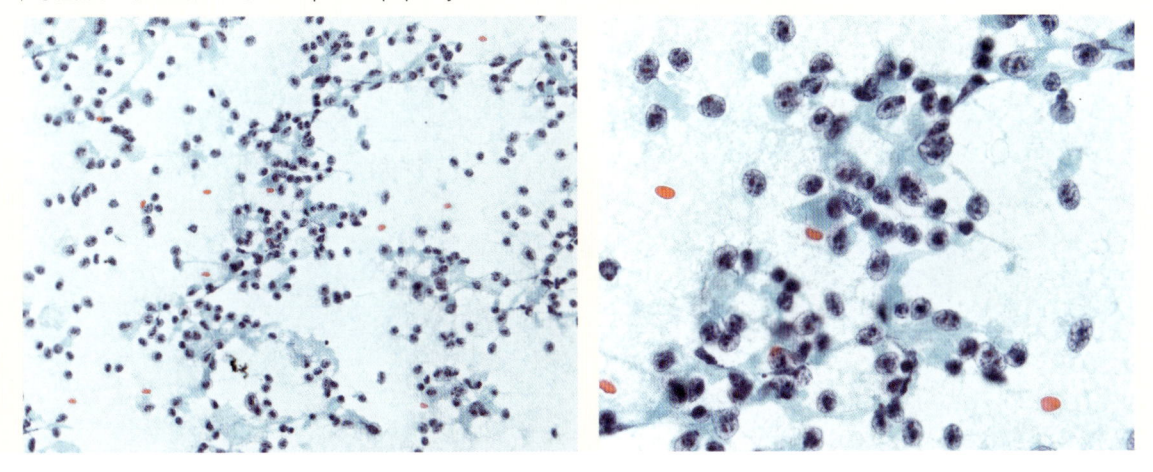

その他（肝・胆・膵）

3 演習問題

175 その他（肝・胆・膵）

30歳代，女性．臨床情報：膵腫瘍，検体：腫瘤穿刺吸引（Pap. 染色，左：弱拡大，右：強拡大）
①慢性膵炎，② solid-pseudopapillary tumor，③内分泌腫瘍，④膵管内乳頭粘液性腫瘍（腺腫），⑤浸潤性膵管癌

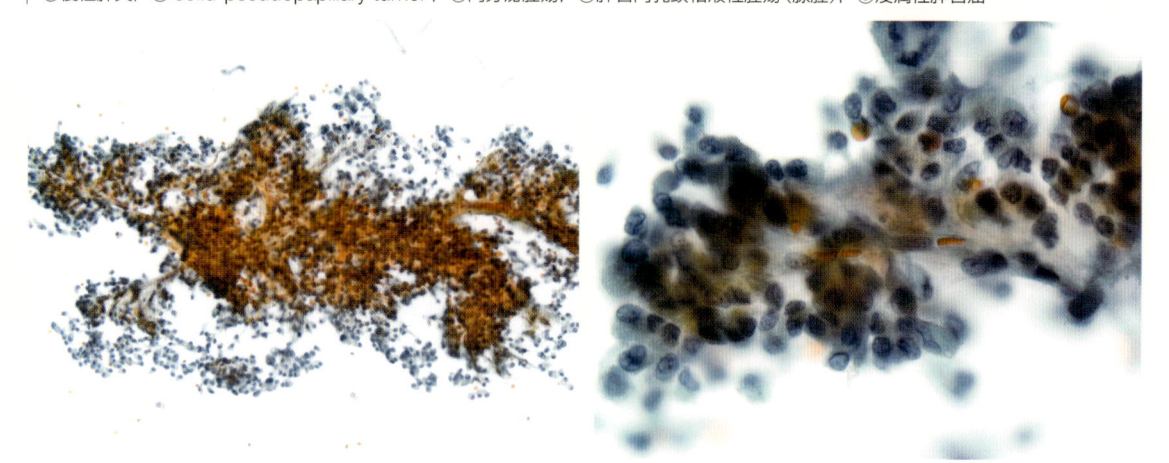

176 その他（リンパ節）

60歳代，男性．臨床情報：鼠径リンパ節腫脹，検体：鼠径リンパ節捺印（左：Pap. 染色，右：ギムザ染色，左右：強拡大）
①壊死性リンパ節炎，②木村病，③びまん性大細胞型B細胞リンパ腫，④末梢性T細胞リンパ腫，⑤ホジキンリンパ腫

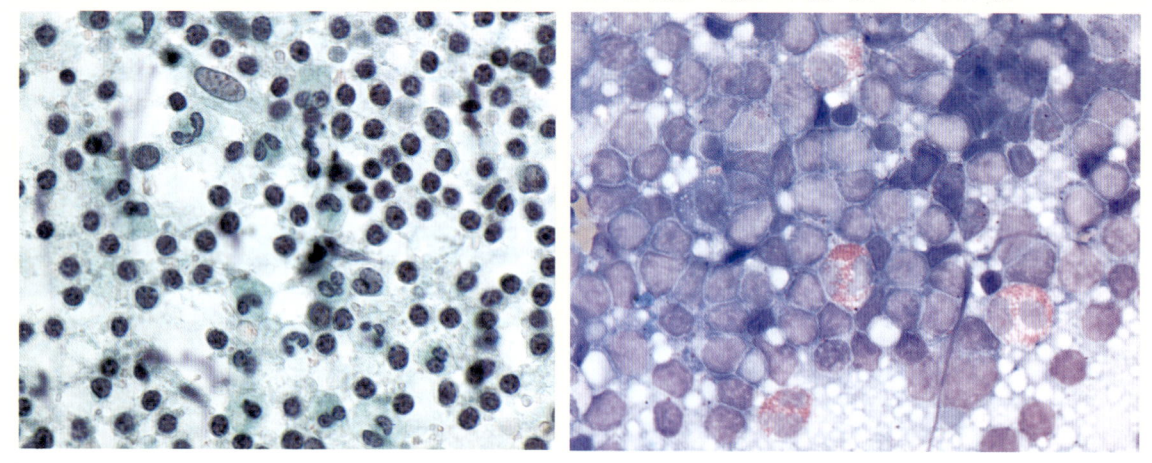

177 その他（リンパ節）

70歳代，男性．臨床情報：全身リンパ節腫脹，検体：鼠径リンパ節捺印（Pap. 染色，左：弱拡大，右：強拡大）
①濾胞過形成，②木村病，③マントル細胞リンパ腫，④バーキットリンパ腫，⑤ホジキンリンパ腫

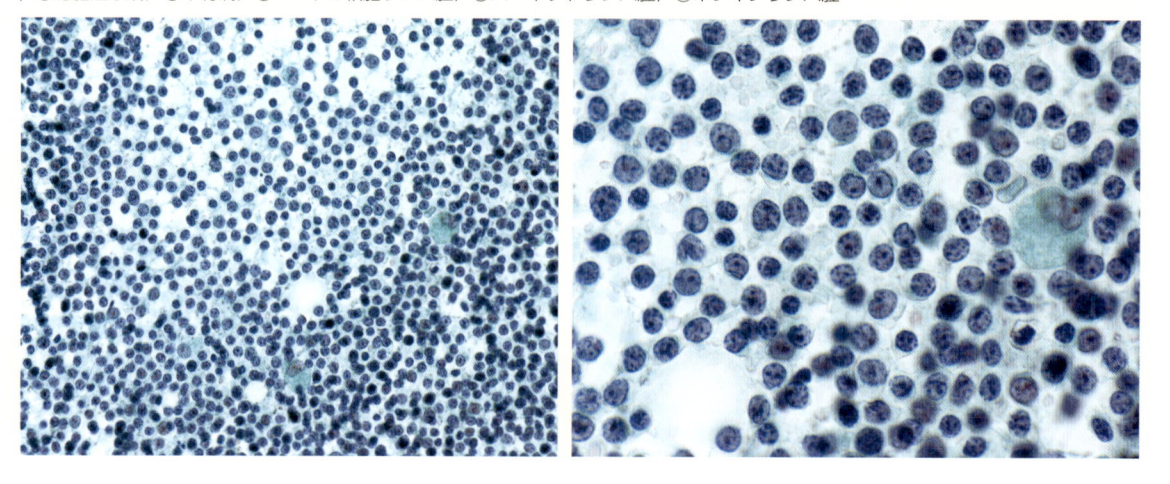

178 その他(リンパ節)

20歳代,男性.臨床情報:頸部リンパ節腫脹,検体:頸部リンパ節捺印(Pap. 染色,左:弱拡大,右:強拡大)
①濾胞過形成,②びまん性大細胞型B細胞リンパ腫,③マントル細胞リンパ腫,④ホジキンリンパ腫,⑤肝細胞癌の転移

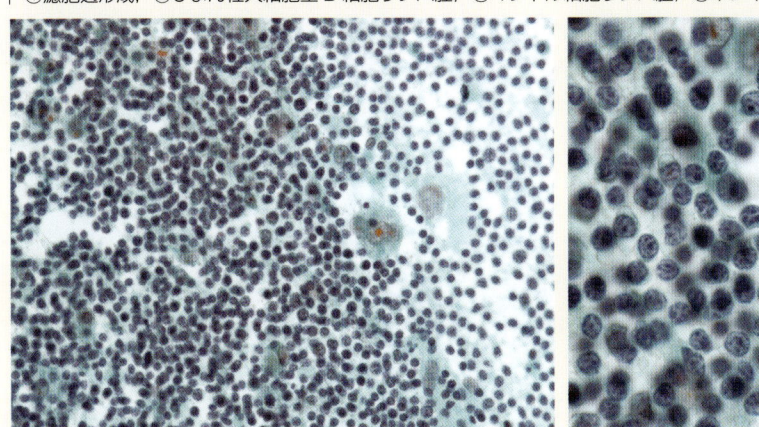

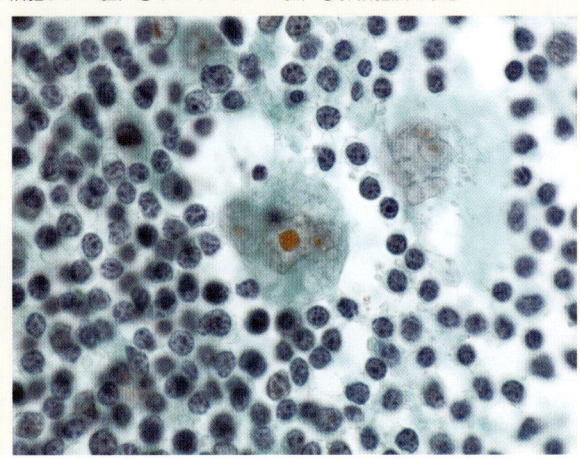

179 その他(リンパ節)

60歳代,男性.臨床情報:腹部腫瘤,検体:大網腫瘤捺印(Pap. 染色,左:弱拡大,右:強拡大)
①濾胞過形成,②結核性リンパ節炎,③濾胞性リンパ腫,④バーキットリンパ腫,⑤ホジキンリンパ腫

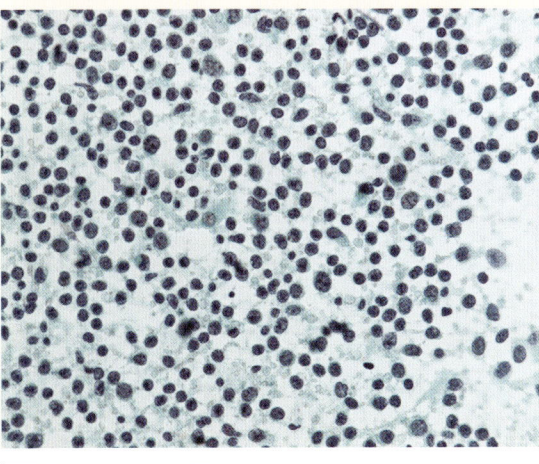

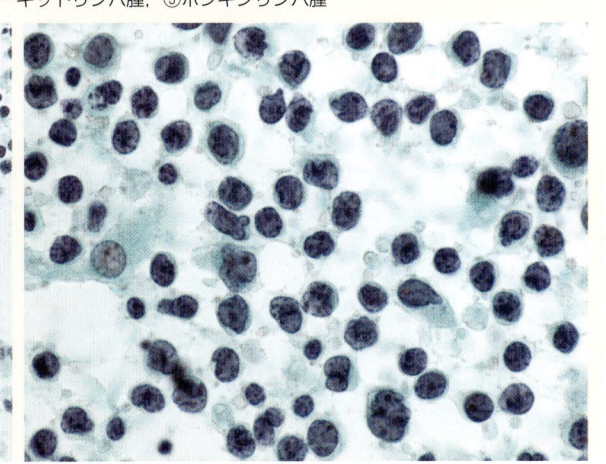

180 その他(リンパ節)

40歳代,女性.臨床情報:頸部リンパ節腫脹,検体:頸部リンパ節捺印(Pap. 染色,左:弱拡大,右:強拡大)
①濾胞過形成,②木村病,③壊死性リンパ節炎,④節外性NK/T細胞リンパ腫,⑤バーキットリンパ腫

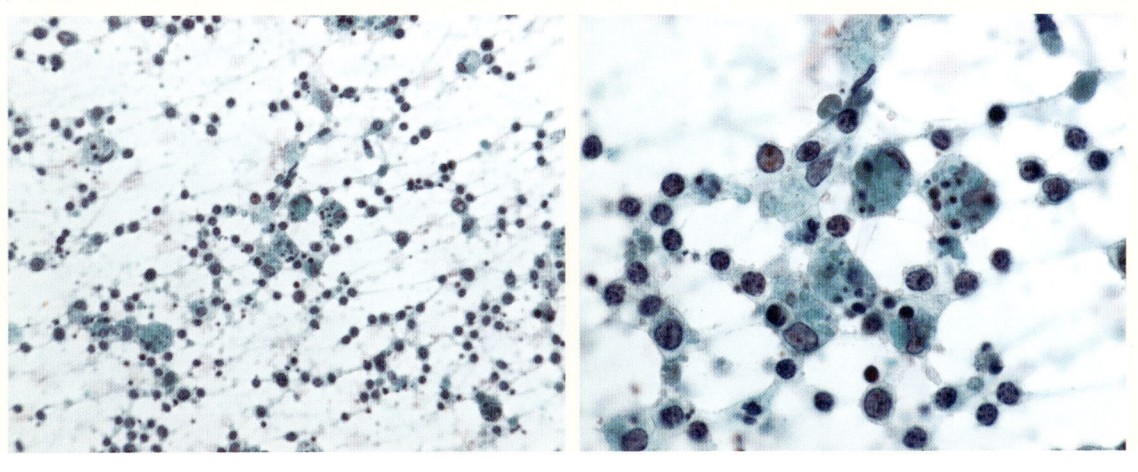

3 演習問題

181 その他(リンパ節)

50歳代, 男性. 臨床情報:消化管穿孔, 検体:回腸腫瘤捺印(Pap.染色, 左:弱拡大, 右:強拡大)
①濾胞過形成, ②炎症性偽腫瘍, ③節外性濾胞辺縁帯B細胞リンパ腫(MALTリンパ腫), ④マントル細胞リンパ腫, ⑤バーキットリンパ腫

182 その他(リンパ節)

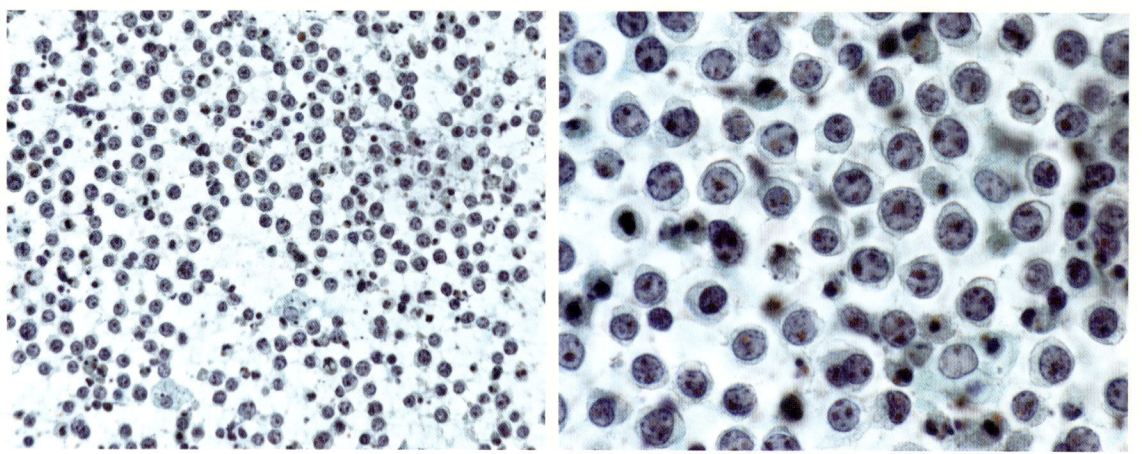

30歳代, 女性. 臨床情報:胸水貯留, 検体:頸部リンパ節捺印(Pap.染色, 左:弱拡大, 右:強拡大)
①濾胞性リンパ腫, ②びまん性大細胞型Bリンパ腫, ③未分化大細胞型リンパ腫, ④血管免疫芽球型T細胞リンパ腫, ⑤ホジキンリンパ腫

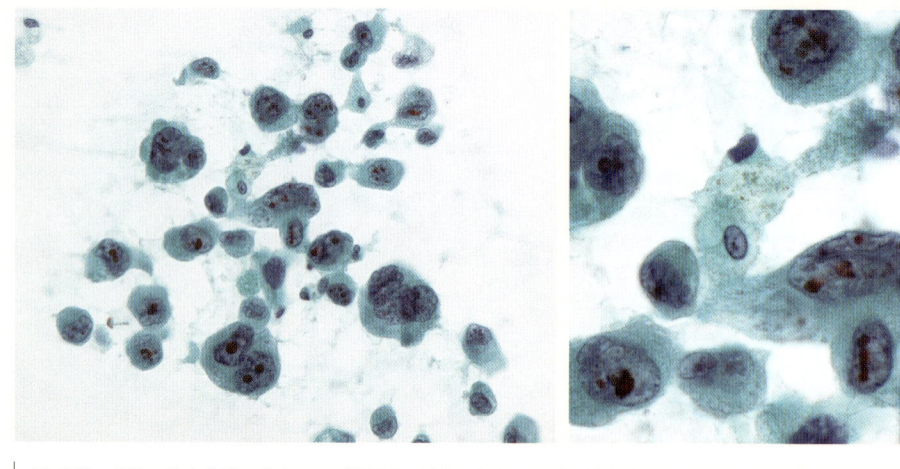

183 その他(リンパ節)

60歳代, 男性. 臨床情報:全身リンパ節腫脹, 検体:頸部リンパ節捺印(Pap.染色, 左:弱拡大, 右:強拡大)
①濾胞過形成, ②びまん性大細胞型B細胞リンパ腫, ③未分化大細胞型リンパ腫, ④血管免疫芽球型T細胞リンパ腫, ⑤ホジキンリンパ腫

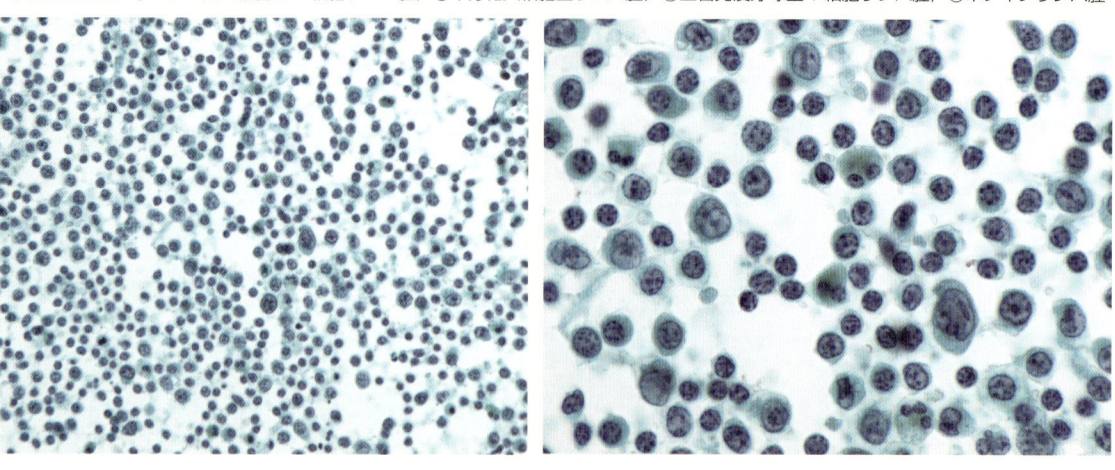

184 その他（リンパ節）

20歳代，男性．臨床情報：全身リンパ節腫脹，検体：頸部リンパ節捺印（Pap.染色，左：弱拡大，右：強拡大）
①節外性濾胞辺縁帯B細胞リンパ腫（MALTリンパ腫），②びまん性大細胞型B細胞リンパ腫，③マントル細胞リンパ腫，④未分化大細胞型リンパ腫，⑤ホジキンリンパ腫

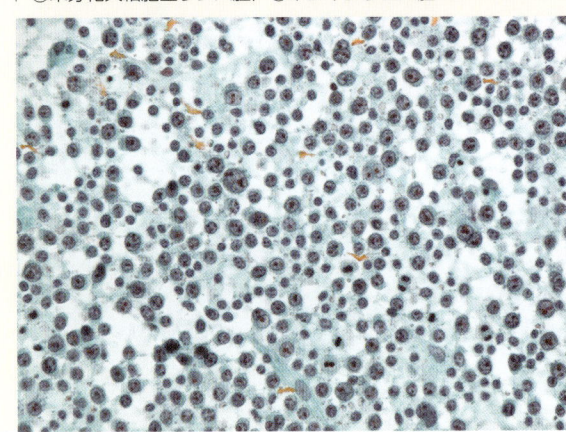

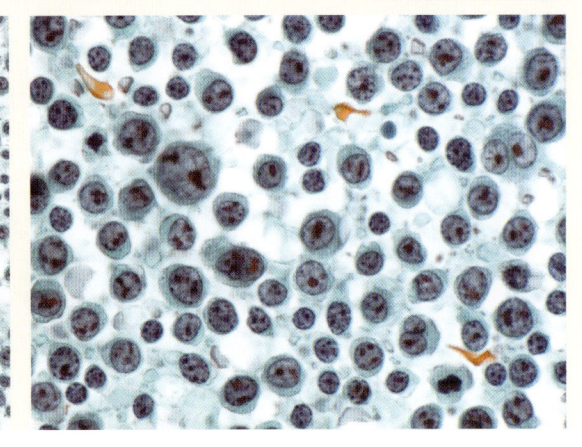

185 その他（リンパ節）

40歳代，女性．臨床情報：鎖骨上窩リンパ節腫脹，検体：鎖骨上窩リンパ節捺印（Pap.染色，左：弱拡大，右：強拡大）
①濾胞過形成，②木村病，③節外性NK/T細胞リンパ腫，④ホジキンリンパ腫，⑤慢性リンパ性白血病

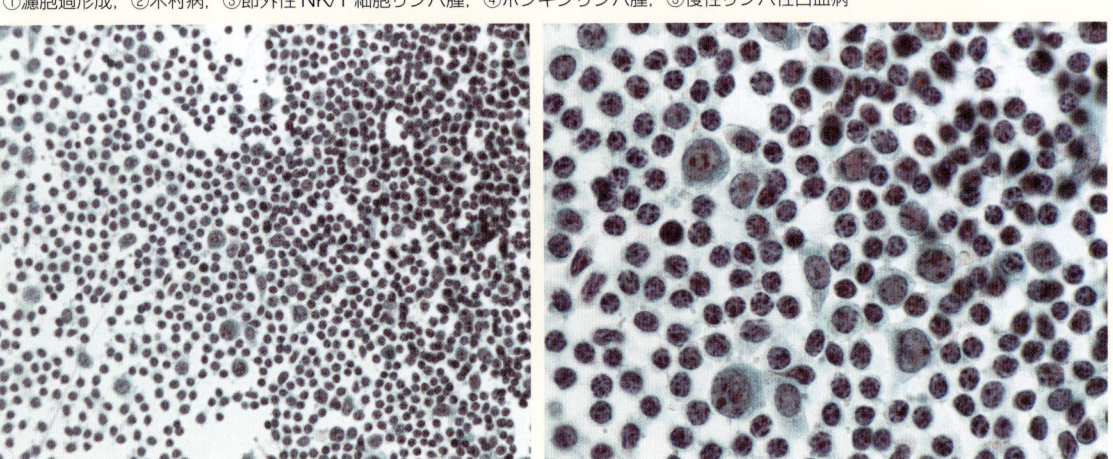

186 その他（リンパ節）

50歳代，男性．臨床情報：胃潰瘍，検体：胃割面捺印（左：Pap.染色，右：ギムザ染色，左右：強拡大）
①濾胞過形成，②節外性濾胞辺縁帯B細胞リンパ腫（MALTリンパ腫），③びまん性大細胞型B細胞リンパ腫，④未分化大細胞型リンパ腫，⑤ホジキンリンパ腫

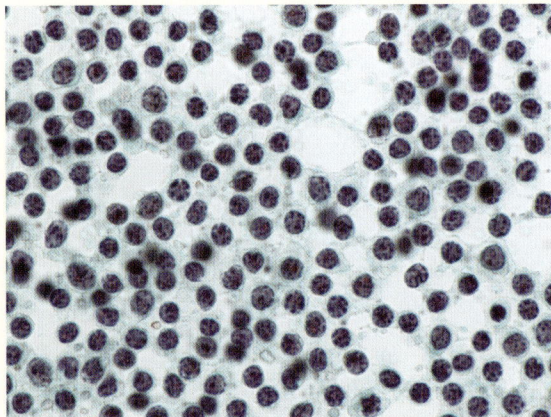

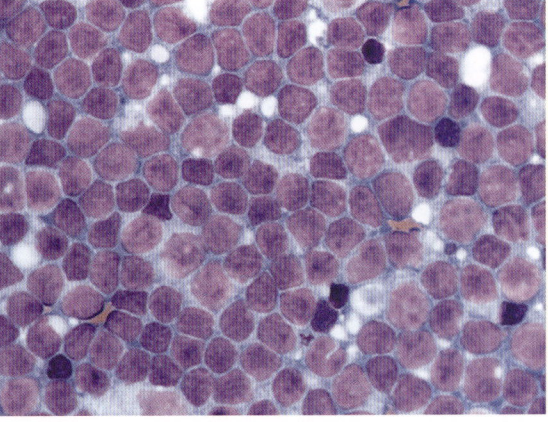

3 演習問題

187 その他（脳腫瘍）

60歳代，男性．臨床情報：脳腫瘍疑い，検体：腫瘍圧挫標本（Pap.染色，左：弱拡大，右：強拡大）
①星細胞腫，②乏突起膠腫，③膠芽腫，④悪性リンパ腫，⑤転移性腺癌

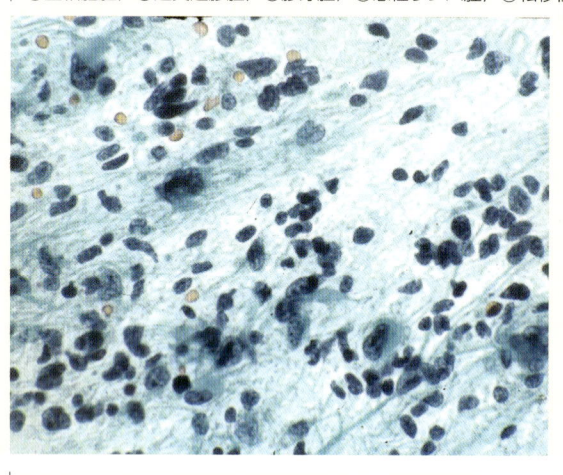

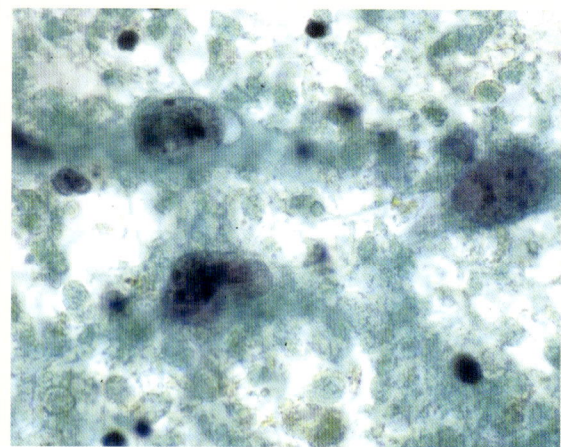

188 その他（脳腫瘍）

80歳代，男性．臨床情報：脳腫瘍，検体：腫瘍圧挫標本（左：Pap.染色，右：ギムザ染色，左右：強拡大）
①乏突起膠腫，②髄芽腫，③悪性リンパ腫，④腺癌の転移，⑤小細胞癌の転移

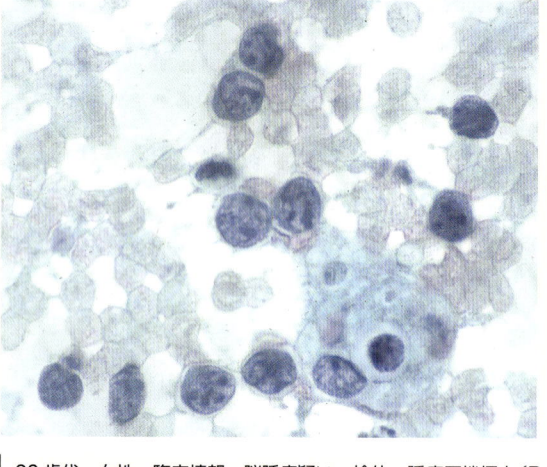

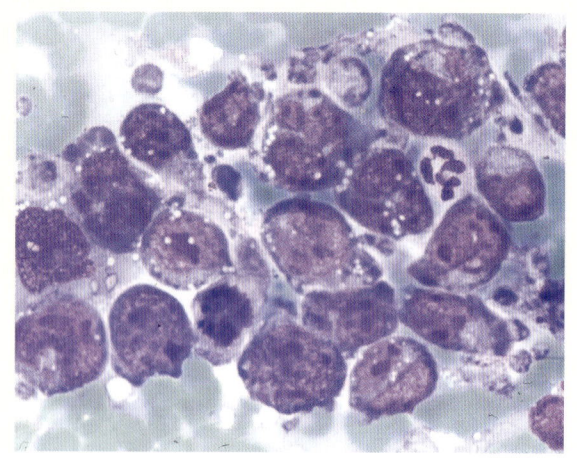

189 その他（脳腫瘍）

20歳代，女性．臨床情報：脳腫瘍疑い，検体：腫瘍圧挫標本（Pap.染色，左右：強拡大）
①神経鞘腫，②乏突起膠腫，③原線維性星細胞腫，④髄芽腫，⑤小細胞癌の転移

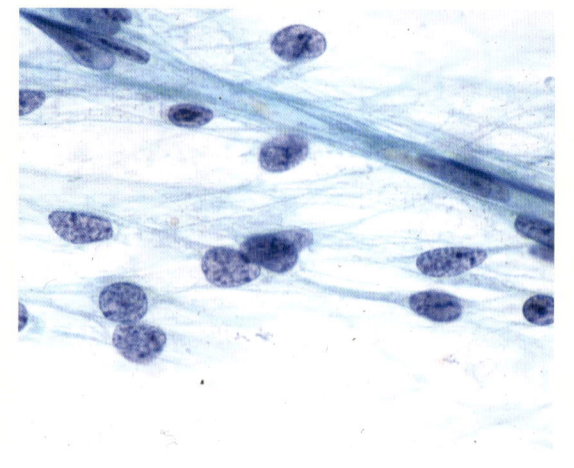

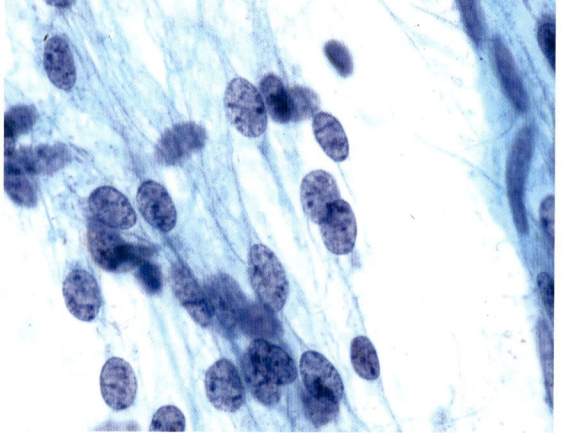

190 その他（脳腫瘍）

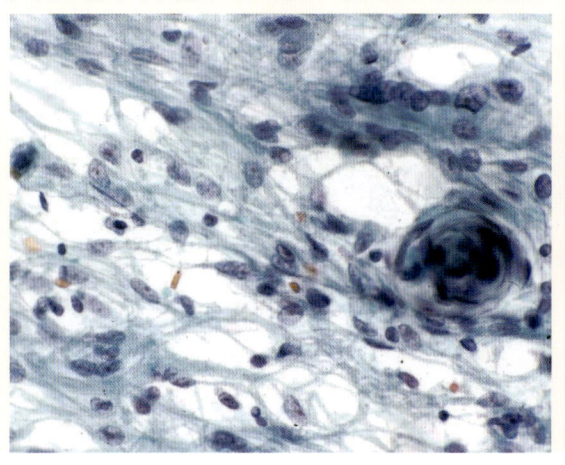

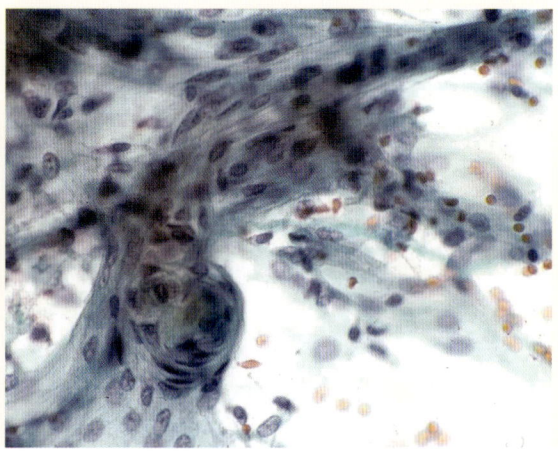

60歳代，女性．臨床情報：乳癌術後，検体：腫瘍圧挫標本（Pap. 染色，左：弱拡大，右：強拡大）
①星細胞腫，②乏突起膠腫，③膠芽腫，④悪性リンパ腫，⑤転移性腺癌

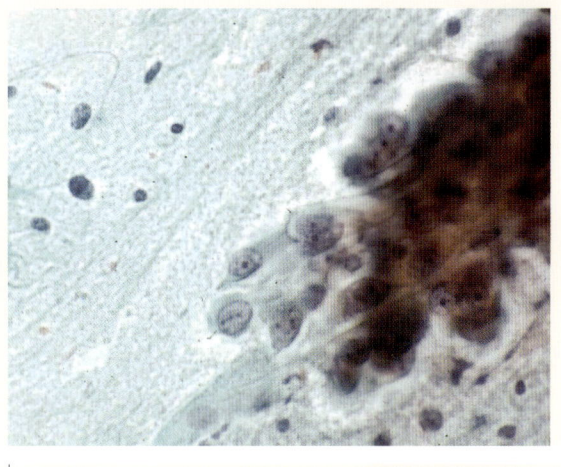

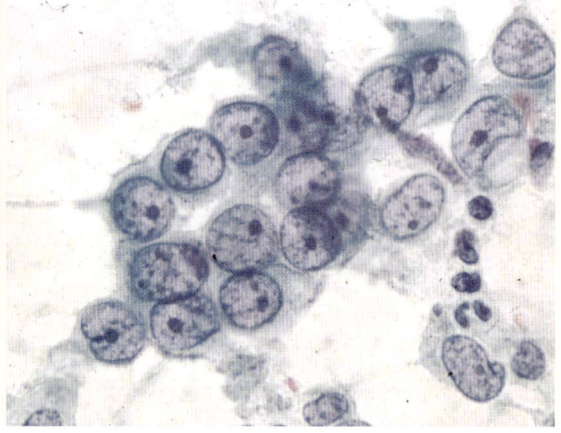

191 その他（脳腫瘍）

1歳，男児．臨床情報：脳腫瘍，検体：腫瘍圧挫標本（Pap. 染色，左：弱拡大，右：中拡大）
①毛様細胞性星細胞腫，②神経鞘腫，③乳頭状上衣腫，④星細胞腫，⑤髄膜腫

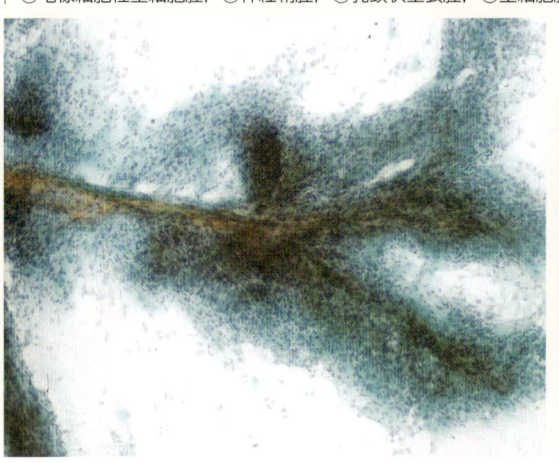

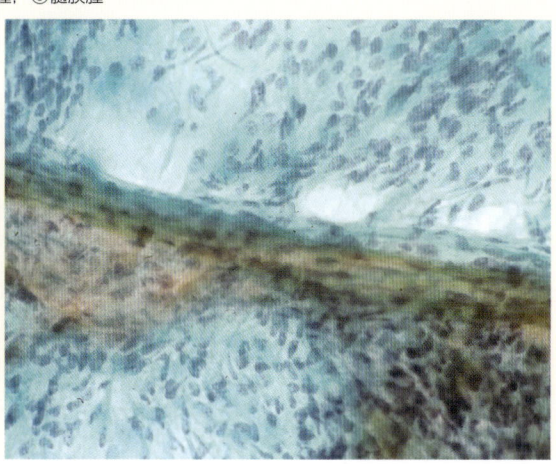

192 その他（脳腫瘍）

50歳代，女性．臨床情報：脳腫瘍，検体：腫瘍圧挫標本（Pap. 染色，左右：中拡大）
①神経鞘腫，②髄膜腫，③星細胞腫，④膠芽腫，⑤転移性腺癌

3 演習問題

193 その他（脳腫瘍）

60歳代，男性．臨床情報：小脳腫瘍，検体：腫瘍圧挫標本（Pap. 染色，左：弱拡大，右：強拡大）
①非腫瘍性小脳組織，②乏突起膠腫，③髄芽腫，④悪性リンパ腫，⑤転移性小細胞癌

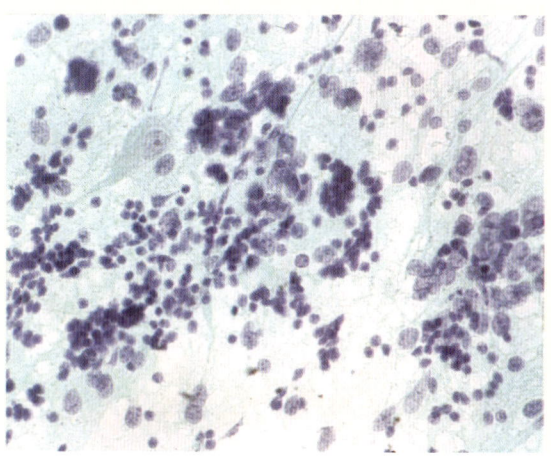

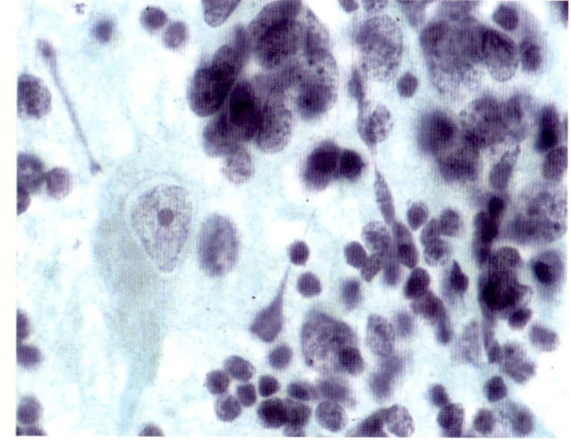

194 その他（脳腫瘍）

7歳，男児．臨床情報：脳腫瘍疑い，検体：腫瘍圧挫標本（Pap. 染色，左右：弱拡大）
①髄膜腫，②神経鞘腫，③毛様細胞性星細胞腫，④星細胞腫，⑤髄芽腫

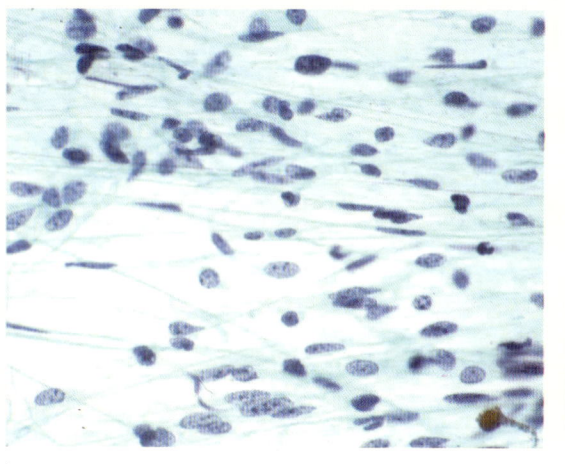

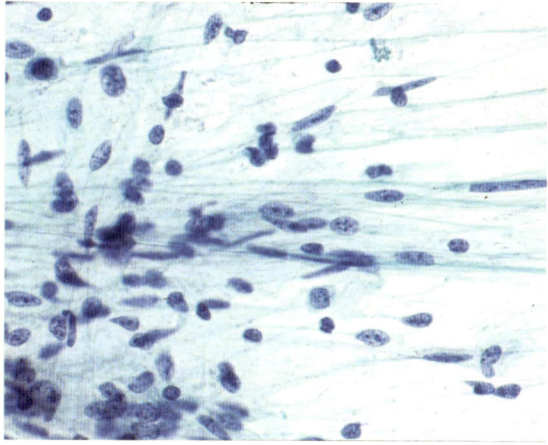

195 その他（脳腫瘍）

20歳代，女性．臨床情報：下垂体部腫瘍疑い，検体：腫瘍圧挫標本（Pap. 染色，左右：強拡大）
①髄膜腫，②頭蓋咽頭腫，③下垂体腺腫，④杯細胞腫，⑤転移性扁平上皮癌

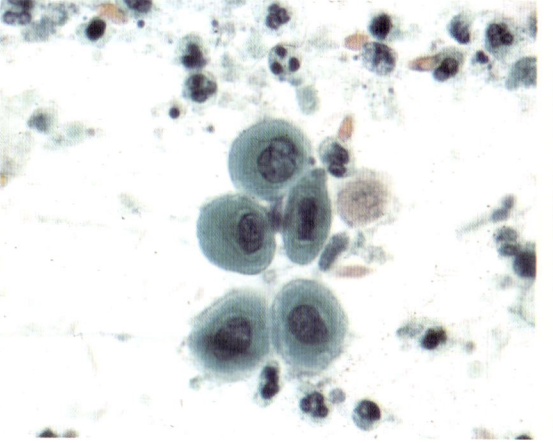

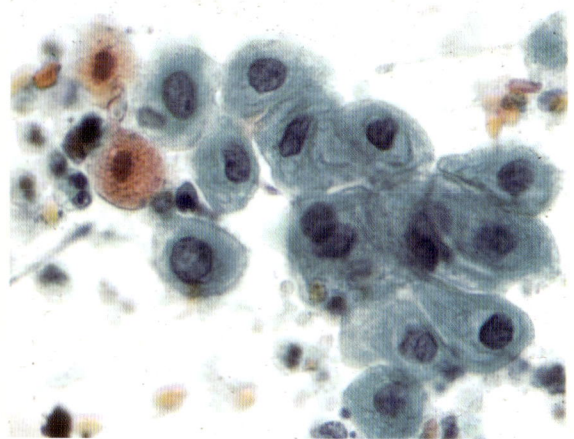

196 その他（脳腫瘍）

30歳代，女性．臨床情報：脊髄下部腫瘍，検体：腫瘍圧挫標本（Pap.染色，左：弱拡大，右：強拡大）
①毛様細胞性星細胞腫，②神経鞘腫，③髄膜腫，④粘液乳頭状上衣腫，⑤星細胞腫

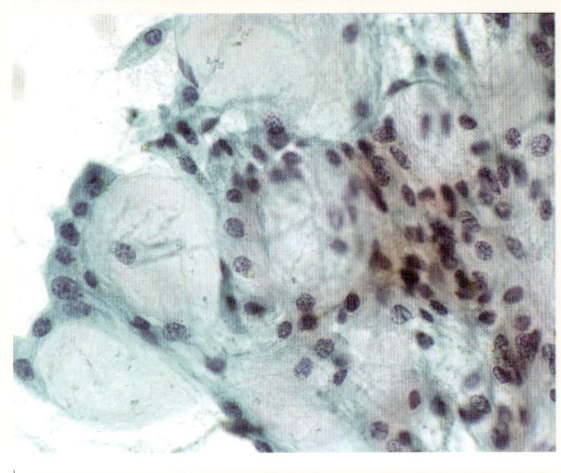

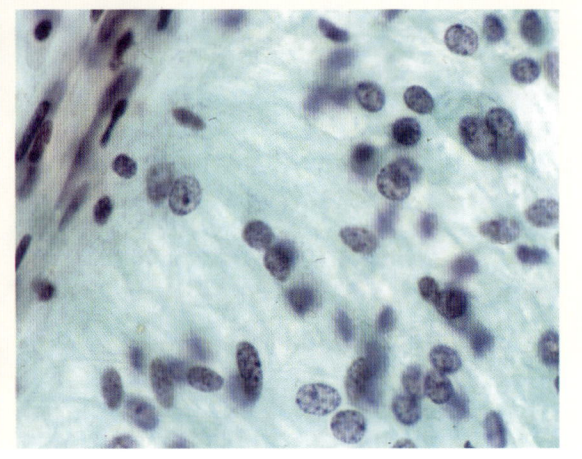

197 その他（脳腫瘍）

50歳代，男性．臨床情報：脳腫瘍疑い，検体：腫瘍圧挫標本（Pap.染色，左右：強拡大）
①肥胖細胞性星細胞腫，②退形成性星細胞腫，③膠芽腫，④転移性腺癌，⑤転移性腎癌

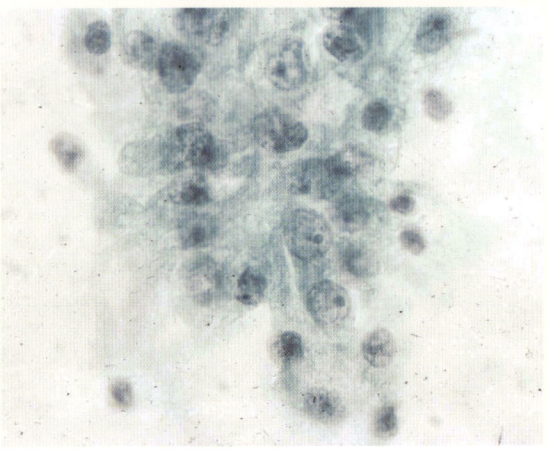

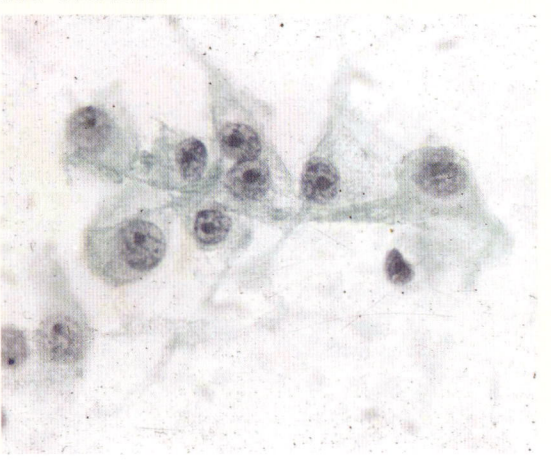

198 その他（骨軟部）

50歳代，男性．臨床情報：縦隔腫瘤，検体：腫瘤捺印（Pap.染色，左：弱拡大，右：強拡大）
①肉芽組織，②神経鞘腫，③平滑筋腫，④平滑筋肉腫，⑤滑膜肉腫

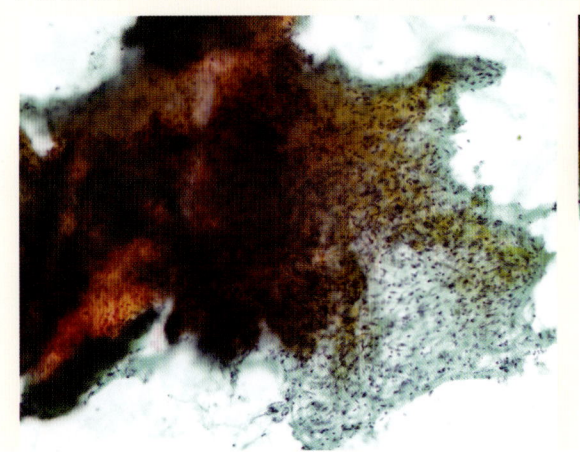

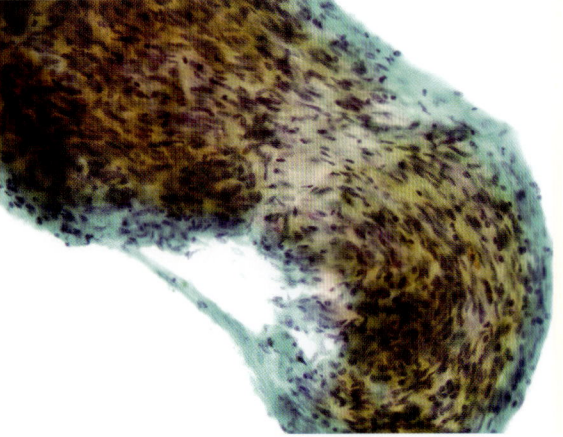

3 演習問題

199 その他（骨軟部）

10歳代，男性．臨床情報：手背軟部腫瘤，検体：腫瘤捺印（Pap. 染色，左：弱拡大，右：中拡大）
①正常リンパ節，②悪性リンパ腫，③ Ewing 肉腫・PNET 群，④横紋筋肉腫（胞巣型），⑤円形細胞型脂肪肉腫

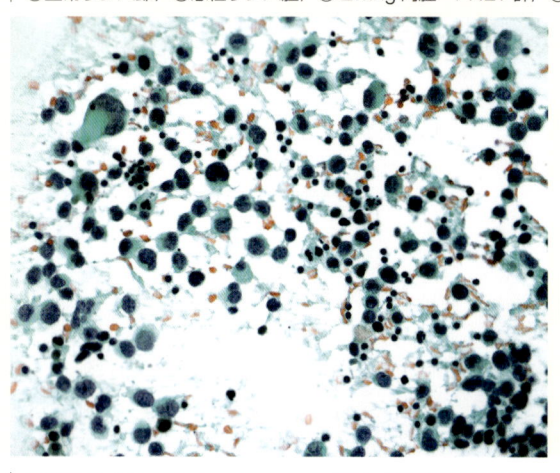

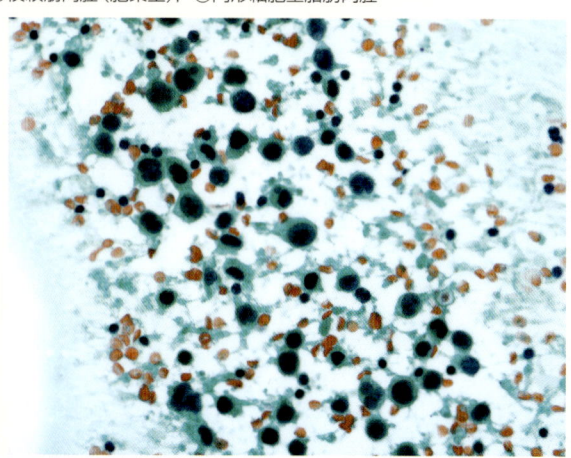

200 その他（骨軟部）

30歳代，女性．臨床情報：左大腿部軟部腫瘤，検体：腫瘤捺印（Pap. 染色，左右：中拡大）
①血管腫，②脂肪腫，③粘液線維肉腫，④血管肉腫，⑤脂肪肉腫

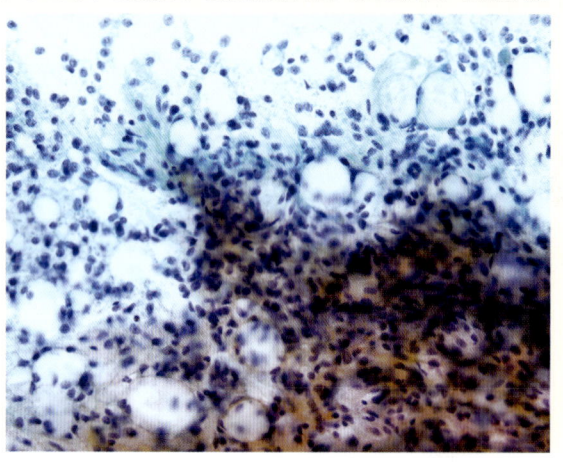

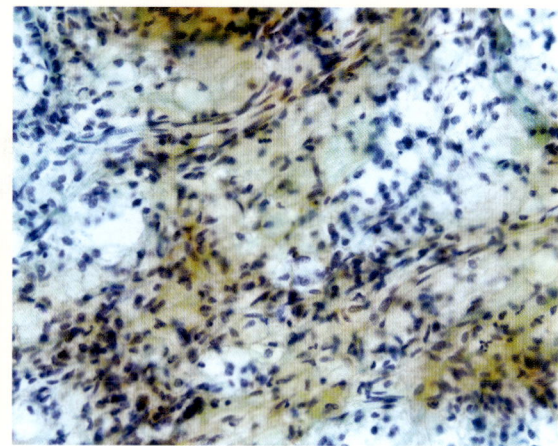

201 その他（骨軟部）

60歳代，女性．臨床情報：頤部軟部腫瘤，検体：腫瘤吸引（Pap. 染色，左：弱拡大，右：強拡大）
①エクリン汗孔腫，②顆粒細胞腫，③アポクリン癌，④横紋筋肉腫，⑤悪性リンパ腫

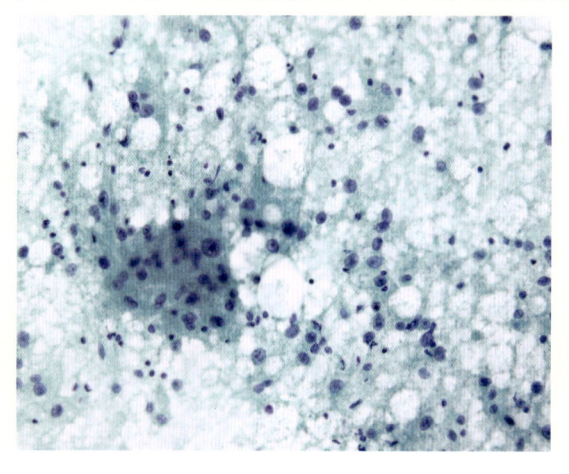

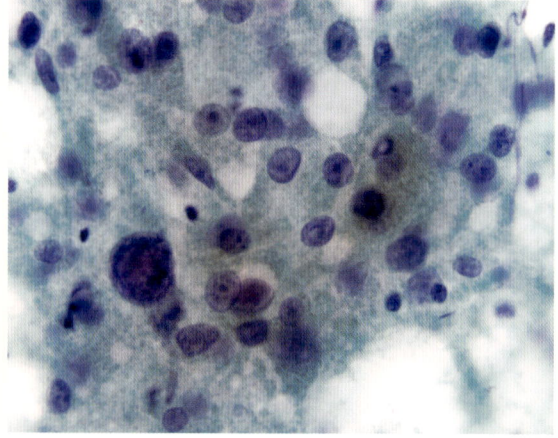

202 その他（骨軟部）

80歳代，女性．臨床情報：右下腿部軟部腫瘍．検体：腫瘍捺印（Pap. 染色，左：弱拡大，右：強拡大）（挿入図，ギムザ染色）
①神経鞘腫，②平滑筋腫，③平滑筋肉腫，④軟部明細胞肉腫，⑤滑膜肉腫

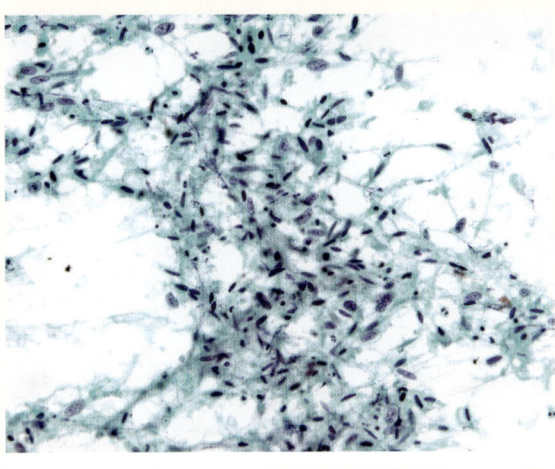

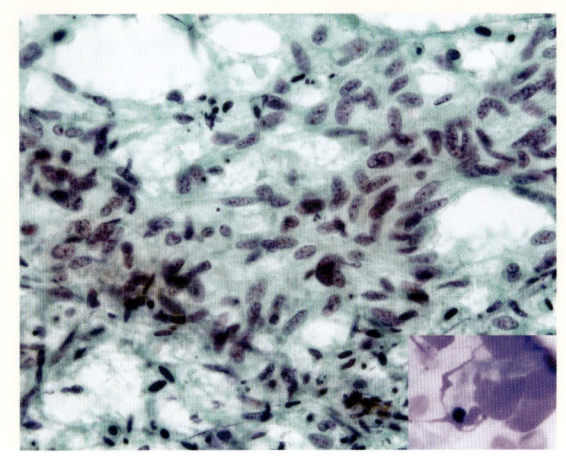

203 その他（骨軟部）

40歳代，男性．臨床情報：上腕骨近位部腫瘍（画像上，12cmで境界不明瞭）．検体：腫瘍捺印（Pap. 染色，左：弱拡大，右：強拡大）
①骨折（仮骨），②内軟骨腫，③骨肉腫，④軟骨肉腫，⑤Ewing肉腫・PNET群

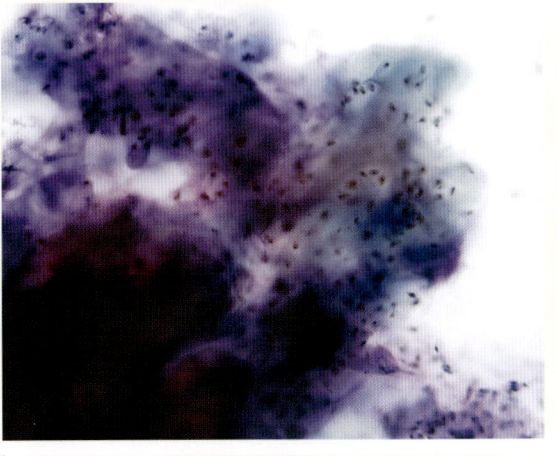

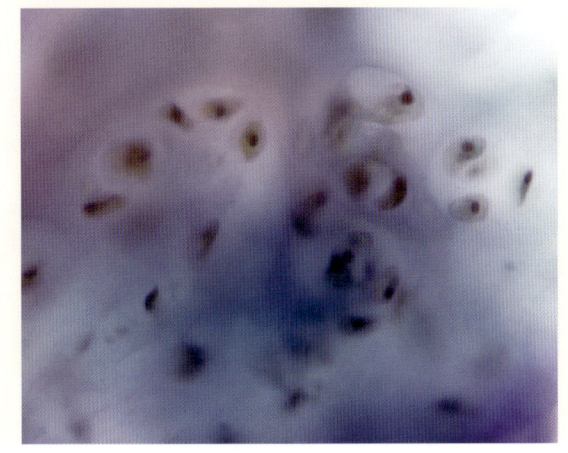

204 その他（骨軟部）

10歳代，男性．臨床情報：大腿骨遠位部腫瘍．検体：腫瘍捺印（Pap. 染色，左：弱拡大，右：強拡大）
①骨折（仮骨），②内軟骨腫，③軟骨肉腫，④骨肉腫，⑤Ewing肉腫・PNET群

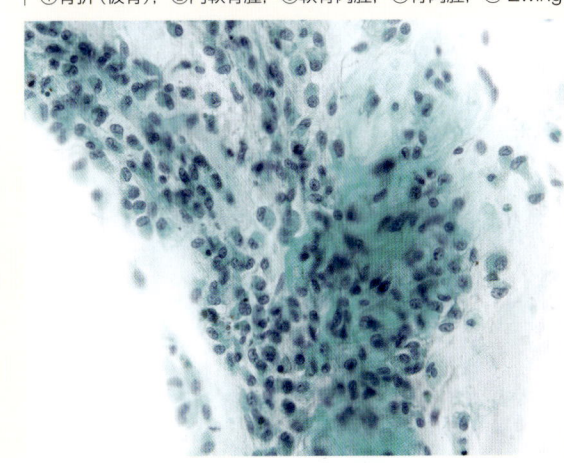

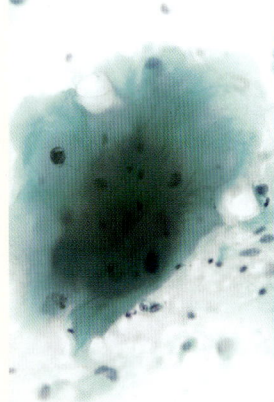

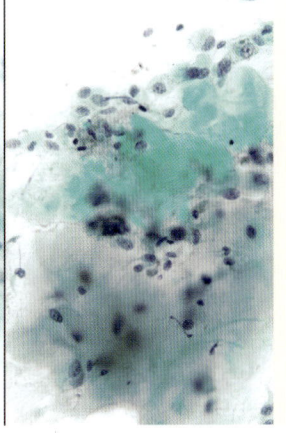

3 演習問題

205 その他（骨軟部）

10歳代，男性．臨床情報：大腿骨骨幹部腫瘤，検体：腫瘤捺印（Pap. 染色，左：弱拡大，右：強拡大）
①内軟骨腫，②骨肉腫，③ Ewing 肉腫・PNET 群，④悪性リンパ腫，⑤腺癌の転移

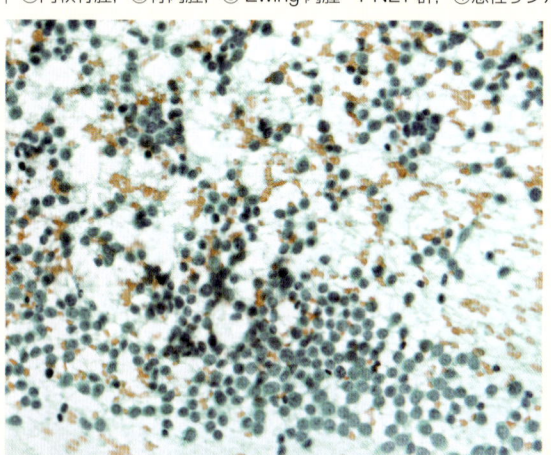

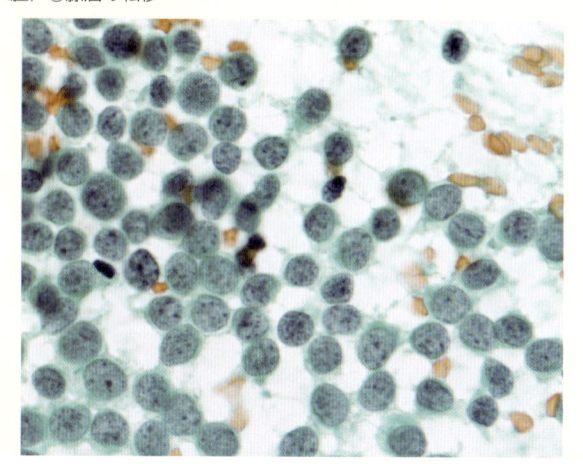

206 その他（骨軟部）

20歳代，男性．臨床情報：大腿骨骨幹部腫瘤，検体：腫瘤捺印（Pap. 染色，左：弱拡大，右：強拡大）
①動脈瘤性骨嚢胞，②骨巨細胞腫，③軟骨芽細胞腫，④骨肉腫，⑤軟骨肉腫

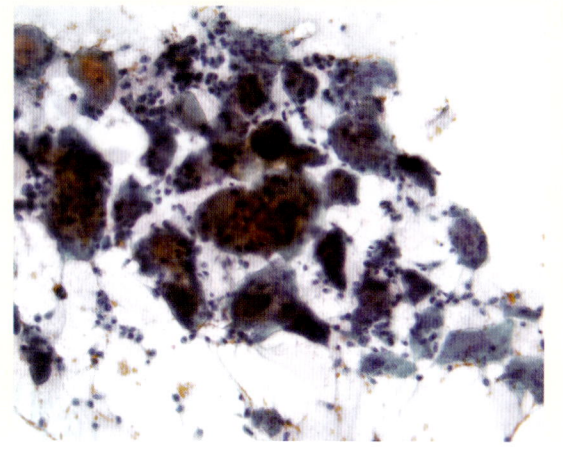

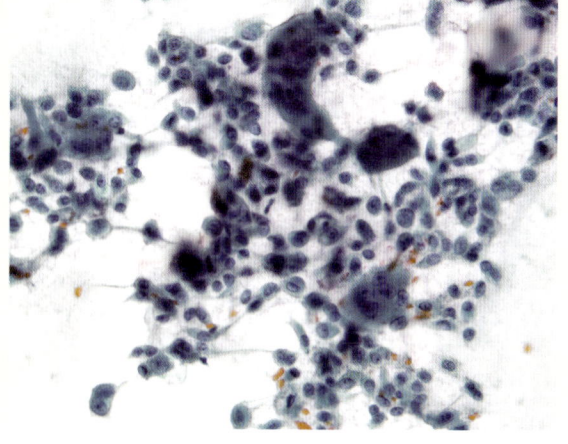

207 その他（骨軟部）

50歳代，女性．臨床情報：腸骨腫瘤，検体：腫瘤捺印（Pap. 染色，左：弱拡大，右：強拡大）
①内軟骨腫，②骨肉腫，③悪性リンパ腫，④ Ewing 肉腫，⑤甲状腺濾胞癌の転移

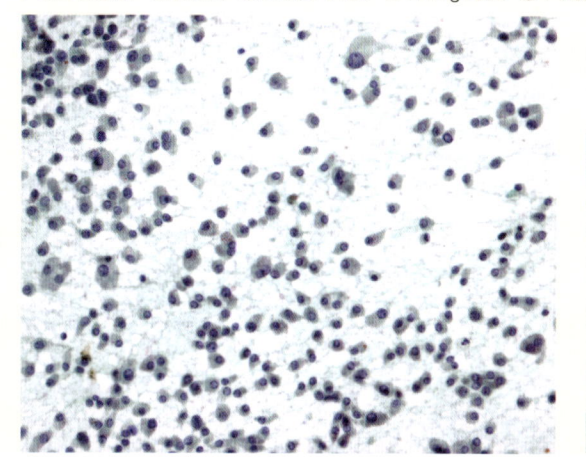

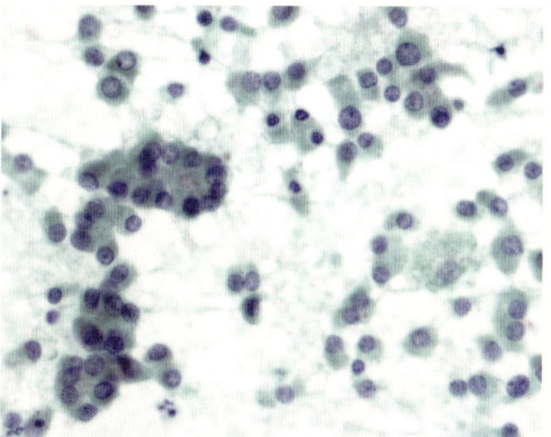

2 解答篇

婦人科（子宮頸部）

問題 1
解答：⑤内頸部型腺癌

左図では背景は出血性で，不規則重積を伴う不整形集塊が認められる．右図の集塊中心部では小腺腔が認められる．細胞質は淡く，核は腫大し，大小不同・核形不整を示している．また，微細なクロマチンが増量し，不均等分布を示し，核小体も目立つ．以上のような強い構造異型・細胞異型が認められることから，設問中の大細胞性非角化型扁平上皮癌が鑑別にあがるが，癌細胞集塊に小腺腔がみられるなど，腺構造への分化が認められることから，内頸部型腺癌と診断できる．

問題 2
解答：⑤微小浸潤扁平上皮癌

左図では，きれいな背景に N/C 比の高い細胞が中央に集合してみられる．その周囲には小型の角化細胞もみられる．右図では，細胞質は比較的淡いが，核は円型〜楕円形で中心性．N/C 比は高く傍基底細胞由来の異型細胞が考えられる．核クロマチンは不均等分布し，核に緊満感がある．また小型の核小体を有する細胞もみられる．設問中で鑑別を要する病変は上皮内癌であるが，傍基底型異型細胞に核の大小不同と小型核小体がみられ，さらに小型の異型角化細胞がみられるなど，上皮内癌と判断するには多彩な像を呈している．

問題 3
解答：③内頸部型粘液性腺癌

左図では出血性，粘液性背景に大型集塊と小乳頭状集塊が認められる．右図での小乳頭状集塊では不規則な配列と重積がみられる．核は腫大し，大小不同がみられ，細顆粒状のクロマチンが増量し，核が濃染している．細胞質には橙色の粘液が豊富にみられるなど，粘液産生性の腺癌が考えられる．設問中の最小偏倚型腺癌 minimal deviation adenocarcinoma は悪性腺腫 adenoma malignum とも呼ばれ，細胞質に粘液が豊富にみられる点では鑑別にあがるが，最小偏倚型腺癌では核の重積性が少なく，かつ核クロマチンは微細であり，細胞異型は乏しい．また細胞質の粘液は黄色調なものが多い．

問題 4
解答：②修復細胞

左図では，きれいな背景にシート状に流れるような配列の細胞集塊を認める．右図では，細胞質は豊富でレース状．核は腫大し，大小不同，核小体が目立つ．クロマチンは微細で均等に分布し，核縁は薄い．細胞が大型であることから，設問中の非角化型扁平上皮癌や明細胞腺癌が鑑別にあがるが，本例の集塊には重積性や不規則な配列がみられない．また，核は大きいが，一様な淡いクロマチンパターンを呈しているなど，悪性所見に欠ける．

問題 5
解答：④最小偏倚型腺癌　　難問

左図ではきれいな背景に結合性の良好な腺細胞集塊が認められる．右図では，高円柱状の細胞質には黄色調粘液がみられる．核の位置は一定しており，重積性は少ない．核は円形〜楕円形で緊満感があり，微細クロマチンを呈しており，核に立体感がみられる．設問中①，②の正常および良性頸管腺細胞にも類似するが，本例の細胞は細胞質に黄色調粘液が豊富にみられ，粘液が核を圧排（核形不整）する所見に乏しく，円形を保っている．さらに，微細クロマチンが充満する立体感のある核所見から，最小偏倚型腺癌が示唆される．

問題 6
解答：④角化型扁平上皮癌

左図では壊死物質とともに多彩な角化を示す細胞が集合して認められる．右図の拡大像では bizarre な角化異型細胞と傍基底型の異型細胞がみられる．細胞質はライトグリーン，オレンジ G 好性で重厚感がみられる．核所見は多彩で，濃縮状〜微細なクロマチンが認められる．設問中の非角化型扁平上皮癌に比べると，本例の細胞像は角化型癌細胞の割合が多いことと，傍基底細胞型の癌

3 演習問題

細胞も細胞質がライトグリーンに濃染し重厚感があるなど，出現する癌細胞全体の角化傾向が強い．

問題 7
解答：④上皮内腺癌
左図では，きれいな背景に柵状構造を伴う腺系細胞を思わす小集塊を認める．右図の拡大では核密度の高い集塊で柵状構造がみられる．核は類円形から楕円形で細顆粒状クロマチンが増量し，核全体が濃染している．また小型の核小体もみられる．以上の所見より腺癌として矛盾しない細胞である．設問中の浸潤性高分化内頸部型腺癌も同様な細胞像のこともあるが，上皮内腺癌と比べると浸潤腺癌の細胞像は，背景に出血や壊死物質が伴うことが多く，また腺癌細胞がより多く出現する傾向にある．

問題 8
解答：④非角化型扁平上皮癌
左図では不規則重積を伴う不整形な集塊がみられる．右図の集塊辺縁は一定方向に流れる配列がみられ，細胞質はやや厚みがある．個々の細胞は比較的小型で，核は楕円形のものが多く濃染している．クロマチンも不均等分布しており，核小体もみられる．また濃縮状核も混在している．小型の異型細胞で構成される集塊なので，上皮内癌や内頸部型腺癌などが鑑別にあがるが，上皮内癌の集塊ならば通常，核小体は目立たない．また集塊内の核所見は均一なパターンが多い．また腺癌であるならば，乳頭状・腺腔状構造や柵状配列がみられることが多いが，本例ではそれらの所見はない．

問題 9
解答：④ヘルペス＋HPV 感染細胞
左図では炎症細胞とともに多核，圧排，すりガラス状核を有する中層型扁平上皮あるいは扁平上皮化生由来の細胞がみられる．また一部に濃染核を伴う細胞もわずかにみられる．右図中央には中層型扁平上皮細胞の細胞質に明瞭な koilocytosis がみられ，核も腫大・濃染するなど異形成を思わす細胞もみられる．本例はヘルペスウイルスと HPV の混合感染が示唆される細胞像である．設問中で鑑別にあがる感染症としてクラミジア感染がある

が，クラミジア感染細胞では細胞質に星雲状の円形封入体がみられるのが特徴である．

問題 10
解答：④高度異形成
左図ではきれいな背景に核密度の高い細胞集塊がみられる．右図の集塊辺縁では細胞質が広くなり，一定方向に流れを有する配列がみられ，扁平上皮の分化がうかがえる．個々の細胞は円形〜楕円形の核を有し，細顆粒状クロマチンが増量しているが，分布は比較的均等である．傍基底細胞由来の異型細胞集塊が考えられるので，設問中の上皮内癌が鑑別にあがるが，核は緊満感に乏しく本例の集塊中心部の細胞は N/C 比が高いものの，集塊辺縁部においては細胞質が豊富になるなど，細胞分化が認められる．このような集塊では上皮内癌より中等度〜高度異形成を考えるべき像である．

問題 11
解答：⑤漿液性腺癌
左図は壊死性背景に小乳頭状集塊がみられる．周囲には散在細胞もみられる．右図での集塊の細胞質はやや厚く，核は腫大し，大小不同，核形不整，微細なクロマチンの増量がみられ，核小体も目立つなど核異型が強い．また集塊右下には核分裂像もみられる．細胞質が厚い点では設問中の非角化型扁平上皮癌が鑑別にあがるが，本例の集塊は乳頭状構造が示唆され，核も偏在傾向を示すなど腺癌細胞が考えられる．強い細胞異型を伴う腺癌細胞が乳頭状集塊で出現したときは，漿液性腺癌を考慮すべきである．

問題 12
解答：②扁平上皮化生細胞
左図では出血性背景を呈しており，表層・中層型扁平上皮細胞とともに平面的な集塊がみられる．右図の拡大では，細胞質は円形〜多辺形でライトグリーン好性の重厚な細胞質を有するなど，扁平上皮への分化がうかがえる．細胞の大きさは傍基底型扁平上皮細胞と同等である．核は小型で類円形，N/C 比は低い．一部に 2 核細胞もみられる．核クロマチンは微細で均等分布を示す．また一

部に小型の核小体もみられる．設問中の高度異形成が鑑別にあがるが，高度異形成の細胞はN/C比がさらに高く，核は濃染し，かつ核形不整が強い．

問題13
解答：④中等度異形成

左図ではきれいな背景に，核の腫大・濃染を示す扁平上皮細胞が集合してみられる．右図の強拡大では核異型を伴う中層型扁平上皮細胞が主体であるが，一部に傍基底型の異型細胞が混在している．設問中の扁平上皮化生細胞や軽度異形成が鑑別にあがるが，扁平上皮化生細胞はクロマチンが微細で均等分布し，核形不整が少ない．また軽度異形成の細胞は，表層・中層型扁平上皮細胞由来の異型細胞が主体である．本例のように傍基底細胞型の異型細胞が混在したときは，中等度異形成以上の病変を考慮する必要がある．

問題14
解答：④上皮内癌

左図では，きれいな背景に小型・N/C比の大きな異型細胞が少数出現している．右図の拡大像では細胞質は淡く，細胞質辺縁は不明瞭である．また一部には裸核状の細胞もみられる．核は円形で緊満感があり，微細なクロマチンが充満するeuchromatinが示唆される核である．細胞が小型で，かつクロマチンが微細なので，頸管腺細胞の核にも類似するが，本例の核は立体感があり頸管腺細胞とするには矛盾する．また高度異形成の細胞ならば核形不整が強く，細胞質辺縁は明瞭で，N/C比は70%程度が多い．

問題15
解答：①萎縮性腟炎

左図では著明な炎症性背景である．右図では円形の重厚な細胞質を有する傍基底細胞がみられる．核は小型で，クロマチンは淡く均等に分布している．また小型の濃縮状核を有する細胞もみられるが，炎症による変性所見と考えられる．設問中の高度異形成や非角化型扁平上皮癌と比べると，本例の傍基底細胞はN/C比が低く，核も小型で異型に乏しく，良性傍基底細胞の範疇である．

問題16
解答：④軽度異形成（HPV感染）

左図ではきれいな背景に表層・中層型扁平上皮細胞が集合して出現している．右図ではその表層型～中層型扁平上皮細胞の核周囲に明庭が認められる．核は腫大し，濃染している．2核もみられる．細胞質の明庭を形成する所見は設問中の扁平上皮細胞の炎症性変化でもみられるが，本例でみられる核周明庭は特徴的で，かつ核異型も強く，HPV感染が示唆されるkoilocytosisの像と考えられる．

問題17
解答：④類内膜腺癌　やや難問

左図は大型の不整形集塊がみられる．右図では核の重なりが強く不規則重積が示唆される．個々の細胞は小型で，核は丸く，細胞質も少なく丈が短いなど，内膜腺細胞に類似している．核も小型で，異型が少なく感じられるが，小さな腺腔が数カ所みられる腺密集像が示唆される．良性内膜細胞が鑑別にあがるが，本例の集塊は内膜腺細胞だけで構成されており，内膜間質細胞は存在しない．さらに不規則重積や腺密集像など構造異型がみられるので，類内膜腺癌がもっとも考えられる．なお，本例は頸部の類内膜腺癌であった．

問題18
解答：③トリコモナス腟炎

左図では炎症性背景にライトグリーン好性の変性物質とともに表層・中層型扁平上皮細胞がみられる．右図のライトグリーン好性の変性物質は設問中の壊死物質に類似するが，通常の壊死物質は大きさと形状が不揃いである．一方，トリコモナス原虫は変性が加わっても西洋梨状の形態をある程度保つ．エオジン好性の微細顆粒や細長い淡い核がみられる所見もトリコモナス原虫の特徴である．扁平上皮細胞に核の腫大がみられることから軽度異形成も鑑別にあがるが，本例の細胞は核の腫大はみられるが，クロマチンは淡く，核形不整が少ない点は異形成の細胞とは異なる．

3 演習問題

問題19

解答：⑤疣状癌 難問

左図は比較的きれいな背景にオレンジG好性の細胞質を有する扁平上皮細胞がみられる．右図では輝度の強い細胞質がみられ，強い角化が示唆される．核は腫大し，濃染しているが，癌細胞と判断するには異型が弱い．設問中の良性異型扁平上皮細胞や軽度異形成が鑑別にあがるが，本例の細胞は核異型よりむしろ輝度の強い細胞質の所見を重視し，細胞の異型度を判断するとともに，乳頭状増殖が示唆される臨床所見もふまえて診断することが重要である．

問題20

解答：④小細胞癌

左図は強い出血性背景に不整形の小集塊がみられる．右図の強拡大では，個々の細胞はきわめて小型でN/C比が高い．核クロマチンは微細で核縁は薄い．集塊は一部"木目込み様配列"がみられるなど上皮性結合が示唆される．小型の悪性細胞としては設問中の悪性リンパ腫が類似するが，悪性リンパ腫は孤立散在性での出現が特徴である．また変性内膜間質細胞も集塊で出現したときには鑑別を要するが，変性内膜間質細胞は配列に規則性がなく，上皮としての極性がうかがえないこと，核クロマチンが変性顆粒状を示すことなどが鑑別点になる．

問題21

解答：⑤明細胞腺癌

左図は出血性・壊死性背景に乳頭状の細胞集塊が認められる．重積性はそれほど強くない．右図での集塊細胞はレース状の境界明瞭な豊富な細胞質を有し，一部に淡明な細胞質もみられる．核は円形で腫大し，大小不同が目立つ．微細なクロマチンが増量し，同一集塊内で核の濃淡がみられるなど，核クロマチンの多様性が認められる．設問中の非角化型扁平上皮癌や内頸部型腺癌（低分化型）が鑑別点にあがるが，本例の集塊は重積が少ない乳頭状集塊であり，また境界明瞭で豊富な淡い細胞質を有する所見から，明細胞腺癌と考えられる．

問題22

解答：③カンジダ

左図ではきれいな背景に表層・中層型扁平上皮がみられる．図中央には扁平上皮細胞が集合している．右図の拡大では集合した扁平上皮細胞の中にエオジン好性の芽胞と菌糸がみられるので真菌と考えられる．カンジダは集合した扁平上皮細胞の中に入り込むようにみられることが多い．弱拡大で不自然な集合をする扁平上皮細胞がみられるときは拡大を上げて観察することが大切である．通常，菌糸と芽胞は赤褐色に染まるが，変性が加わるとライトグリーンの色調をとることもある．なお，カンジダは酵母様真菌の一種で，菌糸は仮性菌糸である．

婦人科（子宮内膜）

問題23

解答：④類内膜腺癌

左図では，壊死性背景にホツレを伴う不規則重積集塊が出現している．右図は別な部位での拡大像だが，核は小型で円形を示し，微細なクロマチンを呈している．背景に壊死があり，集塊内には腺管構造がみられないため設問中の内膜間質肉腫との鑑別を要するが，本例の核がほぼ円形であることと，核の方向性（核長軸の向き）が保たれている部分があるなど，上皮の極性が残っている点が内膜間質肉腫との鑑別点となる．また内膜間質肉腫は孤立散在性に出現する腫瘍細胞の割合がより多い傾向にある．

問題24

解答：④高分化型類内膜腺癌

左図では，大型な内膜細胞集塊がみられる．大小の管状集塊が密集している腺密集像である．また内膜間質細胞の量はきわめて少ない印象である．右図は別の部位での拡大像だが，重積性の強い上皮細胞集塊の中に線維性間質（血管間質）が認められる．上皮細胞の結合性は保たれているが，ここでも内膜間質細胞の介在がきわめて少なく，さらに増生した上皮細胞集塊中の血管線維性間質の存在は，高分化型類内膜腺癌が示唆される像である．通常，内膜の良性病変ならば血管間質の周囲は内膜間質

細胞であることが多い.

問題25

解答：②月経期内膜 難問

左図では集塊状あるいは散在性に小型のN/C比の高い細胞と，密な重積を示す結合の良い細胞集塊がみられる．右図の重積を伴う集塊は結合が良好で，集塊の辺縁が円滑であるので内膜腺細胞集塊と考えられる．その内膜腺細胞集塊の周りと背景には，核が濃縮状を示す内膜間質細胞がみられる．月経期によくみられる変性した内膜腺細胞と間質細胞の像である．設問中③④⑤の複雑型内膜増殖症や腺癌などの内膜増殖性病変では，多数の変性した内膜間質細胞が多く出現することは少ない．

問題26

解答：④類内膜腺癌

左図では，重積性を伴う小型〜大型の内膜腺細胞集塊が多くみられ，ほとんどの集塊が不整形を呈している．右図の拡大像の背景には内膜間質細胞がほとんどみられず，多数の好中球が認められる．内膜腺細胞の核は円形〜楕円形で細胞異型は少ないが，増殖期内膜腺細胞より全体に核は腫大傾向にある．小集塊と孤立細胞は大型細胞集塊と同様の核所見であることより，腺上皮細胞の結合性の低下が示唆される．内膜間質細胞の欠如，炎症性背景，上皮細胞の不整形重積集塊，上皮細胞の結合性低下などの所見から腺癌と考えられる．

問題27

解答：②流産

左図では出血性背景に多核巨細胞が認められる．右図は別な場所の拡大像であるが，多核巨細胞と単核細胞がみられる．いずれの細胞もライトグリーン好性で厚みがある細胞質である．核は円形で一部大小不同がみられるが，クロマチンは微細で均等分布．一部に小型核小体がみられる．多核巨細胞は合胞体栄養細胞層，単核細胞は栄養膜細胞層が示唆される．合胞体栄養細胞においては設問中の多核組織球と鑑別を要するが，多核組織球の細胞質は泡沫状で淡く，核は楕円形が多く，核縁の切れ込みを伴うことが多い．

問題28

解答：②萎縮内膜にみられた粘液性化生 やや難問

左図ではきれいな背景に大型で不整形の内膜細胞集塊がみられる．右の拡大像では1層のシート状で，小型核の萎縮内膜腺細胞に移行して細胞質に粘液を有する細胞がみられる．萎縮内膜に移行していることより，設問中の粘液性腺癌や明細胞腺癌とは異なる．本例のように粘液性化生は非増殖性病変でも出現するものの，増殖性病変でもよく認められる．増殖性病変に伴う粘液性化生は，腺細胞の増生が示唆される重積性の強い細胞に粘液がみられることが多い．

問題29

解答：②いわゆる再生性変化

左図では，きれいな背景にシート状で結合性の保たれた大型な細胞集塊がみられる．右図の拡大像では細胞質は広くレース状である．核は大型で大小不同，多核，核形不整がみられ，核小体もやや目立つなど，一見すると核異型が強く感じられるが，クロマチンは淡く均一で，細胞同士でのクロマチンパターンの多様性はない．また配列においても重積がなく，一定方向に流れる配列は再生性変化の特徴である．設問中の明細胞腺癌は細胞質が広く核が大型なので鑑別を要するが，明細胞腺癌の核はクロマチンが微細に増量し，立体的な核所見を呈する．また細胞の結合性も低下し，小集塊散在性に出現することが多い．

問題30

解答：③複雑型子宮内膜増殖症 難問

左図では，きれいな背景に不整形で大型の内膜腺細胞集塊がみられる．間質成分は存在するが，全体的には上皮が優位な像である．有端細胞集塊からの分岐も目立ち，腺管の増生が示唆される．右図の拡大像では核の重積性がみられ，腺細胞の増生も示唆され，腺管の間には内膜間質細胞が存在する．上皮細胞の結合性も良好である．設問中の増殖期内膜が鑑別にあがるが，増殖期の腺細胞集塊は細長く均一な太さであり分岐も少ない．また内膜間質細胞も豊富に出現することが多い．

3 演習問題

問題 31
解答：①分泌期内膜

左図では大型のシート状集塊で腺細胞が認められる．右図の腺細胞の拡大では重積性はなく，細胞質はレース状で広い．また細胞境界は明瞭で蜂の巣状構造を示している．核はきれいな円形を保ち整然と配列している．クロマチンも微細で均等に分布している．典型的な分泌期内膜腺細胞の像である．細胞質がレース状で蜂の巣状構造を示すので設問中の正常頸管腺細胞とも類似するが，正常頸管腺細胞は細胞質に粘液を有することが多く，細胞の丈が高い．

問題 32
解答：⑤卵巣癌の流入

左図ではきれいな背景に，大型のシート状集塊と小乳頭状集塊を認める．大型の集塊は正常内膜腺細胞を思わせるが，小型集塊は弱拡大でも小乳頭状の異常細胞集塊であることがわかる．右図の拡大像では小集塊でありながら不規則重積を示し，核は腫大し，濃染している．細胞質には空胞がみられ，変性も加わっている．きれいな背景に正常内膜細胞とは関連のない，変性の加わった小乳頭状の異型腺細胞が出現したときは，腹水中の癌細胞が卵管を経て出現した可能性が示唆される．本例の細胞像は臨床情報をふまえて考えると，卵巣癌の流入 imigration がもっとも考えられる像である．

問題 33
解答：⑤漿液性腺癌　難問

左図ではきれいな背景に，正常内膜腺細胞とともに核の大小不同を来す異型細胞集塊がみられる．右図での強拡大像では核の腫大・濃染，核小体がみられ，核分裂像 mitosis も確認できるなど細胞異型が強い．構造は軽度な重積を示す程度である．設問中の類内膜腺癌と判断するには背景がきれいなこと，細胞異型は強いが構造異型に乏しい点が合致しない．本例は浸潤像のない早期の漿液性腺癌 endometrial intraepithelial carcinoma (EIC) であった．臨床的に高齢で，内膜ポリープからの発生が多いと言われている病変である．

問題 34
解答：⑤粘液性腺癌

左図では粘液性背景に，大型の不規則重積集塊がみられ，細胞のホツレもみられる．弱拡大では構造異型が示唆される．右図の拡大像では，核は小型で異型は少ないが，重積性が強い．ほとんどの細胞には粘液がみられ，集塊周囲，集塊内には内膜間質細胞は目立たない．重積集塊からのホツレがみられるなど結合性の低下も認められる．粘液性腺癌はときに細胞異型が少ないため誤陰性にしてしまうことがある．粘液を有する異型の少ない細胞であるが，不規則な重積性，内膜間質成分が目立たない，結合性の低下など，構造異型を把握することが重要である．

問題 35
解答：⑤内膜間質肉腫

左図では核密度の高い不規則重積性を示す細胞集塊がみられる．また背景には裸核状細胞も散在性にみられる．右図は不規則重積性を示す集塊の拡大像で，レース状の淡い細胞質，類円形〜紡錘形の腫大核がみられ，微細なクロマチンが増量している．細胞の配列には規則性はみられず，間葉系由来の悪性細胞が示唆される．設問の選択肢では，低分化類内膜腺癌と癌肉腫が鑑別にあがるが，低分化型類内膜腺癌ならば集塊のどこかに上皮の極性や小腺腔などの分化がうかがえる．また癌肉腫ならば肉腫細胞成分と明らかな癌細胞成分が混在する．

問題 36
解答：⑤高分化型類内膜腺癌

左図ではきれいな背景に重積の強い大型の内膜細胞集塊がみられる．右図の中拡大では，ほとんどが腺細胞で構成されている．個々の細胞は，核が小型で異型は少ない印象を受ける．しかし集塊の構造は，重積を伴う管状腺管が複雑に絡み合う腺密集像である．さらにこの集塊中には明らかな内膜間質細胞はみられない点を総合して考えると，高分化型類内膜腺癌がもっとも考えられる．設問中の複雑型子宮内膜増殖症が鑑別にあがるが，複雑型子宮内膜増殖症における腺密集集塊ならば内膜間質細胞は比較的多く介在する．

問題37
解答：③粘液性化生

左図では重積を伴う大型集塊で内膜腺細胞がみられる．集塊左上では集塊から突出するように細胞質に粘液を含む腺細胞が認められる．右図は粘液を有する腺細胞の強拡大で，設問中の頸管腺細胞に類似するが，この粘液を含む細胞は内膜腺細胞と連続し，かつクロマチンパターンも内膜腺細胞と同様であるなど，内膜腺細胞由来と考えられる．その他の化生との鑑別は扁平上皮化生ならば細胞質の角化，線毛上皮化生であれば線毛，好酸性化生ではライトグリーン好性の重厚な細胞質が認められる．なお，本例は複雑型子宮内膜増殖症にみられた粘液性化生である．

問題38
解答：⑤漿液性腺癌

左図では強い出血性背景に，不規則重積を伴う乳頭状集塊および散在性に核の濃染を示す異型細胞が出現している．右図の集塊では重積性が強く，核の腫大，大小不同，核形不整，核の濃染など異型が強い．鑑別には設問中の類内膜腺癌があがるが，類内膜腺癌と判断するには本例の癌細胞は異型がきわめて強い点が合致しない．乳頭状集塊で核異型の強い腺癌細胞が出現するときは漿液性腺癌を考慮すべきである．なお，本例は石灰化小体がみられなかったが，しばしば石灰化小体を伴うことも漿液性腺癌の特徴の1つである．

問題39
解答：④高分化型類内膜腺癌

左図では炎症性背景に，大小さまざまな内膜細胞の不整形集塊がみられる．集塊の周りにはオレンジG好性の細胞がみられる．右図の腺細胞集塊は不規則重積がみられ，細胞質に空胞がみられる細胞もある．また小集塊が多いなど，結合の低下も示唆される．個々の細胞は小型だが，核は微細なクロマチンが充満している印象である．周囲の小型角化細胞は扁平上皮化生が示唆される．設問中の複雑型子宮内膜増殖症が鑑別にあがるが，本例の腺細胞は重積が強く，結合性も低下し，核は微細クロマチンが充満するなどの所見を総合すると，類内膜腺癌が考えられる．また扁平上皮化生は癌に伴うことが多い．

婦人科（卵巣）

問題40
解答：③明細胞腺癌

左図は，不規則な重積を示す大型集塊で，集塊の辺縁にはhobnail様の細胞が認められる．右図は，軽度の細胞重積を呈し，比較的広く明るい細胞質を有している．核は大小不同を認め，著明な核小体を有する．細胞集塊の不規則重積性や核の所見から，悪性であることが示唆され，①，②の腺腫は除外される．背景や細胞の大きさ，集塊の形態（樹枝状集塊，異型腺管構造などがみられない）から，④の類内膜腺癌は否定的である．また，上皮性結合を有する細胞集塊は出現しているが，非上皮性の悪性細胞成分がみられないことから，⑤の癌肉腫も否定できる．

問題41
解答：④未分化胚細胞腫

左図では，核の増大傾向を示す円形細胞が，疎な結合を有する細胞集塊で出現している．シート状の平面的な形態はみられない．また，散在性にリンパ球も認められる．右図では，上皮性配列や細胞の結合性は不明瞭で，核は軽度の大小不同を呈し，明瞭な核小体を認める．これらの悪性所見から，①漿液性嚢胞腺腫，②奇形腫などの良性腫瘍は除外される．上皮性結合や細胞質にグリコーゲンを認めないことから，③の明細胞腺癌も否定できる．また，一見，孤立散在性に出現する点で，⑤の悪性リンパ腫との鑑別を要するが，核の大きさやクロマチンの性状および核小体などの所見から否定できる．

問題42
解答：⑤類内膜腺癌

左図は，不規則重積を呈する大型の集塊で，不整形の腺腔を認める．右図には，扁平上皮化生細胞を認める．集塊の不規則な重積性や構造異型から，①の漿液性嚢胞腺腫は否定できる．②の奇形腫では通常，無核または表層〜中層の非腫瘍性（良性）扁平上皮細胞で構成され，腫

3 演習問題

瘍細胞の化生変化はみられず，これも否定できる．また，腫瘍細胞の性状から④の顆粒膜細胞腫は除外できる．③の粘液性嚢胞腺癌では，類内膜腺癌との鑑別が困難な場合があるが，よく観察すると粘液を有する細胞がみられる．類内膜腺癌においては，扁平上皮化生は重要な所見のひとつである．

問題43
解答：②粘液性嚢胞腺腫
左図は，粘液性の背景に，一部乳頭状発育を呈する平面的大型細胞集塊で，細胞の配列の乱れはみられない．右図は，同様のシート状細胞集塊で，結合性は良く，配列の乱れや大小不同もない．また，核クロマチンは均一で，増量もみられない．粘液性背景や粘液を有する細胞から，①の漿液性嚢胞腺腫は否定される．また，細胞の重積性はなく，核の大小不同や核の異型もみられないことから，③の粘液性嚢胞腺癌，④の類内膜腺癌，⑤の明細胞腺癌は否定できる．また，右図の細胞質内には淡い橙黄色調の明らかな粘液がみられ，明細胞腺癌で認められるグリコーゲンとは異なる．

問題44
解答：①乳頭状嚢胞腺腫　難問
左図は，核密度の上昇と細胞重積性を軽度に認める乳頭状集塊である．右図では，嚢胞内壁由来と思われるシート状の集塊と，お椀状または乳頭状に突出する細胞集塊が認められる．背景粘液や細胞に粘液物質を有さないことから，②の粘液性嚢胞腺腫は否定できる．シート状で泡沫状の細胞質には，グリコーゲンは認められない．大小の不整形集塊や異型腺管あるいはback-to-back様の配列や構造異型もみられないことから，③の類内膜腺癌も否定できる．また，核も均一で核小体も目立たないことから，④の明細胞腺癌は否定的である．さらに，非上皮性の肉腫成分も認めないことから，⑤癌肉腫も否定できる．

問題45
解答：③漿液性嚢胞腺癌
左図では，出血や壊死のないきれいな背景に，重積を示し，一部乳頭状を呈する不整形細胞集塊がみられる．右図は，重積性を示す細胞集塊で，著明な核の大小不同を有している．また，核クロマチンは増量し，不均等分布を呈する．これらの所見から，①漿液性嚢胞腺腫，②粘液性嚢胞腺腫の良性病変は除外される．また，④類内膜腺癌では，背景に壊死や出血を伴ったり，扁平上皮化生変化がみられることが多く，これも否定できる．腫瘍細胞は上皮性の細胞成分のみで，非上皮性の細胞成分は認めず，⑤癌肉腫も否定できる．これらの所見から，③の漿液性嚢胞腺癌がもっとも考えられる．

問題46
解答：⑤Krukenberg腫瘍（胃癌の転移）
左図，右図ともに，粘液様物質を伴う腫瘍性の背景に少数の間質性細胞が散見される．小型で橙黄色調の粘液を有し，核を圧排する印環細胞signet-ring cellが散在性に認められる．この特徴的な所見より選択肢からは，⑤のKrukenberg腫瘍が考えられる．胃原発のsignet-ring cell carcinomaの場合，もとより細胞が小型であり腫瘍も硬いことが多く，転移巣においても同様で細胞採取量が非常に少ないことがあるため，鏡検には十分な注意が必要である．

問題47
解答：③莢膜細胞腫　難問
左図，右図ともに短紡錘形の細胞が，束状にまたは不規則に交叉するように出現している．細胞質は不明瞭だが，明るい細胞質を有し，紡錘形の核を呈する線維細胞が混在している．平滑筋腫や線維腫では，長楕円形または紡錘形の核を有し，小集塊または散在性に出現し，このような束状の大型集塊でみられることは少ない．また，線維腫では，間質細胞はときに硝子化し，細胞の核は萎縮してみられることが多い．また，背景もきれいで上皮細胞ではないことから，④類内膜腺癌，⑤明細胞腺癌は除外される．よって，選択肢の中からは③の莢膜細胞腫がもっとも考えられる．

問題48
解答：③顆粒膜細胞腫

左図では，細胞重積性の強い大型の充実性集塊で大小の淡紫色の無構造物質（Call-Exner小体）を多数認める．右図では，卵円形の核が一部濾胞様またはロゼット様の配列を呈している．シート状や乳頭状構造を示す細胞でなく，腺細胞由来の形態を示さないことから，①漿液性囊胞腺腫，②粘液性囊胞腺腫は否定できる．樹枝状や乳頭状の細胞集塊または異型腺管（cribriform pattern）などの構造異型，扁平上皮化生もみられないことから，④の類内膜腺癌も否定できる．また，淡く広い細胞質もみられず，核小体も目立たないことより，⑤の明細胞腺癌も否定できる．よって，③顆粒膜細胞腫がもっとも考えられる．

問題49
解答：①成熟型奇形腫
左図では，脂肪様またはコレステロール様の変性物質とともに，正常の腺細胞と正常の扁平上皮細胞が少数認められる．右図では，正常の腺細胞と変性した扁平上皮と思われる細胞がみられる．背景に粘液がみられないことや細胞にも粘液を有さないことから，②の粘液性囊胞腺腫は否定できる．また，出現する腺細胞は核の大小不同や異型を示さないことからも，③粘液性囊胞腺癌，④類内膜腺癌，⑤明細胞腺癌の悪性腫瘍は除外できる．良性の成熟型奇形腫は変性物質が多く，上皮性細胞成分の採取量は比較的少ないことが多い．

問題50
解答：⑤癌肉腫
左図では，卵円形または楕円形の核を有する，紡錘形あるいは線維状を呈する非上皮性の腫瘍細胞を認める．結合性は緩く，極性の乱れた核は，大小不同やクロマチンの増量を認める．右図は，上皮性結合を有する小型細胞集塊で，核の重積性や大小不同を認める．また，相互封入像もみられる．これらの所見から悪性が示唆され，①漿液性囊胞腺腫，②粘液性囊胞腺腫は除外される．腫瘍細胞の細胞質には粘液様物質がみられ，また，グリコーゲンもみられないことから，③の漿液性囊胞腺癌や④の明細胞腺癌は否定できる．非上皮性成分の存在により，⑤の癌肉腫がもっとも考えられる．

問題51
解答：⑤Krukenberg腫瘍（直腸癌の転移）
左図では，壊死物質を認め，円柱状または一部高円柱状の，腫瘍細胞が集塊で出現している．右図では，楕円形核を有する高円柱上の細胞集塊がみられ，クロマチンの増量を認める．壊死物質とともに悪性細胞がみられることから，①漿液性囊胞腺腫，②粘液性囊胞腺腫は否定できる．粘液性背景がみられないことや，高円柱状の細胞形態であることから，③の粘液性囊胞腺癌は否定的である．円柱状を呈するがback-to-back様の配列を示さないこと，あるいは扁平上皮化生変化がみられないことより，④の類内膜腺癌も否定的である．淡黄色の腸型粘液を有することから，⑤のKrukenberg腫瘍（直腸癌の転移）がもっとも考えられる．

呼吸器

問題52
解答：③高度異型扁平上皮細胞
左図，右図ともに細胞質の濃染する核中心性の細胞がみられ，異型扁平上皮細胞と考えられる．左図の細胞を異型扁平上皮細胞判定のスコア表（本文p.66参照）に当てはめてみると，細胞質は濃染で1点，N/C比は1/2程度で1点，核の形状は類円形で0点，核クロマチンの性状は核縁明瞭で濃染であることから1.5点，クロマチンの不均等分布がみられることから＋0.5点，合計4点となり，高度異型扁平上皮細胞となる．

問題53
解答：④大細胞癌
左図では，核の位置が偏在性または中心性の細胞がみられる．核の明るい細胞や顆粒状のクロマチンを呈する細胞，1個または数個の著明な核小体もみられる．右図では結合性が弱く，淡い細胞質を有する大型細胞がみられ，くびれ状の著明な核形不整がみられる．大型核小体や核形不整などの所見から，①ヘルペスウイルス感染細胞，②硬化性血管腫は否定的である．核偏在性や，くびれ状の著明な核形不整がみられることから，③扁平上皮癌，⑤粘表皮癌は考え難い．

3 演習問題

問題 54
解答：①ヘルペスウイルス感染細胞
左図では，ライトグリーンに濃染する細胞質を有する巨大化した細胞が，多核形成および核の圧排を示している．核のクロマチン所見はすりガラス状である．右図も同様の所見で，多核または単核の細胞がみられることから，ヘルペスウイルス感染細胞の特徴的な細胞像と考えられる．

問題 55
解答：④腺房型腺癌　　難問
左右とも不規則な配列を示す細胞の小型集塊がみられる．細胞は比較的小型であり，核は偏在して気管支上皮細胞と同程度の大きさだが，N/C 比が増大している．核形不整が目立ち，明瞭な核小体を認める．粘液が充満した印環状の細胞の混在がみられる．以上の所見から腺房型腺癌が考えられる．出現している細胞は腺房状ないし篩状に増殖する部分から採取されたものである．そのため細胞集塊はシート状や乳頭状ではなく，不規則な配列を示しており，細気管支肺胞上皮癌と乳頭型腺癌が否定できる．杯細胞増生とは個々の細胞の異型度から鑑別可能である．粘表皮癌の中間型の細胞は細胞質が広く，核は中心性である．

問題 56
解答：①杯細胞増生
左図では，きれいな背景中に結合性の比較的強い細胞集塊がみられる．集塊を構成する細胞はライトグリーン好性の線毛円柱上皮細胞と，細胞質が広くピンク色に染まる杯細胞の 2 種類である．右図ではほぼすべての核が同一視野で焦点が合うことから，細胞配列の規則性がうかがえる．核は類円形で核異型はみられない．集塊中の 50％以上が杯細胞の場合，杯細胞増生という．細胞質に粘液を有する細胞異型の弱い癌細胞との鑑別が困難なこともあるが，右図下方にみられるように集塊中に線毛円柱上皮細胞をみつけることで，杯細胞増生の判定が可能になる．

問題 57
解答：⑤粘表皮癌
左図では，きれいな背景中に比較的 N/C 比の小さな細胞の集塊がみられる．集塊を構成する細胞は核中心性でライトグリーンに染まる多辺形の扁平上皮様細胞と，細胞質に粘液を有する細胞の 2 種類が認められる．右図では軽度な核形不整がみられ，クロマチンは細顆粒状で一部（中央下）に核小体の腫大を認める．多辺形の扁平上皮様細胞がみられることから，①杯細胞増生と③細気管支肺胞上皮癌は否定的である．②定型的カルチノイドは粘液含有細胞はみられず，細胞質の性状も異なることから否定的である．④腺房型腺癌では細胞境界が比較的明瞭であるのに対し，粘表皮癌ではやや不明瞭である．

問題 58
解答：④淡明細胞腺癌
左図ではきれいな背景の中にシート状の細胞集塊がみられる．右図では核間距離が不均等であり，配列の乱れを認める．核は 2 倍程度の大小不同を示し，軽度の核形不整がみられる．クロマチンは微細顆粒状であり，1〜2 個の小型核小体を認める．細胞質はライトグリーン淡染性であるが，明瞭な細胞境界を確認できる．細胞質内の粘液所見は明らかでなく，PAS 染色にて豊富なグリコーゲンがみられる．以上の所見から，腺癌の特殊型である淡明細胞腺癌が選択できる．他の選択肢は粘液を有する細胞を多数あるいは混在して認めることから，除外可能である．

問題 59
解答：①良性異型腺細胞　　難問
左図では，きれいな背景中に集塊中央から花弁状に配列する小集塊がみられる．細胞質はライトグリーンに均一に染まり，細胞の大小不同が認められる．核は類円形で，クロマチンは微細・均一である．右図では集塊中の細胞の重なりは少なく，重積性はみられない．細胞質の一部に変性空胞がみられる．核の皺や切れ込み，クロマチンの増量などの所見はみられず，②細気管支肺胞上皮癌，③乳頭型腺癌，④腺房型腺癌は否定的である．細胞質に粘液はみられないことから，⑤粘表皮癌も除外できる．

問題60
解答：③乳頭型腺癌
左図では，背景にマクロファージ等がみられ，不規則な配列の重積性小型集塊が散見される．右図では，核形不整の著しい偏在性核の細胞が，集塊の中心から外側に向う配列を示している．血管間質は確認できないが，微小乳頭状集塊であり乳頭型腺癌が考えられる．微小乳頭状増殖を示す乳頭型腺癌の場合には，通常みられるシート状細胞集塊の出現は少ない．腺房型腺癌では細胞極性の不規則な小型集塊をみることがあるが，微小乳頭状集塊は認められない．出現している腫瘍細胞は単一であり，集塊に結合織性の間質をもたないことから硬化性血管腫を否定できる．

問題61
解答：②扁平上皮癌
左図では，重積性を示す大型の細胞集塊がみられる．配列は不規則であるが結合性は比較的強く，明らかな腺管構造はみられない．集塊の一部（左図）にはやや紡錘形の細胞の核が，一定方向に配列する"流れ状配列"を伴っている．集塊を構成する細胞はN/C比が高く，細胞境界が不明瞭である．核形は類円形から短紡錘形で，切れ込み状の核形不整はみられない．また核クロマチンは細〜粗顆粒状で，核小体は目立たない．以上の理由から低分化型の扁平上皮癌が考えられる．肉腫様の紡錘細胞癌では結合性が緩く，核形不整などの所見がみられる．

問題62
解答：④多形癌　やや難問
左図では，シート状の細胞集塊と紡錘形主体の細胞との2種類の細胞が出現している．右図のシート状集塊の細胞は不規則な配列と核形不整を示し，核クロマチンは微細顆粒状で密に充満しており，腺癌細胞と断定できる．紡錘形主体の細胞は結合性が緩く，核の腫大と大小不同，核形不整が著しい．クロマチンは細顆粒状〜粗糙であり，ときに大型核小体がみられる．これらは一見肉腫様の細胞である．低分化扁平上皮癌にみられる紡錘形細胞は結合性が比較的強く，流れ状配列を示す集塊として出現する．癌肉腫は異所性の肉腫成分を確認することにより診断できる．したがって，多形癌を選択できる．

問題63
解答：②結核
左図では壊死物質の中に結合性の比較的緩い細胞集塊がみられ，炎症性細胞を伴っている．集塊は楕円形から長楕円形核の細胞で構成され，細胞境界は不明瞭で類上皮細胞と考えられる．右図は多核の大型細胞であり，核が細胞の辺縁に位置している．核の形状は類上皮細胞と同様であることから，ラングハンス型巨細胞と同定できる．したがって，サルコイドーシスもしくは結核を選択することになるが，壊死物質がみられることから結核病巣より採取された細胞と判定できる．本例は，同時に行われた抗酸菌検査でガフキー6号の検査結果であった．

問題64
解答：②混合型小細胞癌
左図では，ライトグリーンに染まる比較的豊富な細胞質を有する大型細胞と，小型で細胞質の乏しい細胞の2種類の細胞が不規則重積性を呈する大型集塊で認められる．右図では，大型細胞の細胞質はレース状で核偏在性，核縁の切れ込みや皺などの所見から腺癌細胞と考えられる．また，それと隣り合った小型細胞は核の濃染性を示し，鋳型状配列がみられることから小細胞癌が考えられ，総合的に混合型小細胞癌と判定できる．

問題65
解答：⑤大細胞神経内分泌癌
左図（弱拡大）では，壊死物質を背景とする中に重積性を示す比較的大型な細胞集塊が出現し，結合性の緩い細胞がみられる．左図（強拡大）には集塊辺縁に柵状配列を示す細胞を認め，右図では集塊の一部にロゼット様の配列を思わせる細胞がみられる．腫瘍細胞はN/C比が高く，細胞境界が不明瞭である．核クロマチンは細顆粒状で小型核小体がみられる．①は否定的であり，②に関しては扁平上皮への分化傾向はみられず，③の腺癌では細胞境界が比較的明瞭である．④の小細胞癌はN/C比がより高く，散在する傾向があり，鋳型状配列を伴う．したがって，⑤大細胞神経内分泌癌と考えられる．

3 演習問題

問題66
解答：③腺癌　やや難問
左右の細胞とも N/C 比が高度に増大し，核は濃縮して微細なクロマチンが密に充満する中に砂粒状のクロマチンがみられる．一見，神経内分泌系の腫瘍細胞を思わせる所見であり，とくに大細胞神経内分泌癌との鑑別が問題となる．しかし，左右とも淡染性細胞質の細胞だが，細胞境界が確認でき，腺癌の特徴を示している．左図は腺様配列を伴う細胞集塊であり，右図は核の重なりをみるシート状の細胞集塊である．左右とも腺様増殖を示す部分から剥がれた細胞集塊と考えられる．したがって，腺癌を選択すべきである．

問題67
解答：③定型的カルチノイド
左図では，きれいな背景中に比較的結合性の弱い細胞がみられる．細胞は多辺形で細胞質は顆粒状を呈し，クロマチンは細〜粗顆粒状である．右図では右上に大型細胞の混在を認めるものの核形不整はみられず，定型的カルチノイドが考えられる細胞像である．顆粒状の細胞質はカルチノイド腫瘍に特徴的で，①硬化性血管腫，②異型腺腫様過形成，⑤細気管支肺胞上皮癌は否定的である．壊死や核分裂像がみられないことから，④非定型的カルチノイドは考えにくい．

問題68
解答：⑤腺癌　やや難問
左図では，比較的結合性の弱い核の腫大する細胞がみられる．細胞は核偏在性で，大小不同がみられる．右図では，細胞質はレース様で軽度核形不整を認め，核小体は1ないし2個みられる．クロマチンは微細顆粒状で，核に皺もみられ，腺癌が考えられる．核形不整を認めることから，②硬化性血管腫，①良性異型腺細胞は否定的である．③定型的カルチノイド，④非定型的カルチノイドは細胞質が顆粒状を呈するので本症例とは異なる．

問題69
解答：④非定型的カルチノイド
左図では，辺縁不明瞭な顆粒状の細胞質を有する核偏在性の細胞がみられ，クロマチンは粗糙である．結合性は弱く，濃縮状核を示す変性細胞が認められ，右上に不整な大型核が認められる．右図では左下に核分裂像がみられる．核は類円形〜一部不整形で，著明な核小体がみられる．顆粒状の細胞質はカルチノイド腫瘍に特徴的で，①硬化性血管腫，②異型腺腫様過形成，⑤腺癌は否定的である．濃縮状核の変性細胞や，核分裂像，核形不整がみられることが，③定型的カルチノイドとの鑑別点である．

問題70
解答：②硬化性血管腫
左図には，一部にヘモジデリンを有するマクロファージを伴い，乳頭状を思わせる細胞集塊が出現している．比較的幅の広い結合織性の軸を認め，その周囲に上皮細胞が配列している．右図は明調細胞のシート状集塊である．一部に大型ないし2核の細胞，明瞭な核小体を有する細胞，核形不整や核内封入体がみられる細胞を認める．これらは腺癌細胞との鑑別が問題となるが，多彩な細胞がみられることや，それらの出現パターンから硬化性血管腫を選択すべきである．

問題71
解答：③異型腺腫様過形成　難問
左図，右図ともにきれいな背景中に結合性の比較的緩い平面的な小型の集塊がみられる．集塊を構成する細胞はライトグリーン淡染性の細胞質で，核は偏在性を示している．クロマチンは微細で腺系の細胞が考えられ，異型腺腫様過形成と細気管支肺胞上皮癌との鑑別が問題となる．集塊は小型で，2核の細胞が混在している．核に軽度の大小不同がみられるが，核形は類円形で切れ込み等の不整を認めない．以上の理由から異型腺腫様過形成と考えられる．右図にみられる核内封入体様の構造は，異型腺腫様過形成でしばしば認められる．

乳腺

問題72
解答：③線維腺腫

左図では上皮集塊と間質集塊を認め，背景に裸核状の細胞を多数認める．上皮の集塊は比較的大型であるが，結合性は良好である．配列はほぼ平面的であり，フォーカスが少しずれたところに濃染する筋上皮様細胞を認める．また，間質集塊は輪郭がきれいで，間質集塊中の核密度の上昇はみられない．右図では上皮および間質細胞に異型はみられない．以上より上皮と間質の両者の増生からなる良性病変が考えられ，線維腺腫が推定される．上皮の集塊の形状と背景所見から乳管内乳頭腫は否定できる．乳腺症とは上皮集塊の形態のみでは鑑別できないが，本症例にみられる辺縁スムーズな間質の集塊は，線維腺腫や葉状腫瘍などの上皮間質成分の混合腫瘍の推定に有用である．

問題73
解答：③非浸潤性乳管癌　やや難問

左図では背景に粘液物質がみられ，比較的平面的ながら不整形の上皮細胞集塊を多数認める．左図では，集塊は結合性が強く，細胞も小型である．また，集塊の一部には小型濃縮状の筋上皮様細胞が少数認められる．しかし，集塊の核は平面的な部分と重積する部分があり，隣接する核のフォーカスはややずれる．細胞異型は弱いが，背景の粘液，不整形集塊，わずかな不整重積より悪性が疑われる．選択肢の中では非浸潤性乳管癌がもっとも考えられる．

問題74
解答：③充実腺管癌

左図では結合性の緩い集塊や孤立散在性に多数の上皮細胞が認められる．集塊は重積を示し，明らかな腺管構造はみられない．隣接する核とのフォーカスのずれを認め，筋上皮細胞は確認できない．右図では比較的大型の核，N/C比の増大，核形不整を認める．クロマチンは淡染性ながら密に分布する．充実腺管癌が推定できる．良性病変とは集塊，核の異型で鑑別可能である．他の組織型の悪性病変とは集塊の形状で鑑別できる．

問題75
解答：①乳腺炎　やや難問

左図では多数の好中球を背景にして，紡錘形の形状を示す細胞が平面的な集塊で認められる．左上方には多核組織球がみられる．右図では，紡錘形細胞の核縁が肥厚し，小型でやや目立つ核小体を認める．紡錘形細胞は流れるような配列を示し，一部では血管腔様である．細胞の多形性はない．以上より乳腺炎が推定できる．これらの細胞は肉芽に由来する線維芽細胞である．

問題76
解答：⑤粘液癌

左図では背景に粘液物質がみられ，結合性の良好な小型から中型の上皮性細胞集塊が認められる．いわゆる浮雲状，浮き島状にたとえられる細胞像である．右図では細胞は比較的小型で揃っているが，核は密に配列し，集塊内には筋上皮細胞は確認できない．間質部分が粘液変性を起こした線維腺腫でも背景に粘液物質がみられる場合があるが，上皮性細胞集塊に筋上皮細胞が認められる．mucocele-like lesion は，mucocele-like tumor とも呼称されるが，上皮成分の採取は少なく，異型もみられない．

問題77
解答：③乳頭腺管癌

左図では，比較的結合性の強い上皮細胞の集塊を認める．集塊の形状はやや不整で，辺縁は平面的にみえるが，中心部では重積性を示し，集塊中に腺管状構造がみられる．背景にも裸核は認められず，集塊中にも明らかな筋上皮の付着はみられない．右図では上皮細胞の核は小型で，大小不同はほとんどみられないが，核の並びは不規則である．細胞個々の異型が弱く，結合も良好であるため，一見すると良性との鑑別を要するが，2相性の欠如や不規則な配列より悪性が考えられる．集塊の結合が強い点で充実腺管癌や小葉癌は否定できる．

問題78
解答：③乳汁嚢胞

左図では広いシート状集塊の上皮細胞を認める．結合は強く，集塊中の核密度の上昇はないが，筋上皮細胞は認められない．右図ではこれらの細胞は比較的広い細胞質

を有し，淡染性のクロマチンとやや目立つ核小体を認めるが，細胞は揃っており，配列の乱れや核異型は認められない．線維腺腫や乳管内乳頭腫にみられる上皮の増生所見はなく，囊胞の内壁に由来する細胞と考えられる．配列が平面的で細胞異型がないため悪性も否定できる．本例は分泌乳管の部分的閉塞によって起こる乳汁囊胞 galactocele の症例である．

問題79
解答：⑤管状癌
左図では分岐を認める結合性の良好な管状集塊がみられ，右図ではシート状集塊と鋭角的な管状集塊がみられる．いずれの背景も非常にきれいで，裸核細胞はみられない．細胞は小型で核の大小不同や核形不整はみられないが，1層の管状集塊と鋭角的な集塊で管状癌が推定できる．管状癌はしばしば細胞異型が弱く，細胞判定に苦慮する場合がある．右図のシート状集塊に筋上皮細胞と鑑別が必要な小型濃縮細胞がみられるが，わずかにフォーカスがずれて認められるこれらの小型濃縮細胞（組織との比較から上皮細胞と考えられる）を，筋上皮細胞と誤認しないことも大切である．

問題80
解答：⑤アポクリン癌
左図ではやや結合性の緩い平面的な上皮細胞の集塊を認める．核の大小不同はみられるが，比較的広い細胞質を有し，集塊の核密度の上昇は目立たない．右図では隣接する核のフォーカスのずれを認め，不規則重積が疑われる．細胞質は細顆粒状を呈し，一部ライトグリーンに濃染する．核は比較的淡染性であるが，薄い核縁と密に分布するクロマチンがみられ，核小体が目立つ．以上よりアポクリン癌が推定できる．アポクリン化生細胞では細胞境界の明瞭なシート状集塊でみられることが多く，核縁の肥厚も認められる．

問題81
解答：⑤浸潤性小葉癌　やや難問
左図では比較的丸い集塊や孤在性に上皮細胞を認める．背景はきれいである．右図では細胞は小型で，核は類円形を示し，小型ながら核小体は明瞭である．集塊の中に筋上皮細胞は明らかではなく，腺管様構造もみられない．孤在性細胞は核が偏在し，印環細胞様にみえる．細胞異型は弱いが，出現パターンより浸潤性小葉癌が推定できる．硬癌との鑑別がもっとも問題になるが，極性がない円形集塊での出現と，核が類円形で不整が目立たない点で鑑別可能である．

問題82
解答：④髄様癌
左図では背景にリンパ球とともに，結合性の緩い集塊や孤立性に多数の上皮細胞が認められる．右図では，細胞は大型で，細胞質はレース状で比較的広く，核は淡染性を示し，著明な核小体を認める．集塊に腺管形成はみられない．選択肢の中では充実腺管癌との鑑別が問題になるが，細胞および集塊の形状で髄様癌が推定できる．授乳性腺腫も比較的明るい核を示すが，細胞は比較的小型で，集塊で出現する場合でも本例のように核密度が上昇することはない．

問題83
解答：④腺様囊胞癌
左図では多数の上皮細胞を認める．細胞は小型で，その出現様式は比較的単調である．比較的緩い結合性を示す重積集塊であるが，筋上皮細胞と上皮細胞の2相性ははっきりしない．また一部で紡錘形細胞に囲まれた囊胞状構造と立方状の上皮様細胞に囲まれた囊胞構造を認める．右図では，立方上皮に囲まれた粘液様物質を含む構造がみられる．構成細胞は小型で核の大小不同は目立たない．本症例では囊胞状の構造が特徴で，腺様囊胞癌が考えられる．

問題84
解答：⑤浸潤性微小乳頭状癌
左図では軽度の大小不同を示す比較的結合性が強い上皮細胞の集塊がみられる．右図では細胞は比較的大型で，集塊は軽度な重積を認め，それぞれの集塊は外側に遊離縁を認める．筋上皮細胞の付着はみられず，核異型も目立つ．出現パターンより浸潤性微小乳頭状癌 invasive

micropapillary carcinoma が考えられる.

問題85
解答：③線維腺腫
左図では背景に多数の双極裸核がみられ，比較的平面的な結合性の強い上皮細胞の集塊が認められる．中央部の集塊は腺管状である．右図では，細胞は小型で細胞異型がなく，フォーカスがややずれたところに小型濃染核が多数認められ，上皮細胞と筋上皮細胞の2相性が認められる．線維腺腫がもっとも考えられる．

問題86
解答：③嚢胞内乳頭癌
左図では中心部に細い血管を有する乳頭状の集塊で，多数の上皮細胞を認める．右図では細胞は小型で一部に紡錘形を示すが，細胞異型は目立たない．また，集塊は重積性がみられ，核は血管に対して垂直に配列する．筋上皮細胞は明らかでない．以上より乳頭状増生が考えられる．乳管内乳頭腫では集塊の辺縁は比較的スムーズで，核の飛び出しはほとんどみられず，細い血管間質に対して垂直に配列する像や上皮細胞のみよりなる集塊は通常みられない．以上より乳頭状癌が推定できる．選択肢からは，嚢胞内乳頭癌 intracystic papillary carcinoma が選択できる．

問題87
解答：⑤扁平上皮癌
左図ではライトグリーン好性の比較的広い細胞質を有する大型細胞が比較的結合性の緩い集塊として認められる．背景にはわずかながら壊死がみられる．一部の核では核縁の不整肥厚がみられ，濃染が認められる．また，隣接する細胞間に間隙がみられる．右図では細胞質はオレンジGに濃染し，同心円状の配列がみられる．以上より扁平上皮癌が推定できる．

問題88
解答：③腺筋上皮腫　難問
左図では背景に多数の裸核細胞がみられ，結合性の強い小型集塊と比較的広い細胞質を有する細胞集塊が認められる．右図では，結合性の強い細胞集塊は乳管上皮様で，核はやや大型であるが配列の乱れはない．広い細胞質を有する細胞の核はやや大型で，核小体もみられるが，核形不整やクロマチンの増量はみられない．裸核細胞も比較的大型である．乳管上皮の周りの筋上皮細胞の増生が疑われる．以上より腺筋上皮腫が推定できる．

問題89
解答：①乳管内乳頭腫
左図では軽度の重積を示す大型の上皮集塊が認められる．集塊はやや不整形で，乳頭状である．結合性の強い集塊で，周囲には裸核細胞や上皮の小集塊はみられない．右図では集塊の辺縁は細胞が規則的に配列し，隣接する核のフォーカスは合っている．また，集塊の右側では上皮とフォーカスが違う部分に筋上皮様の小型細胞が認められる．個々の細胞異型はみられない．乳管内乳頭腫がもっとも考えられる．細胞異型が弱い非浸潤性乳管癌では，このように大型集塊のみがみられることは稀であり，集塊辺縁がスムーズで，細胞が規則的に配列することはない．

問題90
解答：②授乳性腺腫
左図ではレース状の広い細胞質を有する細胞が，結合性の緩い平面的集塊で認められる．一部では裸核もみられる．右図では，核は類円形で核縁が肥厚し，核小体が目立つ．核の大小不同やクロマチンの増量，核分裂像は認められない．以上より授乳性腺腫が考えられる．授乳期，妊娠期でもこのような腺房に由来する細胞がみられる．

問題91
解答：⑤硬癌
左図では結合性の強い，小型不整形の上皮細胞集塊が認められる．右図では，集塊は不規則重積性を示し，筋上皮細胞は認められない．核は小型であるが，核形不整がみられる．また，右の小集塊の細胞質には小腺腔 intracytoplasmic lumina (ICL) が認められる．以上より悪性が考えられる．選択肢の中では硬癌がもっとも考えられる．

3 演習問題

問題92
解答：④葉状腫瘍　やや難問
左図では数個の結合性の強い大型集塊が認められる．集塊周囲には裸核細胞が多数認められる．下方の集塊は，折り返しのみられる広いシート状を示す上皮細胞集塊である．左上の集塊は紡錘形の核よりなる集塊で，核密度の上昇を示す間質細胞集塊である．右図では上皮細胞の核はやや大型で，核小体もみられるが，配列はほぼ1層で，集塊辺縁もスムーズで，フォーカスがずれるところに濃染する筋上皮細胞の付着が認められる．以上より上皮，間質の増生がうかがわれる．広いシートと核密度の上昇を示す間質集塊から葉状腫瘍が推定できる．

甲状腺

問題93
解答：④乳頭癌
左図では比較的細胞密度の高い乳頭状集塊が認められる．右図では核の重なりがみられ，核は淡染性クロマチンを呈し，核内細胞質封入体も認められる．リンパ球，形質細胞，好酸性細胞 Hürthle cell がみられないことから橋本病は除外される．乳頭状集塊は細胞密度が高く，核内細胞質封入体を認めることから腺腫様甲状腺腫は否定される．小濾胞状あるいは索状パターンを欠くことから濾胞癌が，さらに核クロマチンパターンから髄様癌も否定的である．

問題94
解答：④髄様癌　難問
左図では，背景がきれいで，不規則に重積する細胞集塊が認められる．細胞の結合性は弱く，核の偏在する細胞が多い．細胞質では紡錘形のものがみられ，一部で突起が認められる．右図では，核は類円形で，比較的大きさが揃い，クロマチンは粗顆粒状である．以上の所見より，髄様癌が考えられる．腺腫様甲状腺腫では，細胞集塊はシート状ないしは小濾胞状パターンを呈する．濾胞性腫瘍では小濾胞状構造が認められる．乳頭癌のクロマチンは繊細で，悪性リンパ腫の細胞は散在性に出現する．

問題95
解答：②腺腫様甲状腺腫
左図では背景がきれいで，シート状パターンを示す上皮性の細胞集塊が認められる．右図では，核間距離は均等で，核の大小不同はみられず，クロマチンは均一で，良性細胞と考えられる．橋本病では背景にリンパ球が多数認められる．濾胞性腫瘍でみられる小濾胞状パターンはみられず，乳頭癌でみられる核溝や核内細胞質封入体などは認められない．また，髄様癌でみられる粗顆粒状のクロマチンもみられない．以上より，腺腫様甲状腺腫が考えられる．

問題96
解答：①橋本病　難問
左図では背景にリンパ球がみられ，大型細胞の小集塊が認められる．右図では，集塊を形成する細胞の N/C 比は低く，細胞境界は不明瞭である．細胞質は好酸性で，柔らかい．核の大小不同がみられ，クロマチンは軽度増量し，慢性炎症による濾胞上皮の変性像と考えられる．大型細胞の核だけに注目すると悪性と誤認しやすいので，背景なども加味して判断することが大切である．

問題97
解答：②亜急性甲状腺炎
背景には炎症細胞や類上皮細胞が多数みられ，多核巨細胞も認められる．亜急性甲状腺炎では，炎症細胞は好中球やリンパ球など多彩であり，上皮成分が出現することは比較的稀である．また，多核巨細胞が比較的高頻度で認められる．橋本病では，背景としては大部分がリンパ球で，好酸性細胞質を有する大型細胞がみられないことから鑑別可能である．濾胞性腫瘍や髄様癌では，背景は比較的きれいである．未分化癌では，背景が炎症性のときもあるが，非常に異型の強い細胞が認められるため鑑別可能である．

問題98
解答：④乳頭癌
左図では背景がきれいで，シート状からやや不規則な重積を示す細胞集塊が認められる．細胞の結合性はそれほ

ど強くない．右図では，核は類円形から不整形のものまでみられるが，大小不同は顕著とはいえない．核クロマチンは微細顆粒状で，核溝が目立ち，核内細胞質封入体も認められる．亜急性甲状腺炎は背景に炎症細胞が少ないことから除外できる．腺腫様甲状腺腫や濾胞性腫瘍とは核形不整，クロマチンパターンなどから鑑別できる．髄様癌は粗顆粒状クロマチンが特徴であり，鑑別可能である．

問題99
解答：④髄様癌
左図では細胞の結合性は弱く，形質細胞様あるいは多辺形の細胞が認められる．核は類円形から楕円形である．右図では，細胞質は顆粒状で，細胞辺縁に突起が認められる．核クロマチンは粗顆粒状で増量している．以上の所見より髄様癌と考えられる．腺腫様甲状腺腫，濾胞性腫瘍では平面的な細胞配列で，結合性が強いことが多い．乳頭癌では核溝や核内細胞質封入体が認められる．未分化癌では背景が汚く，異型性の強い細胞がみられる．

問題100
解答：③濾胞性腫瘍
左図では小型細胞が集塊状に出現している．右図では小濾胞状パターンがみられ，濾胞構造部の細胞密度は高く，不規則で重積性もみられる．核は類円形で，軽度の核形不整が認められる．核クロマチンは細顆粒状である．以上の所見より，濾胞性腫瘍が考えられる．本例は，組織学的に濾胞癌症例であった．細胞診での確定診断は困難であるが，本例でみられる細胞集塊の結合性，細胞密度，核異型などは，ある程度濾胞癌を示唆する所見とも考えられる．

問題101
解答：⑤悪性リンパ腫
左図では，背景に多数の lymphoglandular bodies が認められる．出現している細胞は散在性で，結合性はみられない．右図ではN/C比の高い細胞がみられ，核の切れ込みも認められる．核クロマチンは増量し，核小体も大きく，リンパ球系の細胞が考えられる．橋本病や亜急性甲状腺炎では背景のリンパ球は成熟型が多い．髄様癌では，核形は類円形で，細胞質も豊富である．未分化癌でも細胞質は明瞭で，大型異型細胞が認められる．

問題102
解答：⑤未分化癌
左図では，背景は壊死性で，異型の強い細胞が不規則かつ重積性に出現している．右図では，細胞は大小不同が著しく，核形不整がみられ，核小体も目立つ．細胞質は厚いが，辺縁は不明瞭である．以上の所見より，悪性と判断するのは容易である．橋本病では，好酸性細胞が大型になるが，核形不整は軽度で，シート状で出現する．濾胞性腫瘍や乳頭癌では，細胞の大きさは比較的揃っていることが多く，大小不同を認めることは少ない．髄様癌の核形も比較的類円形であることが多い．

問題103
解答：②腺腫様甲状腺腫
背景には囊胞内容液を示唆する泡沫細胞が認められる．上皮成分は結合性が強く，シート状に配列している．細胞のN/C比は低く，細胞質は好酸性で，異型性はみられない．核間距離も均等で，良性病変が示唆される．橋本病に比べ，上皮成分はシート状で大小不同も少ない．濾胞性腫瘍では小濾胞状パターンや索状パターンがみられ，細胞密度も高い．髄様癌では細胞の結合性が弱く，核クロマチンは粗顆粒状で増量する．また，乳頭癌では核の腫大がみられ，核の重なりも目立ってくることが多い．

問題104
解答：④乳頭癌　やや難問
左図では，結合性の強い大型細胞集塊が認められる．右図では，細胞のN/C比は高く，核の重なりも顕著である．核は類円形で揃っており，クロマチンは繊細で，淡染性である．以上より，乳頭癌がもっとも考えられる．橋本病でみられる背景のリンパ球は認められない．腺腫様甲状腺腫では細胞のN/C比は低く，シート状配列を取りやすい．濾胞性腫瘍を示唆する小濾胞状パターンは認められない．また，髄様癌では，本例のような結合性の強

い細胞集塊はみられない．

問題105
解答：④髄様癌
左図では細胞の出現様式は，明瞭な細胞集塊を形成するのではなく，結合性の弱い細胞が散在性に認められる．中央部にやや無構造な物質が認められる．右図では細胞のクロマチンは粗顆粒状で，細胞質は不明瞭である．また，中央部にアミロイドを思わせる物質が認められる．孤立散在性のパターンとしては悪性リンパ腫が鑑別にあがるが，背景はきれいで，lymphoglandular bodies などもみられず，核所見も異なることから否定的である．

問題106
解答：①橋本病
左図では背景にリンパ球がみられ，やや大型の細胞が集塊状で出現している．右図では大型細胞の N/C 比は低く，細胞境界は不明瞭である．また，細胞質は広く豊富で，好酸性顆粒状を呈している．核の大小不同はみられるものの，変性所見が目立つ．乳頭癌や髄様癌などが鑑別にあがるが，乳頭癌にみられる核溝や核内細胞質封入体などは認められない．また，クロマチンパターンやアミロイドの有無などから髄様癌との鑑別は可能である．

問題107
解答：④乳頭癌　　難問
左図では大型のシート状集塊がみられ，核間距離は比較的均等である．右図では，核は卵円形で，大部分の細胞で核溝が認められる．また，小さいながら核内細胞質封入体がみられる．核クロマチンは繊細，淡染性で，その分布はやや不均等である．本例のようなクロマチン所見に加え，多くの細胞で核溝がみられ，かつ数条のものが目立つ場合には乳頭癌が考えられる．乳頭癌の穿刺吸引部位によっては，本例のように比較的きれいなシート状集塊を認めることがあるので注意が必要である．

問題108
解答：③乳頭癌
左図では，乳頭状パターンを示す大型の細胞集塊が認められる．右図では，集塊辺縁部の細胞配列に乱れが認められ，不規則になっている．また，核の重なり overlapping もかなり目立つ．頻度は低いものの，本例でみられるような線維血管性間質の軸 fibrovascular core を有する典型的な乳頭状パターンを示す場合は，乳頭癌がもっとも考えられる．

問題109
解答：②濾胞性腫瘍
左図では，背景は比較的きれいで，索状パターンを示す細胞集塊が認められる．また，中心にオレンジ色のコロイドを有する小濾胞状構造も認められる．右図では，細胞の不規則重積性がみられ，N/C 比も高い．選択肢の中では濾胞性腫瘍がもっとも考えられるが，核形不整，細胞密度などからは濾胞癌を疑う像である．腺腫様甲状腺腫はシート状パターンを示すことが多い．乳頭癌でも濾胞状パターンを呈する follicular variant があるが，通常みられる乳頭癌の核所見を示す．髄様癌では濾胞状パターンはみられず，未分化癌は異型性が顕著である．

問題110
解答：③好酸性細胞型腺腫
左図では，背景がきれいで，大型細胞が平面的に出現している．右図では，細胞の N/C 比は低く，核は中心性ないしは偏在性で，クロマチンは微細顆粒状で，核小体は大きい．細胞質は好酸性顆粒状で広い．橋本病でも好酸性細胞質の大型細胞が出現するが，クロマチンは変性が強く，背景にリンパ球を認める．亜急性甲状腺炎では背景に炎症細胞が多く出現し，多核巨細胞が認められる．乳頭癌では核溝や核内細胞質封入体がみられる．また髄様癌の細胞境界は不明瞭で，細胞形では突起状を呈することがある．

泌尿器

問題111
解答：①良性尿路上皮細胞
左図では結合性良好な集塊で上皮細胞が認められる．右図では背景にみられる好中球などと比較すると，核は好

中球よりやや大型であり，尿路上皮細胞としては比較的小型である umbrella cell を伴わない集塊であるが，隣接する核の間にはしっかりとした細胞質がみられる．細胞質境界は明瞭で，核の重積はみられない．低異型度尿路上皮癌との鑑別がもっとも問題になるが，集塊辺縁スムーズである点と細胞の配列が比較的平面的である点で鑑別可能である．

問題112
解答：④高異型度尿路上皮癌
左図では背景に断片化した変性細胞が多数みられ，左下に N/C 比上昇を示す異型細胞がみられる．細胞は比較的大型で核形不整と粗いクロマチンを示す．右図では核は偏在し，核小体が目立つ．細胞質は濃染傾向を示し，辺縁不明瞭である．設問中では高異型度尿路上皮癌が考えられる．核が偏在を示すことから腺癌との鑑別が問題となるが，前立腺癌は核クロマチンが繊細で，比較的薄い核縁と丸く目立つ核小体がみられることが多い．組織学的には上皮内癌であった．

問題113
解答：⑤悪性リンパ腫
左図では孤立散在性に小型細胞がみられる．比較的広い細胞質がみられる組織球様細胞に混在して，N/C 比が上昇し，核形不整を示す異型細胞がみられる．細胞質辺縁は薄く，明瞭である．右図ではこれらの異型細胞の核は柔らかいクロマチンを示し，細胞相互の接着はみられない．悪性リンパ腫が考えられる．異物を貪食した組織球はマラコプラキアにみられる小体（Michaelis-Gutmann bodies）とは形状が異なる．また，良性のリンパ球と比べて異型が目立つ．

問題114
解答：⑤高異型度尿路上皮癌
左図では背景に細胞断片とともに，重積性を示す集塊がみられる．右図では集塊の中央部は不整な重積のため隣接する核のフォーカスが合わない．細胞は比較的小型で，核は偏在し，核形不整，核小体の腫大がみられる．集塊の辺縁は核の突出がみられ，凸凹が目立ち，悪性が考え

られる．細胞異型より高異型度尿路上皮癌がもっとも考えられる．低異型度尿路上皮癌では核小体がほとんど目立たず，核形不整もほとんどみられない．さらに異型度が強い症例では，核の大型化や大小不同が目立ってくる．腎尿細管上皮細胞では腺管状配列はみられるが，本例のような重積はみられない．

問題115
解答：②子宮内膜細胞　やや難問
左図ではきれいな背景中に小型細胞よりなる結合性の強い集塊が認められる．右図では細胞は N/C 比の上昇を認めるものの，核の大小不同はなく，クロマチンの増量もみられない．また，集塊辺縁はスムーズである．尿路上皮細胞が類似した集塊でみられる場合は，核の辺縁に細胞質がみられることが多く，丸みを帯びた集塊になることは稀である．以上より子宮内膜細胞がもっとも考えられる．女性の尿中にときとしてこのような集塊を認めることがあるので注意が必要である．

問題116
解答：③ウイルス感染細胞
左図ではやや汚い背景中に，多数の上皮細胞が孤立散在性，あるいは弱い結合性を示す集塊として認められる．右図では，これらの細胞は N/C 比が上昇し，核は濃染性を示すが，核縁は破線状を示し，クロマチンは融解し，いわゆるすりガラス状を呈している．細胞質は比較的保たれている．強拡大の核クロマチン所見からウイルス感染細胞が考えられる．

問題117
解答：②低異型度尿路上皮癌　やや難問
左図では小型な細胞が比較的結合性の緩い集塊として認められる．図の左側にみられる集塊は核の重積がみられる．右図の重積が少ない部分の拡大では，核は類円形から紡錘形を示し，核の配列には極性はみられない．核クロマチンは比較的淡染性であるが，密で，核小体は目立たない．膀胱洗浄液中にみられる良性尿路上皮細胞の集塊は平面的に配列する．また，良性異型細胞では，クロマチンは淡染性であるか核小体が目立つことが多い．高

異型度尿路上皮癌では核小体の腫大がみられることが多い．以上より低異型度尿路上皮癌が推定できる．

問題118
解答：③異形成
左図，右図ともほぼ同様な細胞である．きれいな背景中にN/C比がやや上昇し，核偏在，クロマチン濃染を示す小型異型細胞が散在性に認められる．細胞質はやや濃染するが，細胞辺縁は比較的明瞭である．良性異型細胞，ウイルス感染細胞とは核クロマチン所見が異なる．扁平上皮癌とは核縁不整がないことと，細胞質に層状構造などがみられないことで鑑別できる．上皮内癌との鑑別が問題となるが，核小体がみられないこと，細胞質が均質であり，辺縁が比較的明瞭であることから，異形成がもっとも考えられる．

問題119
解答：⑤小細胞癌
左図では細胞断片（壊死）に混在して小型細胞が集簇して認められる．右図ではこれらの細胞は弱い結合性を示すようにみえる．細胞はN/C比が著明に増大し，核形不整を示し，濃染性である．細胞の結合性とクロマチンパターンがリンパ球との鑑別になる．また，細胞の大きさは低異型度尿路上皮癌に類似するが，核異型が強い点で否定できる．以上より小細胞癌が推定できる．

問題120
解答：②腎尿細管上皮細胞
左図では比較的きれいな背景中に平面的な小集塊を認める．集塊は核が辺縁に位置する放射状を示し，細胞は大型である．右図で個々の細胞をみると，核の偏在傾向は著明で，細胞質辺縁は明瞭で，細胞質は空胞状で不均質である．N/C比の上昇はなく，クロマチンの増量や核小体の腫大はない．放射状の配列から尿路上皮系細胞は否定できる．また，細胞異型から悪性病変は否定される．以上より腎尿細管上皮細胞が考えられる．

問題121
解答：①良性異型尿路上皮細胞
左図では類円形から紡錘形を示す尿路上皮細胞がみられる．核の大小不同は軽度で，核小体の腫大がみられるが，細胞質はしっかりしており，辺縁不整はみられない．また核縁も円滑である．右図ではN/C比の上昇を示す小型尿路上皮細胞が小集塊でみられる．軽度の核形不整がみられるが，細胞質は保たれており，核の不整重積はみられない．低異型度尿路上皮癌との鑑別が問題になるが，細胞質の性状に加え，核クロマチンが増量していないこと，さらに核小体がみられることから鑑別可能である．

問題122
解答：③高異型度尿路上皮癌
左図では中型～大型細胞が結合性を示す集塊で認められる．右図では弱い結合性を示す小集塊や散在性に同様の細胞が認められる．細胞はN/C比の上昇，核偏在，核小体の腫大を認める．細胞質は厚く，一部不均質で，辺縁は不明瞭である．集塊中の核の向きも極性がない．細胞異型から良性病変は否定できる．腺癌は細胞質の性状や配列から否定可能である．以上より高異型度尿路上皮癌と考えられる．

問題123
解答：⑤腎細胞癌　　難問
左図，右図ともに血性背景中に比較的大型の細胞が少数みられる．いずれの細胞も核の偏在は著明で，大型で赤染する核小体がみられる．左図では細胞質外に突出するような所見もみられる．また，切れ込み状の核形不整もみられる．細胞質は小空胞状で比較的広い．明瞭な輪郭がみられる細胞質内空胞は変性空胞と考えられる．核異型から悪性が考えられる．選択肢からは，核，細胞質所見より腎細胞癌が推定できる．

問題124
解答：⑤扁平上皮癌
左図では炎症性，壊死性背景中にオレンジGやライトグリーンに好染する有尾状細胞が一定の方向性を示さずに認められる．右図ではこれらの細胞は厚い細胞質を有し，核は偏在することはなく，濃染し，核縁は鋸歯状である．細胞異型から良性病変が否定できる．また，オレ

ンジ好性の異型細胞の存在から尿路上皮癌は否定可能である．以上より扁平上皮癌が推定できる．なお，本症例では臨床的に子宮頸癌が認められた．

問題125
解答：④前立腺癌

左図では血性背景中に軽度の重積を示す中型集塊が認められる．右図では細胞はやや大型であるが，核の大小不同は目立たない．集塊辺縁には核の飛び出しを認め，中心部では隣接する核のフォーカスが合わず不整重積であることがわかる．核縁は薄いが，クロマチンは充満し，赤染する核小体が目立つ．以上より悪性が考えられ，配列，核所見より前立腺癌が考えられる．繊細な核クロマチン，著明な核小体は前立腺癌の特徴である．

問題126
解答：②類上皮細胞　難問

左図ではリンパ球，好中球など炎症細胞が目立ち，集塊は結合性が緩く，平面的で，比較的細胞質の広い細胞がみられる．これらの細胞の細胞質は，周辺にみられる尿路上皮細胞に比べてレース状から泡沫状であり，輪郭が不明瞭である．右図では核の大小不同や核形不整がみられるが，クロマチンは淡染性で，疎な分布を示す．核や細胞質所見に細胞相互の多形性はみられない．以上の所見より類上皮細胞が考えられる．膀胱癌に対してBCG治療中の患者の尿細胞診では，ときにこのような細胞を認める．

問題127
解答：④尿膜管癌

左図では細胞断片を伴う背景中に不整重積を示す集塊がみられる．中央部では腺様配列が認められる．右図では，左図より結合性が弱い集塊がみられる．細胞はやや大型で，N/C比は上昇し，核の偏在傾向が著明である．細胞の一部は印環細胞様にみえる．細胞異型から悪性が考えられる．明細胞癌は配列と細胞質の粘液所見から否定できる．以上より尿膜管癌が推定できる．

体腔液（体腔液）

問題128
解答：③扁平上皮癌　難問

左図では円形の細胞が散在性に出現している．核はほぼ中央に位置し，クロマチンは濃染している．細胞質は厚く，やや黄色く染まって，細胞質辺縁は膜様である．ギムザ染色（右図）でも核の濃染を認め，細胞質は濃染するものと淡く染まる細胞がみられ，グリコーゲンを多く含む細胞では淡明に染まることがある．細胞質辺縁は膜状にみえる．以上の所見より扁平上皮癌が推定される．低分化腺癌の細胞質はレース状で淡く，悪性中皮腫では細胞質は重厚感があり，淡い細胞質は呈さない．肝細胞癌では細胞質が柔らかく染まる．

問題129
解答：⑤悪性黒色腫

核が偏在する細胞が散在性に出現しており，クロマチンは細顆粒状で分布の不整が著明である．不整形の核小体も目立つ．細胞質は緻密で淡染して，細胞質辺縁は不明瞭である．左図の下部に黒褐色のメラニン色素を貪食する細胞が認められ，悪性黒色腫が選択できる．肝細胞癌，低分化腺癌，悪性中皮腫の核小体は円形のことが多く，不整な核小体はみられない．

問題130
解答：④肝細胞癌　やや難問

きれいな背景の中に円形の細胞が散見され，核は濃染し，ほぼ中央に位置している．クロマチンは細顆粒状で不整がみられ，円形の大きな核小体が1個認められる．核辺縁はスムーズで肥厚はみられない．細胞質は繊細で柔らかくみえ，細胞質辺縁はきれいな膜様にみえ，上皮性の腫瘍が考えられる．大きな核小体と核辺縁の薄いところより肝細胞癌が推定される．扁平上皮癌はクロマチンが微細な点で除外される．悪性中皮腫では細胞質に重厚感がみられる．

問題131
解答：④粘液癌

3 演習問題

背景に淡くライトグリーンに染まる粘液物質がみられ，その中に核の偏在する印環細胞を数個認める．細胞質には円形で淡く不透明な部分が認められる．この所見はPAS染色をすると滴状に陽性に染まる粘液物質である．ギムザ染色（右図）でも背景に粘液がみられ，その中に大小不同の悪性細胞が出現して，細胞質に淡明な部分が認められる．組織球はN/C比が低く，核に立体不整はみられない．中皮細胞は細胞質がレース状で淡明にはみられない．扁平上皮癌は細胞質が厚くみえ，悪性中皮腫では淡明な細胞質はみられない．粘液癌がもっとも考えられる．

問題 132
解答：①反応性中皮細胞

散在性に単核から多核細胞まで出現し，核は薄く染色され，小さな核小体がみられる．細胞質は柔らかく，細胞質辺縁が微絨毛様にみえる．ギムザ染色（右図）では，核は円形で偏在するものもみられるが，柔らかな細胞質内にとどまっている．細胞質辺縁は微絨毛様で不明瞭にみえる．反応性中皮細胞がもっとも考えられる．

問題 133
解答：③肺の腺癌

円形の集塊が出現している．いわゆるまりも状集塊で女性の胸水ならば乳癌を選択するが，症例は高齢で男性の胸水であるので，選択肢の中では③の肺の腺癌を第一に考えるべきである．扁平上皮癌とするには右図の単個の細胞は腺癌細胞なので除外できる．まりも状集塊は上皮性腫瘍（とくに腺癌が多い）の結合したもので，乳腺以外の臓器からも出現してくることがあり，臨床情報にも注意する必要がある．

問題 134
解答：②未分化胚細胞腫

大型の円形の細胞が散在性に出現している．核クロマチンは薄く，核辺縁もスムーズで薄い．また，円形の大きな核小体が認められる．細胞質は淡く透明感がみられる．PAS染色ではグリコーゲンが顆粒状に染まってくる．低分化腺癌の核は偏在して濃染が強い．悪性リンパ腫では核小体がもう少し小型で，卵黄嚢腫瘍では集塊状に出現することが多い．

問題 135
解答：③腺癌

比較的大型の細胞が結合して出現している．核は偏在するなど不規則な位置を示して，大小不同も認められる．細胞質はレース状で，細胞質辺縁も膜状にみえる．ギムザ染色（右図）でも核所見は同様で，細胞質が淡明の細胞が混在している．扁平上皮癌とするには細胞質が厚くなく，肝細胞癌とするにはクロマチンが濃染して，円形の核小体もみられない．悪性中皮腫はギムザ染色で淡明な細胞が混在しており除外できる．以上より腺癌がもっとも考えられる．

問題 136
解答：④低分化腺癌

きれいな背景の中に散在性に，核の偏在する異型細胞が出現している．細胞質は緊満感がみられ，細胞質辺縁はきれいな膜様である．ギムザ染色（右図）では核に立体不整がみられ，細胞質辺縁は膜様である．ギムザ染色では悪性リンパ腫の細胞質は青性に染まる傾向がある．また，骨髄腫の細胞質は免疫グロブリンをもっているので，黒い色調として認められる．以上より低分化腺癌が選択される．

問題 137
解答：③扁平上皮癌

きれいな背景の中に散在性の細胞と集塊がみられる．集塊の核は濃染して大小不同を認める．散在性の細胞もN/C比は高く，細胞質が厚くみえる．右図の左下にみられる細胞質が厚く広い細胞は，扁平上皮細胞の傍基底細胞が示唆される．この所見より扁平上皮癌が選択される．扁平上皮癌でも体腔液中では結合して出現することがあるので，壊死や副所見を見逃さないよう注意が必要である．

問題 138
解答：⑤骨髄腫

小型の細胞が散在性に出現して，単核から多核の細胞が認められる．核は偏在傾向がみられ，核異型が強い．細胞質には核周囲に明庭がみられる．ギムザ染色（右図）でも核に不整がみられ，細胞質の核周囲に明庭がみられ，青黒い細胞質を呈している．悪性リンパ腫はギムザ染色では淡明で青い細胞質を呈する．以上より骨髄腫がもっとも考えられる．

問題 139
解答：①反応性中皮細胞　難問
集塊状および散在性に細胞が出現している．核は円形で異型はなく，クロマチンが淡染する細胞である．核間距離は広く，N/C 比は低い．細胞質は柔らかく，核が細胞質から飛び出すような所見もみられない．ギムザ染色（右図）でも，核は円形で核間距離も広い．細胞質は柔らかく，細胞質辺縁も微絨毛様にみえる．N/C 比も低く，クロマチンは淡染傾向がみられ，悪性所見はみられない点より反応性中皮細胞が考えられる．

問題 140
解答：④腺癌
小型円形の細胞が散在性と集塊状に出現している．小型でも N/C 比は高く，細胞質が均質な細胞が問題となる細胞である．核は濃染傾向がみられ，核の偏在する細胞に淡くピンクに染まる偽線毛を認める．また，ギムザ染色（右図）では細胞質が淡明な細胞が混在している．ギムザ染色では偽線毛は赤色に染まる．以上より腺癌が示唆される．偽線毛は腺癌によくみられる所見で，卵巣癌，胃癌に多くみられる．

問題 141
解答：⑤悪性中皮腫
集塊状および散在性に異型細胞が出現している．核は円形から楕円形でクロマチンの不均等分布がみられ，大きな核小体も認める．集塊状に出現する細胞でも核形に不整はみられない．細胞質は重厚感がみられ，細胞質辺縁が微絨毛様にみえる．ギムザ染色（右図）でも核は円形で大きな核小体を認める．細胞質は重厚感があり，細胞質辺縁が微絨毛様にみえる．また，細胞質が淡明な細胞が混在していない点で，癌細胞は否定的である．以上より悪性中皮腫がもっとも考えられる．

体腔液（脳脊髄液）

問題 142
解答：④急性リンパ性白血病細胞の浸潤
多数の散在性の細胞が集まって出現している．細胞は成熟リンパ球より大きく，中等大から大型のリンパ球由来の細胞で，中には芽球を示唆する細胞を認める．また右図では孤立散在性に出現し，N/C 比は高く，核は円形でくびれをもっており，急性リンパ性白血病の細胞に相当する．細胞質内にはアズール顆粒などは認めず，急性骨髄性白血病は除外できる．本症例では細胞の結合性は認めず，髄芽細胞腫は除外できる．ウイルス性髄膜炎，結核性髄膜炎は多彩なリンパ球，単球ないし好中球浸潤を認めない点から除外できる．

問題 143
解答：④小細胞癌の脳転移
少数の異型細胞が木目込み細工状の配列を示し，上皮細胞由来を示唆する像を示している．また右図では，細胞は小型で N/C 比は高く，繊細なクロマチンの増加を伴っており，小細胞癌の脳転移に相当する像である．本症例では，細胞は小型で結合しており，大型で多形性を示す膠芽細胞腫は除外できる．結核性髄膜炎，悪性リンパ腫も小型の細胞であるが，リンパ系の細胞は散在性に出現するので除外できる．腺癌はやや大型で，円形の核小体が目立つ点から除外できる．

問題 144
解答：④腺癌の脳転移
小型の細胞が散在性に出現を示し，核は偏在して濃染している．細胞は軽度の大小不同を示し，核クロマチンは細顆粒状で，核小体の目立つものも認められる．左図で細胞質内に淡くみえる粘液様のものを認められる．腺癌（胃癌）の脳転移に相当する像である．膠芽細胞腫は細胞の多形性，核の異型性が強いので除外可能である．

3 演習問題

問題 145
解答：②膠芽細胞腫
大型の細胞の集簇を認め，核は大型不整で，クロマチンの増量と大型の核小体を認める．また右図では，大型不整で奇形な核を有する巨細胞を多数認め，膠芽細胞腫に相当する細胞である．星膠細胞腫は，類円形核を有する点から除外できる．頭蓋咽頭腫は細胞質が厚く扁平上皮系の細胞のため除外できる．悪性リンパ腫ではびまん性大型のものが鑑別を要するが，大型の巨細胞は出現しないので除外できる．低分化腺癌は，核小体が円形で大きなものが 1 個のことが多い点より除外可能である．

その他（唾液腺）

問題 146
解答：②ワルチン腫瘍
左図では小型リンパ球を背景に，乳頭状の細胞集塊がみられる．重積性は目立たず，集塊上にオレンジ色の角化物が付着している．細胞質は顆粒状で，右図では細胞境界が明瞭化し，扁平上皮への分化が示唆される．核の大小不同は目立たず，クロマチンの増量もみられない．パパニコロウ染色で顆粒状細胞質を有する乳頭状増殖をみた場合，オンコサイトーマ，嚢胞腺腫，腺房細胞癌が鑑別にあがるが，背景のリンパ球が目立つことと細胞の結合性が保たれていることで鑑別可能である．

問題 147
解答：②多形腺腫
左図ではライトグリーン好性の間質性粘液がみられ，粘液内には筋上皮細胞が孤立性に認められる．右図でみられる筋上皮細胞は，核は偏在し，細胞質がやや厚く，形質細胞に類似している．右図中央やや左にみられる腺管構造から，上皮・筋上皮の混在する腫瘍であることがわかる．間質性粘液のみられる腫瘍が鑑別にあがるが，粘液中にみられる形質細胞様の筋上皮細胞 plasmacytoid hyaline cell の存在は，多形腺腫を示唆する．

問題 148
解答：④筋上皮癌　やや難問

左図では細胞は緩い結合性を示し，背景に異染性を示す粘液がみられることから，筋上皮成分が含まれる腫瘍であることがわかる．右図でみられる結合性に乏しい形質細胞様の細胞は，通常の筋上皮細胞にしては N/C 比の増大や核の大小不同が著しい．明瞭な上皮成分がみられないことから，通常の癌の可能性は否定でき，筋上皮腫にしては細胞異型が目立つことから，筋上皮癌と推測できる．

問題 149
解答：④腺様嚢胞癌
左図では豊富な間質性粘液とともに結合性のみられる細胞集塊がみられ，多形腺腫，筋上皮腫，腺様嚢胞癌，基底細胞腺腫／腺癌が鑑別にあがる．右図にみられる硝子球は，特異的ではないが，腺様嚢胞癌に出現頻度が高い．粘液性間質内に孤立細胞がほとんどみられない部分が目立つ所見は，腺様嚢胞癌を示唆する．胞巣辺縁での核の柵状配列もみられず，基底細胞腺腫／腺癌を積極的に疑う根拠はない．

問題 150
解答：①基底細胞腺腫
背景には粘液がみられず，結合性の良い上皮集塊のみしかみられない．多形腺腫，筋上皮腫の可能性は考えにくく，細胞異型が目立たないことから，腺癌も考えにくい．粘液球の目立たない腺様嚢胞癌の可能性は完全には否定できないが，右図で集塊辺縁にはライトグリーン好性の基底膜様物質がやや目立ち，胞巣辺縁では核の柵状配列も認めることから，基底細胞腺腫がもっとも考えられる．

問題 151
解答：②低悪性型粘表皮癌　難問
左図では集塊から左方と下方に突出している部分で扁平上皮化生が，中央やや上あたりには粘液産生がみられる．右図では左上方に細胞質に粘液を有する円柱上皮がみられ，粘表皮癌であることがわかる．多形腺腫で扁平上皮化生や粘液化生を示すことがあるが，間質性粘液がみられないことから否定される．

問題152
解答：②筋上皮腫
左図の細胞背景にみられる黄色調の部分は粘液か間質かの鑑別はむずかしいが，左右の図ともに明らかな上皮構造が認められないため，癌の選択肢は否定できる．増殖している細胞が，細胞質に乏しい紡錘形細胞のみの場合は神経鞘腫と筋上皮腫の鑑別はむずかしいこともあるが，右図でみられる卵円形核とライトグリーンに濃染する細胞質から，筋上皮腫の可能性がもっとも考えられる．選択肢にはないが，多形腺腫との鑑別は上皮成分の有無による．しかし実際には困難な場合も多い．

問題153
解答：④上皮筋上皮癌　　やや難問
左図ではその周囲に小型の核小体を有する細胞境界不明瞭な細胞がシート状に広がっている所見がみられ，右図では立方状の細胞からなる腺管構造がみられる．腺管を形成する2相性の細胞増殖ということから，多形腺腫と上皮筋上皮癌が鑑別にあがるが，間質性粘液の欠如から，上皮筋上皮癌がもっとも考えられる．

問題154
解答：④腺房細胞癌
左図では乳頭状構造をとる上皮集塊がみられることから，シート状集塊が多いオンコサイトーマの可能性は少ない．背景にリンパ球がみられないことからワルチン腫瘍は否定的で，細胞異型の少なさから唾液腺導管癌も否定できる．囊胞腺腫と腺房細胞癌が鑑別として残るが，右図にみられる腺房様構造から腺房細胞癌と診断できる．囊胞腺腫の上皮はワルチン腫瘍の上皮のようなライトグリーン好性を示し，円柱状ないし立方状の形態を示す．

問題155
解答：②ワルチン腫瘍　　難問
左図では壊死性背景に，核濃染，細胞質の肥厚を示す異型角化細胞がみられる．核の偏在は扁平上皮癌に出現するおたまじゃくし型細胞に類似している．右図は，左図ほどの異型ではないが，やはり核の濃染と腫大がうかがえる．ワルチン腫瘍は多形腺腫と並んで，扁平上皮化生を示すことが多い腫瘍であり，ときに壊死を伴うことがある．扁平上皮化生を示す細胞の異型は，ときに扁平上皮癌との鑑別を必要とすることもあるが，異型細胞の数が少ないことや異型の程度が比較的軽度であることが鑑別点である．

問題156
解答：④高悪性型粘表皮癌　　難問
重積性のみられる集塊を構成している細胞は，N/C比が高く，細胞異型が目立つ．細胞異型からワルチン腫瘍や多形腺腫は否定できる．繊細なクロマチンを有する類円形核は，典型的な腺様囊胞癌でみられる濃縮したクロマチンを有するやや角ばった核とは異なり，篩状構造もみられないことから，腺様囊胞癌の可能性は低い．高分化型扁平上皮癌と高悪性型の粘表皮癌が鑑別に残るが，高分化型扁平上皮癌は層状構造の欠如や角化の乏しさから否定できる．

問題157
解答：⑤唾液腺導管癌
左図では腫瘍は乳頭状増殖を示し，右図では背景の壊死と高度な細胞異型が認められる．間質性粘液の産生がみられず，乳頭状増殖を示す腫瘍としては粘表皮癌，唾液腺導管癌があがるが，粘液の産生や角化がみられないことから，唾液腺導管癌であることが推測される．背景にみられる壊死物も診断の参考所見になる．選択肢にはないが，非特異的な腺癌も鑑別にあがる．

その他（肝・胆・膵）

問題158
解答：③肝細胞癌
左図では不規則に重積する集塊とその周囲に裸核細胞がみられる．集塊を形成する細胞では，細胞質に好酸性顆粒がみられ肝細胞由来が考えられる．不規則重積，核の腫大，N/C比の上昇などの所見から比較的分化の良い肝細胞癌が考えられる．右図では結合性が緩く，細胞質にライトグリーンに好染する無構造物質を有する細胞が

3 演習問題

認められる．無構造物質は円形で核の近傍にみられ，球状硝子様封入体 globular hyaline bodies と考えられる．以上より，肝細胞癌が選択される．なお，血管腫は血液のみが採取され，肝細胞が採取されることは少ない．

問題 159
解答：②肝硬変 難問

左図では結合性がやや低下した細胞集塊がみられ，炎症細胞や紡錘形・楕円形核の小型間葉系細胞の混在がうかがわれる．右図では，細胞質が顆粒状の多辺形細胞がみられ，好酸性顆粒を認め，肝細胞由来と考えられる．核は類円形で，軽度の大小不同がみられ，核小体が目立つものの，N/C 比は低く，核クロマチンの増量も軽度である．脂肪肝で認められる脂肪変性の所見はみられず，核異型から低分化型肝細胞癌も否定される．N/C 比は小さく，小型正常肝細胞との移行像がみられる．以上より，良性肝細胞で，選択肢から肝硬変と考えられる．

問題 160
解答：⑤肝内胆管癌

左図では血性背景を伴って大型細胞集塊がみられ，管状あるいは乳頭状の増生がうかがわれる．右図では結合性の強い細胞集塊がみられる．集塊内に粘液成分がみられ，粘液産生性の腺細胞が考えられ，肝細胞由来は否定される．個々の細胞は異型性はそれほど強くないが，核小体がみられ，微細〜顆粒状の核クロマチンが認められる．細胞集塊は立体的大型で，集塊の核配列の乱れ，不均等な核密度がみられ，高分化型の腺癌細胞が示唆され，肝内胆管癌が選択される．

問題 161
解答：③低分化型肝細胞癌

左図では核異型の目立つ細胞が，結合性の弱い平面的集塊を形成し，部分的に索状を呈している．右図では，核の腫大，大小不同，核形不整，核クロマチンの増量所見から悪性細胞の判断は容易であり，血管腫は否定される．細胞質はレース状で，一部に顆粒状の所見がみられ，上部にみられる細胞の細胞質内にビリルビン様成分がみられ，肝細胞由来が示唆される．細胞異型も強く，低分化型肝細胞癌と考えられる．

問題 162
解答：②良性異型腺細胞 やや難問

左図ではきれいな背景に，索状の細胞集塊が認められる．集塊の形状はやや不整であるが，辺縁は直線的で，平面的な集塊である．右図では索状の集塊がみられるが，核の重積や位置の乱れはみられない．核小体はみられるものの，細胞境界は明瞭で，核クロマチンの増量はみられない．以上より，反応性と考えられ，良性異型腺細胞が選択される．

問題 163
解答：④低分化型腺癌

左図では，背景に少数の好中球をみる程度できれいで，散在性に小型異型細胞がみられる．右図でも同様に小型異型細胞が集合性に認められる．小型異型細胞は N/C 比が非常に高く，核クロマチンは顆粒状，細顆粒状に増量し，核形不整もみられる．核の偏在した細胞では，レース状ないし泡沫状の細胞質もみられ，一部で上皮性の結合もうかがえる．以上より，低分化型腺癌が選択される．高分化型腺癌としては，結合性が乏しいこと，悪性リンパ腫は細胞質所見や結合性から鑑別可能である．

問題 164
解答：③膵管内乳頭粘液性腫瘍（腺腫）

左図では豊富な粘液を有する比較的大型のシート状細胞集塊がみられる．右図では集塊内に小腺腔構造がみられる．粘液が豊富な所見より正常膵管上皮細胞は否定される．細胞成分は単一細胞性で，大型集塊の出現形態から腫瘍を考える．核は類円形で，一部皺状の不整がみられるが，核クロマチンの増量はごく軽度で，基底側に一列に並び，極性の乱れはみられない．悪性は否定的で，膵管内乳頭粘液性腫瘍 intraductal papillary mucinous neoplasm（IPMN）のうちの良性病変である腺腫と考えられる．

問題 165
解答：⑤腺扁平上皮癌

左図ではオレンジGに好染する光輝性細胞，細胞質の広い大型細胞，紡錘形細胞など多彩な異型細胞がみられ，核形不整，濃染する核所見より扁平上皮癌が考えられる．右図では炎症性背景に，真珠形成 pearl formation と平面的異型細胞集塊をみる．平面的異型細胞は一部で索状，腺腔配列がうかがわれ，細胞質の染色性はやや淡明である．また，核の偏在傾向もみられ，腺癌と考えられる．以上より，腺扁平上皮癌が選択される．

問題 166
解答：③赤痢アメーバ栄養体
左図では泡沫状細胞質の組織球様の円形細胞がみられる．1個の小型核と一部で赤血球の貪食像がみられる．右図の PAS 染色では，この細胞全体に強陽性像が確認される．細胞成分は核に悪性所見がみられず，印環細胞癌は否定される．PAS 染色は強陽性を示しており，組織球よりも赤痢アメーバが疑われ，核の数により栄養体虫子と判断する．栄養体は1核，囊子は一般に2核あるいは4核を呈する．また，赤痢アメーバ栄養体の大きさが20〜30μmであるのに対して，囊子は12〜15μmである．

問題 167
解答：⑤ gastrointestinal stromal tumor (GIST) の転移
左図では棍棒状〜紡錘状を呈する核が無秩序にみられる．細胞質は不明瞭で，細胞の結合性は乏しく，非上皮性の細胞と考えられ，肝細胞，扁平上皮由来は否定される．右図では，核は紡錘形で，その両端は比較的丸みがあり，くびれや折れ曲がりの核形不整もみられる．核小体は目立たないが，核クロマチンの増量がみられる．配列に規則性はなく，非上皮性の悪性腫瘍が疑われる．間質細胞や血管腫は否定的であり，核の形態から gastrointestinal stromal tumor (GIST) の転移と考えられる．

問題 168
解答：⑤腺癌細胞と肝吸虫卵
左右いずれの図においても，胆汁色素成分と少数の炎症細胞を背景に，異型細胞集塊がみられる．左図の小型集塊では不規則な重積もみられる．異型細胞では，核の腫大，N/C 比の上昇，著明な核小体，微細顆粒状の核クロマチン，核形不整が認められる．不規則重積性，N/C 比の上昇より，良性細胞は否定的で腺癌細胞と考えられる．また，黄色淡明でくぼみのあるボート状成分が数個みられ，一端に蓋構造がみられることから，寄生虫卵（肝吸虫卵）と考えられる．

問題 169
解答：⑤胃癌の転移
左図では粘液成分を背景に異型細胞が小集塊および散在性に認められる．右図では円柱状ないし印環型細胞と変性細胞がみられ，一部に対細胞や細胞質内に粘液がみられる．核の腫大，大小不同，核形不整がみられ，腺癌細胞と考えられ，肝囊胞，肝細胞性病変は否定できる．肝内胆管癌と胃癌の転移の鑑別は，細胞像からは困難なこともあるが，臨床情報を加味すると胃癌の転移が第一の選択肢としてあがってくる．

問題 170
解答：②高分化型肝細胞癌　やや難問
左図では細胞質が橙色調の不整形の細胞集塊が認められる．右図では細胞質に豊富な好酸性顆粒がみられ，肝細胞由来が考えられ，肝内胆管癌，転移性腺癌は否定できる．索状構造も明瞭で，肝細胞特有の細胞質所見がみられ，低分化型肝細胞癌も否定できる．周囲に少量の間質細胞がみられ，肝硬変との鑑別が必要であるが，索状構造が複雑で，核の腫大，大小不同，核クロマチンの増量，N/C 比の上昇がみられることから，高分化型肝細胞癌が選択される．

問題 171
解答：⑤膵管内乳頭粘液性腫瘍（腺癌）
左図では血管成分を伴う間質を軸とした乳頭状大型集塊がみられ，その集塊からほつれた細胞が認められる．乳頭状増生を伴う腫瘍性病変が疑われる．右図では粘液成分と変性細胞を背景に小集塊がみられる．結合性の低下した小集塊細胞は，核の腫大，大小不同，核形不整，核

3 演習問題

クロマチンの増量，N/C 比の上昇がみられる．核の位置も乱れ，小集塊ながらも核の不規則重積性が目立ち，悪性が示唆される．以上より，膵管内乳頭粘液性腫瘍（腺癌）が選択される．

問題 172
解答：②良性異型腺細胞　　難問

左図では，変性物質と炎症細胞からなるやや汚い背景に，大小の細胞集塊がみられる．集塊は平面的で，細胞質の一部に粘液成分が認められる．右図でみられる細胞集塊においても，一部で粘液成分がみられる．核小体は目立つものの，核は類円形で，クロマチンの増量はみられない．また，粘液のない細胞では極性の乱れはない．以上より，反応性で化生性変化を伴った良性異型腺細胞が選択される．

問題 173
解答：⑤浸潤性膵管癌

左図ではきれいな背景に平面的な細胞集塊がみられる．やや乱れた索状配列を呈し，核は偏在し，粘液成分も認められる．右図では，核は偏在し，一部は細胞質から飛び出すように位置し，核間距離も乱れている．核の大小不同，クロマチンの増量，さらに小型で明瞭な核小体がみられ，腺癌細胞と考えられる．以上より，浸潤性膵管癌が選択される．良性細胞では，細胞配列や核の位置の乱れはあってもごくわずかである．

問題 174
解答：④内分泌腫瘍

左図では裸核状あるいはレース状で境界不明瞭な細胞質を有する単一性の小型細胞がみられる．裸核状細胞や一部でロゼット様の細胞配列もみられる．右図では核の軽度の大小不同がみられるものの，類円形を呈し，異型性は乏しい．核クロマチンは微細～顆粒状で，核膜も薄く，小型核小体が1～数個みられる．全体としては，carcinoid tumor に類似した所見を呈しており，内分泌腫瘍が考えられる．

問題 175
解答：② solid-pseudopapillary tumor　　やや難問

左図では，結合性がやや低下した小型細胞からなる辺縁不明瞭な大型細胞集塊が認められる．細い血管を軸として周囲に細胞が並び，一見すると，乳頭状の細胞集塊が想起される．右図では小型で，均一な細胞がみられ，細胞異型は軽度である．また，乳頭状にみえた集塊では，核は外側に位置しており，偽乳頭状と考えられる．上皮性の結合はうかがえるものの，細胞配列は不規則で，慢性膵炎は否定される．また，粘液に乏しく，膵管内乳頭粘液性腫瘍（腺腫）も否定できる．以上より，solid-pseudopapillary tumor が選択される．

その他（リンパ節）

問題 176
解答：②木村病

左図の背景に壊死はなく，成熟リンパ球を中心とした細胞像に，ライトグリーンに好染する好酸球を認める．成熟リンパ球は小型から中型で，核は円形から類円形で異型はみられない．右図のギムザ染色では，リンパ球のクロマチン増量も認められず，好酸性顆粒を有する好酸球も認められ，良性であることが確認できる．壊死性リンパ節炎では，背景に壊死とともに核片を貪食した組織球が多く出現することから否定できる．また悪性であるびまん性大細胞型B細胞リンパ腫と末梢性T細胞リンパ腫は除外される．好酸球が認められる症例としてホジキンリンパ腫が鑑別にあがるが，Hodgkin/Reed-Sternberg 細胞（HRS 細胞）がみられないことから除外可能と思われる．以上より木村病が考えられる．

問題 177
解答：③マントル細胞リンパ腫　　やや難問

左図では小型から中型の細胞が単調に出現している．右図では背景に lymphoglandular bodies が認められ，細胞は成熟リンパ球よりもやや大きく，N/C 比は非常に高い．核にくびれ，核小体などがみられ，クロマチンの増量が認められることより腫瘍細胞であることがわかる．また核片を貪食していない組織球（pink histiocyte）

が認められる．良性疾患である濾胞過形成や木村病は否定できる．小型リンパ球に異型がみられることや，Hodgkin/Reed-Sternberg 細胞が出現していないことよりホジキンリンパ腫は否定できる．バーキットリンパ腫の腫瘍細胞はマントル細胞リンパ腫よりもやや大きく，核小体が目立つ細胞像であることから除外できる．

問題 178
解答：④ホジキンリンパ腫
左図では，小型の細胞が多数出現する中に大型の細胞がみられる．右図では，小型細胞は成熟リンパ球を主体とした異型を伴わない細胞であることがわかる．大型細胞の核形は不整で，周囲の成熟リンパ球と同程度の大きさの核小体と核小体周囲が淡く抜ける所見がみられることより，Hodgkin/Reed-Sternberg 細胞（HRS 細胞）として矛盾しない．マントル細胞リンパ腫は，異型細胞が単調に増生し，pink histiocyte の出現を特徴とすることから除外される．びまん性大細胞型 B 細胞リンパ腫は，大型の腫瘍細胞が多数出現することから除外される．肝細胞癌では，HRS 細胞のような大型の核小体がみられるが，細胞質は均質であり除外される．

問題 179
解答：③濾胞性リンパ腫
左図では背景の lymphoglandular bodies とともに，小型から中型の大きさの細胞が単調に出現している．右図では，細胞の大小不同，核形不整が強く，クロマチンの増量も認められ，腫瘍細胞であると考えられる．やや大型な腫瘍細胞の核小体は核膜付近に数個認められ，胚中心でみられる胚中心芽細胞様にみえる．以上の所見より濾胞性リンパ腫がもっとも考えられる．濾胞過形成と結核性リンパ節炎は否定される．バーキットリンパ腫では腫瘍細胞は単調に出現するが，これほどの核形不整はみられない．ホジキンリンパ腫は，背景に多数の成熟リンパ球とともに Hodgkin/Reed-Sternberg 細胞（HRS 細胞）が出現することから除外できる．濾胞性リンパ腫は grade により細胞像が異なり注意が必要である．本症例は grade 2 であった．

問題 180
解答：③壊死性リンパ節炎
左図では背景に壊死とともに核片を貪食した組織球が多数認められ，小型から大型まで多彩な細胞が出現している．右図では細胞は核異型に乏しく，クロマチンの増量もみられず，良性疾患が考えられる．濾胞過形成や木村病では，背景に壊死を認めることは少なく除外可能と思われる．バーキットリンパ腫は中型の腫瘍細胞が単調に出現することから除外される．また，節外性 NK/T 細胞リンパ腫や木村病では，背景に炎症性細胞や好酸球が多数認められることから否定される．壊死性リンパ節炎では好中球の出現を認めないことも特徴の 1 つである．

問題 181
解答：⑤バーキットリンパ腫　やや難問
左図ではやや中型の細胞が単調に出現している．右図では背景に核片を貪食した組織球が出現している．細胞は円形から類円形で N/C 比が高く，核小体が目立ち，腫瘍性病変を考える．濾胞過形成や炎症性偽腫瘍は否定される．マントル細胞リンパ腫と節外性濾胞辺縁帯 B 細胞リンパ腫の腫瘍細胞はバーキットリンパ腫よりも小型で，核小体はこれほど目立たない．バーキットリンパ腫は，starry sky appearance や細胞質脂肪顆粒を特徴とする亜型であるが，パパニコロウ染色標本では認識することは困難である．

問題 182
解答：③未分化大細胞型リンパ腫
左図では背景に壊死が認められ，大型細胞や巨細胞が出現している．右図では，腎形，馬蹄形の核を有し核小体が明瞭な異型の強い細胞が出現している．Hodgkin/Reed-Sternberg 細胞（HRS 細胞）に類似するが，背景に異型を伴わない成熟リンパ球が認められないことより，ホジキンリンパ腫は考えにくい．びまん性大細胞型 B 細胞リンパ腫や濾胞性リンパ腫でも大型細胞が出現するが，これほど大きくはない．血管免疫芽球型 T 細胞リンパ腫においても大型細胞が出現するが，免疫芽球，形質細胞，好酸球，組織球，類上皮細胞などが混在し，多彩性がみられる．以上の所見より未分化大細胞型リン

3 演習問題

パ腫がもっとも考えられる．ただし，症例によっては未分化癌との鑑別を要することがある．

問題 183
解答：④血管免疫芽球型T細胞リンパ腫　難問

左図では背景に lymphoglandular bodies が認められ，出現する細胞は小型から中型で多彩性がみられる．右図では小型リンパ球や好酸球，形質細胞の混在がみられる．大型細胞はいわゆる典型的な Hodgkin/Reed-Sternberg 細胞（HRS 細胞）ではなくホジキンリンパ腫は否定できる．びまん性大細胞型 B リンパ腫では，やや大型の異型細胞の単調な増生がみられる．未分化大細胞型リンパ腫では大型細胞や巨細胞の出現を認めるが，通常，背景に好酸球，形質細胞などの混在は認められない．濾胞過形成との鑑別であるが，小型から中型のリンパ球に着目すると核の不整や核小体を有する細胞が認められ，異型細胞であることから鑑別可能である．以上の所見より血管免疫芽球型 T 細胞リンパ腫と推定できる．

問題 184
解答：②びまん性大細胞型 B 細胞リンパ腫

左図では背景に lymphoglandular bodies がみられ，出現している細胞の多くは大型で巨細胞の混在もみられる．右図では，核の大小不同や核形不整，大型核小体が認められることより，悪性であると考えられる．通常，マントル細胞リンパ腫，節外性濾胞辺縁帯 B 細胞リンパ腫（MALT リンパ腫）の腫瘍細胞は中型程度の大きさで，これほどの大小不同や異型大型細胞の出現は認められないため除外できる．ホジキンリンパ腫は，Hodgkin/Reed-Sternberg 細胞が欠如しており，さらに非腫瘍性炎症性背景でないことから除外可能と思われる．未分化大細胞型リンパ腫は，個々の腫瘍細胞がより大きく核の異型も強い．また，比較的胞体は豊かで，やや厚みがあることから鑑別は可能と思われる．以上の所見よりびまん性大細胞型 B リンパ腫と推定できる．

問題 185
解答：①濾胞過形成

左図では小型から大型の細胞が出現し，多彩性が認められる．右図では小型細胞は円形核を有し，核形不整や核小体は目立たないことより，良性細胞であると認識できる．大型で出現する細胞は，胚中心に認められる胚中心芽細胞と考えられる．木村病では背景に好酸球が認められる．慢性リンパ性白血病は比較的小型な腫瘍細胞として出現するが，本例よりは大きく核形不整や核小体を認めることが多い．節外性 NK/T 細胞リンパ腫は炎症性細胞と大型腫瘍細胞が混在し，多彩である．ホジキンリンパ腫では，背景に出現するリンパ球に異型がみられないため鑑別を要するが，Hodgkin/Reed-Sternberg 細胞が認められないことから鑑別可能である．

問題 186
解答：②節外性濾胞辺縁帯 B 細胞リンパ腫（MALT リンパ腫）

左図のパパニコロウ染色では，背景に lymphoglandular bodies がみられ，比較的小型の細胞が単調に出現している．右図のギムザ染色では，細胞は成熟リンパ球より大型で，好塩基性の細胞質に核形不整やクロマチンの増量した異型細胞が単調に増生している．大型異型細胞を特徴とするびまん性大細胞型 B リンパ腫と未分化大細胞型リンパ腫は除外できる．ホジキンリンパ腫は Hodgkin/Reed-Sternberg 細胞が出現していないことから除外できる．濾胞過形成との鑑別を要するが，パパニコロウ染色で小型細胞に異型があることに着目できれば問題はない．腫瘍細胞が小型であることから，ギムザ染色で異型を確認すべき症例と考えられる．

その他（脳腫瘍）

問題 187
解答：③膠芽腫

細胞密度は高く，類円形細胞から巨細胞まで多彩な細胞像を示している．核は著明な大小不同，クロマチンの増加がみられる．細胞質は緻密でライトグリーンに好染しており，細胞質突起を伸ばしている．右図では背景に壊死物質がみられ，その中に大型の異型細胞が認められる．星細胞腫では核異型は軽度で，壊死を認めることはない．乏突起膠腫，悪性リンパ腫の核は小型円形で，大小不同

は目立たない．腺癌では壊死物質がみられることもあるが，腫瘍細胞の結合性がみられる．以上より膠芽腫がもっとも考えられる．

問題 188
解答：③悪性リンパ腫

散在性に異型細胞が出現している．大小不同の乏しい単調な細胞群で，核に不整が目立つ．狭小な細胞質が認められ，ギムザ染色では好塩基性を呈している．悪性リンパ腫が考えられる．悪性リンパ腫は高齢者の脳実質に好発し，血管周囲性の増殖を示す．乏突起膠腫の細胞質はギムザ染色で好塩基性に染まらない．腺癌と小細胞癌では細胞の結合性がみられる．髄芽腫は小児に多い腫瘍で，小型の細胞で，大小不同が目立つ．

問題 189
解答：③原線維性星細胞腫

細い線維状の細胞質をもつ異型細胞が出現している．核は類円形から楕円形で，クロマチンの軽度増量と核形不整がみられる．繊細な長い突起はしばしば血管に向かって伸びている．Grade Ⅱ相当の原線維性星細胞腫がもっとも考えられる．神経鞘腫も繊細な線維性の細胞質をもつが，細胞は集塊状に出現する．乏突起膠腫や髄芽腫では線維性の長い突起はみられず，裸核様に出現することが多い．

問題 190
解答：⑤転移性腺癌

左図では左端に星形の星細胞がみられ，右側に円形の核を有する細胞が重積性に出現している．拡大すると管腔状に配列する細胞が軽度重なって出現している．クロマチンは細顆粒状に増量し，不均等に分布している．大きな核小体も認められ，核辺縁が膜状に濃染している．腺癌が考えられる．その他の選択肢では，細胞は散在性に出現してくる．

問題 191
解答：③乳頭状上衣腫

構造がうかがわれる．核は楕円形で大小不同はなく，異型は弱い．血管を取り囲むような配列は血管周囲偽ロゼット perivascular pseudorosette とみなされ，乳頭状上衣腫が考えられる．毛様細胞性星細胞腫では双極性に細長く伸びた線維状の細胞質突起が特徴的である．神経鞘腫，髄膜腫はシート状の細胞集塊を形成する．また小児に発生することは例外的である．星細胞腫ではもう少し核に異型がみられ，線維状の細胞質突起を有している．

問題 192
解答：②髄膜腫

紡錘形細胞がシート状ないし束状に出現している．核は楕円形から紡錘形と多彩で，クロマチンは淡染性を示し，核小体はみられない．シート状配列がみられる中に，髄膜腫に特徴的な渦巻き状構造 whorl formation を認める．神経鞘腫はシート状から集塊状に腫瘍細胞が出現し，明確な渦巻き状構造はみられない．星細胞腫では細長い細胞質突起がみられるが，繊細で柔らかい突起物である．膠芽腫は核の大小不同がみられる悪性腫瘍である．

問題 193
解答：⑤転移性小細胞癌　やや難問

大型で核小体の目立つ細胞はプルキニエ細胞で，小型でリンパ球様の細胞は小脳の顆粒細胞である．顆粒細胞に混在するように裸核状の小型細胞が結合性を示して出現している．数個の小型細胞が結合性を示していることから，小細胞癌の転移が考えられる．髄芽腫は小脳に好発し，小児に多い腫瘍である．

問題 194
解答：③毛様細胞性星細胞腫

双極性の突起をもつ紡錘形細胞が多数出現している．核は楕円形で，多形性と異型性は乏しい．毛髪様で繊細な細胞質突起が特徴的である．小児例であり，毛様細胞性星細胞腫が考えられる．ここではみられないが，ローゼンタール線維や好酸性顆粒も本腫瘍の特徴である．髄膜腫では渦巻き状構造がみられ，神経鞘腫は集塊状に出現

3 演習問題

かしいが，突起のあり方や年齢・部位が参考となる．髄芽腫は小型で裸核状腫瘍細胞の密な増殖からなる悪性腫瘍で，繊細な突起はみられない．

問題 195
解答：②頭蓋咽頭腫　難問

炎症性背景の中に基底層型の扁平上皮細胞が出現している．核は小型で濃染性はなく，細胞質には層状構造がみられる．表層型の扁平上皮細胞がみられることもある．左図ではコレステリン結晶も認められ，頭蓋咽頭腫と考えられる．頭蓋咽頭腫はトルコ鞍上部に発生する上皮性腫瘍である．

問題 196
解答：④粘液乳頭状上衣腫

類円形の核を有する腫瘍細胞が，線維状の細胞質突起を血管に向かって伸ばしている．左図では球状の粘液性基質を認める．右図では血管周囲に乳頭状に増殖する血管周囲性偽ロゼット perivascular pseudorosette がうかがえる．以上より，若年成人の脊髄下端，終糸領域に発生する粘液乳頭状上衣腫が考えられる．球状の粘液性基質が特徴で，WHO grade I の腫瘍である．髄膜腫では渦巻き状構造 whorl formation がみられ，毛様細胞性星細胞腫ではローゼンタール線維をしばしば認める．

問題 197
解答：⑤転移性腎癌　難問

円形で大小不同を示す腫瘍細胞が出現している．核は類円形で，大型の核小体が目立ち，核辺縁の肥厚はみられない．細胞質は淡明で広い．腎癌の転移が考えられる．腺癌では核の辺縁が濃染し，細胞質は腎癌よりは厚くみえる．肥胖細胞性星細胞腫では細胞質がすりガラス状で厚く，突起がみられる．退形成性星細胞腫の細胞質は緻密で線維状の細胞突起を認める．膠芽腫では，大小不同が目立つ異型の強い細胞が出現し，細胞質は緻密で厚くみえる．

その他（骨軟部）

問題 198
解答：②神経鞘腫

病理総論的診断としては，良性紡錘形細胞型腫瘍（乏細胞性，びまん性，浮腫性背景）＋良性紡錘形細胞型腫瘍（富細胞性，束状＋柵状構造，無基質性）である．乏細胞性，びまん性で，浮腫性背景を伴う Antoni B 型の部分（左図の一部）と富細胞性で束状および柵状構造を示す Antoni A 型の部分（右図）からなる．細胞異型や核分裂像はみられない．Antoni A 型と B 型の混在した所見から神経鞘腫と考えられる．

問題 199
解答：④横紋筋肉腫（胞巣型）

病理総論的診断としては，悪性円形細胞腫瘍（富細胞性，びまん性，偏在核＋厚い細胞質，無基質性）である．構造はびまん性で特徴的所見に乏しいが，偏在核で厚い細胞質をもった腫瘍細胞がみられることから，筋原性分化（横紋筋肉腫）が疑われる．横紋筋肉腫は，①胎児型（10歳以下），②胞巣型（10〜30歳），③多形型（50歳以上）に亜分類される．本症例は10歳代であることも念頭に置いて，横紋筋肉腫（胞巣型）がもっとも考えられる．

問題 200
解答：⑤脂肪肉腫　やや難問

病理総論的診断としては，悪性円形細胞腫瘍（富細胞性，びまん性，脂肪細胞への分化，富血管性）である．脂肪細胞への分化（左右図）が認められることと，網状血管が目立つ（左図）ことから，脂肪肉腫がもっとも考えられる．脂肪肉腫でみられる脂肪芽細胞は診断的価値が高いが，細胞診標本において認められることは稀である．脂肪肉腫の亜型は，①分化型，②粘液型，③円形細胞型，④多形型，⑤脱分化型に分類される．いくつかの亜型が混在することが多く，とくに粘液型を伴うことが多い．

問題 201
解答：②顆粒細胞腫　やや難問

病理総論的診断としては，良悪性鑑別困難な円形細胞腫

瘍（富細胞性，びまん性，顆粒状細胞質，無基質性）である．富細胞性で大型異型細胞が混在すること，あるいは上皮様細胞集塊で，核小体が目立ち，顆粒状細胞質をもつことから，悪性円形細胞腫瘍（肉腫）や腺癌と間違いやすい．顆粒細胞腫の診断では，非上皮性腫瘍であることと顆粒状細胞質を認識することが重要である．また，顆粒細胞腫では，大型の異型細胞の存在は必ずしも悪性を示唆しない．

問題 202
解答：④軟部明細胞肉腫　　難問

病理総論的診断としては，悪性紡錘形細胞型腫瘍（富細胞性，びまん状，無基質性）である．淡明な細胞質，クロマチンの増量，さらに核小体が目立つことから軟部明細胞肉腫が推定される．少量でもメラニン顆粒が認められれば診断に至る．メラニン顆粒は本例でみられるようにギムザ染色で認めやすい．確定診断にはS-100蛋白やHMB-45などの免疫細胞染色が重要である．

問題 203
解答：④軟骨肉腫

病理総論的診断としては，良悪性鑑別困難な円形細胞腫瘍（乏細胞性，びまん性，軟骨基質性）である．軟骨基質を産生する腫瘍で，細胞異型に乏しいことから，内軟骨腫と誤りやすい．軟骨肉腫の診断では，細胞像に加えて，発生部位と画像診断が重要である．本症例程度の細胞密度および細胞異型を示す腫瘍の場合，大型の長管骨発生の場合は軟骨肉腫として矛盾しない．一方，手指骨などの末梢骨の発生の場合は内軟骨腫を疑う．

問題 204
解答：④骨肉腫

病理総論的診断としては，悪性多形（あるいは円形）細胞腫瘍（富細胞性，びまん性，類骨＋軟骨基質性）である．骨肉腫は，腫瘍性類骨（腫瘍細胞で囲まれた類骨）を産生する悪性腫瘍と考えれば理解しやすい．本症例は，軟骨基質が認められることから軟骨肉腫との鑑別が問題になるが，腫瘍性類骨を含むこと，細胞異型が強いこと，

えられる．骨肉腫の診断では，年齢や部位と画像診断が重要である．

問題 205
解答：③Ewing肉腫・PNET群

病理総論的診断としては，悪性円形細胞腫瘍（富細胞性，びまん性，無基質性）である．基質産生性は明らかでなく，クロマチンパターンはより繊細で，核の切れ込みなどの核形不整や多彩性に乏しいことから，Ewing肉腫が疑われる．Ewing肉腫とPNET (primitive neuro-ectodermal tumor)は臨床病理学的に大きな差異がなく，単一の病変である可能性が高い(Ewing肉腫・PNET群)．確定診断にはCD99の免疫染色が有用とされている．

問題 206
解答：②骨巨細胞腫

病理総論的診断としては，良性多核巨細胞腫瘍（富細胞性，びまん性，無基質性）である．多核巨細胞は，異物型，Langhans型，Touton型，破骨細胞型などに分類される．多核巨細胞腫瘍の診断には，多核巨細胞の型，背景の単核腫瘍細胞の所見および炎症細胞浸潤の有無が重要である．骨巨細胞腫では，破骨細胞型の多核巨細胞，単調で細胞異型がない単核細胞および単核細胞と多核巨細胞の核が類似することが診断根拠となる．

問題 207
解答：⑤甲状腺濾胞癌の転移　　難問

病理総論的診断としては，悪性上皮性細胞腫瘍（富細胞性，一部に濾胞構造，無基質性）である．孤立散在性の細胞が多く（左図），非上皮性腫瘍との鑑別が必要になるが，一部（右図）に濾胞様構造を認める．さらに，乳頭状構造やすりガラス状核は明らかでないことから，甲状腺濾胞癌の転移が考えられる．一般的に骨転移を来しやすい上皮性腫瘍として，甲状腺癌，乳癌，腎癌，前立腺癌があげられる．

INDEX

数字・記号索引

2相性	76, 79, 85
II型肺胞上皮型	65
α-SMA	48

欧文索引

acinar adenocarcinoma	65
acinar cells	120
acinic cell carcinoma	122
acoustic neurinoma	153
acoustic neuroma	148
actinomycosis	40
adenocarcinoma [in situ (AIS)]	32, 65
adenoid cystic carcinoma	73, 122, 127
adenomatous goiter	87
adenomatous hyperplasia	131
adenosarcoma	58
adenosquamous carcinoma	69
adult T-cell lymphoma/leukemia	145
AGC/AGC-favor neoplastic/AGC-NOS	37
ALK	143
amyloid goiter	86
anaplastic astrocytoma	149, 150
anaplastic large cell lymphoma	145
anaplastic oligodendroglioma	151, 155
angiolymphoid hyperplasia with eosinophilia	142
Antoni A/B 型	264
apoptosis	78, 95
arachnoidal cell	152
asbestos body	60
ASC/ASC-H/ASC-US	37
Askanazy cell	90
Aspergillus fumigatus/niger	61
aspiration biopsy cytology (ABC)	10
astrocytoma	117, 148
atrophic change	28
atypical adenomatous hyperplasia (AAH)	68, 131
atypical carcinoid	70
atypical glandular cells	37
atypical mitosis	19
atypical squamous cells	37
atypical squamous metaplastic cell	27
Auer rod	144
azurophilic granule	144
B72.3	111
back-to-back	44, 45
"balloon animal"-like appearance	59
ballooning	22
basal cell adenoma/adenocarcinoma	122
basal cells	120
BCG	253
bcl-2	143
benign lymphoepithelial lesion	122
Ber-EP4	111
BG-8	111
biotin-contained inclusion	92
bizarre cell	22
bleb	119
Brenner tumor	57
bronchioloalveolar carcinoma (BAC)	68
bronchoalveolar lavage fluid (BALF)	60
bubble gum colloid	86
B細胞性びまん性大細胞型悪性リンパ腫	110
Call-Exner 小体	58, 241
calretinin	111
cannibalism	16
cap	89
carcinoid tumor	69, 260
carcinoma ex pleomorphic adenoma	122
carcinoma in situ	27, 99
carcinosarcoma	48, 57, 73
CD10	48, 100, 101, 143
CD15	100, 111, 143
CD20	110
CD5/CD30/CD56	143
CD99	265
CEA	111, 161
cell ball (formation)	16, 115
cell cluster	13
cell (cellular) debris	78, 95
cell mutual inclusion	16
cellular phase	89
cellular pleomorphic adenoma	122
cerebriform	145
Charcot-Leyden crystal (結晶)	61, 104
chemotherapy effect	20
chordoma	161
choroid plexus papilloma	117
chromatin	18
ciliated cell metaplasia	42
CK (cytokeratin) 5/6	111
Clara 細胞型	65
clear cell adenocarcinoma	34, 47, 54, 59, 115
coarse granular "salt and pepper" chromatin	18, 92
coffee bean nuclei	57
collagenous ball	115
collagenous stroma	54, 108, 115
corticotropic (ACTH) 産生腺腫	153
craniopharyngioma	117, 148
crescent macrophage	141
cribriform	15, 127
cribriform-morular variant	92
Cryptococcus neoformans	62
Curschmann's spiral	61
cyclin D1	143
cystitis glandularis	99
cytomegalovirus	62
cytoplasm	17
cytoplasmic fragments	147
cytoplasmic vacuole	145
D2-40	111
decoy cell	98
dermoid cyst	52
desmin	48
differentiation	17
diffuse astrocytoma	149
diffuse sclerosing variant	87
duct cells	120
Dutcher body	145
dysgerminoma	55
dyskeratotic cell	30
dysplasia	99
EBER	143
EBV 関連リンパ増殖性疾患	143
Edmondson I～IV型	130, 131
emperipolesis	16
endocervical adenocarcinoma	31
endocervical adenomyoma	—
endocrine tumor	133, 136
endocyte	10
endometrial atypical hyperplasia, complex	44
endometrial glandular and stromal breakdown	38, 40
endometrial hyperplasia, complex	43
endometrial hyperplasia, simple	40
endometrial intraepithelial carcinoma (EIC)	47, 238
endometrial stromal sarcoma	48
endometrioid adenocarcinoma	34, 44, 51, 54
endoscopic retrograde cholangiopanreatography (ERCP)	132
eosinophilic metaplasia	43
ependymoma	117, 148, 151
epithelial membrane antigen (EMA)	72, 100, 112, 161
epithelial mucin	78
epithelial-myoepithelial carcinoma	122
epithelioid hemangioma	142
euchromatin	18
Ewing 肉腫	109, 157, 159, 265
exfoliative cytology	10
ferruginous body	60
fiber cell	30
fibrillary astrocytoma	150
fibrous band	82
fibrovascular core	89, 250
fine needle aspiration (FNA)	10, 86, 120, 128
foam cell	51, 77
follicular adenoma, oxyphilic cell type	90
follicular variant of papillary carcinoma	89
foreign body reaction	87
fragmented macrofollicular pattern	89
front 形成	47
fungus infection	61
G-CSF (granulocyte-colony stimulating factor) 産生腺腫	73
G1/G3	44, 46
ganglioglioma	148
gastric type	134
gastrointestinal stromal tumor (GIST)	160, 259
gemistocytic astrocytoma	150, 155
ghost cell	30
giant cell carcinoma	73
Giemsa 染色	11
glioblastoma	117, 148, 149, 150
glioma	148
globular hyaline bodies	258
GLUT-1	113
granulosa cell tumor	54
ground glass opacity (GGO)	68
growth hormone (GH) 産生腺腫	153
hamartoma	63
h-caldesmon	48
heterochromatin	18
HE 染色	11, 116, 147
high-grade squamous intraepithelial lesion (HSIL)	27, 37
HMB-45	265
hobnail pattern (型/状/様)	34, 47, 108, 115, 239
Hodgkin/Reed-Sternberg (HRS) 細胞	142, 143, 144, 261
Hodgkin 細胞	144
Homer Wright 型ロゼット形成	152
honeycomb	15, 87
HPV 感染	24, 26, 37, 101, 234, 235
Hürthle cell	90
hyaline droplet	17
hyaline globule	17, 59
hyaline material	92
hyperplastic phase	89
imigration	48, 238
immature squamous metaplastic cell	28
Indian file	14, 108
inflammatory background	13
intestinal type	134
intracytoplasmic lumina (ICL)	17, 49, 82, 247
intraductal papillary mucinous neoplasm (IPMN)	133, 258
intraductal papillary mucinous tumor (IPMT)	134
intrahepatic cholangiocarcinoma	131
intranuclear cytoplasmic inclusion	19, 91
intraparotid lymph node	122
intrauterine contraceptive device (IUD)	38, 40
intravascular large cell lymphoma	143
invasive micropapillary carcinoma	80
invasive squamous cell carcinoma	30
islet cell tumor	133, 136
karatinizing squamous cell carcinoma	30
Ki-67	112
koilocytosis	26, 234
Krukenberg tumor (腫瘍)	55, 240, 241
Langhans 型巨細胞	61
large cell carcinoma	69
large cell neuroendocrine carcinoma	71
leiomyosarcoma	48
Lennert リンパ腫	142
LeuM₁ (CD15)	111
liquid based cytology (LBC)	84
lobular endocervical glandular hyperplasia (LEGH)	33
low-grade squamous intraepithelial lesion (LSIL)	26, 37
luminal cells	120
lymphadenoma	122
lymphoepithelial cyst	122
lymphoglandular bodies (LGB)	89, 139, 140, 147, 249

macrofollicular pattern	88	
macronucleolus	20	
macrophage	128	
malignant lymphoma	122, 148	
malignant myoepithelioma	122	
MALTリンパ腫	145, 262	
marginal zone lymphoma	123	
matrix producing carcinoma	78	
mature cystic teratoma	52	
May-Giemsa/May-Grünwald Giemsa（MGG）染色	11	
medulloblastoma	117, 152	
meningioma	148, 152	
mesodermal mixed tumor	57	
MIB-1	92, 112, 143	
microfollicular pattern	89	
microinvasive squamous cell carcinoma	30	
microvascular proliferation	148	
mild dysplasia	26	
minimal deviation adenocarcinoma（MDA）	33	
mirror image	144	
mitosis	19	
mixed epithelial and mesenchymal tumor	48	
MOC-31	111	
moderate dysplasia	27	
molding	16	
morules	42	
mucinous adenocarcinoma	46	
mucinous carcinoma	133	
mucinous cystadenocarcinoma/cystadenoma	52	
mucinous metaplasia	43	
mucocele-like lesion	245	
mucocele-like tumor	78, 245	
mucoepidermoid carcinoma	74, 122	
mucous ball	74, 127	
mucous cyst	122	
multipotential stem cell	136	
myoepithelial carcinoma	122	
myoepithelial cells	120	
myoepithelioma	122	
N/C 比（nucleus/cytoplasm ratio）	19, 21, 22, 129	
necrosis	95	
nephrogenic metaplasia	99	
neuroendocrine tumor	69	
NK/T 細胞リンパ腫，鼻型	144	
non-keratinizing squamous cell carcinoma	30, 35	
nonluminal cells	120	
normal-sized ovarian cancer	52	
nuclear groove	57, 92	
nuclear molding	16	
nuclear palisading	14	
nuclear shape	18	
nucleolus	19	
nucleus	18	
null cell adenoma	153	
oligoastrocytoma	155	
oligodendroglioma	117, 148, 151, 155	
oncocyte	90, 134	
oncocytoma	122	
overlapping nuclei	88	
oxyphilic cell	90	
p53	112	
p63	77	
Paget 病	17	
pair cell	16, 98	
pale, powdery chromatin	92	
palisading	14	
pancreatic intraepithelial neoplasia（PanIN）	135	
pancreatobiliary type	134	
Papanicolaou 染色	11	
papillary adenocarcinoma	67	
papillary carcinoma	87	
papillary squamous cell carcinoma	30	
parakeratosis	26, 27	
parakeratotic cell	27, 30	
PAS 染色	104, 106～109, 111, 113, 119, 131, 242, 259	
PCNA	112	
peanut agglutinin（PNA）	100	
pearl formation	259	

perinuclear halo	155	
perivascular pseudorosette	263, 264	
phagocytosis	22	
physaliferous（physaliphorous）cell	161	
phytohemagglutinin（PHA）	100	
pilocytic astrocytoma	149	
pink and blue	22	
pink histiocyte	141, 260	
pink macrophage	143	
pituitary adenoma	153	
pituitary oncocytoma	153	
plasmacytoid hyaline cell	123	
pleomorphic carcinoma	71	
PNET 群	265	
Pneumocystis jirovecii	62	
polymorphous low-grade adenocarcinoma	122	
poorly differentiated carcinoma	21	
poorly differentiated endocervical adenocarcinoma	35	
popcorn 細胞	143	
PPoma	136	
primary effusion lymphoma	110, 144	
primitive neuroectodermal tumor	265	
prolactin（PRL）産生腺腫	153	
protoplasmic astrocytoma	150	
psammoma bodies	104	
pseudoinclusion	19, 91	
pseudopalisading necrosis	150	
pulmonary blastoma	73	
radiation dysplasia	22	
radiation effect	20	
radiation repair cell	22	
raspberry body	115	
Reed-Sternberg 細胞	144	
reserve cell hyperplasia	28	
ropy colloid	86	
Russell's body	144	
S-100 蛋白	161, 265	
salivary duct carcinoma	122	
sarcoidosis	87	
Schiller-Duval body	59	
schwannoma	153	
Schwann 細胞	153	
sclerosing hemangioma	63	
septate cytoplasmic vacuoles	91	
serosal ball	115	
serous adenocarcinoma	35, 47	
serous cystadenocarcinoma/cystadenoma	52	
severe dysplasia	27	
signet-ring cell	240	
small cell carcinoma	35, 70	
smudged nuclei	26	
snake-like/snake cell	16, 30	
solid adenocarcinoma with mucin	69	
solid-pseudopapillary tumor	133, 136, 260	
spindle cell carcinoma	72	
squamoid cytoplasm	91	
squamous cell carcinoma	64, 122	
squamous intraepithelial lesion（SIL）	26, 37	
squamous metaplasia	42	
starry sky appearance	141, 143	
stromal mucin	78	
subacute thyroiditis	87	
tadpole-shaped/tadpole cell	16, 30	
The Bethesda System（TBS）	10, 37	
thecoma	54	
Thinlayer 法	84	
tissue repair	20	
trabecular pattern	89	
transurethral resection（TUR）	100	
TTF-1	111	
tuberculosis	61, 87	
tubular type	127	
tumor diathesis	13	
two cell pattern	54	
two-tone staining	22	
typical carcinoid	69	
T 細胞性リンパ腫	142	

verrucous carcinoma	30	
villoglandular adenocarcinoma（VGA）	32	
VIPoma	136	
Warthin's like variant	87	
Warthin's tumor	120, 122	
whorl formation	153, 263	
WHO 分類	52, 134, 138, 149	
windows	119	
WT-1	111	
yellow body	92	
yolk sac tumor	17, 59	

和文索引

あ

アウエル小体	144
亜急性甲状腺炎	87, 248
亜急性髄膜炎	116
悪性間葉性腫瘍	48
悪性黒色腫	20, 93, 140, 154, 253
悪性混合腫瘍	73
悪性細胞	12, 20, 21
悪性上皮・間葉性混合腫瘍	48
悪性推定所見	134
悪性線維性組織球腫	160
悪性腺腫	33
悪性中皮腫	104, 107, 110～113, 255
悪性度	17
悪性乳頭状集塊	80
悪性篩状集塊	81
悪性末梢神経鞘腫瘍	157
悪性リンパ腫	24, 56, 77, 82, 87～89, 93, 104, 105, 109, 110, 116, 118, 122, 123, 125, 126, 138, 139, 148, 159, 249, 251, 263
アスベスト小体	60, 61
アスペルギルス	61, 116
アズール顆粒	125, 143, 144
圧挫	11
アテローマ	120
アポクリン化生	76, 82, 246
アポクリン癌	82, 246
アミロイド	13, 86, 250
アミロイド甲状腺腫	86
アレルギー［性］疾患	104, 116
合わせ法	84
安定細胞	129
鋳型核	16
鋳型状配列	70
胃癌	49, 50, 55, 74, 113, 118, 240, 259
異型細胞	99, 133
異型上皮細胞	25
異形成	99, 252
異型腺細胞	37
異型腺腫様形成	68, 131, 244
異型扁平上皮細胞	31, 37, 65, 66, 241
異型傍基底細胞	29
異型リンパ球	116
異質クロマチン	18
萎縮性腟炎	24, 235
萎縮性変化	28
萎縮内膜	38, 237
萎縮内膜腺細胞	39
異常核分裂像	19, 21
異常角化	31
異染性	11, 17, 120, 123, 139
異染性間質	120～122
異物反応	87
印環細胞癌	55, 67, 105, 107, 114, 119
インスリノーマ	136
インディアンファイル状	14, 108, 109
ウイルス感染［症］	62, 98
ウイルス感染細胞	17, 251
ウイルス性髄膜炎	117
ウェステルマン肺吸虫	63
渦巻き状構造	153, 263
羽毛状集塊	32
液状細胞診	133

壊死性リンパ節炎	139, 141, 261
壊死性ワルチン腫瘍	126
壊死物〔質〕	61, 109, 120, 139
エストロゲン負荷	29
エルシニア腸間膜リンパ節炎	142
炎症	99
炎症〔性〕細胞	40, 87, 100, 104
炎症性背景	13, 24
遠心沈濾法	116
円柱	100
延長形	16
エンドサイト	10
燕麦細胞型	70
エンベリポレーシス	16
黄色調粘液	33
横紋筋肉腫	48, 158～160, 264
大型核小体	20
大型〔細胞〕〔集塊〕	41, 55, 96, 134
オタマジャクシ型	16, 21, 64
オートスメア法	116
オレンジG好性	17
オンコサイトーマ	122, 125, 126

か

開口腺管〔集塊〕	41, 42
塊状	129, 131
化学療法	22, 118
花冠状	152
核	17, 18, 21
核縁	18
核下空胞	38
核間距離	18, 129
核クロマチン	57, 92, 134, 146
核形	18
核形不整	21, 41, 46, 98, 101
核溝	57, 58, 92, 98, 250
核・細胞質比	19
核周囲明暈	155
核周囲明庭	26
核小体	19, 21
喀痰	60
核内偽封入体	145
核内細胞質封入体	19, 91
核の大型化	40, 42, 46
核の大きさ	91
核の重なり	88, 250
核の重積性	45
核の立体不整	97
核分裂数	159
核分裂〔像〕	19, 38, 57, 70, 149
隔壁性細胞質内空胞	91
核偏在	98
核密度	41, 80, 129, 130
各論の診断	157
過形成期	89
過誤腫	63
芽細胞	130
下垂体腺腫	153
ガストリノーマ	136
化生〔性変化〕	40, 42, 120, 133
過染	18
角化異型細胞	30
角化型	30, 101
角化型癌細胞	30
角化型扁平上皮癌	21, 30, 64, 233
角化細胞	17
角化傍基底細胞	30
滑膜肉腫	157, 160
カテーテル尿	94, 97, 99
カニバリズム	16
化膿性炎症	77
顆粒球コロニー刺激因子	73
顆粒細胞	263
顆粒細胞腫	158, 264
顆粒状	17, 18, 82, 125, 129, 136
顆粒状細胞質	124
顆粒膜細胞腫	54, 56～58, 240
カルチノイド〔腫瘍〕	18, 69, 136

陥凹	18
肝芽腫	129, 130, 132
肝癌	62
肝吸虫	136, 259
管腔形成〔細胞〕	120, 123
肝硬変	129, 258
肝腫大	128, 129
肝細胞癌	17, 19, 128～130, 132, 253, 257
癌細胞の流入	48, 238
カンジダ	116, 236
間質細胞	77
間質性粘液	78, 120
間質の集塊	78
管周囲型線維腺腫	79
管状	131
管状型	127
管状癌	80, 246
管状腺癌	133
管状腺管塊	41
関節リウマチ	142
感染症	116
肝臓	128
乾燥固定	94
含鉄小体	60
肝内胆管癌	128, 131, 258
肝内胆管病変	128
癌肉腫	48, 57, 58, 71, 73, 241
鑑別困難	76
偽陰性	12
奇怪細胞	22
気管支腺型	65
気管支洗浄液	60
気管支表面上皮型	65
基質	158
基質形成性腫瘍	159
記述的分類	156
寄生虫感染〔症〕	63, 104, 116, 128
偽線毛	255
基底細胞	120
基底細胞腺癌	121～123
基底細胞腺腫	121～123, 256
基底膜（様）物質	92, 115
偽乳頭状	136, 260
偽封入体	19
ギムザ染色	11, 94, 104, 105, 107, 108, 111, 113, 116, 147, 158, 253
木村病	142
木目込み〔細工〕状／様〔配列〕	16, 35, 36, 109, 117, 236
キャッスルマン病	142
吸引法	38
球状〔細胞〕集塊	16, 74
球状硝子体	17
球状硝子様封入体	258
急性骨髄性白血病	144
急性変化	22
急性リンパ性白血病細胞	255
境界悪性腫瘍	52, 57
凝集性間質	40
疑陽性	12, 99
莢膜細胞腫	54, 57, 240
虚血性筋膜炎	159
巨細胞	55, 72, 143
巨細胞型	157, 158, 160
巨細胞癌	71～73
切れ込み	18
近位尿細管細胞	132
筋上皮癌	123, 256
筋上皮細胞	77, 79～81, 83, 85, 120, 122, 123, 256
筋上皮細胞腫	122
筋上皮腫	121～123, 125, 126, 257
緊満感	27
空胞形成	17
空胞細胞	125
空胞変性	119
くも膜細胞	152
グラム陰性菌	116
クララ細胞	60
グリコーゲン	56, 108, 109
クリプトコッカス	62, 116

グルカゴノーマ	136
クルシュマン螺旋体	61
グロコット染色	62
クロマチン	18, 41, 56
頸管円柱上皮細胞	24
形質細胞	87, 91, 105, 142
形質細胞性腫瘍	144
形質細胞様	16, 90
軽度異形成	26, 235
経尿道的切除術	100
経皮経肝胆管ドレナージ	132
頸部移行帯	24
頸部腺癌	31, 34
結核	87, 116, 142, 243
結核性リンパ節炎	139
血管系腫瘍	160
血管周囲偽ロゼット	263, 264
血管周皮腫	158
血管線維性間質	236
血管増殖	149
血管内大細胞型リンパ腫	143
血管免疫芽球型〔T細胞〕リンパ腫	142, 144, 145, 262
月経	38, 39, 237
結合性	13, 41, 76, 80
血性	104, 128
血清α-fetoprotein（AFP）	59
結石	95, 99
結節性筋膜炎	160
結節性リンパ球優位型ホジキンリンパ腫	138, 143
原形質性星細胞腫	150
腱鞘巨細胞腫	160
原線維性星細胞腫	150, 263
検体の適否	24
原発性滲出液リンパ腫	144
原発性脳腫瘍	116
顕微鏡的血尿	95
誤陰性	30, 44, 46, 76, 94, 98
高悪性粘表皮癌	257
高異型度髄膜腫	149
高異型度尿路上皮癌	94, 97, 98, 251, 252
口蓋	124
膠芽細胞腫	
膠芽腫	117, 148～151, 262
硬化性血管腫	63, 244
硬癌	14, 17, 83, 247
好酸球	104, 116, 142, 260
好酸球化生	42, 43
好酸性顆粒（小体）	130, 149, 250, 258
好酸性細胞	87, 90, 120
好酸性細胞型腫瘍	88, 91
好酸性細胞型濾胞腺腫	90
好酸性細胞質	126
好酸性変化	125
甲状腺	86
甲状腺癌	74, 104, 118
甲状腺髄様癌	18
甲状腺未分化癌	16
甲状腺濾胞癌	265
構造異型	38, 41～44, 76, 127
構造の乱れ	25
梗塞	76, 78
好中球	17, 41, 44, 73, 77, 87, 96, 104, 116, 142
高度異形成〔細胞〕	27～29, 234
高度異型扁平上皮細胞	241
高分化型	132
高分化型肝細胞癌	129～131, 259
高分化型脂肪肉腫	160
高分化型腺癌	26, 32, 134
高分化内分泌癌（腫瘍）	136
高分化型類内膜腺癌	42, 44, 46, 236, 238, 239
合胞状	15
小型癌細胞	35
呼吸器	60
孤在性線維性腫瘍	158
骨巨細胞腫	157, 265
骨髄腫	105, 254
骨・軟骨組織	130
骨軟部	156
骨肉腫	17, 48, 157, 158, 160, 265

古典的ホジキンリンパ腫	143, 144	
ごま塩状クロマチン	18, 93	
誤陽性	44, 76, 99	
孤立散在性	13, 21, 25, 55, 56, 79, 82, 88, 89, 96, 129, 131, 133, 134, 157, 159	
コレステリン結晶	264	
コロイド	86, 91	
混合型小細胞癌	70, 243	

さ

細顆粒状	18, 19
細気管支肺胞上皮癌	68
細気管支肺胞洗浄液	60
細菌	94, 116
採取細胞量	13
最小偏倚〔型〕腺癌	33, 233
再生性異型	99
再生性細胞	134
再生性変化	237
サイトケラチン	72, 161
サイトメガロウイルス	19, 62
細胞異型	38, 41, 46, 47, 76, 92, 97〜99, 120, 125, 149, 159
細胞形〔態〕	16, 21, 52, 55, 90, 97, 148, 159
細胞採取量	52
細胞質	17, 21, 97
細胞質突起	150
細胞質内空胞	22, 124
細胞質内小腺腔	17, 49, 82, 83
細胞質破砕物	147
細胞集塊	13, 38, 75, 122, 129, 133, 157
細胞出現様式	52, 53, 96
細胞所見	97, 158
細胞診	10, 24, 156
細胞増殖性	159
細胞断片	13, 53, 78, 95, 101
細胞の大きさ	16, 148
細胞の単調性	129
細胞配列	13, 76, 80
細胞破砕物	13
細胞密度	129, 148, 149, 159
細胞量	148
柵状	14, 26, 134, 136, 157
索状	88, 89, 131
擦過	11
錯角化	26
擦過細胞診	52, 54, 132
擦過法	10, 38
砂粒〔小〕体	41, 86, 104, 152
サルコイドーシス	87, 142
散在性〔細胞〕	53, 54, 96, 136
酸性ムコ多糖類	108
耳下腺内リンパ節	122, 123
敷石状〔構造／配列〕	129, 130, 131, 136, 159
色素顆粒	17
子宮癌	74, 118
子宮鏡検査	38
子宮頸部	24, 101
子宮体部	104
糸球体腎炎	96
子宮内膜	38, 51
子宮内膜異型増殖症	42, 51
子宮内膜症	51
子宮内膜細胞	251
子宮内膜病変	16
子宮内膜増殖症	42
自然気胸	104
脂腺細胞	120
自然尿	94, 98
自然剥離〔細胞診〕	11, 94
持続性不正出血	38
シート状	14, 53, 54, 79, 87, 88, 125, 134
脂肪細胞	121
脂肪腫	120, 160
脂肪肉腫	48, 158, 159, 264
脂肪変性	129, 130
シャルコライデン結晶	61, 142
集塊状	13, 96, 136

集塊の結合性	76, 79
重厚	17
充実型	125, 127
充実性	53, 54
充実性集塊	54
充実腺管癌	77, 82, 84, 245
重積性	21, 79
重積〔性〕集塊	72, 81
修復細胞	20, 233
終末乳管	82
絨毛管	17, 20, 74, 118
絨毛管腺癌	32
絨毛状構造	135
樹枝状〔集塊〕	41, 45, 159
出血	13
出血性背景	52
出現様式〔パターン〕	13, 14, 21, 48, 79, 87, 133
術中細胞診	113
術中迅速診断	136
授乳期	82
授乳期〔授乳性〕腺腫	76, 247
授乳期乳房細胞	82
腫瘍性壊死	128
腫瘍性背景	13, 21, 24, 101
腫瘍性類骨	265
上衣下腫	149
上衣腫	117, 148, 149, 152
上衣ロゼット	151
漿液性腺癌	32
漿液性腺癌	34, 35, 47, 49, 234, 238, 239
漿液性囊胞腺癌	52, 54, 56, 57, 240
漿液性囊胞腺腫	52〜54
漿液性背景	52
消化器癌	154
小細胞癌	14, 30, 35, 36, 69, 70, 72, 102, 109, 118, 140, 236, 252, 255
小細胞性非角化型扁平上皮癌	30
小細胞性リンパ腫	146
硝子化〔様〕間質	34, 47, 115
硝子化索状腫瘍	88, 90〜92
硝子球	122, 123
硝子滴	17
小集塊状	32
硝子様小体	17
小腺腔	36
小唾液腺	124
小乳頭状集塊	42
小脳	263
小脳テント部	152
小囊胞型	125
上皮筋上皮癌	73, 121〜124, 257
上皮筋上皮細胞腫	126
上皮型	25, 77, 79, 122, 123
上皮集塊型	122
上皮性・間葉性混合腫瘍	48
上皮性粘液	78, 120
上皮内癌	27, 28, 30, 99, 135, 235
上皮内癌細胞	29
上皮内腺癌	32, 234
小葉癌	17, 81
小葉構造〔状／集塊〕	81
小濾胞状〔パターン〕	88, 89, 92
腎盂尿	94
腎癌	20, 74, 118, 125, 154
真菌	61, 94, 116
神経芽細胞腫	159
神経芽腫	109
神経膠芽腫	148
神経膠腫	148
神経膠細胞	148
神経鞘腫	120, 153, 157〜160, 264
神経膠腫	148
神経線維腫	160
神経内分泌癌	102
神経内分泌細胞	92
神経内分泌腫瘍	69
腎原性化生	99

真珠形成	259
浸潤性小葉癌	14, 83, 246
浸潤性膵管癌	133, 260
浸潤性星細胞腫群	149
浸潤性乳管癌	80
浸潤性微小乳頭状癌	80, 246
浸潤性扁平上皮癌	30
真正クロマチン	18
新鮮細胞	11
腎臓	94
迅速 PAS 染色	113
腎尿細管上皮〔細胞〕	95, 99〜101, 252
髄液播種	152
髄外造血像	132
髄芽腫	117, 152
膵癌	133, 134
膵管内乳頭粘液〔性〕腫瘍	133, 134, 258, 259
膵上皮内腫瘍性病変	135
膵臓	132
膵・胆管合流異常	132
膵内分泌腫瘍	136
髄膜炎	117
髄膜腫	148, 152, 263
髄様癌	13, 77, 86, 88〜92, 246, 248〜250
スクリーニング	12, 29
スコア表	65, 66
すり合わせ法	84
すりガラス陰影	68
すりガラス状	18, 19, 251
石灰〔化〕小体	35, 40, 47, 49, 152
星細胞	117, 148
星細胞性腫瘍	149
性索間質性腫瘍	52
成熟型奇形腫	241
成熟囊胞性奇形腫	52, 53
成熟リンパ球	116
成人型 T 細胞白血病／リンパ腫	143, 145
脊索腫	161
脊髄	151
赤痢アメーバ	128, 259
石灰化	148
節外性 NK/T 細胞リンパ腫，鼻型	143
節外性濾胞辺縁帯 B 細胞リンパ腫	145, 262
赤血球	17, 95
節性濾胞辺縁帯 B 細胞リンパ腫	143
線維化	129
線維血管織	83
線維〔性〕血管〔性〕間質	30, 42
線維血管性間質の軸	89
線維状	16, 21, 64
線維性	158
線維性間質	32, 46
線維腺腫	77〜79, 81, 244, 247
腺過形成	32
腺癌	20, 21, 42, 65, 72, 104, 107, 113, 118, 119, 126, 131, 133, 134, 244, 254, 255, 259, 260
腺癌細胞	31, 75, 106, 259
腺管状	14, 15, 79, 80
腺管状集塊	80
腺筋上皮腫	247
腺腔様	26
腺系異型細胞	29
穿刺吸引細胞診	10, 76, 86, 120, 128, 132
腺腫	134, 258
腺腫型	125
腺腫様過形成	131
腺腫様甲状腺腫	87, 88, 90〜92, 248, 249
洗浄液	60
洗浄〔液〕細胞診	113, 128
腺上皮	125
腺上皮異型病変	31
腺上皮細胞	26
洗浄標本	94
腺性膀胱炎	99
喘息	61
先天性胆道拡張症	132
腺肉腫	58

腺房細胞	120, 121	
腺房細胞癌	73, 122, 123, 125, 126, 257	
腺房状	15, 125	
腺密集〔集塊／像〕	41, 43, 45, 46	
腺密度	45	
線毛上皮化生	42	
腺様嚢胞癌	73, 74, 78, 121〜123, 125, 127, 246, 256	
前立腺癌	100, 102, 253	
双極裸核	77	
相互圧排像	16	
相互封入像	16, 117	
桑実状	16	
桑実状化生	42	
層状構造	64, 109, 118	
増殖型内膜腺細胞	39	
増殖性病変	42	
総論的診断	157, 159	
粗顆粒状	18, 19	
側頸嚢胞	126	
束状	157, 159	
組織亜型分類	65	
組織型	21	
組織型推定診断	156	
組織球	41, 119, 128	
組織球関連病変	160	
ソマトスタチノーマ	136	

た

体腔液	104, 115	
体腔液原発悪性リンパ腫	110	
退形成〔性〕星細胞腫	149, 151	
退形成性上衣腫	149	
退形成〔性〕乏突起膠腫	149, 151, 152, 155	
大細胞癌	20, 69, 71, 241	
大細胞神経内分泌癌	69, 71, 72, 243	
大細胞性非角化型扁平上皮癌	30	
大小不同	56	
大腸癌	93, 102, 103, 118	
大乳頭状集塊	42	
大脳円蓋部	152	
第Ⅷ神経	153	
第4脳室	151	
大濾胞状パターン	88, 91	
唾液腺	120, 127	
唾液腺型癌	73	
唾液腺導管癌	122, 125, 126, 257	
多核化	26	
多核巨細胞	17, 79, 87, 117, 248, 265	
多核細胞	111	
多核組織球	40	
多形型横紋筋肉腫	158	
多形癌	71, 72, 243	
多形性未分化肉腫	160	
多形腺腫	121〜126, 256	
多形腺腫型	122	
多形腺腫由来癌	121, 122, 124, 126	
多形低悪性度腺癌	121〜126	
ダッチャー小体	143, 145	
多倍体化細胞	129	
多発性内分泌腺腫Ⅰ型	136	
多辺形	16, 90	
タール嚢胞	53	
胆管癌	132	
胆管上皮	128, 129	
単球様B細胞リンパ腫	145	
担空胞細胞	161	
胆汁	20, 128, 132	
胆汁色素成分	133	
単純型子宮内膜増殖症	40	
胆石	132	
淡染	18	
淡染性クロマチン	92	
胆道	132	
胆嚢癌	132, 133	
断片化した大濾胞状パターン	89	
淡明	17	
淡明細胞	91, 120	
淡明細胞腺癌	242	

淡明な細胞質	125	
蓄痰法	60	
中間異型度髄膜腫	149	
中間細胞	125	
中層型扁平上皮細胞	26, 27	
中等度異形成	26, 27, 235	
中胚葉性混合腫瘍	57	
中皮細胞	105, 106, 113	
中皮腫	115, 160	
中分化型肝細胞癌	130	
蝶形骨縁	152	
聴神経	153	
聴神経腫	148	
聴神経鞘腫	153	
重複鋳型核	16	
直接採取法	60	
直接塗抹法	38	
直腸癌	53, 74, 93, 241	
チョコレート嚢胞	53	
対細胞	16	
通気テスト	104	
低悪性度型粘表皮癌	256	
低異型度髄膜腫	149	
低異型度乳頭状尿路上皮癌	94	
低異型度尿路上皮癌	94, 97〜99, 251	
定型的カルチノイド	69, 244	
低乳頭状	79, 134	
低分化型	132	
低分化型肝細胞癌	129, 258	
低分化型肝内胆管癌	131	
低分化型腺癌	258	
低分化型類内膜腺癌	44, 46	
低分化癌	20, 21, 143	
低分化腺癌	36, 105, 254	
低分化内頸部型腺癌	36	
低分化内分泌癌	136	
低分化扁平上皮癌	36, 72	
低・未分化型肝細胞癌	131	
テレサイトロジー	10	
テロメレース	112	
転移	125, 259, 265	
転移性甲状腺癌	87	
転移性腫瘍	74, 93, 125, 128, 129, 131	
転移性小細胞癌	263	
転移性腎癌	264	
転移性腎細胞癌	57	
転移性腺癌	128, 132, 263	
転移性脳腫瘍	116, 118, 154	
点打ち操作	12	
伝染性単核球症	143	
頭蓋咽頭腫	117, 148, 264	
導管上皮細胞	120, 121	
島細胞腫	133, 136	
トキソプラズマ感染	142	
特殊型扁平上皮癌	30	
ドーナツ状内膜細胞	40	
塗抹法	84	
トリコモナス腟炎	235	
トルコ鞍部	152	
貪食作用	22	

な

内膜上皮内癌	47	
内頸部型腺癌	25, 31〜33, 35, 233	
内頸部型粘液性腺癌	233	
内頸部腺筋症	33	
内視鏡的逆行性胆管膵管造影	132	
内軟骨腫	265	
内反性乳頭腫	99	
内皮細胞	148	
内分泌細胞腫瘍	18	
内膜間質細胞	34, 36, 40〜42, 44〜46, 49	
内膜間質成分	38	
内膜間質肉腫	48, 49, 238	
内膜細胞集塊	38	
内膜腺細胞〔集塊〕	39, 42〜45	
内膜増殖性病変	38, 44	

内膜の肥厚	38	
内膜ポリープ	34, 47	
流れ状配列／流れをもつ配列	36, 64, 243	
捺印〔細胞診〕	11, 52	
軟骨	158	
軟骨肉腫	48, 158, 265	
軟骨様間質	124	
軟部肉腫	157	
軟部明細胞肉腫	157, 158, 265	
肉眼所見	52	
肉眼的の血尿	95	
肉芽腫性炎症	160	
肉芽組織	160	
肉腫	20, 118, 131, 160	
肉腫様細胞	72, 130	
二重遠心法	104	
日母分類	12, 24	
乳癌	16, 20, 49, 74, 93, 104, 108, 118, 154	
乳管癌	80, 83	
乳癌細胞	49	
乳管内乳頭腫	76, 77, 80, 81, 83, 247	
乳汁嚢胞	245	
乳腺	76	
乳腺炎	77, 245	
乳腺症	81	
乳腺内リンパ節	76, 82	
乳頭型腺癌	67, 243	
乳頭癌	19, 87〜89, 91, 92, 248〜250	
乳頭状	14, 15, 31, 32, 43, 53, 54, 88, 89, 125, 131, 134, 136	
乳頭状構造	35, 44	
乳頭状集塊	30, 31, 34, 39, 41, 42, 45, 47, 54, 80, 89, 133	
乳頭状上衣腫	263	
乳頭状小集塊	49	
乳頭状尿路上皮癌	95	
乳頭状嚢胞腺腫	240	
乳頭状扁平上皮癌	30	
乳頭腺管癌	81, 245	
乳頭嚢胞癌	125	
乳房 Paget 病	17	
乳房内リンパ節	77	
尿管	94	
尿管尿	94, 99	
尿道	94	
尿膜管	253	
尿膜管腺癌	102	
尿路	94	
尿路腫瘍	94	
尿路上皮癌	94〜101	
尿路上皮細胞	95	
妊娠	82	
猫ひっかき病	142	
粘液	13, 46, 49, 78, 104, 122, 128, 129, 133, 260	
粘液癌	13, 78, 104, 107, 133, 134, 245, 253	
粘液球	122, 127	
粘液産生〔性〕〔腫瘍〕	68, 74, 133	
粘液産生充実型腺癌	69	
粘液腫	160	
粘液性化生	42, 43, 46, 237, 239	
粘液性腫瘍	52	
粘液性腺癌	46, 47, 238	
粘液性嚢胞癌	52, 54, 55, 57	
粘液性嚢胞腺腫	52〜55, 240	
粘液性背景	52, 53	
粘液染色	104	
粘液性乳頭状上衣腫	264	
粘液嚢胞	120, 122, 124	
粘液非産生性	68	
粘表皮癌	73, 74, 120, 122, 124〜126, 133, 242	
脳室上衣細胞	116	
脳室上衣腫	151	
濃縮状〔クロマチン〕	18, 19, 40	
脳腫瘍	116, 148	
脳脊髄液	116	
脳転移	255	
嚢胞	246	
嚢胞型乳頭癌	91	
嚢胞性病変	121	
嚢胞腺癌	54	
嚢胞腺腫	126	

は

嚢胞内癌	77
嚢胞内乳頭癌	247
膿瘍	87

は

肺芽腫	71, 73
肺癌	60, 93, 104, 113, 118, 154
肺吸虫	63
背景	12, 38, 41, 52, 77, 86, 95, 120, 128, 133, 148, 159
肺結核症	61
杯細胞型	65, 74
胚細胞性腫瘍	52
杯細胞増生	242
胚中心芽細胞	140
バーキットリンパ腫	141, 143, 145, 261
剥離細胞〔診〕	10
破骨型〔多核〕巨細胞	79
破骨細胞様巨細胞	90
破砕状	18, 19
橋本病	87, 90, 92, 248, 250
バセドウ病	88
パターン的細胞診断	156
白血球取り込み像	44
白血球	73
白血病	110, 118
パパニコロウ染色	10〜12, 94, 104, 113, 116, 147
針生検	128, 130
反応性中皮細胞	105, 119, 254, 255
ヒアリン小体	17
ビオチン含有封入体	92
非角化型扁平上皮癌	25, 35, 64, 234
非管腔形成細胞	120
非近位尿細管細胞	101
微絨毛	17
微小血管増殖	148
非小細胞肺〔細胞〕	70〜72
微小浸潤扁平上皮癌	30, 233
微小乳頭状集塊	67
微小濾胞様構造	58
非浸潤性乳管癌	15, 79, 245
非定形抗酸菌症	61
非定型的カルチノイド	69, 70, 72, 244
ヒトヘルペスウイルス8	144
非乳頭状〔病変〕	94, 96
非乳頭状尿路上皮癌	97
泌尿器	94
肥胖〔細胞〕性星細胞腫	150, 151, 155
皮膚付属器腫瘍	120
非ホジキンリンパ腫	110, 138
肥満細胞	124
肥満細胞症	145
びまん性星細胞腫	149
びまん性大細胞型B細胞リンパ腫	140, 143, 262
表層型扁平上皮細胞	26, 27
表層上皮性・間質性腫瘍	52
標本の適否	12, 24
ビルハルツ住血吸虫	101
不規則重積〔性〕	34, 36, 75, 79, 80, 96, 98, 129
不規則重積集塊	26, 42, 46
吹き出し法	84
複雑型子宮内膜異型増殖症	41, 44, 45
複雑型子宮内膜増殖症	41, 43, 44, 237
腹水	59
腹膜偽粘液腫	104
富細胞性	89, 159
富細胞性多形腺腫	122, 125
不整形〔細胞/集塊〕	18, 41, 44, 45, 79
篩状〔型/構造/集塊〕	15, 42, 45, 81, 127
プルキニエ細胞	263
ブレンナー腫瘍	52, 57, 58
フローサイトメトリー	138
分化	17, 125
分化型腺癌	132
分化度	21, 98
分芽胞子	62
糞線虫	63
分泌期内膜	238
分葉核	18
分葉状内頸部腺過形成	33
平滑筋腫	160
平滑筋肉腫	48, 49, 157, 158, 160
平面のシート状集塊	134
ベセスダシステム	10, 24, 37
ヘテロクロマチン	18
蛇型〔状〕	16, 21, 64
ヘモジデリン	87
ヘルペスウイルス	62, 234, 242
変性	98
変性空胞	20, 128, 252
変性脂質様背景	52, 53
変性所見	11
扁平上皮	55, 90, 125
扁平上皮化生	42, 55
扁平上皮化生細胞	24, 27, 57, 136, 234
扁平上皮化生様細胞	82, 83
扁平上皮型〔様〕細胞	74, 91
扁平上皮癌	18, 20, 21, 24, 30, 64, 74, 93, 101, 104, 105, 108, 113, 118, 122, 126, 133, 136, 243, 247, 252〜254, 259
扁平上皮癌細胞	101
扁平上皮細胞	25, 55, 118, 120, 126, 264
扁平上皮内病変	26, 37
ポアフィルター	19
蜂窩状〔パターン〕	15, 87, 88
傍基底型異型細胞	27, 30
傍基底型癌細胞	30
膀胱	94
膀胱癌	99
膀胱洗浄液	94
膀胱頂部	102
乏細胞性	159
傍矢状洞	152
放射線後異形成	22
放射線修復細胞	22
放射線治療	22
紡錘形	16, 90
紡錘〔形〕細胞	72, 98
紡錘細胞型	71, 72
胞巣型横紋筋肉腫	157
胞巣状	157
蜂巣状	15
包虫症	128
乏突起膠細胞腫	117
乏突起膠腫	148, 149, 151, 152, 155
乏突起星細胞腫	155
泡沫細胞	51, 77, 121
泡沫状組織球	87
ホジキンリンパ腫	20, 138, 140, 142, 143, 145, 261

ま

まりも状〔集塊〕	15, 108
慢性肝炎	129
慢性唾液腺炎	126
慢性変化	22
慢性リンパ球性甲状腺炎	24
慢性リンパ性白血病	146
マントル細胞リンパ腫	141, 143, 260
未熟〔型〕扁平上皮化生〔細胞〕	28, 42
未分化癌	55, 56, 87, 88, 90, 91, 93, 104, 140, 249
未分化神経外胚葉性腫瘍	152
未分化大細胞型リンパ腫	140, 143, 145, 261
未分化胚細胞腫	54, 55, 57, 239, 254
脈絡膜乳頭腫	117
ミューラー管混合腫瘍	48
明細胞	126
明細胞腫瘍	52
明細胞腺癌	16, 17, 34, 47, 54〜57, 59, 236, 239
メタクロマジー	108, 139
メラニン顆粒〔色素〕	17, 158, 253
免疫組織化学〔染色〕/免疫〔細胞〕染色	10, 48, 110, 111, 116, 159
免疫不全関連リンパ増殖性疾患	144
面皰癌	78
網状血管	158
毛様細胞性星細胞腫	149, 263

や・ら・わ

野兎病	142
疣状癌	30, 236
有端管状集塊	42, 43
有毛細胞白血病	145
ユークロマチン	18
葉状腫瘍	77〜79, 84, 248
予備細胞増生	28
裸核細胞	77, 85
ラズベリー小体	108
ラッセル小体	144
ラベンダーカラー	22
卵黄嚢腫瘍	17, 59
卵管癌	49
卵管上皮化生	42
ラングハンス型巨細胞	243
卵巣	52, 115
卵巣癌	49, 104, 113, 238
卵巣原発明細胞癌	108
卵巣腫瘍	52
ランブル鞭毛虫	136
立体不整	75, 100
リボゾーム RNA	19
流産	237
良悪性の判定	156
良性異型	130
良性異型頸管腺細胞	32
良性異型細胞	20
良性異型腺細胞	242, 258, 260
良性異型尿路上皮細胞	252
良性肝細胞〔病変〕	131, 258
良性頸管腺細胞	31, 33
良性集塊	85
良性上皮集塊	99
良性推定所見	134
良性線維性組織球腫	160
良性腺管状集塊	80
良性腺系異型細胞	75
良性体内膜細胞	34
良性乳頭状集塊	80
良性尿路上皮細胞	250
良性リンパ上皮病変	122, 123
両側性唾液腺肥大	125
リンパ球	77, 87, 91, 104, 116, 129
リンパ形質細胞性リンパ腫	145
リンパ上皮癌	123
リンパ上皮性嚢胞	122, 124
リンパ節	120, 138
リンパ腺腫	122, 123
類骨〔性〕	158, 265
類上皮細胞	61, 96, 142, 253
類上皮肉腫	160
類内膜型	32
類内膜腺腫	32
類内膜腺癌	34, 41, 43〜45, 48, 51, 54〜57, 235〜237, 239
類粘液性〔背景〕	158
類表皮嚢胞	126
ループ状裸血管	83
ロゼット	35, 36, 58, 70, 71, 117, 129, 136
ローゼンタール線維	149
ルービーコロイド	86
濾胞過形成	262
濾胞型乳頭癌	88, 89, 92
濾胞癌	88, 89, 249
濾胞状	14, 15, 125
濾胞性腫瘍	88, 89, 91, 92, 249, 250
濾胞性病変	92
濾胞性リンパ腫	143, 261
濾胞腺腫	88
濾胞腺癌	89, 92
濾胞様構造	265
ワルチン腫瘍	120〜123, 125, 126, 256, 257

【編者略歴】
清水道生（Michio SHIMIZU）
　1981年　　神戸大学医学部 卒業
　1990年　　神戸大学大学院医学研究科 病理学Ⅰ修了
　1990年　　川崎医科大学 病理学教室 講師
　1998年　　北海道大学医学部附属病院 病理部 助教授
　2001年　　埼玉医科大学 病理学教室 教授
　2007年　　埼玉医科大学国際医療センター 病理診断科 教授

実用細胞診トレーニング
これでわかる細胞の見方！

2008年10月　1日　第1版第1刷発行
2013年　6月30日　第1版第3刷発行

編　者	清水道生
発行人	須摩春樹
編集人	影山博之
（企画編集）	川口晃太朗
発行所	株式会社 学研メディカル秀潤社
	〒141-8414　東京都品川区西五反田2-11-8
発売元	株式会社 学研マーケティング
	〒141-8510　東京都品川区西五反田2-11-8
印刷・製本	株式会社 廣済堂

この本に関する各種お問い合わせ
【電話の場合】●編集内容については Tel. 03-6431-1211（編集部直通）
　　　　　　　●在庫，不良品（落丁・乱丁）については Tel. 03-6431-1210（営業部直通）
　　　　　　　●学研商品に関するお問い合わせについては Tel. 03-6431-1002（学研お客様センター）
【文書の場合】〒141-8510　東京都品川区西五反田2-11-8
　　　　　　　学研お客様センター『実用細胞診トレーニング　これでわかる細胞の見方！』係

ISBN 978-4-87962-376-8
©M. Shimizu 2008 Printed in Japan.
　●ショメイ：ジツヨウサイボウシントレーニング　コレデワカルサイボウノミカタ！

本書を代行業者等の第三者に依頼してスキャンやデジタル化することは，たとえ個人や家庭内の利用であっても，著作権法上，認められておりません。

学研メディカル秀潤社の書籍・雑誌についての新刊情報・詳細情報は，下記をご覧ください。
　　http://gakken-mesh.jp/

[JCOPY]〈(社)出版者著作権管理機構委託出版物〉
本書の無断複写は著作権法上での例外を除き禁じられています。複写される場合は，そのつど事前に，
(社)出版者著作権管理機構（電話 03-3513-6969，FAX 03-3513-6979，e-mail : info@jcopy.or.jp）の許諾を得てください。

装幀	花本浩一（株式会社 麒麟三隻館）
DTP	和泉裕二（株式会社 麒麟三隻館）
カバー写真	中村成一（株式会社 中村写真事務所）